科学出版社"十四五"普通高等教育本科规划教材

方 剂 学

主　编　谢　鸣

副主编　王均宁　王　蕾　张　林　张卫华

编　委　（按姓氏笔画排序）

于　鹰（山东中医药大学）

王　蕾（首都医科大学）

王均宁（山东中医药大学）

尹周安（湖南中医药大学）

刘进娜（河北医科大学）

李艳彦（山西中医药大学）

杨　勇（北京中医药大学）

汪玉梅（广州中医药大学）

张　业（河南中医药大学）

张　林（辽宁中医药大学）

张卫华（南京中医药大学）

张红梅（辽宁中医药大学）

南淑玲（安徽中医药大学）

谢　鸣（北京中医药大学）

瞿　融（南京中医药大学）

科　学　出　版　社

北　京

内 容 简 介

　　方剂学是关于方剂制方原理及其临床应用的一门学科，不仅是中医学重要的基础课程之一，也是充分体现辨证论治学理与技法的一门学问。本教材是由全国知名方剂学专家、北京中医药大学谢鸣教授牵头，组织全国多所高等中医药院校的同行们共同编写的。本教材基于现代中医药人才的培养目标和教育教学改革理念，结合编委们长期于教学第一线开展教改实践的经验，在坚守传统方剂学内涵及精髓的同时，围绕方剂学的教材创新进行了探索，以推进方剂学课程的改革。本教材在深度发掘方剂学理和运用规律，保持方剂学内容系统性和完整性的同时，注意汲取和整合方剂的现代研究成果，反映学科现代发展的现状及趋势。本教材充分揭示了方剂中蕴含的理-法-方-药紧密统一的学理，特别专注于方剂临床运用难点的问题解决，力图为研习者打开一扇通向"辨证论治"自由王国的窗口。

　　本教材适用于中医药院校的中医（包括针灸推拿）专业、中西医结合专业和中药专业的学生，方剂学教研人员，临床中医师及中医药科研工作者。

图书在版编目（CIP）数据

方剂学 / 谢鸣主编. —北京：科学出版社，2023.5
科学出版社"十四五"普通高等教育本科规划教材
ISBN 978-7-03-074156-1

Ⅰ. ①方… Ⅱ. ①谢… Ⅲ. ①方剂学-高等学校-教材 Ⅳ. ①R289

中国版本图书馆 CIP 数据核字（2022）第 235995 号

责任编辑：刘　亚 / 责任校对：刘　芳
责任印制：赵　博 / 封面设计：图阅盛世

科 学 出 版 社 出版
北京东黄城根北街 16 号
邮政编码：100717
http://www.sciencep.com
三河宏图印刷有限公司 印刷
科学出版社发行　各地新华书店经销
*
2023 年 5 月第 一 版　开本：787×1092　1/16
2023 年 5 月第一次印刷　印张：24
字数：604 000
定价：98.00 元
（如有印装质量问题，我社负责调换）

前　言

方剂学是关于方剂制方原理及其临床应用规律的一门学科，在中医学中具有独特的地位。方剂学课程内容是在整合中医基础理论、中医病机学、中医诊断学、中药学、中医临床各科知识的基础上，关于中医药物治疗学经验与原理的呈现。一定程度上可以说，方剂学是在中医辨证论治平台上，关于中医多个学科知识逻辑整合的一门学科。不仅如此，方剂学在中医学体系中还是连接基础医学和临床医学的桥梁学科，承接了从辨治学理到临床应用的转移。作为集中体现中医辨证论治学理的方剂学，还是实现中医与西医汇通的重要领域，在中医现代化过程中扮演了重要角色。因此，方剂学在现代中医学中又具有特殊而重要的意义。

从课程发展的角度来说，方剂学作为中医学中的一门分支学科，虽然有着悠久的历史，但其从中医药学中分化独立出来，特别是作为课程的出现却是比较晚近的事。目前该学科正面临着内涵凝练、理论完善、创新发展等亟待解决的课题。同时，其作为一门课程在目标定位、内容设置、课程实施及教材编写等方面还有待于进一步完善。

一、编 写 背 景

学科是关于一门对象的学问或相对独立的知识体系。课程则是基于人才培养的需要和教育教学的理念，从学科知识中筛选出来后经过一定的符合教学认知规律和学科逻辑联系的编排。教材是根据课程标准或教学大纲编写的教学用书，是学生获取系统知识的重要工具和教师进行教学的主要依据。教材的编写必须重视课程的目的性与整体性要求，既要重视学科知识的逻辑体系及知识更新，又要重视教材内容对于学生成长和发展的价值，还要重视教材内容的可读性与趣味性，以利于课程目标的有效实现。教材编写往往还蕴含对课程标准的再次创造及组织，对于课程建设具有重要的作用。基于学科-课程-教材之间的关系，本次重编方剂学教材出于以下一些考虑。

关于学科发展的考虑。方剂学是中医学中发展较为迅速的学科之一。近些年来，现代医学及中西医结合医学的发展，尤其是生命科学的渗透，有力推进了方剂学的现代研究，学科新知识不断涌现。目前，大多数方剂学专著面对日益增加的方剂研究资料由于缺乏系统的整理和归纳，难以反映方剂学的进展及现状，知识更新已经提到学科发展的议事日程。作为反映学科系统知识的方剂学教材，也面临着知识更新及重构的要求。

关于课程现状的考虑。随着学科的发展和人才培养的需要，高等中医药院校的方剂学课程目标正在发生变化。早期定位于以培养基于"方剂辨证"用方思路的临床中医师为目标，开始转向以培养具有良好专业涵养，能够创新运用方剂的专业人才为目标。课程目标的变化无疑对方剂学教材的编写提出了更高的要求。另外，随着通识教学或开放课程的扩展，"重经典"潮流的兴起，本科中医基础课程的课时数一减再减，面临不断被边缘化的处境，方剂学也不例外。近些年来，本科方剂学的教学课时数已由过去的 110 课时减到现在的不足 80 课时。受到教学综合理念的影响，方剂学与其他学科课程合并，诸如"辨证论治学"、"中药方剂学"等教改新课程取代了已有的方剂学课程，正在削弱方剂学作为重要基础课程的地位。教师们大多乐意选用熟悉的老版教材，这样教学中可以轻车熟路，以不变应万变。学生们则更愿意选择有利于通过考试的最廉价或最简易的教本。"满堂灌"仍是当前方剂学的主要教学形式，考评也仅限于有关知识复述或记忆方面的达标，能够背诵代表方的组成、功用及主治已经成为实际中的课程目标。这大概就是当前中医药院校方剂学教学的基本情势。

关于临床现实的考虑。辨证论治是中医临床特色与优势之所在，体现在临床辨证论治过程中辨证、立法、选方、遣药诸多环节的高度统一，最终落实于病证与方药之间的丝丝入扣。然而，现实临床中大多数医者则仅满足于一般、大概或粗放意义上的方药选用，与中医主张的精准辨治相差甚远，"有法无方"或"有方无药"的现象俯拾皆是。尤其值得注意的是，随着临床越来越多超大处方的出现，其结果带来诸如病人依从性降低、毒副作用无法避免、医药价格猛增、药材资源浪费等一系列问题。

关于教材建设的考虑。近些年来，为中医药不同专业及不同学制编写的方剂学教材层出不穷，可谓异彩纷呈。各类教材在体系结构上基本雷同，但在内容的深、广度上呈现出一定的差异，反映了编者基于不同角度或层次对课程目标的不同理解。中医本科类教材自 21 世纪初结束独家出版的大一统格局以来，由多家出版社各自组织出版的《方剂学》到现在大概也有 4 版之多了（每 4～5 年一版）。细究之，各种版本的教材基本上还是沿用了原有教材的体系结构，编写大多停留在对原有教材内容的简单增删修补或粗略调整上，即使是所谓的主流版本也少有不落窠臼的，反映了教材编写对学科知识更新和新时期教改需求反应的迟滞。

二、编写思路

方剂学是一门复杂的学科，学习方剂学需要有多学科的知识基础。因此，作为学习方剂学的教科书、参考书或专著，系统深入介绍方剂学知识是容易的，但是能够让读者易于理解方剂学原理，掌握方剂学重要内容，能很好地运用方剂，却非易事。

根据方剂学的学科性质和中医药人才的培养需求，我以为本科方剂学的课程目标应定位在：通过对方剂学基本理论、知识及技能的学习，培养学生中医辨证论治的专业涵养；通过对类方组方规律和代表方制方特色的学习，熟悉方证相关的原理及其运用要点，初步具有运用成方及临证制方的能力；通过课程的开放探索性教学，培养学生的人文素养，自主学习的能力，认识、发现及解决问题的能力。

本教材试图为中医学院校的方剂学课程教学提供一种新的方案或新的选择，因此在很多方面与现行的教科书有所不同。本教材在参考人民卫生出版社《方剂学》第 3 版内容的基础上，拟通过进一步整合中医基础理论、病机学、中医诊断学、中药学、中医治疗学等多学科知识，在辨证论治的平台上来介绍和讨论方剂学的核心问题，以帮助学习者在证-法-方-药的系统框架下把握各类方剂的组方用药规律，理解古代名方的功效特点、制方原理及其临床运用要点。

三、编写探索

基于上述考虑，本教材编写在以下几个方面进行了探索。

（一）现代研究成果的汲取

专业教材，不仅具有传播学科知识和培养人才的功能，同时还肩负着改造、拓展和完善学科知识，推进学科发展的任务。课程和学科在含义上具有内通性，甚至可以说一门课程就是一门学科。

就中医专业而言，教材作为集中反映学科核心理论、知识及技能的标志性产物，更是如此。方剂学，其上通辨证审机立法，下贯方药配伍运用，旁及临床各科的治疗实施和中药新药的研发推广，不仅集合了中医辨证论治的核心内容，还是促成临床成果转化的重要领域。近些年来，围绕中医药的现代化开展了大量研究，其中许多研究从不同角度触及甚至深入到方剂学领域，有力促进了方剂学科的发展，同时也在不断影响着传统方剂学的内容，诸如与方剂配伍相关的化学组分层面的配伍、与方剂功效相关的药理效用及机制、直触学科核心问题的方-证相关现代生物学基础等专题的研究，不仅从认识论和方法论的维度，对传统方剂学的学科内容与功能产生影响，而且其中一些成果作为中西医学汇通的初步表征，已成为现代方剂学的重要内容，这是新版教材编写需要考虑到的。另外，教学改革背景下的教材建设创新理念也要求专业经典教材在内容上不仅要合理保留其继承性，也要及时吸纳最新科研成果和反映学科发展动态。

　　鉴于上述，这次编写在反映学科现代研究及进展方面给予了重视。本教材除在上篇第四章"方剂的制方原理"中增加了方药的剂量配伍和合方运用等内容外，还在各章专门设置了"展望"一节，高度概括了相关领域的最新研究进展及其发展趋势，以提高教材的学科属性。其中上篇增设了第六章"影响方剂效用的因素"，作者基于大量的现代研究素材，以更为广阔的视野，对方剂所涉及的一些重要问题进行了开放式的评析，不仅对上篇前章所涉内容予以拓展，而且为下篇各章相关内容给予呼应。教材下篇各章中不仅保留了以往同类教材中"现代研究"栏目，而且在精选最新研究成果的基础上对其内容进行了更新，从不同角度来反映方剂现代研究与运用的现状，也为从现代视角认识方剂学的科学内涵提供了一定的循证依据。

（二）类方配伍规律的整合

　　方剂学的课程核心是中医关于因证-立法-组方-用药之间的内在联系及其规律性内容，是中医基本病证与治法分类下的各类代表方的知识、原理及运用方面的论述。由于病证具有不同层次上的亚型分类，治法及其相关方剂也就有不同层次上的对应划分，这是教材各类方剂下设各节分述的逻辑基础。目前，有关中医基本病证及其治法层次类属的研究较少，对于某类病证-治法-方药规律的研究也仅止于初步。同时由于教材本身的特点，不太可能将同类病证所涉及的所有证型的治方都予以选收，因此教材选收的经典代表方并不能完全体现同类治方的组方规律。教材选收的经典代表方，来自于不同医家或流派，其因证而设，临床效验确切，不仅在体现方 证高度对应的制方经验方面具有很好的示范性，而且还蕴含有不同制方者在方药配伍方面的独特技巧。不过其在体现同类治方内容方面仅限于个别意义上，其独特的个性内容不都能在类方配伍规律中得到呈现。因此，方剂学存在类方组方规律和个方组方特点两个不同维度的内容。

　　基于中医病机学理论，类方主治的同类病证通常有其共同的基本病机，其不同证型的病机之间也存在一定的逻辑联系，故类方在组成上有其共同的核心结构或配伍规律。类方配伍规律，是基于同类病证的基本病机、治法及方中药物的性能特点，对相当数量同类方剂中的有关组方思路及其遣药规律进行综合归纳所获得的。其内容具有较强的涵括性，一定程度上超越了教材代表方所涉内容。掌握类方组方规律，在类证层次上实现识机-立法-组方-遣药的一体化，不仅有利于理解名方的制方经验，对于临床创制新方也是非常重要的。个方制方原理，则是基于制方者的学术特色及制方经验的独特性，以证-法-方-药紧密关联为前提，在对特定病证与制方要素高度关联的深入分析基础上揭示出的制方特色及独特技巧。个方制方特色具有一定的独特性，其中有些内容尚难为类方配伍规律所涵括，虽然其最终有可能成为类方配伍规律的部分。不难看出，类方配伍规律和个方制方原理分别有归纳和演绎不同侧重的方法论基础，反映了方剂的共性和个性特征，两者相互渗透，相互转化，不断丰富深化方剂学的学科知识。从这个意义上，仅仅了解同类方剂的一般组方规律，或掌握个别名方的组方技巧是不够的。

现行方剂学教材中，各章类方的节概述虽有类方辨识大要的叙述，但并未有类方组方遣药方面的内容，与之相对的是对代表方的详尽阐述。由于教学中常以个方的讲授为重点，临床上强调"方剂辨证"或"有是证用是方"，以致出现将课程目标定位于单个成方的倾向，淡化了对同类方剂组方共性规律及跨章方剂间关联性的认知。如何处理好方剂学中的这种森林与树木（整体与局部）、制方原则性与灵活性的辩证关系，实现类方的组方用药规律与经典名方的制方技巧两者之间的统一，是当前方剂学课程所面临的课题。开展代表同类治法或类方配伍规律的整体研究，结合对名方制方的个性剖析，是发掘方剂学课程内涵的重要路径。其中归纳及凝练出类方的组成及配伍规律，对理解古方的制方奥义和提高临床组方水平具有普遍意义。例如，对治风剂中的平息内风方的配伍理论和用药规律的研究发现，此类方剂多有以平肝息风药为君，清热药或滋阴养血药为臣，引血下行、化痰、安神、疏肝理气、活血通络药为佐，调和诸药者为使的配伍规律。这一规律不仅集合了众方之长，而且据此可以指导新方的创制，体现了类方规律掌握的重要性。

本教材在下篇各章的节概述中，基于证-法-方-药的统一，试图通过对类方组方中的关键节点（证机-立法/组方-选药）的衔接，即在勾勒所主病证的主要病机及病理环节的基础上，对类方的组方配伍思路及核心药味的选配进行概要，以呈现类方组方配伍的总体规律。其中基于病机和中药性能特点、关于类方核心药味选配的叙述，不仅涉及方剂学与中药学课程交叉地带的探索性内容，而且突出了编写者对辨证论治中方药选配精准性问题的重视。可以预期，在对节概述即类方组方规律有了总体性了解的基础上，接下来在关于代表方（个方）制方原理的研习中，关注类方组方规律的重现，或拓展及深化，有助于学生在系统掌握方剂学知识的同时，逻辑思维能力得到发展。

节概述内容的重构也促成了教材对正方与附方比例的调整。本教材在减少正方的同时，适当增加了附方的数量。较为充实的节概述内容和关于附方提要分析的"按"的设计，不仅可以弥补正方数量的减少，而且有益于研习者深入理解类方配伍与个方原理之间的关系。

（三）实训及思考题的设计

教材建设与高校的课程教学改革是紧密结合的。作为课程建设与课堂教学改革的重要推手，教材的研发必须回归到课程建设本身。众所周知，教材既是体现课程内容和教学方法的载体，也是课堂教学改革的基本工具，而教学改革的最终指向还是人才的培养。方剂学作为充分体现中医辨证论治学理与运用的一门课程，在培养中医药专业人才方面有着其独特的地位。结合当前中医教育教学改革，特别是方剂学课程改革所面临的问题，方剂学教材的创新应关注对学生自主学习行为、分析与解决问题能力及专业涵养的培养。

为了能在教学中创设出兴趣的最佳情境，以帮助学生主动学习，本教材还专门设计了"实训与思考"环节。其中下篇各章中提供的实训案例均来自于临床真实的事件，最初的原始材料经过专家们的精心打磨，设计出蕴含有临床辨证论治的诸多环节，特别是方剂学原理在临床运用中最常遇到的节点，通过问题串的形式，引领学生进入问题的系统性思考及研究性学习。希望有助于培养学生从多视角的角度来审视问题、发现问题并解决问题。案例中有些问题及思考题具有一定的开放性，并不寻求其唯一答案，而是基于各种情景下的可能性或优先抉择。

如何在这一部分教学中扮演好引导性角色，这对教师提出了更高的要求。注意聚焦每一个案例的核心问题，在此基础上对其可能的情景发展和问题演绎做到心中有数，同时制订问题辨析、解决所涉及的知识及其综合运用的预案是必要的。希望教材所提供的这种模仿实践的教学形式，通过特设内容的训练，有利于学生专业涵养及创造性思维能力的培养。思考题在设计上也一改过去大多定位于对课程知识的简单复述及识记方面，更多地鼓励学生学会从多个角度对知识进行比较分析、归纳整合乃至评价及发现新的知识点。

各章后的思维导图作为凝练全章内容的核心节点及其逻辑关系的一种尝试，除了为读者提供全章概要的直观图式外，更多的是引导学生去关注思维训练，在训练中真正体会到方剂学中的逻辑美，在发展思维模式的同时提高重构知识的能力。

（四）教材数字化资源建设方面的努力

从传统纸质教材，到多媒体教材，再到网络在线学习资源教材、全媒体数字教材，演绎着我国高等教育教材建设发展的历程。随着时代的发展，教学媒介的多样化，教材设计也须做出重大改变。当前教材形态正呈现出逐步摆脱单纯纸质媒介，向多媒体和网络交互的立体教材延伸的趋势。虽然长期以来中医药教学一直以传统"以教为主"的课堂教学模式为主，纸质教材发挥其重要作用，但近几年来，已有一些中医院校开始了立体化多媒体教材的尝试，通过纸质教材、数字课程、二维码之间的有机结合，即一体化设计，采用不同方式将教材内容呈现出来。伴随中医慕课、翻转课堂的探索，以互联网为传播渠道的数字化的电子教材也将成为未来中医药教材的主角。本次按照出版社的要求，在教材的数字化资源建设方面也做了一些努力。与纸质版教材配套的数字化资源包括各章的知识拓展和教学PPT两部分。知识拓展是关于各章涉及与正文内容密切相关的，但未做详细叙述的一些关键或重要的名词术语，由编者们编写成相应模块置于资源库中，并将相应的数字资源图标和链接嵌入在纸质教材相关位置中。各章的教学PPT分别由参编的各位编委提供，编写中对其形式和内容没有做统一要求，旨在呈现老师们各自的教学风格，包括课堂教学的策略、思路、目标及内容要点。

学习者可以结合数字课程网站配套学习的方式，以扩展相关的背景知识，体验教材中蕴含的人文教育的积极因素，同时通过获得教材内容不同维度的展现形式，也有助于提高其学习与阅读的兴趣，促进同行之间开展课程实施方面的经验交流。

四、本 书 概 要

本教材主要由上篇（基础理论）和下篇（知识与技能）及附篇三部分组成。上篇主要包括绪论、方剂与辨证论治、方剂的分类、方剂的制方理论、剂型与用法、影响方剂效用的因素，共6章，涉及学科基本概念、发展简史、体系构成、学科逻辑、学科原理、临床运用等内容，拟用简明叙述、核心概念解析、图表呈现及其相互结合的形式，为方剂学学科特点的理解和下篇类方的学习提供认识论及方法论基础。下篇基于以法类方的思路，即按中医基本病证-治法系统分章展示各类方剂的内容，各章按主治病证和方剂功效的不同层次划分亚类，如解表剂的辛温解表/辛凉解表/扶正解表、温里剂的温经散寒/温中祛寒/回阳救逆，分别对各亚类方剂的总体制方思路及配伍用药要点进行叙述，介绍代表方的基本信息、制方原理及运用要点。各章中章与节的概述突出了同类方剂所主证候的病机、治疗立法、组方思路及选药要点，融合了中医基础理论、中医诊断学、病机学、中药学、临床各科的知识。各类代表方的制方原理（核心内容）采用对方内药物及其配伍与方证病机环节高度针对的叙述模式，结合要点勾勒，以呈现其制方特色。方剂运用则基于原方证的病机演绎、据机化裁及精准选药的原则，参考临床用方经验，叙述其变化运用要点。正方下列有若干首附方，附方与正方在组成、主治及功效等方面类近，兼以按语，作为对正方内容的补充及知识上的拓展。现代研究以"临床运用与药理研究"为重点，选收其中较为重要的研究成果，可为从现代视角理解古方经验的合理性提供参考。每一章后都附有 1～2 个实训案例以促进学生自主学习与探索，也可为教师组织讨论式教学提供直接的素材。思考题侧重于促进学生对教材内容深入理解或举一反三。附篇包括古今药量参考、方剂歌诀及方名拼音索引，为不同读者的阅习提供便利。

五、结　语

随着我国卫生健康事业的发展和国家对中医药事业发展的高度重视及相关政策支持，特别是党的二十大以来，中医药迎来了前所未有的快速发展的大好时机，中医药教育也面临着创新发展的机遇与挑战。构建具有中医药特色的高等中医药教育评价体系，加快中医药课程与教材建设，提高创新性中医药人才培养质量已提到议事日程。其中如何从新的教育观和人才观的高度，基于现实存在的问题，提出教改推进、课程目标调整及教材更新的策略，是当前中医课程创新面临的课题。

基于方剂学的学科特点和新时期中医药创新性人才培养的理念，我们对本科方剂学教材的编创进行了探索。编写中突出了学理与运用、传统与现代、教授与学研的统一，特别是力图引导学生在证-法-方-药一体化的框架上学习方剂学，帮助学生基于原理的学习而不是机械地记忆，养成整合与发散兼备的学习模式，促进学生从方剂学基本学理中的方药-配伍-功效-主治内在关联的认知，顺利地过渡到临床辨证论治中的审机-立法-选方-化裁或遣药组方的实践。教材创新不是一件容易的事，不仅依赖于学科的学术发展，也依赖于编写者的专业水平及教学改革意识。由于编写人员的水平所限，本教材中一定会存在不足之处，欢迎广大读者不吝指正，也期望此次编写探索对新时期方剂学课程建设起到抛砖引玉的作用。

主　编

壬寅年冬

目 录

上篇 总 论

下篇 各 论

上　篇
总　论

第一章 绪 论

第一节 方剂与方剂学的概念

方剂（formula），是中医在辨识病证、确立治法的基础上，按照制方规则，通过选择合适药物、酌定适当剂量，规定适宜剂型及用法等一系列过程，最后完成的药方。方剂是中医运用中药防治疾病的主要形式和手段，是中医理、法、方、药的重要组成部分。

方，其本意原指两船相并，如《说文解字》"方，并船也"。用于中医，则意为两药或多药相并使用。另外，方又有规定、规矩之义，如《周礼·考工记》"圆者中规，方者中矩"，《孟子·离娄上》"不以规矩，不能成方圆"，即方又被引申为药物按一定规矩和法度组合而成。剂，早期与"齐"字通，如《说文解字》"剂，齐也"，有修整、整齐、整合之义，含有一定的依序或规则性。剂也指调剂、调和，如《汉书·艺文志》"调百药齐和之所宜"，《后汉书·刘梁传》"和如羹焉，酸苦以齐其味"；剂又指药剂、制剂，如《后汉书·方术列传下》"（华佗）精于方药，处剂不过数种，心识分铢，不假称量"。故方剂是指按一定法度对多种药物进行调配而成的制剂。"方"与"剂"有时互称，均指"药方"。方剂也称"医方"，如《隋书·经籍志》"医方者，所以除疾疢，保性命之术者也"，意含疗疾救命的方法和技术。

"方剂"一词连用最早见于史书，如《梁书·陆襄传》"襄母常卒患心痛，医方须三升粟浆……忽有老人诣门货浆，量如方剂"。最早见于医书者，如《圣济总录》"然裁制方剂者，固宜深思之熟计也"。《汉书·艺文志》"经方者，本草石之寒温，量疾病之浅深，假药味之滋，因气感之宜，辨五苦六辛，致水火之剂，以通闭解结，反之于平"，被认为是关于方剂含义的最早记述。

方剂最初可能来自于临床医家有效案例的记载。在长期临床实践中，人们逐渐认识到某些药物配合使用对某种病证具有良好疗效，经反复验证，不断完善，终将其固定下来。这些有着特定适应病证的有效配方即是方剂，通常也被称为"成方"。

一首合格的方剂应是安全有效的。药物通常具有效-毒二重性，临床组方既要尽量减少或避免其对患者的不利影响，又应追求良好的疗效。因此方剂既不是随症药物的简单相加，也不是某类药物的随意堆砌，而是在治则治法理论指导下，针对具体病证，结合药物的性能特点，有目的地将若干药物合理配伍而成的有机整体。方剂中的药物之间存在着复杂的配伍关系，方剂的功效则是方内药物共同作用于机体所产生的综合效应。

方剂学（formulaology），是研究和阐明方剂的制方原理及其临床运用规律的一门学问，是中医学主要基础学科之一。方剂学的理论和知识是中医理论指导下运用中药防治疾病的经验总结。

中医方剂浩如烟海，据不完全统计，截至清末有方名的古方就达四十万余首。但长期以来，方剂的理论一直散见于历代医籍中，经过历代医家从不同方面进行整理，直到20世纪50年代方剂理论才得以初步系统化，方剂学也因此从中医药学中分化出来成为一门独立的学科。

从历史上看，中医不同学术流派的学术经验主要集中在其所创制的方剂中。许多新方的产生，是制方者在特定历史背景下，结合临床实际，对既有理论和经验的某种发挥或创新的结果。方剂源于不同的医学流派，出自历代不同医家之手，体现了不同制方者的学术风格及其独特的诊疗经验。因此，一首方剂凝结了一个医家的学术精华，而众多方剂则汇聚成为中医药学术经验的宝库。

从形式上看，方剂似乎只是一些药名与药量的记载，或者说只是临床药物疗病的一种处方形式，但方剂的内涵却非常丰富。因为方剂不仅是临床辨证论治经验的结晶，也是辨证论治思维的产物。从某种意义上可以说，方剂中蕴涵有丰富的中医辨证论治的理论和经验，前人流传下来的大量方剂则是这些理论和经验的信息载体。因此，对历代方剂进行全面系统的研究有助于完善中医辨证论治的理论体系。

第二节 方剂的起源与发展

方剂的历史悠久。早在原始社会，我们的祖先在生活实践中逐渐发现一些动植物具有治病疗伤的作用，这些经验通过世代相传，不断积累，最后总结为用于治疗疾病的药物，传说中的"神农尝百草，一日而遇七十毒"就是对当时先民们发现药物的写照。单
味药的作用有限，特别是在应对较为复杂的疾病时就显得不足。随着时代的进步和人们 伊尹创制
的实践探索，特别是酿酒技术的发明和烹调技术的发展，人们从配制营养美味食物的经 汤液
验中得到启发，开始尝试将几味药配合起来治病，收到了更好的疗效。相传汤药的创始人是商代的伊尹，如《史记·殷本纪》有"伊尹以滋味说汤"的记载。晋初皇甫谧《针灸甲乙经·序》亦称："伊尹以亚圣之才，撰用《神农本草》，以为《汤液》。"表明汤剂的应用与饮食烹饪的实践密切相关。伴随单味药应用（单方）过渡到两味及以上多味药的配合运用（复方），方剂逐渐成为中药应用的主要手段，是中医学发展史上的一次飞跃。

先秦时期（？—公元前221年） 用单味药发展为多味药组合成复方治病，在此时期就已很普遍。就目前所发现的一些为数不多的传世文献和出土文物来看，这一时期是方剂出现和方剂学发展的重要时期。1973年湖南长沙马王堆出土了一批古医帛简文书，其抄录年代大约在战国末期前后，其中《五十二病方》被认为是我国现存最古老的一部医方著作，推测其成书于战国时期。在书中能够辨认的197首方中，由两味药以上组成者计43首，治疗疾病达52种，范围涉及内、外、妇、儿各科，剂型有汤、丸、散、膏数种，外治方也有熨、浴、熏、敷、涂等不同用法，同时还记录了随症加减，汤剂煎煮，服药时间、次数、禁忌及药后将息等内容，表明先秦时期方剂的应用已较为广泛，并积累了相当的经验。

我国现存最早的医学典籍《黄帝内经》成书年代略晚于《五十二病方》，书中所载13首方剂虽较古朴，且单方近半，但有多篇涉及方剂学内容，诸如治则治法、方剂体制、组方配伍及用药宜忌等理论，为方剂学的形成与发展奠定了理论基础。

秦汉时期（公元前221—公元220年） 先秦以后，方剂的运用达到空前的水平。
《汉书·艺文志》中载"经方十一家"，共计273卷，涉及包括内、外、妇、儿等在内的多
科疾病的治方。虽然这些方书佚失而未能得到流传，但可以推想当时的方书及方剂数量已 经方与时方
经相当可观。至西汉时代，经方已成一大派别。据考，敦煌存世医书《辅行诀脏腑用药法要》中保存了早期《汤液经法》的部分内容，其中包括一百余首医方。书中的制方循五行脏腑之理，法度显然，对张仲景撰著《伤寒杂病论》及其后的诸多名医选方用药均有重大影响。《神农本草经》虽是最早的中药学专著，但其中有关七情和合、制剂用量及服药法度等论述，均是方剂学的重要内容。

方剂的应用在汉代已经非常普遍。在1972年甘肃武威旱滩坡古墓出土的汉代医简中发现东汉早期的抄本《治百病方》，该书载方36首，几乎全为复方，条文涉及方名、主治病证、药量、制药、服法、禁忌等内容，组方配伍多较严谨。东汉末期，张仲景勤求古训，博采众方，将治法理论与用方实践紧密结合，撰著《伤寒杂病论》，书中审证辨因，据证立法，依法制方用药，创造性地融理、法、方、药于一体，开辨证论治之先河。该书载方总计320余首，多数方剂配伍严谨，临床疗效卓

著，屡试不爽，被后世尊为"方书之祖"，对方剂学的发展产生了深远的影响。

晋唐时期（公元 265—907 年）　　该时期社会进步，国力雄厚，中外交流，医学快速发展。随着方剂数量的急剧增多，记载医方的书籍大量涌现。这一时期，既有专收医家经验方的《小品方》《刘涓子鬼遗方》《外台秘要》，也有收集门阀医方的《范汪方》《集验方》及文人编纂的医方《传信方》；既有汇集道家医方的《辅行诀脏腑用药法要》《备急千金要方》《千金翼方》，也有收载佛门医方的《耆婆所述仙人命论方》《深师方》等，更有朝廷主持编修的大型官修方书，如隋炀帝《四海类聚方》和李隆基《开元广济方》，充分反映了这一时期方剂学发展"广收博采"的特点。

晋代葛洪《肘后备急方》（原书多达 100 卷，传世不久便佚失，为之后的梁人撷要而成为 3 卷）载方约 1060 首，所收方剂以验、便、廉为特点，如黄连解毒汤、青蒿治疟等流传至今。陈延之《小品方》（至北宋初年亡佚，内容主要保存在后世的《外台秘要》和《医心方》中）曾作为唐朝医学教科书，对唐代方剂发展影响较大。该书重视伤寒和天行瘟疫等病的防治，方如芍药地黄汤、茅根汤、葛根橘皮汤等补《伤寒论》之未备，对后世温病学的发展有很大影响。唐代孙思邈所著《备急千金要方》与《千金翼方》，共载方 7500 余首，其"囊括海内，远及异域"，可谓集唐以前方剂之大成。书中所收方剂多立方平正，王道取胜，如当归建中汤治产后虚羸，苇茎汤疗肺痈，独活寄生汤治痹证，组方用药既有"务在简易"，如一味芦根汤治吐哕，生地黄汁吞生大黄末治吐血，也有"奇崛繁杂"，处方寒热温凉气血攻补兼备，如治疗虚损惊悸、失精、月水不利等症的镇心丸用药达 35 味。另有同一时代王焘编撰的《外台秘要》，收方 6000 余首，体例严谨，所选医方均注明出处，使一些亡佚的医籍如《深师方》《集验方》《小品方》等，通过该书得以传世。其他如陈藏器《本草拾遗》，书中涉及的中药"十种"，为方剂"十剂"分类之滥觞。唐代蔺道人《仙授理伤续断秘方》集前人理伤经验之大成，收方 50 首，特别整理出针对外伤不同阶段的治法用药经验，为我国最早的骨伤科专著；《刘涓子鬼遗方》收集刀剑、跌打及外科内服、外用方 140 首，为现存最早的外科专著；孟诜《食疗本草》、昝殷《食医心鉴》则为食疗方面的专著。

宋代（公元 960—1279 年）　　在经历五代（公元 907—960 年）战乱之后，宋朝实现了国家统一，国力强大，印刷术普及，新儒学兴起，医学教育发达。北宋政府在大范围征求医药书籍的同时，还专门设立了医药书籍整理机构"校正医书局"，对包括方书在内的重要医书进行校正，并多次组织编撰大型医方书。由医官王怀隐等校勘类编的《太平圣惠方》（992 年）共 100 卷，收方 16 834 首，各科兼备，内容广博。书中总结了方剂配伍和剂型应用原则等理论，是当时最有影响的方书之一。《太平惠民和剂局方》初刊于元丰年间（1078—1085 年），名《太医局方》，后经多次订正增删而成通行的南宋订本。全书 10 卷，分为 14 门，载方 788 首，每方之后详列主治和药物，对药物配方和制剂作详细说明，成为当时的配方手册和用药指南，也是由政府编成颁行的我国第一部成药药典。书中收载不少著名方剂如四君子汤、四物汤、逍遥散、藿香正气散、参苓白术散等，至今仍为临床广泛应用。由宋徽宗诏令，政府组织医家历时 7 年编成的巨著《圣济总录》（1111—1117 年），全书 200 卷，收方二万余首，殆尽汉后方剂，反映了北宋时期医学发展的水平。除了官家大型方书外，民间整理家藏秘方，或收集名医验方，其中较为著名的有苏轼《苏学士方》与沈括《良方》合编而成的《苏沈良方》、许叔微《普济本事方》、张锐《鸡峰普济方》、洪遵《洪氏集验方》、陈无择《三因极一病证方论》、王硕《易简方》、严用和《济生方》、杨士瀛《仁斋直指方论》、王璆《是斋百一选方》等，在成方化裁、辨证审因、治法用药等方面多有创新。这一时期的专科方书发展也较快，如外科的《卫济宝书》《外科精要》，妇科的《产育保庆集方》《妇人大全良方》，儿科的《小儿药证直诀》《阎氏小儿方论》《幼幼新书》等。

宋代的医学教学承继唐代传统而有很大的发展，在促进医学理论与临床实践相结合的同时，也促进了方剂学理论的发展。宋代《太医局诸科程文》九卷中有八卷内容涉及"论方"，即是关于立法组方用药的理论叙述，成为后世"方论"之先声。

金元时期（公元 1115—1368 年）　　此时期民族纷争，南北对峙，战火不断，社

方论

会动荡。特殊的社会政治背景在为医家提供更多的医疗实践机会的同时，也促进了其大胆创新。"格物致知"的理学思想进一步促进了医家深究医理，探索制方理论及创制新方，推动了临证经验用方向理论制方的转化。

宋以前医书中对于方剂用药之理、配伍之道很少或未曾有专门论及。金代成无己在《伤寒明理论·药方论》中，运用《黄帝内经》四气五味和君臣佐使的组方理论对《伤寒论》中 20 首方剂的制方原理进行了分析，被誉为"开方论之先河"，所谓"方之有解，始于成无己"（《医方集解》）。"方论"的出现，标志着对方剂的认识开始从经验上升为理论，促使方剂学从临床各科中分化出来。成无己在《伤寒明理论·药方论》中还首次对"七方"和"十剂"进行阐发，稍后刘完素、张子和及李东垣等医家也分别对其概念内涵进行了深入探讨，其中张子和、李汤卿等对"十剂"进行拓展，并用于方剂分类的探索，对其后基于功效的方剂分类有较大的影响。

金元时期，医学争鸣形成了各种不同的学术流派。金元四大家遵经而不泥古，学术上敢于标新立异，分别从泻火、攻邪、补土、滋阴等方面立新论、创新方，大大丰富发展了治法及制方用药的理论，如刘完素著《黄帝素问宣明论方》，阐述寒凉清热之法，创制双解散、防风通圣散、益元散等方；张从正著《儒门事亲》，详论攻下祛邪，善用汗吐下三法，灵活运用成方，并创禹功散、握宣丸等方；张元素著《脏腑标本药式》，倡脏腑辨证，创四气五味、升降浮沉及归经等药性理论，自立九味羌活汤、枳术丸等方；李杲著《脾胃论》，辨析补脾之法，创制补中益气汤、升阳益胃汤等方；朱震亨著《丹溪心法》，主张滋阴降火之法，且善治郁证，创制大补阴丸、虎潜丸、越鞠丸等方，大大推进了后世方药学的发展。

这一时期，营养食疗和骨伤方的发展也很有成就。由元代宫廷太医忽思慧编撰的《饮膳正要》收载了蒙古族在食疗方面的丰富经验，该书在动物类食品与辛香药的配用、各种保健饮料、药膳配制及配伍宜忌等方面均有详细的介绍和论述，是我国最早的一部营养学专著。在骨伤治疗方面，以危亦林《世医得效方》最具特色，该书在前人经验的基础上，结合五世家传经验，对有效验方进行筛选编撰而成。书中专列"正骨兼金镞科"，收载了骨伤病的内服、外用药方近 80 首，其中自拟骨伤"通治方"及其加减运用，创用川乌、草乌及曼陀罗等麻醉药方，对骨伤科的发展均有促进作用。另有肺痨治疗专著《十药神书》和眼科方书《秘传眼科龙木论》、《银海精微》、《原机启微》等的问世，也丰富了方剂学的内容。

明代（公元 1368—1644 年） 社会稳定，经济发展，科技文化成就突出，方剂学得到全面深入的发展。继金元"方论"之后，明代方论著作大量涌现。吴崑《医方考》，全书 6 卷，分 72 门，选辑各科常用方剂 700 余首（实 564 首），就方剂命名、组成、功效、适应证、方义、加减应用、禁忌，特别是对方剂配伍进行重点分析和阐述，成为史上第一部方论之专著。方剂分类还出现了按方剂组成、功效或治法分类等新的探索。《小青囊汤名》收载了明代及以前的盛行医方近 380 首，在确定主方基础上按药味加减及数方并用来归纳主方及演化方。稍后的《祖剂》载方 843 首，列主方 75 首，附方 768 首，以《黄帝内经》、《伤寒论》、《金匮要略》中的方剂为首，按方剂出现先后和药味组成相近来类方，以推其演变，溯其源流，探求用药变化法度。《景岳全书》将所收古方和自制方按"补、和、攻、散、寒、热、固、因"八阵进行排列，是按功效或治法对方剂分类进行的尝试。此外，还有将病证、病位、病性或剂型及功效等多种分类方法加以综合对方剂进行分类，如刘纯的《玉机微义》、吴旻的《扶寿精方》。

明代医家对"君臣佐使"的界定及其运用等进行了更加深入的探讨，并结合金元时期的药性理论，发展了诸如气味相合、寒温并用、升降同用、散收兼施、补泻同用、刚柔互济、引经报使等配伍理论，同时创制了大量特色新方，如《医学正传》的连附六一汤和九仙散，《外科正宗》的玄参解毒汤、消风散及玉真散，《韩氏医通》的交泰丸，《摄生众妙方》的定喘汤，《景岳全书》的左归丸与右归丸等。

明代在专病通用方方面也有所发展，如《奇效良方》等医著中不仅每门下专设"某某通治方"，而且还有专篇讨论通治方加减化裁的理论及思路，如《医经小学》中"辨证用药略例"、李时珍《本草纲目》中"四时用药例"、王良璨《小青囊汤名》中"随证治病要品"等。

这一时期方书的整理在广度与深度上均达到空前的水平。由朱橚等编纂的《普济方》载方 61 739 首，内容弘丰，编次详尽，几乎将明以前的方剂收罗殆尽，是古代载方量最多的一部方书。吴崑《医方考》和张景岳《景岳全书》等著作，在方剂考订、分类、方理论述、运用等方面均达到相当水平。王肯堂《证治准绳》备收临床各科证治之方，"博而不杂，详而有要，于寒温攻补，无所偏主"。临床专科方书有著名的《外科正宗》、《济阴纲目》、《口齿类要》、《审视瑶函》等。其他如《名医杂著》、《摄生众妙方》、《金镜内台方义》、《医学入门》、《伤寒六书》、《古今医统大全》、《奇效良方》、《赤水玄珠》、《医学纲目》等，都是这一时期较有影响的著述。

清代前中朝（公元 1644—1840 年）　经学复苏及乾清考据学派兴起，官修巨著《古今图书集成》和《四库全书》问世，有关方药理论的研究更加深入。经世致用，由博返约，适用性及普及类方书盛行。方论著作相继刊行，方剂分类方法有所创新，制方原理研究进一步深入。《医方集解》在治法分类的基础上，结合临床科别，创立了以治法为主的综合分类方法。书中选收代表性方剂八百余首，理法方药兼备，并运用君臣佐使理论对制方原理进行分析，精穷奥蕴，博采硕论，成为近现代方剂教科书之蓝本。罗美《古今名医方论》、王子接《绛雪园古方选注》、吴谦《删补名医论》、吴仪洛《成方切用》等方论专著，则分别从不同角度对历代名方的证治、组方原理、加减宜忌等进行了深入阐发。这些研究大大促进了方剂学理论体系不断完善。汪昂《汤头歌诀》、方仁渊《新编汤头歌诀》、陈修园《时方歌括》和《长沙方歌括》等通俗读本的问世，也为方剂学知识的普及发挥了重要作用。

同时一些医家还对方剂理论及运用进行深入探讨，如徐大椿《医学源流论》中关于古今方药剂量考证的探讨，柯琴《伤寒论翼·制方大法》中对伤寒方的制方、禁忌的阐释，严西亭《得配本草》基于药物配伍总结出的"得、配、佐、合"的经验，沈金鳌《要药分剂》和孙震元《疡科会粹》提出方药归经的概念及按六经分野及病变部位用方的思路，吴鞠通《温病条辨》提出六气淫胜的制方原则和以性味表征药法的探索。

清前中期，温病学派在创立温热病"卫气营血"和"三焦"辨证的同时，针对温热疫病的治疗，提出诸如"辛凉解表"、"清营凉血"、"清热养阴"、"凉肝息风"、"芳香宣化"、"清轻宣透"等新治法，创制了一大批特色新方。在杂病治疗方面，如叶天士《叶案存真》中发明"甘润养胃"、"滋润潜阳"、"养血息风"、"辛香搜络"、"通补奇经"等治法方药，王清任《医林改错》创制活血化瘀系列治方。专科著述方面，如王维德《外科证治全生集》、傅山《傅青主女科》、郑梅涧《重楼玉钥》等，均有名方流传于世。

这一时期验方的收集整理也颇具特色，如王梦兰纂辑的《秘方集验》收方过千，处方简易且多为效验秘方；赵学敏《串雅内编》收集了民间铃医的方药经验，涉及临床各科，简洁实用；陶承熹《惠直堂经验方》收方 900 余首，用药平和而多有效验；华岫云《种福堂公选良方》专门整理收载叶天士的方药经验；《太医院秘藏膏丹丸散方剂》专收清代宫廷方及其用药经验等。

近代（公元 1840—1949 年）　外强入侵，疫病、灾害及战火四起；社会变革，新旧对峙；西学渐进，中西结合与汇通。这一时期，医家不仅在温热疫病和内伤杂病治疗方面多有建树，同时积极探索方药剂型与用法的改进，并尝试衷中参西探讨制方学理。近代中医教育的建立，促进了方剂学课程的创立及专业教材的撰写；验方整理出现热潮，大量方书得以刊行。

在疫病防治方面涌现出一批专门著述及新方，如《喉痧症治概要》加减滋阴清肺汤和《时疫白喉捷要》除瘟化毒散治疗白喉，《疫痧草》加减葛根汤和《喉痧症治概要》解肌透痧汤治疗烂喉痧，郑肖岩《鼠疫约编》加减活血解毒汤、《鼠疫治疗全书》二一解毒汤、《全国名医验案类编》急救通窍活血汤治疗鼠疫，《随息居重订霍乱论》蚕矢汤、连朴饮和张锡纯《医学衷中参西录》急救回生丹等治疗霍乱。

在外感温热病治疗方面，王孟英《温热经纬》提出滋养肺胃、清暑益气等法，何廉臣《重订广温热论》倡双解法，并创制加减犀羚二仙汤、犀珀至宝丹等方，雷丰《时病论》提出清凉透邪、清凉消斑等法。在杂病治疗方面，张山雷治疗中风八法，唐容川治疗血证的"消瘀"大法；费伯雄治疗肺痿的乌龙汤、清金保肺汤，张锡纯治疗消渴病的玉液汤等。在妇科病治疗方面，张锡纯擅长调理冲脉及消补兼施等法，自制固冲汤、安冲汤、理冲汤、理冲丸等方。在外伤科治疗方面，还涌现出诸如活络效灵丹、七厘散、云南白药等一批名方效方。

制剂及用药方面，杨叔澄提出"柔润药品为丸改进法"及针对一些烈性伤胃药的子母丸制备法，李健颐等探索研制中药注射剂，制备口服糖浆剂用蒸馏法制作药露等。吴师机《理瀹骈文》一书，开创了以内科方药外用于皮肤黏膜，或膏药敷贴治疗内伤外感等多科疾病的方法，记载了熨、握、点眼、洗浴、熏蒸、填塞、嗅鼻等多种给药途径的经验。

方书出版方面，大型方书以蔡陆仙主编的《中国医药汇海》和吴克潜编撰的《古今医方集成》最具有代表性。《中国医药汇海》第 5 篇为方剂部，较为全面地总结了近代及之前的方剂学成就，在方剂理论、方剂学史、组方原理、施用法度、古今剂量考证等方面，都做了较为详尽的论述，可谓是集近代方剂学之大成者。《古今医方集成》对历代 170 余部方书进行系统整理汇编，收方 1 万余首，使多部失传方书的有关内容得以保存，为整理汇编古代方书之成就突出者。另有一些具有较高价值的实用方书，如费伯雄《医方论》与《怪疾医方》、张秉成《成方便读》、徐大椿《洄溪秘方》、徐士銮《医方丛话》等书，不仅收方实用，且多有理论探讨。验方整理方面，以鲍相璈《验方新编》为代表，收方 3240 首，涉及人体各部疾病、内外治法及临床诸科的治方，且方药简便廉，便于推广使用，在民间广为流传并被多次翻印。中西医汇通方面的方药著作有丁福保《中西医方汇通》、陈继武《中西验方新编》及唐容川《六经方证中西通解》等。

随着近代中医教育及中医药专门学校的出现，方剂学作为专业的必修课程及中医必考科目，推进了方剂学教材的建设。继 1927 年广东中医药专门学校卢朋著编写出我国第一部方剂学教材《方剂学讲义》后，时逸人《中医处方学讲义》、王润民《方剂学》、盛心如《方剂学》、钱公玄《时方讲义》等具有较高水平的教材陆续问世，为现代方剂学教材的编写起到重要的借鉴作用。

现代（公元 1949 年—） 新中国成立以来，随着中医药高等教育的发展和对中医药古医籍的系统整理，方剂学在教材建设和理论研究方面成绩斐然。与此同时，中西医结合临床医学的发展、中药新药的研究也大大促进了古方运用、新方涌现及新药研发。20 世纪 50 年代，方剂作为中医学的一门基础课程，在全国范围内被正式统一命名为"方剂学"，80 年代被国务院学位委员会列为中医学二级学科，"十五"期间还被教育部列为国家重点建设学科，进一步加速了方剂学学科建设的步伐。1995 年 10 月《实验方剂学》创刊，标志着方剂学步入全新的学术发展时期。

近几十年来，方剂学的研究取得了令人瞩目的成就。在文献整理研究方面，大批古籍方书经点校或重印而广为人知，一些散在于古代医案中的用方心法得以搜集整理，历代医籍中的方剂经全面系统整理而成书出版，其中由彭怀仁主编的《中医方剂大辞典》载方近 10 万首，是现代方书中的突出代表。对我国档案史料中保存最为完整的清代宫廷医案进行系统整理所完成的《清宫医案研究》，则是从宫廷医学中发掘辨证处方用药规律的重要成果。由全国多位方剂学专家合作完成的《中医方剂现代研究》，汇集了截至 20 世纪末方剂现代研究所取得的主要成果。由朱建平领衔主编的《中医方剂学发展史》基于历代文献，在整理不同历史时期方剂成就的基础上，较为系统地梳理出方剂学术发展的脉络，成为首部研究方剂学科发展史的专著。在教学研究方面，伴随方剂学课程建设与改革，先后编写出版了面向不同层次的各种《方剂学》教材与专著，促进了方剂学理论不断完善，为培养中医药高级人才发挥了积极的作用。在临床研究方面，通过系统观察评价，不仅发现一些古方的临床新用途，如生脉散防治心血管系统疾病、阳和汤治疗呼吸系统疾病、六神丸及砷制剂治疗白血病等，同时还涌现出一批确有效验的新方，如痰饮丸、复方大柴胡汤、清胰汤、乌贝散、固本丸、二仙汤等。基于循证医学理念开展的临床前瞻性、大样本、随机分组对照的研究正在成为方剂疗效与安全性评价的重要手段。在实验研究方面，随着现代科学技术的大量引入，特别是多学科专家的参与及紧密合作,在方剂的药效、作用机理及效用物质基础等方面开展了大量的研究,取得了诸多成果;化裁、精简、筛选古方,改革传统剂型,已成为目前中药复方新药开发的主要途径,诸如清开灵、复方丹参滴丸等一批高效优质的复方新制剂已被广泛用于临床。

方剂学的现代研究迄今已有六十多年历史,相对于方剂发展的数千年历史而言非常短暂,然而所取得的成果却十分丰硕。随着学科理论的不断深化和现代多学科技术方法的介入,越来越多的科技工作者加入到方剂学研究队伍中来,方剂学已成为中医现代化研究最为活跃的领域之一,且孕育着"药-方-效-证"现代内涵等前沿领域取得重大突破。方剂学的现代研究不仅对中医药学术发展与现代化进程产生重要影响,也将对我国医学卫生事业的发展产生积极的促进作用,对人类健康做出应有的贡献。

第三节　方剂学与其他学科的关系

方剂学在中医学中既是内容相对独立、理论相对完整的一门分支学科,同时又与中医基础和临床各科有着广泛而密切的联系。方剂学作为一门学科,不仅涵盖了历代医家的不同学术思想和中医防治疾病的各种治法和方剂,同时也整合了古今医家在方剂理论和运用研究方面所取得的成果,反映了学科知识在历史与逻辑、理论与经验方面的统一。作为一门中医课程,方剂学综合了中医基础理论、中医诊断学、中药学及临床各科知识,呈现了中医辨证论治中的丰富内容,对临床遣药组方具有重要的指导作用。不仅如此,方剂学还以其独特的学科功能,在沟通多个学科联系和促进多学科发展中发挥桥梁作用。

一、联系基础与临床

方剂学不仅是中医理论的重要组成部分,也是临床各科的基础学科之一。首先,方剂是临床辨证论治的产物,方剂学理论是在对临床经验总结整理的基础上形成与发展而来的。临床各科虽各有特点,但都离不开辨证论治,离不开方药的运用,方剂学的理论知识是临床各科辨证处方的基础。再者,方剂学以中医基础理论为基础,而方剂学的学术发展又进一步丰富了中医基础理论。例如,一方面方剂学中对方证的分析离不开中医病机学说,治法的确立和实施又与治则治法理论紧密关联,组方配伍中"脏腑隔治"、"气血并治"、"阴阳互求"等内容,直接源于脏腑气血、阴阳相关理论;另一方面,对类方配伍规律的研究不仅丰富了治法内容,而且促进了对类证病机的认识,从方剂现代药理作用的研究中也可以获得有关证内涵的启示。其次,在与中医基础理论、中医诊断学、临床中药学等学科共同构成中医学的基础部分的同时,方剂学则融合了其他各门基础学科的知识,集中体现了中医药理论具体运用于临床实践的辨证论治的经验、方法及技巧。

二、沟通中医与中药

将医理和药理完美结合于临床防治疾病的实践,是医学的一个显著的学术特征,方剂学则集中实现了中医理论和中药理论的高度统一。首先,以临床运用为目标的临床中药学侧重研究单味药物的药性、药理作用及运用,方剂则侧重于两味以上药物的配伍运用,方剂的配伍是以中医药理论为依据的。临证组方不仅用到中药"七情和合"等知识,还要用到诸如脏腑"生克制化"、气血"盈虚通滞"、邪正"虚实消长"等中医病机和治则治法等理论。再者,历史上的方剂与中药是互动发展的,如一方面方书与本草分立,另一方面方书附药与本草附方,方与药又彼此互通。方剂的组成以中药性能为基础,新药或中药新用的发现促进方剂的创新;而方药的配伍及其运用也促进了人们对中药效用的深入认识。其次，开展中药性能的现代研究有利于促进方剂制方原理的探查和中医临床用方与组方水平的提高，而对方剂效用机制及其物质基础的研究则有利于中药新药的创新研发。因此，中医与中药密不可分，方剂是中医理论指导下中药运用的主要形式，离开了中医药理论的方剂，则成为无源之水或无本之木。

三、与现代多学科互渗

相对侧重于病因治疗的现代医学来说，中医以辨证论治为基本内容，具有其独特的学术价值，方剂是中医辨证论治的实现载体。实践表明，中医方剂用于临床，特别是治疗许多疑难、复杂疾病具有很好的疗效，显现出中医药治疗的特色与优势。方剂的运用通常涉及药味、药量、剂型及用法等多种控变因素，方剂的功用是方剂复杂系统作用于人体复杂系统后产生的综合效应，其疗效的背后可能蕴涵有独特的生命调控机制，值得我们去发现和认识。随着方剂学的发展，特别是包括生命科学在内的现代多学科对方剂学的渗透，方剂正成为中医药现代研究的前沿领域。近一些年来，基于历代验方中蕴涵的证治信息，运用计算机及各种文本分析技术，在方剂数据库建立的基础上，对其方药及方证或药证规律开展研究；依据中医方证相关原理，运用药理、药化、分子生物学等多种技术手段，从方剂组成所涉及的药味、组分及成分与方剂作用所涉及的整体、器官、组织、细胞及分子等不同方面及不同水平上探索方剂的效用、作用机制及其物质基础，正在成为现代方剂学研究的热点领域，预示从现代意义上阐明中医药治疗原理成为可能，对加快中医药现代化的进程，拓宽现代生命科学研究的新领域，将会发挥极其重要的作用。

综上所述，方剂学是一门联系中医基础和临床，沟通中医和中药，衔接传统中医和现代生命科学的综合学科。

第四节 方剂学的研究范围

在辨证论治过程中，证、法、方、药几个部分是密切联系和环环相扣的，方剂虽然只是其中的一个组成部分，但方剂与药物、病证、治法密切相关，因为方剂由药物而组成，因证而设立，体现治法的方剂功效是制方要素（诸如药味、药量、配伍、剂型、用法等）作用于病证后的综合效用。方剂学的基本任务是阐明方剂的效用原理，揭示方剂与病证、治法及药物之间的关系，即"药-方-证-效-用"的内在联系及其规律。

教科书中收载的方剂虽然只是中医方剂学中的一小部分，但都是历代著名医家的代表方，其以严谨的组方法度、精当的药物配伍及确切的临床疗效，被誉为方剂学中的经典。经典方不仅是中医临床的基本用方，而且作为辨证论治指导下中药运用的一种模式或范式，其中蕴涵的治法理论、组方思路、配伍原理及运用规律等构成了方剂学的核心内容。

制方原理（principle for creating formula），即方剂的制方学理，指根据中医辨证论治经验总结归纳出的关于方剂制方的理论，主要包括据证立法、组方思路、方药配伍及制服用法等内容。制方，通常指创制方剂，即临床据证立法，综合性运用制方要素，以达到创制理想方剂的思维过程。从"方因证设"的角度，制方原理是关于中医制方要素与方剂所主病证病机之间高度针对性的理论性阐述，也被称为"方解"或"方义"。

配伍原理（principle of compatibility），指涉及方中药物配伍及其功效与主治病证病机相关的原理。方剂运用（application of formula），涉及方剂的适用范围、使用要点、加减变化及制服方法等内容。研究和阐明著名方剂的配伍原理及其运用规律对于提高中医学术和临床水平具有重要意义。

方剂学的发展曾先后经历了由最初的验方积累到经验整理，再到理论概括及学理探索的不同阶段，其中有关方剂的理论叙述即"方论"（theory of formula）的出现标志着方剂作为一门学问的分化独立，方论是方剂学的主要理论形式。早期的方论涉及方名解释、方源探流、方证比较、配伍特点、运用宜忌等多方面内容，之后逐渐演变为以制方学理为核心的理论阐述。历代医家或以证释方，或以法论方，或以药推效，或以药测证，分别从不同角度探讨方理，最后各种论述在证法方药的相互关系中得以整合，成为现代教科书中的"方解"。方解是中医关于制方原理的一种解读形式。

现代药理、化学、制剂及生命科学等多学科的渗透促进了方剂学的发展。运用实验研究的手段，从实证的角度认识方剂效用及其与方内药物之间的配伍关系，从化学的层面阐明方剂效用的物质基础和作用机制，发现方剂的潜在功效和新用途，改进传统剂型，研发复方新药等，正成为方剂学现代研究的重要领域。

随着时代的发展，方剂学的学科模式也在发生变化，呈现出最初以临床经验为依据，以文献整理归纳为主要方法，以分类方剂、解读古方的配伍学理及指导方剂临床运用为主要目标的，侧重于释理性的传统学科模式，正在向以中医药学理论为基础，以计算机和实验方法为重要研究手段，以揭示中医古今方剂功效与配伍的现代内涵、探索方剂运用规律及创制高效新方为主要目标的，侧重于探究性的现代学科模式转变的趋势。

第五节　方剂学的研究方法

科学方法是人们在认识自然、改造自然的社会实践中形成和发展起来的。任何学科都有其特有的认识事物和解释事物的方法，前者是获取科学理论的经验事实的途径，后者则是反映经验事实的科学理论的构成基础。方剂学在自身发展中逐渐建立起了以中医学术为背景，以科学方法论为指导，以方剂为主要研究对象，旨在揭示方剂配伍及其运用规律的各种研究方法。方剂学研究方法是在传统中医临床观察和思辨方法的基础上，引入和吸取现代科学方法发展起来的，体现了中医学整体-系统-辨证的基本思想与现代自然科学方法的结合、方剂学科理论与现代多学科技术手段的结合。方剂学研究方法主要有以临床观察为基础的临床试验方法、以动物实验为主要手段的实验研究方法、以文献为主要研究对象的文献整理方法及以理论探索为目标的逻辑思辨方法等。

一、临　床　试　验

任何防治疾病的药物最终都必须经过人体真正的试验，其有效性和安全性才能得以证实。中医有效方药与西药的发现有所不同，近代西药是先通过药化、药效和毒理等实验研究后，再经过临床研究评价才得以确认的，而中医方剂则多是直接来源于临床观察和经验所得。

中医方剂的临床试验，是指以人（包括患者或健康者）作为受试对象，在一定的条件下，考察和评价方剂对特定病证防治的有效性和安全性的过程。中医方药疗效的临床试验早在古代就有记载，如历史上神农尝百草，即是中药源于临床实践的最早证据。从历代方书的编撰记述来看，被记载流传下来的历代成方，大多是经过制方者本人临床最初试用或经过其他医家多次复验的有效方剂。如《苏沈良方》"目睹其验，始著于篇，闻不予也"，《四库全书·济生方》提要中"其方乃平日所尝试验者"。《太平惠民和剂局方》所收方剂则是先由太医局在民间广泛征集的临床验方，并经太医局进一步验证确有疗效后，才被选收的。《本草纲目》中的许多有关方药的附例、《经方实验录》及历代医家验案等都是临床运用前人方剂获得效验的真实记录。

方剂临床试验最早是传统个体治疗意义上的病例观察，内容多以疗效为中心，涉及方剂加减运用、剂型及用法等方面的经验探索，以临床个案记载为其主要形式，在方剂临床经验积累方面起到重要作用。随着时代的发展，人们开始认识到，许多成方虽源于临床，确有一定的临床经验基础，但尚缺乏现代科学试验方法的论证，一些方剂的配伍、剂型、剂量、用法尚不完善，有些方剂的药效与毒副作用尚待进一步确认，因此开展方剂的临床研究尤为重要。鉴于中医自身的学术特点，特别是方内多种化学组分及其相互作用的复杂关系，运用目前的技术手段揭示方剂的效用机理仍有一定的困难，因此建立符合中医特点的临床疗效评价体系，围绕方剂配伍、剂型、使用方法等问题开展方剂临床研究，对推动方剂学术发展有着特殊意义。

现代中医临床的发展，特别是中药新药的研究，正在促成一门新的方剂学科分支——临床方剂学的兴起。临床方剂学是以现代临床药理学为基础，以中医药理论为指导，引入现代医学理论，在保持和突出中医特色的前提下，辨病与辨证相结合，运用 DME（design, measurement and evaluation）的方法进行临床研究设计，旨在研究中医方剂及其制剂在人体内的作用规律和人体与方药之间相互作用过程的一门新兴学科。通过临床观察的科学设计，研究中药复方及其制剂的临床疗效，了解其毒副作用，确定剂量与药效、毒性的关系，对其有效性和安全性做出客观、准确的再评价，以指导临床合理、安全、有效地用药。临床方剂学围绕方剂疗效的客观确认、药味和其用量配伍的优化、成方加减进退的合理性、剂型和改变给药途径与疗效的关系、方剂的适用范围等课题开展研究，对促进方剂学的发展将发挥重要作用。

二、文 献 整 理

历代医家在医疗实践中总结出来的方剂理论和经验，主要是以各种医学文献的形式得以流传下来。历代方书和医籍是方剂学重要的信息资源。方剂的文献整理，主要是通过系统搜集散在于历代医学文献中的方剂和辨证论治理论，分门别类，总结分析，不断完善治法与方剂的理论。

文献整理研究中，在对方剂进行全面搜集整理的基础上，编辑具有资源库功能的方剂辞典，不仅使中医方剂得到系统保存，也为进一步深入研究方剂提供了第一手资料。通过点校、注释、训诂、今译等方法，考证方剂，弄清源流，有助于对方剂演变规律的认识。结合学术源流，基于不同医家学术思想，总结其组方遣药经验，有助于丰富中医治法与组方理论。搜集整理历代方论，比较分析各医家不同学术观点，为完善制方理论提供参考。运用数理统计方法对大样本医案或医方中的药物配伍、主治范围、方药与病证的关联规律等进行分析，有助于发现方-证对应的规律性内容。特别是运用大容量信息处理技术，在建立方剂信息库基础上，从不同角度进行分析，使发现方剂新知识和促进方剂理论系统化成为可能。目前，由多学科参与的，通过总结方剂传统使用经验和现代研究成果，建立统一规范的方剂化学成分、药理作用、毒副作用等复方数据库的工作正在展开。

三、实 验 研 究

方剂的文献整理基本上是继承性的，所获知识也是间接的。方剂的临床研究可以获得直接的一手证据，但由于受到许多因素的制约，如损伤性检查、试验性治疗不可能随意进行，有些条件因素对研究结果会造成干扰而难以控制，广泛开展通常会受到一定限制。实验研究通常具有客观、严密、可控及数据化等特点，根据研究的目的选择研究对象和研究途径，严格控制实验条件和排除影响因素，可以能动地获得客观资料。因此开展有中医学特色的方剂实验研究，对揭示中医方剂的现代科学内涵、指导临床选方用药、开发新的中药制剂、促进方剂理论的创新和发展均具有重要的意义。

我国古代已有动物实验。根据记载，公元 5 世纪，刘敬权在獐身上致伤，于伤口塞药，并重复三次，以试验药物愈伤的功效。公元 8 世纪，陈藏器以黍米及糯喂饲小猫，引起"脚屈不能行"，提出脚气病的原因。唐代《本草拾遗》载："赤铜屑主折疡，能焊入骨，凡六畜有损者，细研酒服，直入骨伤处。六畜死后，取骨视之，犹有焊痕可验。"尽管这些实验比较简单、直观朴素，但却是中医药实验研究的先例。随着中医现代研究的发展，诸如生理学、生物化学、病理学、免疫学、药理学、分子生物学等多学科的共同参与，包括组织培养、组织及细胞化学、放射性同位素、电子显微镜、分子检测在内的各种技术的应用，大大促进了方剂学实验研究的开展。方剂的实验研究主要包括方剂的药理、毒理、化学及制剂研究几个方面。方剂药理学研究，运用现代药理学实验方法研究方剂的药效与作用机制、特定药效条件下的药物配伍，以揭示中医方剂功效的现代内涵及配伍的科学合理性，为指导临床合理用方提供依据。方剂毒理学研究，引入现代毒理学研究的方法，通过探查复方的毒性强度、性质、规律及可逆性，发现方剂可能潜在的毒副作用，对复方安全性做出科学评价，以保证临床合理、安全用药。方剂化学研究，是在研究方剂的体外化学组成的基础上，探索方剂制备和进入体内后的化学组分变化及其与药效之间的关系，在化学水平上认识方剂与机体相互作用的规律，以阐明方剂作用的物质基础，为优化配方、改革剂型、开发新剂型、发现新的有效药物及提高中成药质量控制水平提供科学依据。方剂的剂型研究，通过对方剂制备工艺考察和新剂型技术的引入，以研制适用于中医临床的复方新制剂。

由于方剂的效用、主治与现代药学中的药物作用、适应证不全相同，中药复方的化学成分及药理作用复杂，方剂临床疗效并不是各单味药及其所含化学成分作用的简单相加，而是各种化学成分共同作用于机体后的综合效应。因此在引入现代医学与药学研究思路方法的同时，还应考虑到中医药的学术特点。建立符合中医"证"或"病"相符或类近的动物模型，制订符合中医方剂效用的指标评价体系，引入先进的技术手段，探索开展基于方-证相应的复方成分与生物效应关联的系统研究方法，对于揭示中医辨证论治和中医方剂效应的科学内涵具有重要意义。

四、多学科研究

中医药学形成一开始就汲取了当时的自然科学和哲学的成就，发展中更是受到多学科的影响。作为中医药学的二级学科，方剂学具有多学科交互渗透的特点。首先，方剂学理论是在中医药理论指导下通过临床观察、经验总结和理论抽象而成，涉及中医基础理论和临床多学科的知识的整合。再者，临床方剂效用的显现是其自身复杂化学成分作用于机体复杂系统后的结果。方药作用于病证，涉及多系统、多层次、多因素、多变量的相互作用关系。因此，探索和阐明方药效用规律及其科学内涵必须多学科联手协作，共同研究。例如，运用天文学、气象学、环境生态学、心理学、遗传学的知识和方法，研究影响方剂证治的因素、条件及其相互关系，阐明"三因制宜"的科学内涵；运用物理、化学、药理学的技术方法，研究方剂体内外的物理化学过程，认识方剂效用的物质基础，研制高效低毒的复方新药；运用分子生物学知识和方法，探讨方剂作用的分子机制，揭示复方的生命调控原理。在方剂的体内化学研究中，通过引入多元相关分析的方法，建立复方药代-药效动力学模型，以描述方剂复杂成分与药理作用变化的规律；运用模糊数学的理论和方法，探讨建立病证（症/征）-方药（组成）变化关系的数学模型，以从"量"的意义上揭示方药对病证的作用规律。

包括系统论、控制论、信息论在内的系统科学理论是现代科学技术中最有渗透性的一门综合性边缘学科。随着一般系统科学、信息科学、智能科学等学科的发展，系统科学理论和方法已广泛应用于许多现代学科中。方剂学中蕴含有丰富的系统思想、控制原则和信息内容。近年来，关于运用系统科学理论和方法探讨中医处方的模式、制方原理，提出许多新的概念。多学科联手协作，将使建立中医方证复杂系统模型，并在整体调控意义上阐明方剂的多层次、多环节、多靶点的作用原理成为可能。

总之，文献整理、临床研究、实验研究、多学科研究等，是中医方剂学的基本研究方法，它们各有特点，相互补充，相互促进，推进方剂学不断发展和完善。

第六节 方剂学的学习方法及要求

一、具备相关学科的基础知识

方剂学以中医病机学、中医诊断学和中药学知识为基础，以辨证审机为前提，以治法理论为依据，以制方理论为指导，在药物配伍的层面上，将相关学科的知识进行逻辑整合。因此，学好方剂学首先要有坚实的中医基础理论、中医诊断学和中药学基础。学习中要注意复习和掌握相关学科的基本知识。

二、明确方剂学的学科特点

在中医辨证论治中，证、法、方、药是紧密联系和高度统一的，方剂学最重要的学术特征是方剂所主治的病证（简称方证）病机与确立的治法及体现治法的药物配伍三者之间的密切关联和相互统一。其中，方药配伍与方证病机间的高度吻合是学科原理的关键所在。因此，学习中应在明辨方证病机和熟悉方中药物配伍关系的基础上，深刻理解方药配伍与方证病机间的高度吻合关系。只有这样，才能很好地把握方剂的制方特点和其临床运用要点。

三、纲目并举，理用互参

本教材上篇总论为方剂学基础，涉及方剂学科中的一些核心问题和基本理论，其中许多理论将在下篇中得到运用。下篇各章是按治法分类的各类方剂的基本知识，每类方剂又有进一步的分类，体现了治法的不同层次及其不同代表类方。章（节）概述分别叙述了类方的基本概念和其所主病证的病机、立法及组方用药要点。具体个方介绍中，重点阐述其制方原理、组方特点及临床运用要点。以上各部分之间有着密切的逻辑关联。学习中应在了解课程整体结构的基础上，注意同一章节前后内容和跨章节相关内容之间的联系，特别是运用比较分析的方法，认识相关方剂在方证、立法、组方配伍及运用等方面的异同。

四、重视重点内容和基本功训练

类方所主病证的基本病机及组方要点与个方意义上的方剂组成、功效及主治是方剂学的基本内容。熟悉类方组方规律和把握重点方剂的组成、功效及方证是本门课程学习的基本要求。应以基本方和常用方为重点，加强对其制方思路、配伍和运用要点的掌握。基本方通常是指一些起源较早，组方简洁，临床适应性强，且为后世演化出多个方剂的基础方剂。常用方是指主治涉及临床常见病证，且稍作加减即可通治同类病证的方剂。另有所谓的"代表方"是指体现某类治法和（或）某个医家学术特点的方剂，多与基本方相通。方歌（方剂歌诀）是为初学者掌握成方信息以便于记诵而设计的歌诀，一首好的方歌通常应涵括较多的方剂信息，且便于吟诵。背诵方歌是帮助记忆和加强理解方剂的一种有效手段，初学者应该在理解的基础上，熟记一定数量的方歌。

五、举一反三，拓展提高

在经过课堂的入门学习后，要想达到临床熟练运用方剂的程度，还需要通过不断实践与进一步学习提高，包括亲身临床实践、随师从诊及研读医案等。本教材中编写的案例实训为理论学习与临床运用之间提供了一定的思维衔接，有利于促进后期临床辨证论治及用方能力的提高。教师可根据不同的教学对象和目标层次，侧重从辨证用方的角度，选择适当案例，指导学习，组织讨论，以提高学生分析和解决问题的能力。

小 结

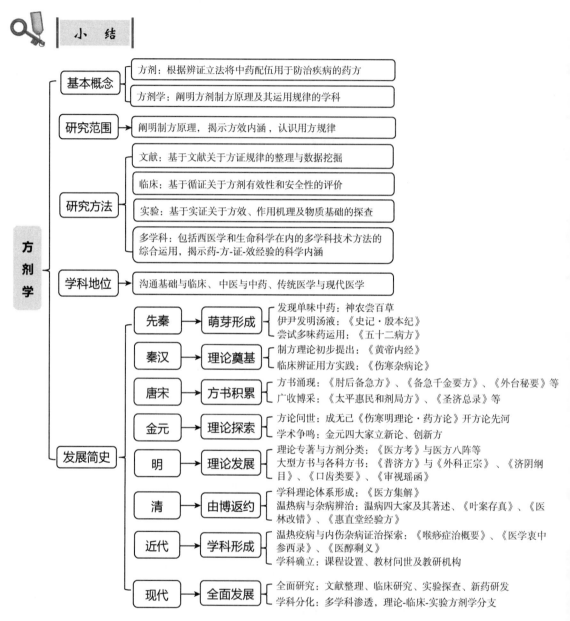

方剂由两味及两味以上的中药所组成，是中医理论指导下运用中药防治疾病的主要形式。方剂学是研究方剂的制方原理及其临床运用规律的学问，是中医基础与临床的桥梁课。

方剂学发展有着悠久历史。方剂最早可能源于单味中药的发现及汤药的运用，其先后经历了秦汉时期的理论奠基与辨证用方探索、唐宋时期方剂数量的积累、金元时期治法与组方理论的形成、明清时期方书集成与学理探究博约并行、近代学科分化与教材建设、新中国成立后的整理提高及现代研究等不同发展阶段。

历代成方既是各时期不同医家临床实践的产物，也是辨证论治经验的结晶，是中医法方药中的重要组成部分。方剂学不仅整合了中医基础理论、诊断学、中药学及临床各科的知识,而且以其独有的制方学理及其运用技能,充分展现了中医辨证论治的丰富内容,并对临床的成方运用及新方创制发挥着重要的指导作用。

方剂学具有知识整合性及体系开放性的特点,不仅是沟通中医基础与临床、中医与中药、中医与西医及现代多学科的平台,而且正成为中医现代化研究的重要领域及突破口。

 展 望

方剂上承理法,下接用药,是辨证论治的具体实现者,在中医药学中具有独特而重要的地位。方剂学则是阐明方剂制方原理及其运用规律的一门学科,是现代中医药研究的主要领域之一。现代多学科技术方法和手段的引入大大推进了学科的全面发展,特别是新近20多年来,以阐明方剂药效物质基础和作用机制,创制以有效部位为基础的高效、低毒、质量可控的现代复方新药为主攻目标的"方剂药效化学基础及作用原理"等专题研究,在建立药效化学物质的提取、分离及分析方法与技术规范,药效活性筛选及组分或成分配伍的评价方法等方面已取得一些重要进展,为深入研究方剂的化学配伍规律提供了有力的技术支撑。与此同时,基于中医辨证论治的特色,强调方-证关联的属性,在探索建立中医证候或病证结合动物模型基础上,运用系统生物学方法开展的方证相关及其生物学基础的探查为科学论证中医辨治经验的合理性,揭示其科学内涵,提高中医组方用药的精准性提供了重要的思路和方法。

方剂学的现代研究在促进学科模式转变的同时,也促进了方剂学的学科分化,基于不同目标或研究手段的理论方剂学、实验方剂学、临床方剂学的学科分支已现端倪。总体上看,目前方剂学的理论建设还比较薄弱,真正源于学科核心问题的探索还很少,学科正面临诸如临床探索与理论创新的互动、传统经验与现代技术的结合、新旧知识的逻辑整合等问题。课程理论及其教学实践取向尚不能雄辩地证明自己的专业优势或不可替代性。作为整合了多学科知识的方剂学,如何在21世纪科技高速发展的大背景下获得快速发展,是学科面临的重要课题。

实 训 ▶▶▶

中医学史上曾有医经和经方之分立,经方与时方对峙的情形。

请通过阅习相关文献资料,回答以下问题:①何谓医经与经方之分立?②简述经方的概念及其演变的历史。③何谓时方,其与经方形成对峙的历史背景是什么?④如何评价经方与时方的优劣?⑤方剂学发展简史的叙述中为什么没有突出经方与时方的对峙?

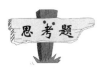 **思考题**

1. 简述方剂及方剂学的含义。
2. 为什么说方剂学是一门既古老又年轻的学科?
3. 列举各时期对方剂学发展具有较大影响的代表性著述。
4. 怎样理解方剂学是一门充分体现中医辨证论治内容的课程?

(谢 鸣)

第二章　方剂与辨证论治

辨证论治（diagnosis and treatment based on differentiation of symptoms and signs）是中医在整体观念指导下对疾病进行诊疗的过程，包括辨证和论治两个阶段。其中，辨证又包括诊察病情和辨识病证两个过程。前者是医生运用望、闻、问、切四诊手段，收集与疾病有关的症状、体征及其他信息；后者指运用各种辨病和辨证方法，分析症状和体征，辨别病证类型和病机。论治也包括论和治两个过程，论是针对病证辨识的结果，根据治疗原则确立相应的治疗方法；治是依法处方并给予具体实施。从药物治疗学角度，辨证论治包含了理、法、方、药四个方面的具体内容。在临床实践中，表现为辨证、立法、选方、遣药先后四个环节的紧密联系，即"法随证立，方从法出，方以药成"。临证只有辨证清楚，才能立法准确；只有立法准确，才能选择适宜的方剂，遣药精当，施治合理，才会有显著疗效。方剂作为辨证论治中的一个环节，与病证-治法-药物之间有着密切的关系，认识方剂与病证、治法和药物的关系对于理解中医辨证论治的内涵和方剂学科的特点具有重要意义。

第一节　方剂与病证

一、病 证 概 述

"证"是中医特有的概念，即疾病发生发展于某一阶段病理本质的反映，是诊断学中病名之下具有可分辨的一个诊断单位。病和证的关系密切，现实中的证总是依附于某一特定的病，因此常将病证合称，现代临床上的病证一词常涉及西病中证。证，包括症征和病机两个方面。前者指症状和体征；后者指证的关键病理，主要包括病邪、病性、病位、病势几个要素。症征是疾病的外显状态，特定症征总有与其对应的内在病理即病机。较之于症征，病机则具有一定的抽象和涵括性，对临床治疗法则的确立和治疗方案的制定具有重要意义，通过症征辨识病机是中医辨证的关键所在。

二、方剂与病证的关系

方剂是临床辨证论治的产物，任何一首方剂的产生都是以辨证为依据的，是针对具体病证制定出的治疗用药方案。从历代方书中所收载的方剂内容来看，有两项不可或缺，即药物组成和适应病证，著名成方中涉及的组成药物与其所主病证的病机总是紧密对应的。因此，方剂学中的方剂与病证总是相提并论的。中医临床上，选用成方是以当前患者的病证与成方所主证的类近为原则，即所谓"有是证用是方"；遣药组方时则应力求处方中的配伍用药与病机丝丝入扣。在有关方理的叙述中，如对制方原理的阐明则是以方证病机与方药性能之间的对应认识为核心内容的。由此可见，方与证不可分离，是中医方剂的重要特性之一。因此，没有明确适应病证的中药处方不能被称为方剂，而离开原有主治病证的成方也已不再是原来意义上的方剂。

　　方证一体进一步表现为方与证之间高度的对应或适配关系，这种类似于锁与钥匙对应的关系常被称为"方证对应"（formula matched with syndrome）。临床上方药配伍与方证病机之间的对应程度是决定疗效的关键。历代名方之所以疗效卓著，屡试不爽，其组方法度垂范后学，就是因为这些方剂内的药物配伍与其主治病证之间有着高度的针对性。方证对应是中医辨证论治经验的关键所在。因此，学习古方应首先把握方证的病机，才能深刻理解前人制方配伍的精髓；临证选用成方时应充分考虑到目前病证与原方证之间的相似程度，必要时随证变化；自行组方时首先应辨清当前病证的病机和确立针对性治疗思路，之后才能开出适宜的处方。

　　"方因证设"，特定方剂总是有其特定病证的。成方所主治的病证通常被称为"方证"（indication or syndrome of formula）。在古方的运用中，一些证与方因关系紧密而被命名，如麻黄汤证、桂枝汤证等，反映了方与证之间的锁定关系。临床上辨认当前病证与成方方证之间相似程度以决定是否选用该成方的思辨过程通常被称为"方剂辨证"（differentiation about the syndrome of formulas），方剂辨证是中医临床用方的重要思路之一。从中可以看出，"方证对应"是方剂辨证方法的逻辑基础。经验表明，临床疗效取决于方药与病证间的对应程度，即对病证病机的辨识得越清楚，所选成方或组成的方药与病证病机针对性越强，其临床疗效则越是确切。临床医生正是在不断实践着对这种方证对应的追求。

　　需要注意的是，"方剂辨证"是以人们对著名古方中方与证高度对应的默许或预设为前提的，虽然基于经验获得的名方效验是明确的，但现实中的成方与其所主治病证之间对应程度可能会有不同，临床疗效也会有大小之差异。因此，绝对意义上的方证对应只是一种理想中的追求。在中医现有经验中，诸如同一病证接受不同方药的治疗（一证多方），或同一方药治疗不同病证（一方多证），都能获得不同程度的疗效，且甚为普遍，反映了中医辨证论治中的"方证对应"理论与"方证异同"临床之间的某种分离。不过基于中医辨证论治的原则，可以推测，所谓"方证异同"下的各种疗效当有大小或优劣之不同，其背后蕴含有方药与病证之间适应度大小的问题。有学者将这种方剂与病证之间存在不同程度的对应关系表述为"方证相关"（formula related to syndrome）或"方证关联"（connection between formula and syndrome）。"方证相关"的理论认为，中医辨治经验或证治系统中，方药与病证存在密切的关系，经验中方证"对应关系"并非是所谓的一方一证（一对一）的关系，而是存在不同对应程度的关联关系，经典名方只是被预设的所谓高度对应的方剂，方与证之间确切的对应关系尚待论证。基于中医辨证论治的经验背景，在学术层面上，"方证相关"通常是指方剂的制方要素与所主病证的病机之间具有相互关联的特性。

　　"方证相关"是方剂学中一个重要命题，蕴涵有方（方药）与其作用对象（病证）之间的对应关系，即方药呈现的效用与其作用的机体状态有关，"方因证而效"。方证相关的原理提示，离开了治证单言方剂是没有意义的。通常"以方测证"的识证模式或"据药释方"的识方模式均存在一定的逻辑问题，方剂的研究应考虑到方药和治证两个方面及其相互的关系。"方证相关"目前已成为方剂学的重要研究领域，认识方与证之间的关联性大小及揭示其关联的现代内涵，对于揭示中医辨证论治的科学内涵具有重要意义。

第二节　方剂与治法

　　治法（therapeutic method）是指临床辨明证候之后，在治疗原则的指导下，针对病证的病因病机所拟定的治疗方法。治法与一般意义上的治则在概念内涵上是有所不同的。治则（therapeutic principle）是具有普遍临床指导意义的治疗原则，如"治病求本"、"扶正祛邪"、"调整阴阳"、"标本缓急"、"因人因地因时制宜"等。治法则是关于治疗方案的实施，是针对病证设立的具体治疗方法。两者的关系是：治则是针对疾病全过程提出的总体治疗方针，是治疗实施中选择各种疗法、确定具体治法的依据；治法则是在治则的指导下，根据疾病发生发展的规律，针对当前病证的病因病机，确立的具有个体化意义的具体治疗方法。治则与治法在临床辨证论治中表现为战略和战术的关系。

一、治法内涵

治法通常具有层次性、抽象性、系统性等特点。病证对象是确立治法的基本前提，而基于对病证不同层次的认识，治法也具有不同层次的含义。如虚证有补虚一法，而虚证有气虚、血虚、阳虚、阴虚等证，气虚证中又有肺气虚、脾气虚、肾气虚等不同。因此，补法中有补气、补血、补阳、补阴等法，补气中又有补肺气、补脾气、补肾气等法。在不同层次的治法中，所谓的高层治法或治疗大法，主要针对基本病证，如针对表证的汗法；中层治法或一般治法，则是针对病证下的不同病机类型，如汗法中针对风寒表证的辛温解表法；低层治法又称具体治法，针对某一具体病证，如辛温解表法中针对风寒表实证的辛温峻汗法。治法的层次由高到低，其内容逐渐具体，针对性越来越强。低层治法中还包括了层次更低的、在个体化治疗意义上的、针对某一具体或特定病证的所谓"一方一法"，此即"方即是法，法即是方"，如麻黄汤法、桂枝汤法。治法有时甚至涉及药物配伍层面上，即所谓的"药法"，如辛开苦降、芳香化湿、甘温益气、甘寒生津等法。治法在各自不同层面上相互联系，构成了中医治法的丰富内容。

治法在具有层次性的同时，还具有一定的概括性或抽象性。治法的概括性或抽象性是指治法对于同类方证在病机内涵或方药功效的共性方面具有归纳、涵括或抽象的功能。一方面，治法对于病证的病机具有映射性，如健脾益气法针对的是脾虚气弱证，但治法映射的对象常常又不能完全等同于具体病证，如脾虚气弱证中有脾虚不运、脾气不摄、脾气不升等各种不同的具体病机，还需要有进一步的针对性治法。因此，治法所反映的病证内容往往是有限的。另一方面，治法是对相关同类方药配伍及其功效的一种概括，某一治法所对应的不只是一首方剂，通常涵括了多个方剂或多组药物的配伍形式。治法的概括性对于众多方药的功效具有一定的逻辑涵括性，即以法为纲，则方有所统，药有所循。但治法的抽象性又使治法不全等于方剂的功效，如同治法难以映射病证全部病机的信息一样，治法尚不能充分揭示方中药物之间复杂的相互作用关系。这是因为中医病证病机（如阴阳表里寒热虚实等）、方剂功效（如解表清里、寒热并调、扶正泻下）、中药药性（四气五味、升降浮沉等）具有多维属性的特点，作为反映病证或方药的治法通常很难全面涵括，只能对其内容的某些或主要方面做出概括。从某种意义上讲，治法只是一种大体或大概意义上对病证和方药内容的表征。因此，不能以法代方，或简单地由治法反推病证病机。

治法具有一定的系统性。治法的系统性指基于不同的辨治方法建立的治法体系具有自身的相对独立和完整性。基于治法与病证的密切关系，在中医诸多辨证方法中，由不同辨证方法建立起不同病证体系并由此形成了各种不同的治法体系，如源于伤寒病辨治的六经辨治体系、源于温病辨治的卫气营血和三焦辨治体系、源于内伤杂病辨治的脏腑辨治体系等，反映了中医治法体系的多元性。由各种辨证经验建立起的各种证治体系从不同角度呈现出不同疾病的证治规律而有其一定的适用范围，同时具有一定的系统性。学习时应注意源于不同辨治体系的治法所具有的特点及各种治法之间的联系与互补性。

二、方剂与治法的关系

治法的形成与方药经验和病机理论的发展有密切关系。早期人们通过对大量药物性能的观察，总结归类，进而提炼升华为指导用药的理论，如《神农本草经》中的"疗热以寒药，疗寒以热药"，即是清法与温法的雏形。基于中药性能及配伍对方剂功效进行分类，促进了治法内容的形成。如成无己在分析伤寒少阳证特征的基础上，根据小柴胡汤中柴胡透邪于外，黄芩清热于里，既不同于太阳病主用麻、桂解表散寒，也有异于阳明病主用石膏、知母或黄芩、黄连清泄里热，提出小柴胡汤为和解少阳方的和法理论。又如张景岳有关方剂的"八阵"类属、汪昂《医方集解》方剂"二十二类"划分、程钟龄"八法"统方等，在实现了对类方功效的认识的同时，也大大丰富了治法的内容。治法的形成还与病证病机的深入认识有关。中医病机理论的发展促进了治法的发展，最为突出的是金元时期的学术争鸣，各家创新论、立新法、制新方，极大地丰富了治法内容，如刘河间"主火论"，在辛凉解表、苦寒折热方面别有发挥；张子和倡"气血以通为贵"，在汗吐下三法的运用上有所突破；李东垣持"内伤脾胃，百病由生"论，立补脾升阳法而独出心裁；朱丹溪强调"阳常有余，阴常不足"和"致郁说"，在滋阴和治郁诸法方面尤有创新。正是以上对方药配伍效用认识和对病证病机探索的不断深入，促成两方面的互融与统一，最后实现了对治法内容的系统和理论化。因此，治法既源于对病证的深入认识，也是方剂发展的产物。从方剂学角度看，治法是方剂发展到一定数量时，对众多方剂配伍及效用的规律进行归纳总结出来的理论。从有方到有法，则是方剂由经验上升到理论的一次飞跃。

治法概念

　　治法一旦确立，即完成了病证与方药之间的衔接，成为临证运用成方和创制新方的依据。例如某患者，症见面色无华，四肢无力，少气懒言，不思饮食，大便溏薄，舌淡苔白，脉虚弱无力等。通过四诊合参，审证求因，诊断为脾胃气虚证。在拟定健脾益气法后，则选用健脾益气方四君子汤（人参、白术、茯苓、甘草）治疗。如患者间因饮食不慎，出现腹胀、苔厚等停食夹滞的病机，治法则调整为健脾消食，则可在该方基础上加入陈皮、半夏、神曲等消食化滞之品，即随着证情变化而调整治法，进而指导成方的针对性化裁。需要指出的是，临床所立治法必须清晰具体，才能发挥其对处方用药的指导作用。不仅如此，治法对方剂的分类和方理的阐述也具有重要的意义。因为治法反映了病证与方药两方面的内容，具有较强的逻辑涵括性，其将病证类型与方药功效有机结合起来，对方剂进行分类，即"以法类方"纲目分明，逻辑性强，便于学习和掌握，成为现代方剂分类所采用的主要方法。同时，在现有以治法为纲，以经典名方为目所构成的方剂学知识体系中，对方理的阐述通常是以成方的主治病证为切入点，在病机分析和立法讨论的基础上，结合方中药味的性能，对其配伍原理进行解析。由是，"据法释方"也就成为制方述理应遵循的原则。

　　治法作为对方药功效的一种理论概括，对临证选方用药具有指导作用。但治法毕竟只是一种理论表征，在临床辨证论治的过程中，据证立法后，治法还须落实到具体的方药。例如，针对脾胃虚弱证患者拟定健脾益气治法后，必须通过健脾益气方药的运用来实施。如选用古方四君子汤，该方中人参益气补中为君，白术健脾燥湿为臣，茯苓渗湿健脾为佐，甘草补中调药为佐使。诸药配伍，健脾益气，相得益彰。该方通过药味配伍在落实治法的同时，也为治法提供了方药层面的具体内容。因此，治法是通过方剂的具体运用来实现的，其内容蕴含于方剂的配伍规律中，方剂是治法的载体和具体实现者。

　　法与方的关系是方剂学中的重要议题。治法对于方剂的关系通常被概括为"法主方从"，或谓治法对于方剂具有主导或统领作用，即治法对方剂分类（以法统方）、临床选方用药（依法选方或组方）、制方原理阐述（据法释方）三个方面具有指导或规定性。由于治法蕴含有病证和方药两个方面的内容，因此治法被认为是"联系病证和方药的中介"。治法的中介特性不仅成为"方剂学"的逻辑基础，也是联系中医辨证论治中方药-证治的纽带。

三、常　用　治　法

　　清代医家程钟龄曾在其所著的《医学心悟·医门八法》中提出："论病之源，以内伤外感四字括之。论病之情，则以寒、热、虚、实、表、里、阴、阳八字统之。而论治病之方则又以汗、和、下、消、吐、清、温、补八法尽之。"其中"汗、和、下、消、吐、清、温、补"八种治法，即后世所谓的"八法"（eight therapeutic methods）。程氏"八法"是对中医临床基本病证及其治法内容进行归纳总结提出的，具有很好的涵括性，常为临床所用，在中医治法理论中具有重要的地位。现对八法内容简要介绍如下：

1. 汗法　是通过开泄腠理，调畅营卫，宣发肺气，以促进发汗，使在表的邪气随汗而解的一种治疗方法。《素问·至真要大论》中"其在皮者，汗而发之"是本法最早的理论依据。汗法主要是为表证而设立，表证一般有表寒、表热两大类型，汗法有辛温、辛凉之别。其中辛温发汗用于风寒等表证，以麻黄汤、桂枝汤为代表方；辛凉发汗用于风热等表证，以桑菊饮、银翘散为代表方。此外，汗法尚有透邪、散湿、消疮等功效，某些虽非表邪所致，但邪有外发趋向的病证，也可用汗法因势利导以治之。如麻疹初起，疹未透发，汗法可使疹毒随汗透发于外，代表方如升麻葛根汤、竹叶柳蒡汤；又如疮疡、痢疾、疟疾初起，多见有表证，发汗可以透毒消疮，升阳祛湿，如败毒散的运用。再如一些风湿在表和水肿实证兼有表证者，汗法具有祛风散湿和宣肺利水等作用，代表方有羌活胜湿汤、九味羌活汤、越婢汤等。

2. 吐法　是通过宣壅开郁和涌吐的作用，以祛除停留在咽喉、胸膈、胃脘等部位的痰涎、宿食、毒物的一种治疗方法。《素问·阴阳应象大论》中"其高者，因而越之"是本法最早的理论依据。本法能够引导或促使呕吐，使有形实邪从口迅速排出，以达愈病之目的，故适用于有形邪停滞、发病部位较高，邪气有上越趋势的病证。代表方有瓜蒂散、盐汤探吐方等。由于吐法能宣壅塞，开郁结，引邪上越，调畅气机，所以在施用吐法的过程中，随着有形之邪的吐出，阳气外达，往往并见汗出，所谓"吐法之中，汗法存焉"。涌吐属劫邪外出之法，易损胃气，禁忌甚多，治疗过程中患者多有不适，故仅宜于实邪壅塞，病势急剧而体质壮实者，现今临床已较少使用。如确需使用，应严格掌握适应证，谨慎从事。必要时，还应做好相应的防护救急措施，以防意外之变。

3. 下法　是通过泻下通便，使积聚体内的宿食、燥屎、冷积、瘀血、水饮等有形实邪排出体外的一种治疗方法。《素问·至真要大论》中"其下者，引而竭之"、"中满者，泻之于内"是本法最早的理论依据。下法主要是为里实证而设立的，因病邪有积滞、水饮等不同，病性有寒、热之异，体质有强、弱之偏，病势有急、缓之别，所以下法主要分为寒下、温下、润下、逐水及攻补兼施五种类型。其中，寒下用于热积便秘及肠腑湿热积滞之证，代表方有大承气汤、小承气汤等；温下主治寒积便秘，代表方有大黄附子汤等；润下用于燥结便秘，代表方有麻子仁丸、济川煎等；逐水主治水饮壅盛的肿满证，代表方有十枣汤和舟车丸等；攻补兼施用于里实兼正虚之证，代表方有黄龙汤、增液承气汤等。下法在外感温热病和杂病如中风等危重急证的治疗中具有特殊地位，并常与其他治法配合应用，以适应临床兼夹病证的治疗需要，如攻逐顽痰的礞石滚痰丸，攻逐瘀血的桃核承气汤、下瘀血汤等，均为下法与消法配合运用的范例。

4. 和法　是通过和解与调和作用，以和解表里、疏邪扶正、调整脏腑功能的一种治疗方法。该法的特点是作用缓和，照顾全面，应用广泛，适应的证情病机比较复杂。和法源于主治少阳病证的和解少阳法，以小柴胡汤为代表方。因少阳病的发病部位在表里之间，治疗此证，既要透半表之邪，又要除半里之邪，以使邪气从表里得以分消，故设和解一法以治之，故《伤寒明理论》谓之："伤寒在表者，必渍形以为汗；邪气在里者，必荡涤以为利。其于不内不外，半表半里，既非发汗之所宜，又非吐下之所对，是当和解则可矣。小柴胡汤为和解表里之剂也。"由于少阳属胆经，肝胆、脾胃各相表里，肝胆与脾胃在发病中的关系密切；同时此类病证的病机又多涉及寒热气血虚实等交杂，实非单纯的温、清、补、攻所宜，故后世医家在和解少阳法的基础上，发展了针对胆胃不和、肝脾不和、肠胃不和等病证的调和胆胃、调和肝脾、调和胃肠等治法，进一步丰富了和法内容。和解少阳代表方除小柴胡汤外，另有蒿芩清胆汤，调和肝脾的代表方有逍遥散、四逆散、痛泻要方，调和胃肠的代表方有半夏泻心汤等。和法既不同于汗、吐、下三种治法以专事攻邪为目的，也不同于补法以专补正气为目的，而是通过缓和的手段以解除外邪，通过调盈济虚，平亢扶卑，以恢复脏腑功能的和调。

5. 温法　即通过温里、祛寒、回阳、通脉等作用，以消除脏腑经络寒邪的一种治疗方法。《素问·至真要大论》中"寒者热之"、"治寒以热"是本法最早的理论依据。里寒证的发病原因不外乎素体阳虚，寒从中生，或寒邪直中于里，但病变部位有脏腑经络之别，故温法主要有温中散寒、回阳救逆、温经散寒三类。温中散寒法适用于中焦寒证，代表方有理中丸、吴茱萸汤等。回阳救逆法适用于阳衰阴盛的危重证，代表方有四逆汤、回阳救急汤等。温经散寒法主治寒凝经脉证，代表方有当归四逆汤、黄芪桂枝五物汤等。寒病发生与阳气的关系最为密切，故本法常与补法中的温补阳气法结合使用。如临床寒邪太甚而见阴盛格阳或戴阳之变时，还应根据"甚者从之"的原则，采用相应的反佐法，以防拒药不纳及残阳暴散的危险。

6. 清法　是指通过清泄气分、透营转气、凉血散血、泻火解毒等作用，以清除体内温热火毒之邪，治疗里热证的一种治疗方法。《素问·至真要大论》中"热者寒之"、"温者清之"、"治热以寒"是本法最早的理论依据。里热证多为外邪入里化热或五志过极化火所致。里热涉及温热病、火毒证、湿热病、暑热证、虚热证等多种病证，其中温病的发展有气分、营分、血分不同阶段，里热证病位涉及脏腑之不同，病性则有正邪虚实之偏颇。因此，清法有清热泻火（清气分热）、清营凉血、清热解毒、清脏腑热、清热祛暑、清虚热等多种治法。清热泻火法主要是清解气分热邪，主治气分热盛证，代表方有白虎汤、竹叶石膏汤等。清营凉血法适用于热入营血证，其中清营代表方有清营汤，凉血代表方有犀角地黄汤等。清热解毒法适用于火毒壅盛诸证，代表方为黄连解毒汤、普济消毒饮等。清热祛暑法主治暑热证，代表方有清络饮、清暑益气汤等。清脏腑热适用于各种脏腑火热证，因不同脏腑热证，又有清心、清肺、清肝、清胃、清肠等治法，代表方分别有导赤散、泻白散、龙胆泻肝汤、清胃散、白头翁汤等。清虚热法适用于阴分不足所致虚热证，代表方有青蒿鳖甲汤、清骨散等。

7. 补法　即指通过补益、滋养人体气血阴阳，或加强脏腑功能，主治因气、血、阴、阳不足或脏腑虚弱所致虚证的一种治疗方法。《素问·三部九候论》"虚则补之"、"损者益之"、"劳者温之"，以及《素问·阴阳应象大论》中"形不足者，温之以气；精不足者，补之以味"均为本法最早的理论依据。由于虚证有气、血、阴、阳之偏颇，补法则有补气、补血、补阴、补阳及气血双补、阴阳并补几类。补气法主要适用于脾肺气虚证，代表方有四君子汤、参苓白术散、补中益气汤等。补血法主治血虚证，代表方有四物汤、归脾汤、当归补血汤等。补阴法适用于阴虚证，代表方有六味地黄丸、大补阴丸、左归丸、一贯煎、百合固金汤等。补阳法主治阳虚证，代表方有肾气丸、右归丸等。气血双补与阴阳并补法分别适用于气血两虚证与阴阳俱虚证，代表方分别为八珍汤、十全大补汤与地黄饮子、龟鹿二仙胶等。由于"气血相依"、"阴阳互根"，补法中又常有"补气生血"和"阳中求阴"、"阴中求阳"等法的运用。根据脏腑虚证类型，补法还有五脏分补法，其中有直接针对某一脏腑的直补（正补）法，如《难经·十四难》中的"损其肺者，益其气；损其心者，调其营卫；损其脾者，调其饮食，适其寒温；损其肝者，缓其中；损其肾者，益其精"。而结合脏腑相生理论所采用的"虚则补其母"的方法则称为间补（隔补）法，如常用的"培土生金"、"滋水涵木"等法。根据虚证的轻重缓急，补法又有平补法与峻补法，前者作用平和轻缓，适用于病势较缓，病程较长的虚弱证；后者则效强而速，适用于病势较急，病情危重之证。另外，前贤尚有"药补不如食补"等经验，临床实施"药补"时，亦不能忽视"食补"。补法不仅能扶虚助弱，增强脏腑功能，而且可以通过恢复或加强正气，促进机体自然疗愈，达到祛邪防病的效果，因而在养生保健、延年益寿中也占有重要位置。

8. 消法　即通过消食导滞和消坚散结等作用，消除体内因气、血、痰、水、虫、食等久积而成的痞满瘕聚癥结的一种治疗方法。《素问·至真要大论》中"坚者消之"、"结者散之"、"逸者行之"为本法最早的理论依据。本法以渐消缓散为特点，适用于逐渐形成的有形实邪。积滞痞块的成因有食积、气滞、血瘀、痰阻、湿聚、毒壅、虫积等不同病邪之侧重，发病证情又有近久轻重之异，故该法包括消导食积、行气散滞、活血化瘀、消痰祛湿、消痞化癥、消疮散痈、消疳杀虫等诸多内容。消导食积法有消食导滞的作用，适用于一切食积证，代表方有保和丸、枳实导滞丸等。行气散滞法有疏畅气机的作用，主要用于气滞证，代表方有枳实薤白桂枝汤、厚朴温中汤、柴胡疏肝散、天台乌药散等。活血化瘀法有促进血行、消散瘀血的作用，主治血瘀证，代表方有血府逐瘀汤、复元活血汤、温经汤、生化汤等。祛湿法主要是通过化湿、燥湿、利湿等以消除体内水湿之邪，用于各种水湿证。代表方有平胃散、藿香正气散、五苓散、实脾散、真武汤等。祛痰法具有排出或消除痰涎的作用，适用于各种痰证。针对痰证中湿痰、寒痰、热痰、燥痰、风痰的不同类型，本法中又有燥湿化痰、温化寒痰、清热化痰、润燥化痰、治风化痰等不同内容，其代表方分别有二陈汤、苓甘五味姜辛汤、清气化痰丸、贝母瓜蒌散、半夏白术天麻汤等。本法还用于痰留经络、肌肉、筋骨引起的瘰疬、瘿瘤、结节、痰核等病证，代表方有消瘰丸、海藻玉壶汤、软坚散结汤等。消疳杀虫法适用于虫积证，代表方有布袋丸、肥儿丸等；消疮散痈法适用于疮痈肿毒证，代表方有仙方活命饮、五味消毒饮、犀黄丸、阳和汤等。随着消法的发展与分化，其中的行气、活血、消痰、祛湿、杀虫等法已从最初的消法中独立出去。

以上"八法"基本概括了临床常用治法，其中吐法现代较少使用。八法的内涵甚为丰富，每一法中又含有不同层次的治法，如和法之下有和解少阳、调和肝脾、调和肠胃等数法，而调和肝脾中又有疏肝理脾、抑肝扶脾等法。此外，吐法之中，兼存汗法；补法之中，兼行消法，以及以下为补、以补为消等诸多圆机活法等。"八法"在实际运用中彼此联系和相互配合，法中有法，正如程钟龄在《医学心悟》中所言："一法之中，八法备焉；八法之中，百法备焉。"随着临床治法的发展，"八法"已难以概括目前的所有治法，后世不断发展出的诸如开窍、固涩、安神、息风等法，则是从不同角度对"八法"的补充。

综上所述，治法是根据病证而设立的治疗方法，涉及病证病机、方剂功效及中药性能等多方面的内容。治法是指导方剂分类、临证选用成方及组创新方的依据，而方剂是实现治法的具体手段和体现治法内容的载体。随着治法理论的日趋完善，成方的运用水平将不断得到提高，大量新方将不断涌现。同样，随着方剂数量的日益增多，治法理论也将不断得到丰富和深化。

第三节　方剂与中药

广义上的中药（Chinese materia medica）指包括复方在内的所有中药及其运用的形式，而一般意义上的方剂则包括了针对特定病证采用的单味中药（单方）在内的所有运用形式。这里叙述的是由两味或两味以上药物组成的方剂与构成方剂的基本单元——单味中药两者之间的关系。

一、方药概述

在中医药发展的历史中，中药与方剂之间表现出并存互动的复杂关系。本草作为中药的代名词，最早见于《汉书》中，如《汉书·郊祀志》载："候神方士使者副佐，本草待诏，七十余人皆归家。"但从早期医方书《五十二病方》中夹杂一些有关药物的形态、产地、贮藏、配制等相关知识来看，当时方与药的关系似分若合。根据《汉书·游侠记》中有关记载，如"楼护，字君卿，齐人。父世医也。护少随父为医长安，出入贵戚家。护诵医经、本草、方术数十万言，长者咸爱重之"，从中可知，医经、本草、方剂在当时已被分立。随着本草与方书的分离，特别是本草成为一种专门的学问后，在很长一段时间内主流本草中一般不涉及方剂的内容。值得注意的是，唐代始见有少数本草如《药性论》、《本草拾遗》、《天宝单方药图》开始兼收部分相关附方，其对药物功效的阐述往往通过其附方来体现或佐证，即所谓"本草附方"或"以方证药"。这种情形发展到宋并得以盛行，如《本草图经》、《嘉祐本草》及《证类本草》等。明代李时珍在《本草纲目》中也专设"附方"一项，并谓之："次以附方，著用也。或欲去方，是有体无用矣。"明确提出了"药体方用"的方药关系。

对历史上的本草与方书内容的考察发现，伴随单味药物的出现，即有相关药物在方剂中的应用，使得方剂的数量成倍增长。另外，伴随着方剂数量的增加，单味药的功效也在不断增扩，其中包括根据方效而对方中所涉药味功效的再认识与新发现。这些现象表明，单味中药的发现是方剂产生的基础，而方药的配伍运用反过来又进一步促进了对中药功效的新发现，中药与方剂在互动中发展。

二、方剂与中药的关系

从方药组成与功效的角度来看，方与药的关系表现为整体与部分的关系。方与药的关系通常可以从"方以药成"和"方药异同"两个不同层面上来理解。前者指方剂由药味所组成，方中药物是全方效用的基础；后者则指方剂虽然是通过药物配伍而成，但组成后的方剂功效与其所含的各单味药在性能及效用方面存在不同程度的差异。清代医家徐灵胎在论及方药关系时曾指出："药有个性之专长，方有合群之妙用……故方之既成，能使药各全其性，亦能使药各失其性。"从性能效用上，方与药的这种复杂关系可被概括为"方药离合"。其中的"合"是指方剂整体功效是其所组成药味功效的组合或加合，此时方中药味基本上保留或发挥其各自原有的性能或效用而成为全方功效的一部分，表现出方与药在效用上的趋同或集合（如黄连解毒汤的清泻三焦火毒功效与方中黄连、黄芩、黄柏、栀子的功效关系）。"离"是指方剂的整体功效不是其所组成的各单味药功效的简单相加或集合，此时方中药物的性能发生了一定程度的改变（如四逆汤中生附子因炙甘草配伍而使其峻毒之性缓减，大黄附子细辛汤中大黄去性存用的配伍），或其效用在不同方剂中的选择性发挥（如柴胡透邪退热、疏肝解郁、升清阳的作用分别在小柴胡汤、逍遥散、补中益气汤中的发挥），甚则药味通过特殊配伍产生出特殊的新的功效（如连附六一汤的消痞止呕功效与方中黄连、附子的配伍，二夏汤通窍安神功效与方中半夏、夏枯草的配伍），表现出方与药在性能或效用上不同程度的差异或分离。

方药离合

方与药的"离合关系"反映了方剂整体功效与其所组成药味功效间的复杂关系，即方与药在性能或效用上一方面具有趋同或加合的特性，另一方面又具有差异或分离的特性。方中的药物因配伍发生了变化，而这些变化可能包括了协同增效、拮抗抵消及产生新效等多个方面，因此药与方"似合实离"。历史上基于古方的功效及运用来认定方中某药的功效，即所谓"据方推药"，或简单地基于方中各单味药功效相加来推测全方的功效，即"以药测方"，均可能会偏离实际，值得方药研究者们的高度重视。"方药离合"的关系还提示仅仅掌握中药知识尚难以全面把握方剂学的学术特色，在"证-法-方-药"联系中认识方药离合关系，对于学研方剂是非常重要的。

方剂是中医运用中药的主要形式，实现了中医医理与中药药理的统一。虽然历史上存在本草与方书的独立，医家与药家的分工，学科发展中出现了方剂与中药的分化，但中药和方剂在理论上是一脉相承的，方与药彼此互动发展，两者有着不可分割的密切关系。需要注意的是，当今中医与中药的学科分化，可能会掩盖两者之间特殊的紧密关系，以致忽视中医理论对临床选方用药和方药现代研究的指导作用，最终导致中医与中药分离，走上"废医存药"的歧途。

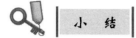
小 结

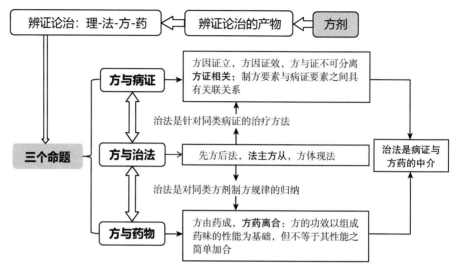

　　方剂是临床辨证论治的产物。"法随证立,方从法出,方以药成"反映了中医辨证、立法、选方、用药环节之间的紧密联系。方剂与治法、病证、中药的关系是方剂学中的三个重要命题。方剂与治法主要表现为治法对于方剂的统领地位,即"法主方从"的关系。治法因病证而设立,同时又是对同类方剂功效的概括。治法对于方剂分类、临床遣药组方及方理阐述具有指导作用,在方剂学中占有重要地位。方剂与病证主要表现为方剂制方要素与所主病证病机之间具有关联的特性,即"方证相关",方剂与病证之间的关系决定了方剂与治证不可分离,是中医据证论方、据证用方、据证组方的逻辑基础。方剂与中药即组成药味的关系主要表现为方剂的整体功效不是方中各药功效的简单加合。"方药离合",反映了整体方剂与所组成药物在功效上既有联系又有区别、既同又异的复杂关系,此与药物配伍和主治病证有关。

　　辨证论治中的方剂与治法、病证、中药之间的关系是交互统一的。方剂学中的药-方-效-证和临床辨治中的证-法-方-药殊途同归,其中治法与功效相通,两者分别从病证病机和方药配伍不同角度来立论,实现了证与方的统一,促进了辨证论治中以方-证为核心的辨治体系的构建。

展 望

> 　　辨证论治是中医学的核心内容之一。方剂是辨证论治的产物,方剂与治法-病证-中药三者之间有着密切的交互关系,由此决定了方剂学的学科特征,即"药-方-证-效"间的相互关联与统一。新近围绕方-证、方-法及方-药的关系及其学科内涵(如命题表述、经验规律、现代内涵等)已开展了相关的系列研究,这些研究主要包括基于中医证候对方剂功效的探查、体现同类治法的类方功效的异同比较、基于数据挖掘对同类治方中方-证关联规律的探讨、方药配伍及其功效与病证相关等专题。其中,基于中医辨治经验开展的有关方证关联性大小的论证和方证相关的现代生物学基础的探查正成为现代中医药研究的热点,并取得重要进展,预示不久的将来在揭示辨证论治科学内涵方面有望实现突破。

实 训 ≫

　　某期刊发表了一篇有关治法的实验研究论文,文题为"温化痰湿法对实验性抑郁大鼠行为的影响"。内容摘要:为研究中医温化痰湿法治疗抑郁症的可行性,选用"十味温胆汤"作为温化痰湿法的要方,观察该方对由慢性轻度不可预见性应激结合孤养法刺激诱导的实验性抑郁大鼠模型动物的糖水消耗量、旷场实验及其异性交互行为等行为学指标变化的影响。结果显示,与正常组大鼠比较,模型组大鼠出现了明显的行为学方面的异常，温化痰湿法可显著提高抑郁大鼠的糖水消耗量、旷场实验中的水平和垂直活动得分及异性交互行为中接触时间，作用与西药氟西汀相当。结果表明，中医温化痰湿法一定程度上可以改善抑郁模型大鼠的行为学异常。

　　基于中医辨证论治及证-法-方-药关系，试从专业角度提出你对该文内容的思考。

　　分析要点：①该文含有哪些重要信息，写出反映该文内容的关键词4~6个；②该文的立论和探索目标是什么？③复制的动物模型是西医的疾病模型，还是中医的证候模型？④"据证立法"，推测温化痰湿法所针对的中医证候，指出十味温胆汤的主治、功效及其与温化痰湿法的关系；⑤研究中设立的观察指标与中医证候有关？⑥写出根据实验结果可以得到的初步结论；⑦列出该文存在的有待商榷的问题。

1. 方剂学中为什么要讨论方剂与辨证论治的关系？
2. 请从方剂与治法、病证、中药的关系中总结方剂学的学科特点。
3. 简述治法与治则的区别及两者在临床辨证论治中发挥的作用。

（谢　鸣）

第三章 方剂的分类

分类是对对象进行划分和归合，使其系统化的一种认识事物的方法。分类不仅使知识在其学科范围内更加深入和具体，同时也为学科体系的建立提供了一种基本的理论框架。分类结合划分有利于学科在研究中探索出新的研究方法，促使庞杂的知识体系得到进一步分工。方剂分类在方剂学科中占有十分重要的地位。在方剂形成的早期，由于方剂数量不多，分类尚没有成为学科发展的问题。随着方剂数量的不断增加，人们需要对方剂的特性进行一定的辨识、归纳及系统梳理，方剂的分类逐渐受到关注。在方剂学发展过程中，历代医家尝试从不同的角度对方剂进行归类，由此形成了有关方剂分类的各种不同观点及方法。历史上，涉及方剂分类较为有影响的观点主要有"七方"、"十剂"、"八阵"及"八法"等；采用的分类方法主要有按病证分类、按组成或主方分类、按治法（功效）分类、综合分类法等。

第一节 方剂分类的理论

一、七 方

七方是方剂最早的一种分类理论，源于《黄帝内经》，如《素问·至真要大论》载"君一臣二，制之小也；君一臣三佐五，制之中也；君一臣三佐九，制之大也"，"君一臣二，奇之制也；君二臣四，偶之制也；君二臣三，奇之制也；君二臣六，偶之制也"，"补上治上，制以缓；补下治下，制以急；急则气味厚，缓则气味薄"，以及"奇之不去则偶之，是谓重方"等，但当时并没有"七方"之称谓。南宋之初，医家许叔微在其《伤寒九十论》中提出"七方十剂"一词，不过当时也未明言其与方的关系。稍后成无己在《伤寒明理论·药方论》中指出："制方之体，宣、通、补、泻、轻、重、滑、涩、燥、湿，十剂是也；制方之用，大、小、缓、急、奇、偶、复，七方是也。"即从方剂的角度明确提出"七方"之名称，并将《黄帝内经》中的"重方"改为"复方"。后世诸多医家围绕其"七方"引申其意，甚则有将"七方"作为方剂的一种分类方法。所谓大方，是指药味多或用量大，以治邪气方盛，需重剂治疗的方剂；小方是指药味少或用量小，以治病浅邪微，仅需轻剂治疗的方剂；缓方是指药性缓和，气味较薄，用以病势缓慢，需长期服用方能收效的方剂；急方是指药性峻猛，气味较厚，用以病重势急，须迅速治疗急于取效的方剂；奇方是指由单数药味组成的方剂；偶方是指由双数药味组成的方剂；复方则是两方或数方合用以治疗复杂病证的方剂。由此可见，七方原本并非为方剂分类而设，只是从形式上对方剂的一种划分。虽然迄今尚未见到有人按"七方"来分类方剂，但其划分在考虑到方剂主治病情如病邪轻重、病位高下、病势缓急、病体强弱等病证因素的同时，又考虑到诸如药味多少、用量大小、气味厚薄、作用缓急等方药要素，这种从治证与方药两个方面来认识方剂的思路则反映了方剂的方-证相关特性，对后世方剂的分类产生了一定影响。

二、十 剂

十剂最早是由唐代陈藏器对药物功用进行归类而提出的，《重修政和经史证类备急本草》引《本草拾遗》"诸药有宣、通、补、泄、轻、重、涩、滑、燥、湿，此十种者是药之大体"，并于每种之后举药为例，如"宣可去壅，生姜，橘皮之属是也"等。宋代赵佶《圣济经·审剂》则在"药物十种"的讨论中将"十种"变为"十剂"，如"故郁而不散为壅，必宣剂以散之，如痞满不通之类是也；留而不行为滞，必通剂以行之，如水病痰癖之类是也；不足为弱，必补剂以扶之，如气弱形羸之类是也"。但其述后并未见有具体的方药举例。而明确提出方剂之"十剂"者，当首推金元成无己。成氏在其所著《伤寒明理论·药方论》中提出十剂与七方的概念（见上），并谓"是以制方之体，欲成七方之用者，必本于气味生成，而制方成焉"。至此方剂之"十剂"正式确立。其后，刘完素、张子和等对"十剂"均有详细论述。张子和在《儒门事亲》中说："剂不十，不足以尽剂之用。剂者，和也；方者，合也。故方如瓦之合，剂犹羹之和也。"并于各剂叙述之后列出具体方剂以示之，蕴涵"十剂"的方剂分类功能。其后"十剂"之说广为传播。不过在相当长的一段时间内，药物十种与方剂十剂常常是混提并论，反映了方与药之间的密切关系。由于"十剂"分类尚不足以概括临床常用方药，故宋代寇宗奭《本草衍义》在药物十种基础上增"寒热"为"十二种"，明代缪希雍《本草拾遗》又增"升降"而为"十二剂"，徐思鹤《医家全书》则增"调、和、解、利、寒、温、暑、火、平、夺、安、缓、淡、清"而成为"二十四剂"。

　　虽然金元时期已经有明确的方剂"十剂"之说，但尚未见有按十剂分类的方书。到了清代，柯琴在其《伤寒论翼·制方大法》中提出："仲景方备十剂之法：轻可去实，麻黄葛根诸汤是已；宣可决壅，栀豉、瓜蒂二方是已……滑可去着，胆导、蜜煎是已……寒能胜热，白虎、黄连汤是已；热能制寒，白通、四逆诸汤是已。"将伤寒方分为"宣、通、轻、重、补、泄、滑、涩、燥、湿、寒、热"十二剂。之后，陈修园在《时方歌括》中按柯琴"十二剂"，对所选收的唐宋以后之时方108首进行分类。此两者均是"十剂"在方剂分类中的具体应用。"方以药成"，方剂的功用是以组成药物的功用为基础的，因此将药物"十剂"分类引入方剂的分类，即基于组成药味的性能来认识方剂整体功用的思路有其一定的合理性，这种按功效来分类方剂是方剂分类史上的一大进步。

三、八　　阵

　　"八阵"为明代医家张景岳所提出。张氏将古代的军事思想引入到方剂分类中，在其所著的《景岳全书》中对所选集的古方和自制新方，均按"补、和、攻、散、寒、热、固、因"八阵进行归类，即"古方八阵"与"新方八阵"。并释之"补方之制，补其虚也"；"和方之制，和其不和者也"；"攻方之制，攻其实也"；"用散者，表证也"；"寒方之制，为清火也，为除火也"；"热方之制，为除寒也"；"固方之制，固其泄也"；"因方之制，因其可因者也。凡病有相同者，皆按证而用之，是谓因方"。此外，考虑到八阵尚不能概括一切古方，故又列"妇人规"、"小儿则"、"痘疹诠"和"外科钤"四门来罗列其他方剂。"八阵"是针对治证的基本类型，结合了方剂的功效来分类方剂的，即"因病设阵而聚方"，体现了方剂的功效与治证之间的关系，隐含有因证立法与据方类效的双重含义。"八阵"在方剂分类史上具有重要意义，对之后汪昂以治法为主的方剂分类和程钟龄"八法"的提出均有一定的影响。

四、八　　法

　　由清初程钟龄在归纳总结前人治疗经验的基础上结合自己的临床体会而提出。程氏在其所著《医学心悟》中指出"论病之原，以内伤、外感四字以括之。论病之情，则以寒、热、虚、实、表、里、阴、阳八字以统之。而论治病之方，则又以汗、和、下、消、吐、清、温、补八法尽之"，并对八法的各法含义、适用范围及使用要点等进行了较为详尽的阐发，且于各法之下列出数方以论之。"八法"是基于八纲辨证，在总结临床八大基本病证的基础上提出的针对性治疗大法。尽管程氏并未按"八法"对方剂进行系统的分类，但其在八法的论述中以治方为基础，以类方为示例，显然是含有按治法归类方剂之意图。值得注意的是，依法分类在稍早的《医方集解》中就曾被采用，只是著中没有明确提出"八法"及"按法分类"。正如前述，治法因证而设，统领治方，将病证与方剂紧密联系起来，从而使按法分类在方剂分类中具有独特的地位。"八法"理论不仅为《医方集解》"以法类方"的合理性提供了理论支持，也为后世"以法类方"在方剂分类中的地位确立提供了实践依据。"以法类方"实现了中医临床辨证立法与遣药组方的对接，对近现代方剂的分类产生了重要影响。

第二节　方剂分类的主要方法

一、按病证分类

按病证的划分来类属方剂，是古老而实用的一种方剂分类方法，如《五十二病方》全书283首方剂，归类于52个病证之下，每一病证少则一二方，多则数十方，涉及外科、内科、儿科及妇科等多科病名。这种以病类方的分类方法，其特点是便于临床医生乃至病家按病索方，因此一直为后世所沿用，如唐代《外台秘要》、宋代《太平圣惠方》、明代《普济方》、清代《张氏医通》和《兰台轨范》及近代《中国医药汇海·方剂部》等历代方书，都使用了这种分类方法。按病证分类包括以病为主的分类，如《五十二病方》《外台秘要》；按病证结合分类，如《太平惠民和剂局方》《普济方》《医方考》《证治准绳·类方》等；按证候（脏腑定位结合寒热虚实）分类，如《备急千金要方》《医学纲目》等；按病因分类如《三因极一病证方论》《张氏医通》等，各有侧重。

在较早的一些具有综合性医书性质的方书如《外台秘要》《备急千金要方》《三因极一病证方论》等书中还涉及按临床科别（如杂病、疮疡、妇人、幼科等）来归类方剂的方法。明代《李氏家藏奇验秘方》按照内、妇、外、儿四科来分类方剂，其在各科之下，再设子门（病证或脏腑部位），各子门之下列出相应治方，当属按病证分类。随着临床分科的细化，这种按科别及病名对方剂进行分类在现代方书中也较为普遍，如《临床方剂丛书》《专科专病实用方系列》等。按病证类方以病证为主，比类相附，便于临床选用。但也常见一方多次出现于不同门类的情况，表现为以方剂分类为主体的逻辑严谨性不够。同时，方与方之间相互独立或互不相干，使得方证紧密关联的类方特性难以突显，也难以与现有辨证论治体系的内容相衔接。

二、按组成或主方分类

按方剂的主药及其配伍特征进行方剂分类，其中包括以主药或主方不同角度的分类方法。《辅行诀脏腑用药法要》是在敦煌遗书中发现的北宋之前的一本药学著述，书中转录了早期《汤液经法》的一些内容，其中对青龙、白虎、朱雀、玄武等方的叙述突出了方中的主药特征，提示以核心配伍的主药来类分方剂的思路。金元时期，出现了根据主药及配伍来进行方剂分类的医书，如《丹溪手镜》中在论述各类方剂时，先列出具有同类配伍特性的类方，每一类中又根据方中代表药物（主药）的不同再分出亚类，如在"寒淫所胜平以辛热"类中集中了辛热类方，将其分列为附子（类）、干姜（类）、细辛（类）方若干首。明代出现了按主方及其组成来类方，如王良璨《小青囊汤名》中按主方的药物组成及变化，分列出各主方的相关加减方，其中主方39首，加减方339首。而稍后的施沛《祖剂》对所收的古方，按历史先后，"首冠素灵二方，次载伊尹汤液一方以为宗，而后悉以仲景之方为祖，其《局方》二陈、四物、四君子等汤以类附焉"，结合方药之间的联系，依次列方，涉及主方75首，类方768首。此两书虽然均以方药组成来分类方剂，但同中有异。前者以临床运用为主旨，着眼于临床常用基本方及其加减运用，突出类方中的核心结构（母方）及其药物类近性；后者则强调方剂的源流，着重按时间先后来编排，在参考方药组成变化的同时，以呈现传承中的方药嬗变规律。之后，

祖剂

《张氏医通·祖方》沿用了《祖剂》的类方思路，于每类方剂中先列祖方，后述子方（由祖方化裁而成的经方或时方）。子方一般含有祖方中的主要药物及某一功用，如小建中汤、黄芪建中汤、阳旦汤、阴旦汤等，均涉及桂枝汤祖方而含有桂枝、芍药等药味，即所谓祖方的加减变化方。清代徐大椿继柯琴"各经病有主治之方"的主张，先定主方，附以同类，将《伤寒论》113方分为桂枝汤、麻黄汤、葛根汤、柴胡汤等12类，则是按主方分类方剂的实践。再后，王泰林《退思集类方歌注》参考徐大椿的类方思路，进一步细分为二十四类，以仲景方为"方祖"，间附后人数方，"使人从流溯源，知夫熔古化新之妙"，复归了施沛的类方思路。另有日人吉易为则的《类聚方》、现代《方剂类方辞典》、《中医十大类方》等方书，也都是按主方来分类的。

类方

　　方剂由药物所组成，并以主药及其配伍为核心，而方中的核心配伍常常又决定了全方的效用，因此依据方剂组成来分类方剂，不仅体现了方剂配伍的重要属性，而且与基于功效分类的"十剂"在内涵上相通，故有其一定的合理性，且在方剂分类中占有一定地位。

三、按治法（功效）分类

　　按治法或功效来分类方剂。治法是针对具体病证的治疗方法，功效则是方剂作用于具体病证后所呈现的效用，两者在内涵上有所不同。不过，在现有中医辨证论治（理法方药）的体系中，针对病证的治法与方剂的功效两者是相通或一致的，故按治法或按功用分类有时很难以分清，只是立论各有侧重而已。

　　方剂功用的分类始于方剂的"十剂"，而治法的分类是在功用分类的基础上逐渐发展而来的。历史上根据"十剂"来分类方剂并不多见，或仅见于清代柯琴《伤寒论翼》和陈修园的《时方歌括》，如前所述。明代张景岳在《景岳全书》中提出"八阵"分类，是侧重于效用（以应八阵）而对方剂进行分类的方法。但从该书相关卷中对八阵的叙述可以看出，其"八阵"不仅是对同类方剂功用的概括，也是针对不同病证的治法，如《景岳全书》载"元气既亏，不补将何以复？故方有补阵"，又云"补方之制，补其虚也"，反映了基于病证的立法与基于方药的效用两者之间的联系。"八阵"分类中涉及的因证立法与因证择方的思路对后世"以法类方"是有一定影响的，如清代《医方集解》就主要采用了"以法类方"的方法。程钟龄在《医学心悟》中提出"八法"概念，并依据八法列述方剂，进一步明确了按治法来归类方剂的思路。由于治法具有映射病证和方效的双重特性，"以法类方"能较好地体现病证与方剂的内在联系，故治法继《医方集解》后逐渐成为近现代方剂分类的主要方法，民国时期时逸人《中国处方学讲义》、蒋文芳《时方学讲义》、王润民《方剂学讲义》及现代《方剂学》多版教材都采用了按治法来分类方剂。

四、综合分类法

　　综合多种方法对方剂进行分类。据病类方常导致同一方剂分列于多种疾病之下，而单一分类方法则又难以囊括众多方剂，由此出现了综合分类的方法。综合分类较早见于一些方书，如唐代《备急千金要方》中除了按脏腑病证类方外，还有关于外科痔漏、内科杂病、妇产科、儿科、五官科的列方；宋代《三因极一病证方论》中既有外感和内伤等按病证的列方，又有按外科、五官科、妇人、小儿等分科列方。明代《玉机微义》先设病证和科别之门，再分别于各门下列治法，如中风门下列发表、攻里、发表攻里、调血养血、理气、理血、通关透肌、治痰通经、杂方、吐剂10类，各类下又列出数方，即是一种将分科、病证与方效或治法结合起来的综合分类。

通治方、专方及主方

　　综合分类法中较有影响的当推清代汪昂的《医方集解》。该书创立了以治法为主，结合方剂的功效、病证及兼顾临床专科特点的综合分类法。书中收方近900首，上自汉唐，下至清初，均为临床效验的古今名方，分为补养、发表、涌吐、攻里、表里、和解、理气、理血、祛风、祛寒、清暑、利湿、润燥、泻火、除痰、消导、收涩、杀虫、明目、痈疡、经产及急救良方共 22 剂。《医方集解》这种以治法为主的综合分类法既体现了方剂功效和病证类属的统一，还兼顾方剂学术与临床适用的统一，且克服了单按治法分类的局限性，不仅成为方剂学分类的常用方法，而且是近现代方剂学教材分类所采用的主要方法。

综上所述，历代关于方剂分类的方法有多种，基于不同角度的各种分类方法体现了对方剂不同维度特性的认识因而具有不同的功能取向，各有利弊。如按疾病、按病因、按脏腑部位、按临床各科分类方剂，对于临床选用方剂较为便利，但方附属于病，方剂自身的特点难以体现；而按功效或组成等来分类，虽然能够体现方药的部分特性，有利于对方剂功效或配伍特征的认识，但不利于临床辨证用方。方剂是中医辨证论治的产物，方证相关是方剂的基本属性，合理的方剂分类应该能够充分体现方剂的这一属性，才能实现证-法-方-药的内在统一。鉴于治法本身蕴涵有对病证病机和类功效的双重指向，因此从治法角度来分类方剂在逻辑上最具合理性，这也是治法成为现代方剂分类的主流方法的缘由。需要指出的是，由于治法分类的基础是病证分类，而中医的辨证方法具有多元性，建立在八纲辨证、脏腑辨证、六经辨证、卫气营血辨证、三焦辨证等基础上所形成的治法系统则各有其不同的结构，内容上也各有特点，而现有的辨治体系尚未能实现对这些内容的系统整合。因此，构建能够涵括或统一各种辨治经验的证-法-方-药体系仍是一个值得研究的课题。

本教材遵循以法统方的原则，在传统"八法"理论的基础上，结合治法的分化发展和方剂的功效特点，将方剂分为解表、泻下、和解、清热、温里、表里双解、补益、固涩、安神、开窍、理气、理血、治风、治燥、祛湿、祛痰、消散化积、驱虫、涌吐十九类，每类又分若干小节，使之纲目清晰，便于教学和临床应用。

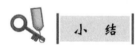

小 结

基于病证-治法-组药-方效的论述   源于药效，转为方效的概括   基于方效，结合治证的立论   基于病证与治法对应的立论

方剂分类 → 分类理论 —— 七方 → 十剂 → 八阵 → 八法

分类方法

方因病立 — 方由药成 — 方因证效 — 方证关联

病证分类　按主治对象—病证分类，方依附于病
如《备急千金要方》、《太平圣惠方》、《普济方》

组成分类　按方剂组成分类，方由药味而组成
如《辅行诀脏腑用药法要》、《小青囊汤名》、《祖剂》

功效分类　按方剂功效分类，方因证而效
如《景岳全书》、《伤寒论翼》、《时方歌括》

治法分类　按治法分类，治法是病证和方药的中介
如《医方集解》、《中国处方学讲义》、《方剂学》

综合分类　按两种及以上方法来分类，克服单一分类方法的局限便于临床用方
如《千金方》、《三因极一病证方论》、《太平惠民和剂局方》、《医方集解》

方剂分类是使方剂学知识得以系统化、逻辑化的重要途径。对方剂分类的历史追溯，可以获得人们对方剂属性或本质特征不断深化认识的进程。历史上涉及方剂分类主要有"七方"、"十剂"、"八阵"、"八法"等理论，方剂分类主要有据证（病）分类、按组成分类、依功效分类、以治法分类及综合分类等方法。

从各种分类法的先后演变来看，方剂分类经历了对方剂非本质的形式上的七方划分、依附临床病证的按病证分类、以方剂功用认识为基础的十剂分类、方剂主药及其配伍和祖方演化嬗变的按主方类方、沟通病证与方效的八阵分类、统一病证与方效的依法分类等分类方法，反映了人们对方剂基本属性不同维度的理解和对其认识不断深化的演变过程。

明之前方书涉及综合分类，主要是基于临床适用性的考虑，此时方仍依附于临床疾病、病证及分科。清代《医方集解》所创综合分类法在思路上完全突破之前囿于病证的分类思路，并以治法分类为主导，兼顾临床分科为特点，与之前的综合分类有着本质上的不同。治法分类也有局限性，汪氏采用综合分类是对治法分类不足的补充，也是追求学术与适用间平衡的结果。其后，程钟龄提出"八法"概念，尝试以八法来统领方剂，进一步奠定了"以法类方"的学科地位，对近现代方剂的分类具有重要的影响。

"以法类方"充分体现了病证与方药的内在联系，"以法类方"及"以法统方"建立了较为完整的方剂学知识构架，该构架具有很好的包容性和开放性，为完善方剂学科体系发挥了重要作用。"以法类方"是目前方剂分类的主要方法，本教材采用此法，将方剂分为 19 类。掌握方剂分类及了解由不同分类所形成的体系，对于学研方剂有着十分重要的意义。

 展　望

分类通常涉及对分类对象的属性或其特征的认识，分类水平的高低在一定程度上反映了学科的理论化成熟程度。对方剂分类及其演变规律的研究，有助于学科理论的完善。有关方剂的分类，历代医家见仁见智，各种不同的分类方法反映了医家对方剂属性认识和对分类目的的不同取向。理想的方剂分类既能充分体现方剂的本质特性，同时还具有良好的临床适用性，但至今尚未找到这种分类方法，方剂分类的研究仍有待深入。

治法实现了因证立法与同类方效两个方面的衔接统一，"以法类方"较好地实现了方剂分类的学术需求，奠定了其在学科中的地位。但"以法类方"是以病证为基础的，而中医辨证方法丰富多元，由不同辨证方法（如八纲辨证、六经辨证、卫气营血辨证、三焦辨证、脏腑辨证等）建立起来的各种辨治体系，虽各具特色，但内容之间重叠或抵牾，对这些内容进行必要的逻辑整合以构建起统一的方剂学证治体系，是学科面临的重要课题之一。

实　训

调研与分析：了解新近 10 年来中医药院校本科使用的教材所涉及的主要版本，比较分析这些版本中的方剂分类方法及其结果的异同，并就目前方剂学分类研究现状提出你的看法。

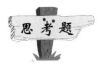

1. 方剂分类对方剂学科的形成与发展有何意义？
2. 历史上方剂分类主要有哪些方法，各种分类方法的特点是什么？
3. 如何从方剂分类的发展中获得有关方剂属性的深刻认识？
4. 叙述本教材所用的方剂分类方法及其内容，提出你把握其分类结果的基本思路。

（谢　鸣）

第四章 方剂的制方理论

中药由最初的单味药运用，逐渐发展到 2 味或 3 味药的合用甚至更多药味的配伍运用，经历了较长的实践过程。方剂涉及多味药的运用，必然会涉及作为整体意义上方内药味的选配问题。《素问·至真要大论》指出："主病之谓君，佐君之谓臣，应臣之谓使。"这是关于方剂组成方面的最早论述。之后历代医家从理论与实践的不同角度，对其进一步阐述和发挥，逐渐形成了较为完整的制方理论。制方理论是有关方剂创制及其运用的理论，主要包括药物配伍、组方原则、配伍法度及运用规律等内容。

第一节 配 伍

配伍（compatibility of medicines），是指根据病情治疗的需要和药物的性能，有选择地将两味及以上的药物配合在一起的处方用药过程。配伍通常包括药味配伍和药量配伍两个方面，两者之间紧密关联，体现在方内药味及其用量选配上。药味与药量是决定方剂功效的两个重要因素。

一、药味配伍

由于药物的性能各有所偏，功效亦各有所长，不同药物合用时会产生一定的相互作用，《神农本草经》曾将这种相互作用归纳为"相须、相使、相畏、相杀、相恶、相反"六种类型，即所谓的"七情和合"理论，属于中药配伍的范畴。虽然方剂配伍必然会涉及"七情"内容，但中药配伍与方剂配伍两者之间还是有所区别的。中药配伍侧重于药物自身的性能特点，突出两种药物之间互相作用的选用经验，应用范围较为广泛；方剂配伍不仅要考虑到药物的性能，还要考虑到具体病证的治疗要求，涉及多种或多味药的选配，特别是多味药之间的交互关系（如君臣佐使）等内容。由于方剂配伍具有明确的病证指向性，因此就特定方剂而言，可被选配的药味范围较为局限。在方剂配伍中，常涉及兼顾兼证或次要病机的臣佐药味的选择及其用量斟酌、针对特殊病情的反佐、协调全方药性（调和）及引领全方作用部位（引经）的使药等内容，均超出了中药七情的范畴。可见，方剂是在中药七情理论基础上发展起来的更为复杂的药物配伍，是中药运用的高级形式。

方剂是中医临床用药的主要形式，配伍则是方剂组成的基础。方剂配伍中蕴涵有丰富的中医学原理、大量的经验及技巧。药物的合理配伍，可以根据治疗需要有效地调动药物的某些性能效用，增强药物原有功效，甚至产生新的功用，同时还可监制药物的毒副作用，减弱或消除对人体的不利影响，从而最大限度地发挥防治疾病的作用。常见的方药配伍形式主要有以下几种。

（一）同类相须

同类相须指性能功效相类似的药物之间的配合运用，通过药物之间在某些方面特殊的协同作用而增强疗效。这种协同作用一方面缘于各药相类效能的叠加；另一方面是利用药物的某些独特性能而加强疗效。例如，麻黄与桂枝皆为味辛性温，具有发汗散寒之功，而麻黄长于解卫分之郁，桂枝长于透营分之滞，两药相配，宣通营卫郁滞，可明显增强发汗解表之力；大黄与芒硝皆具寒凉之性，均能攻下泻热，而大黄长于荡涤肠腑，芒硝长于软坚润燥，两药相伍，可增强泻热攻积之效；人参与黄芪皆具甘温之性，均可益气补脾，而人参长于补气，黄芪又可升阳，两药配伍，能增强健脾益气之功。另如临床常用的诸如羌活独活以祛风胜湿、石膏配知母以清热泻火、金银花配连翘以清热解毒、熟地黄配白芍以养血补虚、桃仁配红花以活血祛瘀、附子配干姜以温里祛寒、山楂配麦芽以消食和胃、全蝎配蜈蚣以止痉定搐等，均是同类相须的配伍形式。

（二）异类相使

异类相使指主要功效不同，但在某个作用环节上相互关联的药物配伍应用，以一种（类）药物为主，另一种（类）药物为辅，通过主辅药间的协同或互补作用而提高疗效，或产生新的功效。根据配伍增效的机制，可分为以下几种主要类型。

（1）将性能功效方面有着某些共性的药物配伍同用，借其共性以协同增效，并利用辅药之个性特长而增强主药的治疗效果。例如，燥湿化痰的半夏与行气化痰的橘皮合用，两药均可燥湿化痰，且橘皮又可行气而使"气顺痰消"，两味同用能增强燥湿化痰之效；补气利水的黄芪与渗湿健脾的茯苓合用，两药均可健脾利水，但黄芪长于补气，茯苓擅于利水，两味同用能增强健脾利水之效；行气疏肝的川楝子与活血行气的延胡索配伍，两药均可行气，且延胡索又可活血止痛，两味同用能增强行气止痛之效。

（2）根据阴阳气血及脏腑相关的理论，利用药物作用环节上的互补，将主要功效不同的药物配伍同用以增强疗效。例如，根据"阳生阴长"的理论，治疗血虚发热证，以补血的当归配伍补气的黄芪以补气生血，有助于加强补血之效；根据"阴阳互根"的理论，治疗肾阴虚证，以滋阴益髓的熟地黄配伍补肾温阳的菟丝子以"阳中求阴"，有助于加强补阴之效；治疗肾阳虚证，以温补元阳的附子配伍滋肾填精的熟地黄以"阴中求阳"，有助于加强补阳之效。对于五脏虚损之证，通过"子虚补母"的方法以提高"补子"的效果。例如，治疗肺脏气阴不足证，以滋阴润肺的麦冬配伍益气补脾的人参以"培土生金"，可加强其补肺之效；治疗肝阴不足证，以滋阴养血的枸杞子配伍滋阴补肾的生地黄以"滋水涵木"，可加强补肝之效。此外，根据精血同源互生、气阳互涵互助的理论，以填精益髓的熟地黄配伍养血活血的当归以助精血互化，以温阳补火的附子配伍补气的人参等以助气阳相生，从而增强温阳补气之效。

（3）根据病机中的病势特点和治法中导邪外出的理论，将针对主因的药物配伍通利透散类药，使邪有出路，以缩短病程，提高疗效。常见的有：①邪气壅盛之证，配伍泻下药以开邪气下行之路。例如，以清热的黄连为主配伍大黄以导热下行，可加强清热泻火之效，即所谓"以下代清"；以活血祛瘀的桃仁为主配伍大黄以导瘀血下行，可加强活血祛瘀之效；以坠痰下气的礞石为主配伍大黄以开痰火下行之路，可加强泻火逐痰之效；以逐水的牵牛子配伍大黄通利分消，可加强攻逐水饮之效。②邪气有外达之机的病证，配伍轻疏透散之药以助透邪外达。例如，以清营解毒的水牛角为主，配伍辛凉透散的金银花、连翘，以增清营透热之力；以滋阴清热的鳖甲为主，配伍芳香通络的青蒿，可助深伏阴分之邪热外透；以清热泻火的石膏，配伍宣肺开表的麻黄或疏风透表的薄荷，有利于气热外达。③根据脏腑相合的理论，采用脏病通腑的配伍，使邪有去路。例如，以清泻肺热的石膏为主配伍降肠通便的瓜蒌仁，导肺脏之痰热下行，以加强清肺泄浊之效；以清心泻火的黄连为主，配伍利水通淋的木通，导心热下行，以加强清心泻火之功。

此外，根据所治证候的病机特点，将性能功效不同的某些药物配伍同用，还可产生单味药物所不具备的独特效用。例如，针对伤寒少阳胆郁蕴热的病机特点，以辛凉疏散之柴胡与苦寒清泄之黄芩同用，具有和解少阳之特殊功效。利用某些药物的气味合化特性，通过适当配伍也可产生新的综合效用，如辛甘化阳、酸甘化阴、酸苦涌泄、苦辛开降等。

（三）相反相成

相反相成指性能（寒热温凉、升降浮沉、开阖补泻等）相反的药物配伍同用，一方面相互制约彼此的某种偏性以减轻不良反应；另一方面互补或相助而增强疗效，或产生新的功用。

1. 寒热并用　即寒凉药与温热药配伍同用。例如，治疗肝经郁火犯胃之胁痛吞酸，由于火热宜清，郁结宜开，故以苦寒之黄连清肝胃之火，同时少佐辛热之吴茱萸开郁降逆，两药合用，既能加强清肝和胃之功，又无凉遏之弊；治疗寒实冷积之便秘，以附子与大黄相伍，大黄的寒性被附子大热之性所制而泻下之功尚存，两药合用，有温下寒积之效。

2. 补泻同施　即补益药与祛邪药配伍同用。例如，治疗肾阴不足之证，以熟地黄益髓填精，滋阴补肾为主，佐以泽泻降泄肾浊，兼制熟地黄之滋腻，使之滋补肾水而不助湿恋邪；治疗湿热下注之淋证，以木通清热利水，配伍生地黄清热滋阴，使清热祛邪之效增强而无渗利伤阴之虞。

3. 升降相因　即升浮上行之药与沉降下行之药配伍同用。例如，治疗肠失传化之便秘证，以肉苁蓉或大黄降泄下行，佐以升麻或桔梗以升发阳明或开提肺气，以增强肠腑传导之力；治疗脾胃虚弱，中气下陷之脱肛，以黄芪健脾补气升阳，佐以枳壳宽肠下气，使浊降而清升，加强升阳举陷之效。其他如以柴胡之升配伍枳实之降以调理肝脾气机，以桔梗之升配伍枳壳之降以疏畅胸胁气机，以麻黄之宣配伍杏仁之降以协调肺气宣降等，均为升降配伍的实例。

4. 散收同用　即辛散宣发之药与收敛固涩之药配伍同用。例如，以温肺化饮的干姜、细辛配伍收敛肺气的五味子，既可加强止咳平喘之效，又可制干姜、细辛辛温耗散之偏；以宣肺平喘之麻黄配伍敛肺定喘之白果，既能增强平喘之功，又能防麻黄辛散太过。再如，以解肌散邪的桂枝配伍养血敛阴的白芍，既有调和营卫之效，又能散邪不伤阴，敛阴不碍邪；以益气固表之黄芪配伍疏风散邪之防风，既可加强固表御风之效，亦能使固表而不留邪，祛风而不伤正。

5. 刚柔相济　即柔润之药与刚燥之药配伍同用。例如，用辛热燥烈的附子配伍酸敛阴柔的白芍以温阳和营，则温阳散寒不伤营，益阴和里不碍阳；用甘温柔润的熟地黄配伍辛温燥散的细辛以补肾散寒强腰，则填精不呆腻，温通不燥烈；用甘寒滋养的麦冬配伍辛温而燥的半夏以养阴和胃，则滋阴不腻滞，降逆不伤津；用辛温苦燥的苍术配伍甘凉柔润的生地黄以滋肾健脾，则燥湿不伤阴，益阴不助湿。

6. 通涩并行　即通利之药与固涩之药配伍同用。例如，用收涩止血的侧柏炭配伍活血散瘀的牡丹皮以凉血止血，则无止血留瘀之弊；用利湿降浊的萆薢配伍固精缩尿的益智仁以化浊分清，则无渗利泄精之虞。

此外，相反相成配伍有时还包括对传统配伍禁忌如"七情"中的"相恶、相反"药物的使用，利用药物间相恶相激或相反相成的特性以获得特殊疗效，如人参配五灵脂、丁香配郁金、海藻配甘草等治疗一些重症或顽疾。但此类配伍临床须谨慎使用。

（四）制毒纠偏

制毒纠偏指在使用有毒或者药性峻猛的药物时，配伍适当的药物以制约其毒性或烈性，从而减轻或消除对人体可能产生的不良影响。制约毒性的配伍如半夏与生姜、芫花与大枣、常山与槟榔、乌头与白蜜等；缓解烈性的配伍如大黄与甘草、附子与甘草等。另外，为避免寒凉伤阳、温热伤阴、滋补滞气、攻伐伤正，而将药性或功效相反的药物配伍同用以制约偏性，也属缓峻纠偏的范畴。

（五）引经报使

引经报使即利用药物"归经"的专能特性，针对主治病证的病位，配伍擅归于某经或某部位的药物，以引导方中其他药物直达病所发挥治疗作用，从而加强疗效。例如，在治疗脾胃疾病的方剂中配伍升麻为引，治疗肝胆疾病的方剂中配伍柴胡为引，治疗上部病变的方剂中配伍桔梗以载药上达，治疗下部病变的方剂中配伍牛膝以引药下行。

上述五种配伍形式在方剂中往往是相互联系和相互交叠的，临证应根据治疗的需要，灵活变通，酌情选用。

二、药 量 配 伍

辨证立法正确、组方选药精准的基础上，药物用量的选配就成了提高疗效的关键，适宜的用量也是确保方剂安全性的重要方面。前人在实践中创制了许多疗效卓越的方剂，这些方剂中的药物之间遵循一定的用量比例，从而成就了方剂的疗效。如果改变药物用量比例，方剂疗效和主治亦发生改变。如许多方剂药物组成虽然相同，常因药物的剂量不同，其方名、配伍关系、功效及主治则会截然不同。由此可见，药物用量及其配比中蕴含大量的经验技巧，甚至于奥秘，所谓"中医的不传之秘，在于药物的用量上"。药味用量选择一般会涉及以下一些方面的考虑：

药味自身的常用量范围，如《中国药典》规定的黄芪常用量为9～30g，磁石的用量为9～30g，细辛的常用量为1～3g。一般情况下，可以参考其用量范围来选用剂量。

药物的量效规律表明，一定范围内，药物的效用与其用量有关，即用量大则作用强或效力大，这是临床根据病情轻重选择药量的重要依据。但超大剂量使用会带来安全性问题。中药的量效关系比较复杂，并不是所有药物通过加大剂量，都会加强或产生所需作用。有时大剂量不仅浪费药材，增加患者负担，还会对机体造成损害。

一味中药常兼有多种功效，其不同功效与其用量有关，如"红蓝花，多用破血，少用养血"（《本草纲目》）；"葛根少用，鼓舞生津止渴；多用则解肌发表退热"（《得配本草》）。又如柴胡小剂量（3～6g）升清阳，中剂量（9～12g）疏肝解郁，大剂量（15～30g）透邪退热。基于此，临床根据立法和组方的目标，可通过用量的选择来突出其某一功效在方中的发挥。

根据备选药物在方中的角色，如方中君药的用量需大，而佐药特别是反佐药，用量则比较小。李东垣曾指出"君药分量最多，臣药次之，佐药又次之。不可令臣过于君，君臣有序，相与宣摄，则可以御邪除病矣"（《脾胃论》）。

基于中医学理与治法的要求，有特殊的用量选配。如根据阳生阴长和气能生血的理论，以大剂量黄芪配伍小剂量当归达到补气生血的目的；根据"少火生气"、"精中求气"的理论，用大量填精滋阴药，配伍少量补火助阳药以温补肾气；根据"阳中求阴"的理论，滋补肾阴方中大量滋阴药中佐以少量温肾助阳药以增强补阴之力等。

需要指出的是，不少古方中存在药量之间的特殊配比，当改变其配比关系后，即可能改变其功效。如麻黄汤中麻黄与桂枝的配伍比例为3：2，主在辛温峻汗；桂枝汤中桂枝与白芍的配比1：1，主在调和营卫；麻杏甘石汤中石膏与麻黄的配比为2：1，重在宣泄肺热；越婢汤中石膏与麻黄配比为4：3，主在宣肺利水；五苓散方中泽泻与猪苓、茯苓、白术及桂枝的比例是5：3：3：3：2，主在淡渗降泄，化气行水等。其中的一些用量配比，具有较强的经验性，目前尚不能在学理或机制上予以阐释。

从上可以看出，方药用量选配，需要结合患者体质和病情、中药的性能特点、治法的学理内涵及方剂组成规则等诸多因素。一个理想的方剂显然存在剂量配比的优化问题，因此方剂中的药量配伍是一个有待深入研究的课题。

一首疗效显著且安全的方剂，不仅选药精准，配伍严谨，而且方中每味药的用量也是非常合理的。临床上，药量的选配往往起着举足轻重的作用。就单味药的使用而言，一般有其常用的剂量范围，但在具体方剂运用中，一定会涉及合适的药量选择。因此，方剂学习中不仅要重视方中的药味，还应留意药物用量之间的配比关系。名方的学习中不仅要了解方中药味之间大体配伍比例，对于某些方中药物的特殊用量，如用量独重、用量独轻、重轻并见等应予特别关注。古方运用中会碰到药物用量的古今换算问题，由于历代度量衡历经多次变革，对不同年代方剂中剂量的古今换算也存在很大的差别，而以考古发现为基础的现代研究所推断出的换算标准也存在一定的不确定性，因此剂量的选择还是应该结合临床实际情况来确定（附录"古今药量参考"可供换算时参考）。

第二节　方剂的组成

方剂是在辨证立法的基础上选择若干味药物通过合理配伍而成的。药物的功用各有其长短，通过合理配伍，可以扬长避短，纠偏制毒，增强或改变其原有的作用，消除或缓解其对人体的不利影响，最大限度地发挥其治疗作用，从而适应较为复杂病情的治疗需要。方剂组成（composition of formula）是基于具体病证的病机和治法要求，利用药物间相互协同和相互制约的配伍关系，按照组方原则和法度，对多味药进行选配运用的过程。前人曾谓："药有个性之专长，方有合群之妙用"（《杂病源流犀烛》）。方剂的优势是通过中药的配伍来实现的，而方剂配伍则更多地需要考虑所主病证病机与多味药性能之间的关系，以实现方药与病证的高度对应。中医组方理论是关于方剂配伍的理论，是研究方剂中的各组成部分与整体功效关系的理论，是方剂学重要的方法论基础。

一、方剂的组成原则

方剂组成必须遵循一定的原则。方剂的组成原则（principle for composing formula）指组方应遵循的原则，可概括为"依法选药，主从有序，辅反成制，方证相合"，即首先基于辨证立法的要求，初拟大体的用药范围；然后根据所主病证的病机环节与药味的性能特点，拟定方中的备选药味及其主次地位；进一步结合药物间互相作用的规律，尽可能利用中药配伍的经验，最后确定方中药味及其用量，务使方中药物及其配伍与所主病证的病机丝丝入扣，即方与证的高度对应。

二、方剂的组成结构

方剂是由多味药所组成，方中具有相对独立效能的药物或药群是方剂组成的基本单位，各单位之间通过一定的配伍关系构成一个整体。通常一首方剂的结构（model of formula constitution）包括"君、臣、佐、使"四部分。"君臣佐使"的概念最早由《黄帝内经》所提出，如《素问·至真要大论》云："主病之谓君，佐君之谓臣，应臣之谓使。"又云："君一臣二，制之小也。君二臣三佐五，制之中也。君一臣三佐九，制之大也。"即借喻国家体制中君、臣、佐、使的等级设置，说明药物在方中的主次地位及从属关系。明代何柏斋在《医学管见》中对君臣佐使的具体职能做了进一步的阐明："大抵药之治病，各有所主。主治者，君也；辅治者，臣也；与君相反而相助者，佐也；引经及引治病之药至于病所者，使也。"之后诸多医家对君臣佐使的含义不断发挥，使其逐渐完善，并成为分析成方结构、解读制方原理及指导临床遣药组方的圭臬。

君药（monarch drug）是针对主病或主证或其关键病机起主要治疗作用的药物。君药是为解决疾病主要矛盾或矛盾的主要方面而设立的，是方剂组成中的核心部分。君药通常具有药力强，药味少，用量较大的特点。

臣药（minister drug）是辅助君药以加强其治疗作用的药物。一般而言，相对于君药，臣药的药力与药量较小，药味稍多，且多与君药有特定的增效配伍关系。在一些复杂病证的治疗方剂中，臣药还对兼病或兼证起主要治疗作用，作为对君药作用未及的一种补充。

佐药（assistant drug）是协助或监制君、臣药作用的药物。其含义有三：一是佐助药，指配合君、臣药以加强治疗作用，或用以治疗次要病证的药物。二是佐制药，指消除或缓解君、臣药毒性及副作用的药物。三是反佐药，指在病重邪甚及拒药不受的情况下，与君药的性能相反但在治疗中起到相成作用的药物。现代反佐药的含义较广，通指针对某些病证病机中病性（寒热虚实留滞等）呈现偏激状态（如大热或大寒、虚甚或实极、脱散或壅闭等）所采用的相应配伍。佐药一般用药味数较多，用量较小。

反佐

使药（guide drug）是方中发挥协调作用的药物。含义有二：一是引经药，能引导方中药物的药力直达病所；二是调和药，能调和方中诸药的性能，协调诸药的作用或起到矫味作用。使药通常味数少，用量较小。

上述方剂结构中君、臣、佐、使的设定是以所治病情和被选药物的性能特点为依据的。君药是方剂中的核心部分，臣、佐、使药则是围绕君药，在增效、制毒及全面兼顾病情等不同层次上的配伍部分。需要指出的是，不是所有方剂都必须具备君、臣、佐、使四部分，如某些方剂中只有君、臣药而无佐、使药，或只有君、佐药而无臣、使药，但君药不可或缺。由于一药常兼备多种性能，故在方中可能同时发挥多方面的作用而兼具不同角色，如君药可同时兼有使药的职能；臣药或佐药，可兼具佐药或使药的职能。总之，方剂中君、臣、佐、使是否齐备，主要是由病证病机的复杂程度和治疗的需要所决定的。"君臣佐使"结构理论反映了作为一个整体的方剂，其组成的各部分之间既分工又合作的紧密关系。临证组方时应根据病情的轻重缓急、标本虚实及治法的具体要求，充分考虑到药物的性能专长及其配伍关系来选配药物，做到选药精当，层次分明，结构严谨，方证对应。

兹以麻黄汤为例，说明君、臣、佐、使的组成含义及其具体运用。麻黄汤由麻黄、桂枝、杏仁、炙甘草四味药所组成，主治外感风寒表实证，症见恶寒发热无汗，头身疼痛，咳喘，苔薄白，脉浮紧等。此证由外感风寒所致，病机为风寒束表，毛窍闭塞，肺气失宣，故治疗从发汗散寒解表，宣肺平喘止咳立法。方中麻黄辛温，既可宣通卫阳、发散风寒以解表，又可宣肺平喘而止咳，针对该证的主要病机及症状发挥主要治疗作用，为君药；桂枝辛甘而温，具有透营达卫、解肌发表之功，能够辅助君药宣通营卫，增强发汗解表之力，还能温经止痛，兼顾寒滞经脉引起的头身关节疼痛，为臣药；杏仁苦辛而温，降肺利气，与麻黄相须为用，宣降肺气以加强止咳平喘之功，为佐药；炙甘草甘温，以其甘缓调和之性，缓和麻、桂发汗之峻，协调麻、杏宣降之偏，为佐使药。四药各有所主又相互合作，主次分明，配伍严谨，共奏发汗解表、宣肺平喘之效，洵为风寒表实证之有效良方。

三、病证症结合的组方思路

在现有的中医诊疗学体系中，病、证、症三足鼎立，各有不同的内涵及表征。"病"是机体病变的全过程，有其特定病因及发展演变的规律，常表现出若干个固定的症状组合即证候类型；"证"是疾病发展过程中某一特定阶段病理的综合性诊断单元，蕴涵疾病所处某个阶段的病邪、病位、病性及发展演变趋势，通过相关症状群来表征；"症"是疾病引起的异常表现，包括患者自身感受到的异常变化和医者通过诊察获得的异常信息两个方面，即症状和体征，是病或证的构成部分。病-证-症三者不是孤立的，在反映疾病矛盾主次和本质现象上表现出比较复杂的关系。不同的疾病及疾病的不同阶段可以表现出不同或相同的证候，而不同的证候类型则表现为不同症状与体征的组合，但不同的症在不同病证病理中的重要性有所不同。因此重视疾病发展中的矛盾主次变化，动态把握病、证、症之间的关系，对于整体调节意义上的中医遣药组方就显得非常重要。

临床组方时，不仅要考虑方剂结构的完整性与严谨性，也要考虑到组方用药与疾病病情的针对性与适应性，两者密不可分。基于对病-证-症关系和中药药性及其专能（特殊功效）的认识，现代临床一些医家在把握疾病发展演变规律和专能用药经验的基础上，形成了一种病-证-症结合的组方配伍思路。

病-证-症结合组方

（一）因病选药

中医学不仅强调辨证，也重视辨病施治，早在《黄帝内经》中就载有 300 余种病名且有诸如疟论、痹论、痿论等病论治的专述。张仲景《金匮要略》中有百合、疟病、奔豚气、痰饮、水气、黄疸等病辨治之专篇，涉及大量的辨病用药或用方。历代方书中也收载有大量的诸如霍乱、痢疾、疟疾、肺痨、肺痈、脚气、白喉等病的治疗专方。徐灵胎曾指出"欲治病者，必先识病之名，能识病之名而后求其病之所由生，知其所由生，又当辨其生之因各不同，而病状所由异，然后考其治法，一病必有主方，一方必有主药"（《兰台轨范·序》）。其所谓的主方或主药，通常是指人们在反复效验中发现的一些针对某种病具有特别或确切效用的方药。在专方方面，如伤食治方保和丸、疟母治方鳖甲煎丸、瘿瘤治方海藻玉壶汤、肺痈治方苇茎汤、破伤风治方玉真散、白喉治方养阴清肺汤等；在专药方面，如柽柳透疹、蜈蚣止痉、延胡索止痛、茵陈退黄、黄连、白头翁、鸦胆子治痢、小蓟治尿血、桑螵蛸止遗、苎麻根安胎、雷丸杀虫、乌梅安蛔、常山截疟、败酱草疗痈疽等。现代研究发现，六神丸治疗心力衰竭、大黄䗪虫丸治疗真红细胞增多症、加味二仙丹治疗更年期综合征、车前草治疗高血压、土茯苓治疗痛风、晚蚕沙治疗白血病、鸦胆子治疗阿米巴痢疾等，均确有疗效。又如药理实验发现，中药龙葵、蛇莓有抑瘤作用，百部能抗结核杆菌，鸡血藤有升高白细胞作用，临床也常用于相关疾病的治疗。这些源于效验的"针对专病的专能方药"是临床因病用药的重要依据。"因病用药"已经成为现代特别是中西医结合临床组方的重要思路之一，通常会涉及辨病名、识病性、知药理、悉专能、精选配等环节。

辨证论治中的"异病同证"通常是指当不同的疾病出现相同的证型时，可用相同的方药进行治疗，即"同证同治"。但需要注意的是，不同疾病出现了相同证候，其证候内涵有时并不完全相同，如同一湿热证既可见于中医外感湿热病，也可见于内伤脾胃病；同一中医湿热痢，既可见于西医的细菌性痢疾或阿米巴痢疾，也可见于慢性非特异性溃疡性结肠炎或大肠恶性肿瘤。此时，若一味强调"有是证，用是药"，按一般清热化湿法来遣药组方，可能难以取得满意疗效，甚至还可能贻误病情。"因病选药"可以提高用药的针对性，是对辨证论治中"因证用药"经验的深化和完善。

（二）因证用药

辨证论治是中医独有的诊疗方法，落实在临证组方环节上，则强调以证候为中心进行组方配伍。中医证候病机是对病邪、病位、病性、病势等多种病理状况的高度概括，辨证组方是在治法指导下针对病机的配伍用药。在现有的《中药学》教材或专著中，许多中药并非专门针对某一特定病证或具有某种特别专能，而是以治证为专长的，如人参补脾肺之气而生津液，当归养肝血而能活血，熟地黄滋肾阴而能填精益髓，附子补火助阳而能温经逐寒，石膏清泻肺胃而能透热，干姜温中暖脾而能守中，桃仁活血而能逐瘀下行等。较之于因病或因症用药，因证用药则侧重于针对证候病机或某些病理环节而发挥治疗作用。

"因证用药"强调据证选用以治证为作用特点的相关药物。由于中医证候病机的多维性和中药性能的多元性，通常单味药意义上的药物的因证属性是相对的，只是在病机的不同方面有所侧重，如针对湿邪不同病位或病性的散风胜湿药（如防风、羌活）、芳香化湿药（如藿香、佩兰）、苦温燥湿药（如苍术、草果）、清热燥湿药（如黄连、黄柏）、淡渗利湿药（如茯苓、猪苓）等。复方意义上的因证治方较为常见，一些针对基本病机的基础方则常被视为"因证专方"，如燥湿健脾的"平胃散"、燥湿化痰的"二陈汤"、补气健脾的"四君子汤"、补血调营的"四物汤"、温助肾阳的"肾气丸"、滋补肾阴的"六味地黄丸"等。从因证的角度认识和把握相关药味、药对及药群的效用特点，则是因证配伍的基础。

（三）因症用药

因症用药，是指以解除病证中比较突出的"症状"为主要目的的一种用药思路。中药学中，确有一些以治症为专长的药物，如仙鹤草止血，椒目平喘，蛇床子止痒，麝香开窍，木贼退翳，菟丝子去面䵟，延胡索止痛，杜仲强腰，煅瓦楞子制酸，蚤休治蛇咬伤，红藤治痈。还有一些药对，也以治疗特定症状为擅长，如地骨皮-鳖甲退骨蒸、使君子-槟榔驱蛔、杜仲-牛膝强腰膝、蒲黄-五灵脂消瘀痛、丁香-柿蒂降呃逆等。中医现代临床中，有根据西医实验室异常指标，参考中药药理研究的成果而用于对症治疗的选药，如附子强心、山萸肉降血糖、五味子降肝酶、山楂降血脂、丹参抗心绞痛、蛇莓抗癌等，也被认为属于"据症用药"的范畴。需要注意的是，历史上中医"病"与"症"常相提并论，甚至混淆不清，因此一些针对专病或针对专症的药物之间并没有严格的区分，如茵陈疗黄疸、小蓟治血尿、黄连愈热痢、桑螵蛸止遗尿、丁香降呃逆、全蝎定抽搐等。另外由于西医疾病与实验室指标之间存在一定程度的关联，因此基于中药药理作用针对患者实验室指标的用药常也难以分清其属于因病还是因症，如选用五味子或平地木以降肝酶、白花蛇舌草或半枝莲以降低血清癌抗原、女贞子或鸡血藤以升高白细胞等。

症是组成证候类型的单位，也是辨证识机的重要依据，一个证常由多个相关症状所构成。在中医辨证体系中，单个症状对于疾病证型的表征意义有限，不同症状对于证型病机的反映强度也不完全相同。虽然多数情况下，主症与病证的主要病机相一致，此时针对主病或主证的用药本身即是针对主症的治疗，有时还可以忽略对一些次要症状的处理。不过当遇到某些与病证形成密切关联或对病证发展有着重要影响的单症时，则需要对单症进行处理。例如，胃肠病中的肝胃积热证可见胃脘灼痛，吞酸嘈杂，烦躁易怒，口苦口干等症，组方可在以泻肝清胃的方中选配乌贼骨、煅瓦楞子以制酸止痛。又如慢性肝病中的热伤胃络，迫血妄行而出现呕血或便血等，组方中常选加生大黄、地黄炭、侧柏炭以凉血止血；慢性虚损性疾病的治疗恢复过程中，患者突然出现严重的自汗与盗汗，则需在随证治方中选用浮小麦、五味子、煅龙牡以养心敛阴或潜阳止汗。

总之，中医强调辨证论治，也重视辨病与辨症。由于病在一定阶段总是表现为一定的证，而证总是有其特定的主症，病-证-症之间相互联系和相互影响，故方药的因症、因证、因病的专能只是相对的。如茵陈治黄疸，尤以治阳黄为擅长；黄连治痢疾，最宜于火毒或湿热证；木贼退目翳，适用于肝经风热证；地骨皮除骨蒸，最宜于肝肾阴虚火动者。又如，治疗噎膈之寒证有高良姜与砂仁，热证则有竹茹与代赭石；疗寒湿痹有苍术与姜黄，湿热痹则有萆薢与防己；温补营血有熟地黄与当归，凉补营血有生地黄与白芍。再如，治疗寒结便秘的方剂有半硫丸，热结便秘有朱砂芦荟丸；阴虚消渴有六味地黄丸，阳虚消渴有肾气丸等。"病-证-症"组方中强调辨识病、证、症的主次轻重，治疗中注意病证结合、标本缓急、主次兼顾，组方配伍中应充分利用药物的专能，力求用药精专。

因病-因证-因症结合的组方思路将"病-证-症"三者结合起来考虑，以提高组方对于病情的针对性与适用性，目前已在现代中西医结合的临床组方中普遍使用，成为临床中西医学通融的一种探索。人们以方药的现代药理研究成果为依据，基于"病-证-症"的关系，或以证为切入点，兼顾病和症；或以病为中心，兼顾证和症，在探索中医组方新思路的同时也创制了一批高效新方。相信随着临床中西医学结合和方药现代药理研究的深入，"因病-因证-因症结合"组方模式将为中西医结合提供有效的研究平台，有助于中医制方水平的提高。

第三节　方剂的变化

任何成方都是针对某一特定病证而制定的。由于患者的体质、年龄、性别、生活习惯的不同，所处环境、季节、气候的差异，致使临床所见证候千差万别。临床运用成方时，应针对具体病情，在组方原则的指导下，对所选方剂进行必要的加减化裁，务使方药与病证吻合，以达到预期的治疗目的。谨守组方原则，强调成方的变化运用，反映了中医辨证论治中原则性与灵活性的统一。方剂的运用变化，归纳起来主要有以下几种形式。

一、药 味 增 减

方剂的功效是药物配伍后综合作用的反映，当增加或减去某些药物时，全方的功效也会随之发生变化。临床根据方剂的这种特性，通过增减原方的某些药物，使之适合现证（即患者的当前病证）的治疗需要。通常药物增减是因为现证与原方的主证大体相同，仅兼证或次症有所不同，故减去原方中某些与现证不相适宜的药物，或加上某些现证治疗所需要的药物，所增减的药物多为方中的佐使药，加减后原方的主要功效不变，次要功效发生改变，这种情况常被称为"随症加减"。例如，四君子汤由人参、白术、茯苓、炙甘草组成，具有益气健脾的功用，主治脾胃气虚证，症见面色㿠白，语声低微，气短乏力，食少便溏，舌淡苔白，脉细弱。如患者在出现上述症状的同时，还兼见脘腹胀满，此为脾虚不运，兼有气滞，治疗时可在四君子汤中加入陈皮以行气消胀（即异功散）。不过，药味的增损有时可引起原方君药或主要配伍关系的改变，导致原方功效发生较大变化。例如，将麻黄汤中的桂枝换成石膏，变化成为麻杏甘石汤。前方以麻黄为君药，桂枝为臣药，两者配伍重在发汗散寒，主治风寒表实证；后者以麻黄与石膏共为君药，两者配伍重在宣泄肺热，主治肺热咳喘证。仅加减一味药，就使辛温解表之方变为辛凉解表之剂。在古方的加减变化中，因药味加减导致方内配伍关系有较大改变，引起原方的功效和主治发生较大变化时，往往都会另立方名。所以，在对成方进行增减时，应特别注意组成药物的改变引起原方功效发生变化的程度。在当前病证与成方主治病证的病机差异较大时，则应另选方剂，正如清代医家徐大椿所言"欲用古方，必先审病者所患之症，悉与古方前所陈列之症皆合，更检方中所用之药，无一不与所现之症相合，然后施用。否则必须加减，无可加减，则另择一方"（《医学源流论》）。

二、药 量 加 减

药量加减是指方剂的组成药物不变，仅通过增加或减少方中药物的用量，改变全方功效，以适应治疗需要的一种变化用方形式。药量的加减对于方剂功效的影响主要有三种情况：一是由于药量的加减而使方剂的功效增强或减弱，其主治病证的性质不变，只是病情有轻重之别。如四逆汤和通脉四逆汤，两方均由附子、干姜和炙甘草组成，且均以附子为君，干姜为臣，炙甘草为佐使。但前方附子和干姜的用量相对较小，功能回阳救逆，主治阴盛阳微而致的四肢厥逆，恶寒蜷卧，下利清谷，脉沉微细之证；后方附子与干姜用量较前方增加，其温里回阳之功也增强，能够回阳通脉，主治阴盛格阳于外而致的四肢厥逆，身反不恶寒，面色赤，下利清谷，脉微欲绝之危重证（表4-1）。二是因药量的增减而使原方功用和适应证发生一定的变化。如《伤寒论》桂枝汤和桂枝加芍药汤，后方由桂枝汤倍用芍药而成，既有桂枝汤的解肌散邪之功，又兼和里缓急之用，主治太阳病因误下损伤脾阴，表证未解而兼腹满时痛证，相较于桂枝汤，其功效有所扩展，主治证候的范围有所扩大（表4-2）。三是由于药量的增减导致原方配伍关系发生改变，从而使其功用和适应证发生较大变化。如小承气汤与厚朴三物汤，两方均由大黄、枳实、厚朴组成，但前者以大黄四两为君药，枳实三枚、厚朴二两为臣、佐药，其中大黄用量为厚朴的二倍，全方重在泻下热结以通便，主治热结便秘证；后者厚朴用至八两，为小承气汤中厚朴用量的四倍，为君药，枳实增至五枚，为臣药，大黄仍用四两，为佐药，由于大黄用量仅为厚朴之半，全方重在行气除满以通便，主治气滞便秘证（表4-3）。由此可见，药物用量的增减，会不同程度地改变方剂的功用及主治，当用量变化超出一定范围，就会明显改变方剂的配伍结构、功效和适应证的范围，甚至完全改变原方的功效和主治。

表 4-1 四逆汤与通脉四逆汤比较

方名	组成药物剂量			功用	主治病证
	君	臣	佐使		
	生附子	干姜	炙甘草		
四逆汤	一枚	一两五钱	二两	回阳救逆	阴盛阳微所致四肢厥逆，恶寒蜷卧，下利清谷，脉沉微细
通脉四逆汤	一枚（大者）	三两	二两	回阳通脉	阴盛格阳所致四肢厥逆，身反不恶寒，面色赤，下利清谷，脉微欲绝

注：上述药物剂量，是汉代张仲景所著《伤寒论》中记载的用量

表 4-2 桂枝汤与桂枝加芍药汤比较

方名	组成药物剂量				功用	主治病证
	君	臣	佐使	佐使		
	桂枝	芍药	生姜、大枣	炙甘草		
桂枝汤	三两	三两	三两、十二枚	二两	解肌发表，调和营卫	风寒表虚证，头痛发热，汗出恶风，或鼻鸣干呕，脉浮缓者
桂枝加芍药汤	三两	六两	三两、十二枚	二两	解肌发表，和里缓急	太阳病误下，邪陷太阴，表证未罢，兼见腹满时痛者

注：上述药物剂量，是汉代张仲景所著《伤寒论》中记载的用量

表 4-3 小承气汤与厚朴三物汤比较

方名	组成药物剂量			功用	主治病证
	君	臣	佐		
小承气汤	大黄四两	枳实三枚	厚朴二两	泻热通便	阳明腑实证（热结）潮热谵语，大便秘结，腹痛拒按
厚朴三物汤	厚朴八两	枳实五枚	大黄四两	行气通便	气滞便秘证（气滞）脘腹满痛不减，大便秘结

注：上述药物剂量，是汉代张仲景所著《伤寒论》中记载的用量

三、剂 型 更 换

方剂的组成药物及其用量或用量配比相同，如果剂型不同，其功效和适应证亦会有所差异。常用的丸散等剂型较之汤剂作用相对较弱和较缓，如传统认为"汤者，荡也；丸者，缓也"，意即汤剂的作用发挥较快而力峻，丸剂的作用发挥较慢而力缓，临床常据此择宜而用。剂型更换引起的变化主要在于方剂起效之快慢和作用之峻缓，适用于所主病证的性质不变，但病情有轻重缓急之别。如理中丸和人参汤（表 4-4），两方组成与用量完全相同，但前方诸药研末炼蜜为丸，治疗脾胃虚寒证，症见脘腹疼痛，纳差便溏，其证情较轻，病势较缓，故取丸以缓治；后方以水煎作汤，主治中焦虚寒之胸痹，症见心胸痞闷，自觉气从胁下上逆，其病情较重，病势较急，故取汤以速治。又如《金匮要略》桂枝茯苓丸，原方主治妇人宿有癥积，漏下不止之证，取丸以渐消缓散；后世《万病回春》将该方改作汤剂，名催生汤，用于妇人临产腹痛腰痛，胞浆不下之证，取汤剂之力峻速下。

表 4-4 理中丸与人参汤比较

方名	组成药物剂量				主治病证	制剂用法
	人参	干姜	白术	炙甘草		
理中丸	三两	三两	三两	三两	中焦虚寒，脘腹疼痛，自利不渴，病后喜唾	蜜炼为丸如鸡子黄大，每服 1 丸
人参汤	三两	三两	三两	三两	中上二焦虚寒，心胸痞闷，气从胁下上逆	水煎，分三次服

注：上述药物剂量，是汉代张仲景所著《伤寒论》中记载的用量

　　方剂制成何种剂型，还取决于组成药物的性能和给药途径。由于制备工艺不同，不同剂型所含有的药物成分及其生物利用度不同，其效应也会有所不同甚至于出现很大的差异。近年来，随着传统剂型的改革和制剂工艺的发展，除了传统的丸、散、膏、丹、汤剂型外，还出现了注射剂、气雾剂、片剂等许多新的制剂。由于制备工艺和给药途径不同，尤其是静脉给药，相同配方的功效差异可能更为显著。例如，清热解毒中药静脉给药，其效应较之肌肉给药增强 8 倍，较之口服则增强 20 倍以上。再如，黄连解毒汤中黄连与黄柏的有效成分为小檗碱，可与黄芩中的黄芩苷产生沉淀反应，若制成注射剂则需要去除沉淀从而影响其药效。而在黄连解毒汤的传统汤剂用法中，黄连、黄柏与黄芩及栀子共同煎煮后所形成的沉淀混悬物，则因口服经胃肠道吸收还原后仍可发挥作用，其药效不受影响。

　　另外，除了上述剂型变化形式外，改变方剂的用法（煎煮方法、服药时间、给药频次等）也可能引起效用的变化。

四、数 方 合 用

　　"合方"是将两首或两首以上的方剂合并使用的一种形式，也是临床常见的用方思路，其中蕴含有一定的学理和经验。合方运用，最早见于《黄帝内经》"七方"中之"重方"，即所谓"奇之不去则偶之，是谓重方"（《素问·至真要大论》），后世亦有谓之为"复方"，所谓"二方或数方相合"（《成方切用》）。在合方运用的历史中，不仅有经方如"麻黄桂枝各半汤"、"桂枝二麻黄一汤"、"大柴胡汤"（小柴胡与小承气汤、四逆散合用）等方，更有时方如"八珍汤"（四君子汤与四物汤合方）、"柴平汤"（小柴胡汤与平胃散合方）、"平陈汤"（平胃散与二陈汤合方）、柴胡陷胸汤（小柴胡汤与小陷胸汤合用）等方。现代医家也多有合方运用之经验，如焦树德先生治疗寒热瘀滞脘痛的"三合汤"（丹参饮+失笑散+百合乌药汤），朱良春先生治疗瘀胆急黄的"当贝苦参黄硝丸"（当归贝母苦参丸+大黄硝石汤），陈瑞春先生治疗湿热痿痹的"芍甘四妙方"（芍药甘草汤+四妙散）等，不胜枚举。合方运用，通常适用于病情比较复杂的病证，所谓"杂合以治，各得其所宜"（《素问·异法方宜论》）。

　　在具体的合方运用中，会涉及选方是否合理或精准的问题。从"方证对应"的角度，要求拟选各方的方证病机经整合后与当前所治病证的病机高度相符。从方药配伍的角度，则要求方中用药与所主病证病机之间高度针对。合方中的被选方剂可以被看作是针对特定病证而具有特定功效的一组固定配伍药群或药组，相当于某味药（组方的基本功能单位），通过合方以实现其数方功效的综合，并与治疗立法相一致。值得注意的是，当数方及其众多药味进入同一个方中后，由于药物间的配伍关系，全方功效是否还等同于诸方各自功效的加合，是一个值得思考的问题。从以上叙述中可以看出，合方运用中不仅涉及合方后的方证病机与当前所治病证的病机相符，还会涉及方内诸多药群或药组间的交互作用或其功效整合的问题。不合宜的合方最容易出现方中药味堆砌，导致所谓的"有方无药"。因此合方运用中比较倾向于对小方的选配，对合方后的药味进行必要的化裁，以确保方

内药物配伍与病证病机高度对应。

　　综上，就成方的运用而言，改变制方要素的任何一个方面都可能引起原方的功用和主治的变化，认识这些变化对于临证用方是非常重要的。以上几种变化用方形式，临床上可根据治疗的需要，或单独运用，或合并运用，务求变化后的方剂与当前治证高度吻合，以获得最大程度的疗效。学习方剂的目的在于运用及用好成方，不仅需要一定的方剂学理论基础，而且需要反复的临床实践。深入理解名方的立法及制方思路，弄清方中君臣佐使的配伍关系，掌握方剂变化运用的规律，才能做到师古而不泥古，变化而不离宗，知常达变，圆机活法。

小结

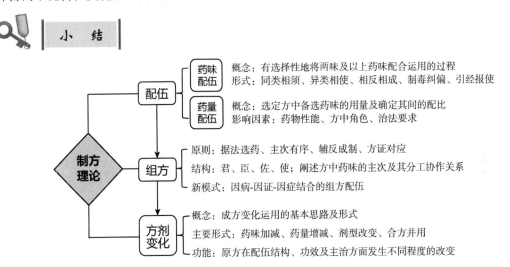

　　配伍是指根据病情治疗的需要和药物的性能，有目的地将两味及以上的药味选配同用的过程。通过配伍可以提高药物的疗效或产生新的功用、减缓药物的毒副作用、增加对病情的适应性，是组方中重要的技术环节。配伍包括药物配伍和剂量配伍两个方面，关乎方剂的疗效及其安全性。常用的药物配伍主要有同类相须、异类相使、相反相成、制毒纠偏、引经报使等形式，常被综合运用于方剂的组方中。药量配伍涉及药物的自身性能特点、方中选配角色及中医学理与治法要求等多方面的因素。

　　方剂组成必须遵循一定的原则。方剂的组成原则通常可概括为"依法选药，主从有序，辅反成制，方证相合"。典型方剂的结构包括"君、臣、佐、使"四部分：君药指方中针对主病或主证，发挥主要治疗作用的药物；臣药指辅助君药药力、兼顾兼病或兼证治疗的药物；佐药有协助君臣药力、监制其毒副作用、顺从病性而有相反相成作用即佐助、佐制、反佐三种类型；使药是引经及调和药性的药物。认识或界定方中"君臣佐使"是以方剂所主病证的病机和所选药物的性能两个方面为依据的。病-证-症结合组方是基于对病、证、症及其关系和中药药性及其专能的认识发展而来的一种组方思路，涉及基于病情标本缓急和病机轻重主次的立法制订和因病、因证、因症的专能择药及精准配伍技术。"君臣佐使"作为组方的结构理论，强调病机要素与方药要素两者间的对应统一，充分体现了中医辨证论治的特色，不仅是中医临床遣药组方的技术基础，也是分析和阐述历代成方组方合理性的理论工具。

　　成方运用具有一定的灵活性。方剂的变化运用主要有"药味增减"、"药量加减"、"剂型变化"、"合方运用"四种形式。其中药味和药量的增减不仅会引起全方效用强度及主治范围上的变化，而且有时会改变方中君臣佐使的配伍关系从而引起全方功效和适应证发生重大变化。剂型变化则主要影响药力作用大小及缓急而改变其适应证的轻重缓急，但某些情况下也可以导致其效用发生重要变化。合方运用则是基于当前病证涵括多个方证病机的复杂病情时，将数首方剂合并使用，运用中涉及对兼并方证的辨认和药群配伍及其功效整合等技术。

展望

　　最初由《黄帝内经》提出的制方理论，历经 2000 多年的发展，不断丰富与完善，已经上升为方剂学的核心理论，其中有关君臣佐使的结构理论不仅已成为分析历代成方制方原理的主要工具，而且正在成为指导现代临床新方创制的重要依据，在方剂学中具有独特地位。随着方剂学科的发展，围绕方剂组成理论和配伍规律开展了较为广泛而深入的研究，有关方剂制方理论的文献整理与方剂配伍的实验研究已取得一系列的成果。但应该看到，"君臣佐使"作为方剂学制方理论的核心，还存在着一定的缺陷，如"君臣佐使"概念内涵上的交叉或各部分界定具有一定模糊性，影响其在成方分析中释理的规范性及在创新方剂应用中的有效性，有待进一步完善。目前在有关制方理论的研究中，对君臣佐使的理论内涵解析较多，对其运用中的规范化问题探讨较少；对古方个方制方特色的探讨较多，但对体现同类治法的类方配伍规律研究较少；重视对专家个人组方用药经验的整理，但对隐含于大量临床经验中一些新的组方思路的发掘不够；方剂实验研究多侧重于全方的效用及作用机理，对其配伍特别是剂量配伍方面的研究还很少。这些都是学科面临的新课题。新近一些年，基于古方临床效验和药理作用，建立在活性成分分离提取基础上探索出的有关中药有效组分或成分，或古方核心药味表征成分的重组配方，在丰富中医复方新药产品的同时，也使传统方剂学面临包括学科内涵、制方理论、方剂运用等在内的一系列问题的思考。同时，运用系统生物学技术方法，基于中医辨证论治中的方-证关系开展的方剂实验研究正在成为学科的研究热点，预示着新的突破。

实 训 ≫

　　患者吕某，男，48 岁。初秋外感，发热不止，体温高达 39.8℃，街道医务室注射"安基比林"后，发热旋退旋升。两日后，体温增至 40℃，烦渴引饮，时有汗出，手足厥冷，舌红苔黄，脉洪数。此乃阳明热盛于内，格阴于外，阴阳不相顺接的"热厥"之证。治当辛寒清热，生津止渴；急予白虎汤：生石膏 30g，知母 9g，炙甘草 6g，粳米一大撮。水煎，每日一剂，分上、下午服。仅服 2 剂，即热退厥回而病愈。（选自《刘渡舟临证验案精选》）

　　解析要点：①梳理出本病的证候病机（邪-性-位-势）；②根据立法，结合君臣佐使的理论，分析该方的配伍大要；③如患者服用该方一剂后，体温未见明显下降，烦渴不减，间现欲呕，厥冷更甚，苔黄而燥，脉沉伏有力，分析该证的病机；④拟出接下来的治疗方案和需要考虑的方面；⑤写出具体的治疗方药及其制服。

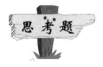

1. 什么是配伍？请简述配伍的意义，并列举常用的方药配伍形式，指出选定药量时需要注意哪些方面。
2. 何谓组方原则？阐述你对组方原则的理解。
3. 叙述方剂结构中"君臣佐使"各部的含义，组方中应如何选定君药？
4. 临证运用病-证-症结合的思路进行组方时需要注意哪些方面？
5. 成方的变化运用主要涉及哪些方面？具体变化运用中应注意些什么？

（谢　鸣）

第五章 剂型与用法

药物配伍成方后，还需根据病情治疗的需要、药物的性质及给药的途径，对原料药进行加工，制成适宜的剂型，采用适当的服用方法。正确地选择剂型和服用方法，不仅有利于发挥方剂的功效，而且可以避免或减轻药物的毒副作用。

第一节 剂型的概念

剂型（form of prepared drugs），系原料药经加工制成适合于医疗或预防应用的形式。适当的剂型可以使方剂发挥最佳的疗效，减少峻烈之性和毒性，便于临床应用及贮藏、运输等。"剂型"和"组方"是方剂的两个重要方面，剂型有时甚至对药效的发挥起着主导作用。

方剂剂型的研制源远流长。酒剂、汤剂早在商代就已出现。《黄帝内经》中记载了汤、丸、散、膏、丹、酒六种剂型。《伤寒杂病论》中已有煎剂、散剂、浸剂、酒剂、浸膏剂、软膏剂、栓剂、熏洗剂等多种药物剂型，并首次记载了使用动物胶汁、炼蜜和淀粉糊作为丸剂的赋型剂。《肘后备急方》增载了铅硬膏、干浸膏、蜡丸、浓缩丸、锭丸、条剂、饼剂和尿道栓剂等。唐宋两代，大量方书的问世，进一步丰富了剂型的内容，《太平惠民和剂局方》中所载方剂，其剂型和制法齐备，其中不少内容为后世制剂沿用或参考。《本草纲目》中涉及剂型达40余种，几乎囊括了传统剂型之全部，为中药剂型的传承和发展做出了重要贡献。

新中国成立以后，方剂的剂型发展主要体现在改进传统剂型和开发新剂型方面。20世纪90年代，伴随中药配方颗粒剂研制与推广，更多的新剂型相继问世，诸如小柴胡冲剂、银翘散袋泡茶、银翘解毒片、十全大补口服液、生脉注射剂、藿香正气水等品种，皆为运用现代科技手段对传统剂型进行改进的成功范例。其他如复方丹参滴丸、复方丹参片、柴胡注射液、清开灵注射液、双黄连粉针剂等则是结合中药复方化学研究开发出的新产品。新设备、新技术、新工艺的不断引进与运用，不仅提高了制剂的质量，而且促进了中药复方新剂型的研制。

第二节 常用剂型

古代医家在长期的临床实践中，创造了丰富多彩的传统剂型，现代医家在保留传统内容的基础上，又研制出很多新的剂型。按药物形态，剂型可分为固体、半固体、液体和气体等类型。固体剂型有散剂、丸剂、锭剂、药枕、饼剂、胶剂、脯剂等；半固体剂型有膏剂等；液体剂型如汤剂、酊剂、酒剂、灌肠剂、洗剂、浴剂、搽剂、滴耳剂、滴鼻剂、含漱剂、眼药水、洗发水、染发水等；气体剂型如吸入烟剂、嗅剂等。按药物的给药途径与方法，剂型可分为经胃肠道给药和不经胃肠道给药两种，其中经胃肠道给药的剂型有汤剂、糖浆剂、煎膏剂、流浸膏剂、内服散剂、丸剂、咀嚼剂等。不经胃肠道给药的剂型又可分为皮肤给药、黏膜给药、呼吸道给药和注射剂四种。皮肤给药的剂型又有外用膏剂、搽剂、洗剂、浴剂等，黏膜给药的剂型有滴耳剂、滴鼻剂、含漱剂、舌下含剂、栓剂、眼药水、眼药膏、灌肠剂等，呼吸道给药的剂型有吸入烟剂、嗅剂等。另外，还有按制备方法和分散体系来分类剂型的方法。

现将常用剂型的特点介绍于下。

一、传 统 剂 型

1. 汤剂（decoction）　是将药物饮片混合加水浸泡，再煎煮一定时间，去渣取汁而成的液体剂型。汤剂主要供内服，如麻黄汤、桂枝汤等。外用的多作洗浴、熏蒸及含漱。金元医家李东垣说："汤者，荡也，去大病用之。"汤剂的特点是吸收较快，能迅速发挥药效，特别是便于根据病情的变化而随症加减使用，适用于病证较重或病情不稳定的患者，有利于满足辨证论治的需要，是中医临床使用最广的一种剂型。汤剂的不足之处是服用量大，某些药物的有效成分不易煎出或易挥发散失，煎煮费时而不利于危重病人的抢救，口感较苦而小儿难以服用，亦不便于携带等。

2. 散剂（powder）　是将药物粉碎，混合均匀而制成的粉末状制剂。根据其用途，分为内服和外用两类。内服散剂一般是研成细粉，以温开水冲服，量小者亦可直接吞服，如七厘散、行军散等。亦有制成粗末，临用时加水煎煮去渣取汁服用的，称为煮散，如银翘散、败毒散等。李东垣说："散者，散也，去急病用之。"外用散剂一般用于外敷、掺撒疮面或患病部位，如金黄散、生肌散等；亦有作点眼、吹喉等外用的，如八宝眼药、冰硼散等。散剂的特点是制备方法简便，吸收较快，节省药材，性质较稳定，不易变质，便于服用与携带。

3. 丸剂（pill）　是将药物研成细粉或用药材提取物，加适宜的黏合剂制成的圆形固体剂型。与汤剂相比，丸剂吸收较慢，药效持久，节省药材，体积较小，便于携带与服用。李东垣说："丸者，缓也，舒缓而治之也。"适用于慢性、虚弱性疾病，如六味地黄丸、香砂六君丸等；也有取峻药缓治而用丸剂的，如十枣丸、抵当丸等。还有因方剂中含较多芳香走窜或某些毒性成分药物，不宜入汤剂煎煮而制成丸剂的，如安宫牛黄丸、苏合香丸、化虫丸等。常用的丸剂有以下几类：

（1）蜜丸（honey pill）：是将药物细粉用炼制的蜂蜜为黏合剂制成的丸剂，分为大蜜丸和小蜜丸两种。蜜丸性质柔润，作用缓和持久，并有补益和矫味作用，常用于治疗慢性病和虚弱性疾病，如理中丸、六味地黄丸等。

（2）水丸（water pill）：是将药物细粉用水（冷开水或蒸馏水）或酒、醋、蜜水、药汁等为黏合剂制成的小丸。水丸较蜜丸易于崩解，吸收快，易于吞服，适用于多种疾病，如防风通圣丸、左金丸等。

（3）糊丸（flour and water paste pill）：是将药物细粉用米糊、面糊、曲糊等为黏合剂制成的小丸。糊丸黏合力强，质地坚硬，崩解、溶散迟缓，内服可延长药效，减轻毒剧药的不良反应和对胃肠的刺激，如舟车丸、黑锡丹等。

（4）浓缩丸（concentrated pill）：是将药物或方中部分药物煎汁浓缩成膏，再与其他药物细粉混合干燥、粉碎，用水或蜂蜜或药汁制成丸剂。因其有效成分含量高，体积小，剂量小，易于服用，可用于治疗多种疾病。

4. 膏剂（medicinal extract）　是将药物用水或植物油煎熬去渣而制成的剂型。有内服和外用两种，内服膏剂有流浸膏、浸膏、煎膏三种，其中流浸膏与浸膏多用作调配其他制剂，如合剂、糖浆剂、冲剂、片剂等。外用膏剂分为软膏、硬膏两种。现将煎膏与外用膏剂分述如下。

（1）煎膏（taken orally）：又称膏滋，是将药物加水反复煎煮，去渣浓缩后，加炼蜜或炒糖制成的半液体剂型。其特点是体积小，含量高，便于服用，口味甜美，有滋润补益作用，一般用于慢性病虚弱患者，有利于较长时间用药，如鹿胎膏、八珍益母膏等。

（2）软膏（ointment）：也称药膏，是将药物细粉与适宜的基质制成具有适当稠度的半固体外用制剂。其中用乳剂作为基质的亦称乳膏剂，多用于皮肤、黏膜或创面。软膏具有一定的黏稠性，外涂后渐渐软化或熔化，使药物慢慢吸收，持久发挥疗效，适用于外科疮疡痈肿、烧烫伤等。

（3）硬膏（plaster）：又称膏药，是用植物油将药物煎至一定程度，去渣，煎至滴水成珠，加入黄丹等搅匀、冷却制成的硬膏。用时加温摊涂在布或纸上，软化后贴于患处或穴位上。硬膏也具有药效持久、使用与携带方便的优点，可用于治疗局部疾病和全身性疾病，如疮疡肿毒、跌打损伤、风湿痹证，以及腰痛、腹痛等，常用的有狗皮膏、暖脐膏等。

5. 丹剂（Dan） 并非一种固定的剂型。内服丹剂有丸剂，也有散剂，每以药品贵重或药效显著而名，如至宝丹、活络丹等。外用丹剂亦称丹药，是以某些矿物类药经高温烧炼制成的不同结晶形状的制品，如红升丹、白降丹等，常研粉涂撒疮面，亦可制成药条、药线和外用膏剂，主要用于外科的疮疡、痈疽、瘿瘤等。

6. 酒剂（wine preparation） 又称药酒，是将药物用白酒或黄酒浸泡，或加温隔水炖煮，去渣取液，供内服或外用。酒有活血通络、易于发散和助进药效的特性，故常于祛风通络和补益方剂中使用，如风湿药酒、参茸药酒、五加皮酒等。外用酒剂尚可祛风活血，止痛消肿。

7. 茶剂（medicinal tea） 是将药物经粉碎加工而制成的粗末状制品，或加入适宜黏合剂制成的方块状制剂。用时以沸水泡汁或煎汁，不定时饮用。大多用于治疗感冒、食积、腹泻，近年来又有许多健身、减肥的新产品，如午时茶、刺五加茶、减肥茶等。

8. 灸剂（moxibustion agent） 是将艾叶捣碾成绒状，或另加其他药料捻制成卷烟状或其他形状，供熏灼穴位或其他患部的外用药剂。灸治是我国发明很早的利用"温热刺激"的一种物理疗法，灸剂早在《黄帝内经》中已有记载，《灵枢·寿夭刚柔》有"生桑炭灸巾以熨寒痹所刺之处"，清代《医宗金鉴》中的神灯照法则属烤灸。灸剂按形状可分为艾头、艾炷、艾条三种，均以艾绒为原料所制得。此外尚有桑枝灸、烟草灸、油捻灸、硫黄灸和火筷灸等。

9. 锭剂（lozenge） 是将药物研成细粉，或加适当的黏合剂制成规定形状的固体剂型，有纺锤形、圆柱形、条形等，可供外用与内服。内服时研末调服或磨汁服，外用则磨汁涂患处，常用的有紫金锭、万应锭、蟾酥锭等。

10. 条剂（medicated roll） 亦称药捻，是将药物细粉用桑皮纸黏药后搓捻成细条，或将桑皮纸捻成细条再黏着药粉而成。用时插入疮口或瘘管内，能化腐拔毒，生肌收口，常用的有红升丹药条等。

11. 线剂（medicated thread） 是将丝线或棉线置药液中浸煮，经干燥制成的外用制剂。用于治疗瘘管、痔疮或赘生物，通过所含药物的轻度腐蚀作用和药线的机械紧扎作用，使其引流通畅或萎缩、脱落。

12. 搽剂（liniment） 是将药物与适宜溶媒制成的专供揉搽皮肤表面或涂于敷料贴用的溶液型、乳状液或混悬液制剂，有保护皮肤和镇痛、消炎及抗刺激作用，常用的有松节油搽剂、樟脑搽剂等。

13. 栓剂（suppository） 古称坐药或塞药，是将药物细粉与基质混合制成的一定形状的固体制剂。用于腔道并在其间熔化或溶解而释放药物，有杀虫止痒、滑润、收敛等作用。栓剂的特点是通过直肠或阴道黏膜吸收，有50%～70%的药物不经过肝脏而直接进入体循环，一方面减少药物在肝脏中的"首过效应"，同时减少药物对肝脏的毒性和不良反应，还可以避免胃肠液对药物的影响及药物对胃黏膜的刺激作用。婴幼儿直肠给药尤为方便。常用的有小儿解热栓、消痔栓等。

14. 熨剂（hot medicinal compress） 亦为我国民间习用的一种外用药剂。其作用类似灸剂，但所用药物与方法略异，熨剂主要用铁砂，配合一些治疗风寒湿痹的药物，制法简便，价廉，易于保存，无副作用。《灵枢·寿夭刚柔》记载"刺布衣者以火淬之，刺大人者以药熨之"。此即选用灸熨有身体强弱之别，其共同点是使热气入内，宣通经络，驱散邪气。

15. 钉剂（medicated nail） 系将药物细粉加糯米粉混匀后加水蒸制成软材，按要求分剂量后，搓成细长而两端尖锐如纺锤的外用固体剂型。其长度2.5cm，重量 0.06g。宋代魏岘《魏氏家藏方》

中曾有记载。钉剂的制法类似糊丸，用法类似栓剂。它与线剂、条剂都是中医外科用于治疗瘘管及溃疡性疮疡的一类制剂，如痔疮、淋巴结结核、骨髓炎及疮疡等。近年来，有用此剂型治疗早期宫颈癌的报道。

16. 棒剂（medicated stick） 为外科使用的棒状固体制剂，是将药物制成小的棒状物直接施用于皮肤或黏膜上，起腐蚀、收敛等作用，较多用于眼科。

二、现 代 制 剂

1. 冲剂（granules） 是将药材提取物加适量赋形剂或部分药物细粉制成的干燥颗粒状或块状制剂，用时以开水冲服。冲剂具有作用迅速，味道可口，体积较小，服用方便等特点，深受患者欢迎，常用的有感冒退热冲剂、金嗓开音颗粒、小儿扶脾颗粒等。

2. 片剂（tablet） 是将药物细粉或药材提取物与辅料混合压制而成的片状制剂。片剂用量准确，体积小。对于一些味很苦或具恶臭的药物经压片后可再包糖衣，使之易于服用。如需在肠道吸收的药物，则可包肠溶衣，使之在肠道中崩解。此外，尚有口含片、泡腾片等。

3. 胶囊剂（capsule） 分为硬胶囊、软胶囊（胶丸）及肠溶胶囊，大多供口服应用。硬胶囊是将一定量的药材提取物与药粉或辅料制成均匀的粉末或颗粒，或将药材粉末直接分装于空心胶囊中制成，如全天麻胶囊、固肠止泻胶囊等。软胶囊是指将一定量的药材提取物密封于球形或椭圆形的软质囊材中，可用滴制法或压制法制备。软胶囊剂外观整洁，易于服用，可掩盖药物不良臭味，提高药物稳定性，生物利用度较好，有的还能定时定位释放药物，为较理想的药物剂型之一。常用的中药软胶囊有牡荆油胶丸、活血止痛软胶囊、麻仁软胶囊等。肠溶胶囊剂系指硬胶囊或软胶囊经药用高分子材料处理或用其他适宜方法加工而成，其囊壳不溶于胃液，但能在肠液中崩解而释放活性成分。

4. 糖浆剂（syrup） 是将药物煎煮去渣取汁浓缩后，加入适量蔗糖溶解制成的浓蔗糖水溶液。糖浆剂具有味甜量小、服用方便、吸收较快等特点，尤适用于儿童服用，如止咳糖浆、桂皮糖浆等。

5. 口服液（oral liquor） 是将药物用水或其他溶剂提取，经精制而成的内服液体制剂。该制剂集汤剂、糖浆剂、注射剂的制剂特色于一体，具有剂量较小，吸收较快，服用方便，口感适宜等优点。近年来发展很快，尤其是保健与滋补性口服液日益增多，如人参蜂王浆口服液、杞菊地黄口服液等。

6. 注射剂（含输液剂）（injection） 是将药物经过提取、精制、配制等步骤而制成的灭菌溶液、无菌混悬液或供配制成液体的无菌粉末，供皮下、肌肉、静脉注射或输液的一种制剂。该制剂具有剂量准确，药效迅速，适于急救，不受消化系统影响的特点，对于神志昏迷，难以口服用药的患者尤为适宜，如清开灵注射液、生脉注射液等。

7. 露剂（distillate） 亦称药露，是用新鲜含有挥发性成分的药物，用蒸馏法制成的芳香气味的澄明水溶液。一般作为饮料及清凉解暑剂，常用的有金银花露、青蒿露等。

8. 滴丸剂（dripping piu） 系指药材提取物与基质用适宜方法混匀后，滴入不相混溶的冷凝液中，收缩冷凝而制成的制剂。滴丸是在中药丸剂基础上发展起来的，具有传统丸剂所没有的多种特点，因滴丸是在骤冷条件下形成的固体分散剂，可提高难溶性药物的生物利用度，使药物以极微小的晶粒存在，因而具有表面积大、溶出速度快的特点，如复方丹参滴丸舌下含服经舌黏膜吸收，直接进入血液循环，3分钟起效，可迅速缓解心绞痛，解除心前区疼痛、胸闷等症状。

9. 合剂（mixture） 是将药材用水或其他溶剂采用适宜的方法提取，经浓缩制成的内服液体制剂。与汤剂相比，合剂的体积大为缩小，服用通常 10～20ml/次，最多 30ml/次；且能大量制备，但不能随症加减，难以取代汤剂。目前临床上使用的中药合剂，仅少数品种由药厂生产，大多数是由医院制剂室根据法定或协定处方配备。常见的有小建中合剂、小青龙合剂、复方甘草合剂等。

10. 膜剂（medicated membrane） 是近年来国内外研究应用进展很快的剂型，系将药物溶解或分散于成膜材料溶液中,通过成膜机而制成的薄膜状分剂量制剂。膜剂的厚度一般为 0.1～0.2mm,面积为 1cm² 者供口腔用,0.5cm² 者供阴道用。应用者也可根据需要剪成适宜大小用于其他部位。膜剂的结构类型有单层膜、多层膜（复方）与夹心膜等。近年来,国内对中药膜剂进行了研究和试制,如复方青黛散膜等膜剂,某些品种已正式投入生产。

11. 气雾剂（medicated mist）　是指药物和抛射剂同装在耐压容器中,使用时借助抛射剂（液化气体或压缩空气）的压力,将内容物喷出而成的制剂。喷出物主要呈雾状气体溶胶状态,故又名气溶胶。气雾剂既可用于局部治疗,如烧伤创面、局部感染等,又可应用于呼吸道经肺泡膜吸收而起全身治疗作用。中药气雾剂已有不少品种,如宽胸气雾剂、云南白药气雾剂等。

12. 离子透入剂（ion penetration agent）　是药物制剂与物理疗法相结合在临床上应用的一种新制剂。提取中药有效成分制成一定浓度的液体药剂,用纱布或其他吸水辅料浸取一定量放于体表某一部位,外加直流电的电极板,使药物在电场作用下透过皮肤被机体吸收,以发挥局部或全身作用。这种制剂仅适用于具有极性的或在电场下能显示出极性的药物分子的药物。

第三节　汤剂制备

汤剂（decoction）是临床上最为常用的剂型。制备汤剂时应根据药物的性质及病情的特点,采取适当的煎煮方法,否则就有可能影响疗效。故徐大椿认为"煎药之法,最宜深讲,药之效不效,全在乎此"（《医学源流论》）。

汤剂煎煮
与疗效

一、煎药用具

以瓦罐或砂锅为好,搪瓷或不锈钢器具亦可,忌用铁器、铜器、铝制品,因为有些药物与铜、铁等一起加热之后,会产生沉淀,降低溶解度,甚至会引起化学变化,产生不良反应。煎药器皿的容量稍大一些为宜,以利于药物沸腾时不断翻滚,促使有效成分加速浸出,并可避免药液外溢耗损。煎药器皿的口不宜太大,须加盖,以防水分蒸发过快而不利于药物有效成分的充分溶出。

二、煎药用水

1. 水质　古人对煎药用水极其讲究,仅《伤寒杂病论》就有普通水、井华水、潦水、浆水、泉水、甘澜水、东流水、酒水各半、酒煎、水醋煎、蜜煎等十余种,后世医家逐渐降低了对煎药用水的要求。现代临床除特殊情况外,一般以水质纯净为原则,如自来水、井水、蒸馏水等。根据药物的特点及疾病的性质,也有用酒或酒水共煎的。现今通用的自来水,有软水和硬水之分,由于硬水中钙、镁、铁等离子较多,可与中药的某些成分形成螯合物而影响疗效,所以最好选用软水,有条件可用蒸馏水。自来水多含有较强氧化性的次氯酸,可能对中药有效成分产生氧化破坏作用,故主张用自来水煎药时,可先将自来水煮沸放冷,使其中的矿物质沉淀,气体排出后再使用。

2. 水量　汤剂制备加水量的多少,往往和药物的吸水量、煎煮时间、火候及所需要的药量等诸多因素有关,煎药用水量往往不易准确掌握。现代临床每剂药多煎煮 2 次,有的煎煮 3 次,第一煎的水量要适当多一些,一般以漫过药面 2～4cm,或药物容积的 2～3 倍为宜;第二、三煎的水量可略少,每次煎得量以 100～200ml 为宜。

三、煎药火候

煎药的火候有"武火"与"文火"之分。急火煎煮谓之"武火",慢火煎煮谓之"文火"。一般先用武火，沸腾后改用文火。另外还要根据药物的性味特点及煎煮所需时间的要求，酌定火候。解表与泻下之剂，宜用武火，煎煮时间应较短，加水量亦较少；补益之剂，宜用文火，煎煮时间应较长，加水量亦较多。如不慎将药煎煮焦枯，则应弃之不用，以防发生不良反应。

另外，在煎药前，应先将药物用温水浸泡 20～30 分钟后再煎煮，这有利于其有效成分的煎出。汤剂煎取药液后，应对药渣进行适当压榨以收取部分存留药液，如此可提高药材有效成分的浸出率。

四、特殊药物的处理

1. 先煎（pre-decoction） 介壳与矿物类药物，因质地坚实，药力难以煎出，应打碎先煎，煮沸后 20 分钟左右，再下其他药，如龟甲、鳖甲、生牡蛎、生龙骨等。某些泥沙多的药物如灶心土、糯稻根等，以及质轻量大的植物药如通草、丝瓜络、夏枯草等，宜先煎取汁澄清，然后以其药汁代水，煎其余药物，处方时注明"煎汤代水"。另外，某些有毒和峻烈的药物如附子、乌头等也应先煎 1～2 小时或更长时间以减缓其峻烈和毒性。

2. 后下（later decoction） 气味芳香的药物，宜在其他药物即将煎好时下，通常煎煮 5 分钟左右即可，以防有效成分的散失，如薄荷、砂仁、豆蔻等。用大黄取其攻下通腑时，一般煎 10～15 分钟即可。对所有应后下的药物，一般宜先行浸泡后再入煎。

3. 包煎（wrap-boiling） 某些煎煮后可致药液混浊，或对咽喉有刺激作用，或易于粘锅的药物，如赤石脂、滑石、车前子、旋覆花、蒲黄等，宜用纱布袋将药包好，再放入锅内与其他药物同煎。

4. 另炖或另煎（decocted separately） 某些贵重药物，为了保存其有效成分，避免同煎时被其他药物吸收，可另炖或另煎，如人参，应先切成薄片，放入加盖碗内，隔水炖 1～2 小时。对于贵重而又难以煎出气味的羚羊角、犀角等，应切成薄片另煎 2 个小时取汁和服，亦可用磨汁或锉成细粉调服。

5. 熔化（烊化）（melt） 胶质、黏性大且容易溶解的药物，如阿胶、鹿角胶、龟甲胶、饴糖、蜂蜜之类，用时应单独加温熔化，再加入去渣的药液中微煮或趁热和匀后服，以免和其他药物同煎时粘锅煮焦，且黏附他药而影响疗效。

6. 冲服（administered after dissolved） 某些芳香或贵重药物不宜加热煎煮，应研为细末，用药液或温开水冲服，如牛黄、麝香、琥珀、沉香等；药物粉末和药物鲜品的自然汁亦需冲服，如紫雪、云南白药、肉桂末、参三七粉、生藕汁、生萝卜汁等。

第四节 服 药 方 法

服药是否得法，对疗效也有一定的影响，所谓"病之愈不愈，不但方必中病，方虽中病，而服之不得其法，则非特无功，而反有害，此不可不知也"（《医学源流论》）。

一、服 药 时 间

应当根据病位高下、病情轻重、药物类型及病情特点来决定药物服用的时间。一般来说，病在上焦，宜食后服药；病在下焦，宜食前服药。急性重病应不拘时服，慢性病则应定时服药。补益药与泻下药，宜空腹时服；安神类药物，宜临卧时服；对胃肠有刺激性的药物，应食后服；治疟药宜在发作前 2 小时服。某些少数方剂的服药时间还有特殊要求，如十枣汤应平旦时服，鸡鸣散应五更时服等。

择时服药

二、服 用 方 法

在服药次数方面，汤剂一般是一日 1 剂，将两次或三次煎煮之药液合并，分 2～3 次温服。但急病重证，或顿服以使药力集中，或一日数服，或煎汤代茶频服，以使药力持续，甚至一日连服 2 剂，以加强疗效。慢性病服用丸、散、膏、酒等剂型时，一般一日服 2～3 次。在服药剂量方面，对于峻烈的药物及有毒性的药物，宜从小量开始，逐渐加量，取效即止，慎勿过量，以免发生中毒反应或戕伤人体正气。还有一些特殊的用法，如汤药大多采取温服，但在治疗热证时可以寒药冷服，治疗寒证可以热药热服，意在辅助药力。若病情严重可能发生服药后出现呕吐的"拒药"反应时，则可安排寒药热服，或热药冷服，以防拒药不受。此外，对于服汤药后出现恶心呕吐者，可在药液中加入少量姜汁，或用鲜生姜擦舌，或嚼少许陈皮，然后再服汤药，或采用冷服，小量频饮的方法。对于昏迷、吞咽困难者，可用鼻饲法给药。

三、药 后 调 护

通过观察患者的药后反应而施以合理的调护方法，有助于提高临床疗效和加速病体康复。例如服用发汗解表类汤剂，应观察患者有无汗出，汗量多少，汗液性质，以及面色、体温、脉象、伴随症状的变化等。若药后微有汗出，热退身凉，说明表证已解，应停后服，以防过汗伤正；若汗出而热不退，则应继续给药；若无汗或汗出不彻，可加服热粥，或适当提高室温、添加衣被等，以助取汗。凡发汗只宜遍体微汗，若见患者大汗淋漓、面色苍白、脉微欲绝，即为汗出太过、亡阳虚脱之象，应及时施以回阳固脱之法。若服用泻下、驱虫杀虫方药者，应注意观察患者大便的形状、颜色、数量、气味及有无虫体的排出，第一次排便时间，排便次数等。一般润下剂药力和缓，药后便通还可继续服用 1～2 日；而服峻下剂后，若大便不下或仅有数枚燥屎，可间隔 4 小时后再服药；若燥屎后带有稀便，表明药已中病，应停服后药。若服逐水药后泻下不止，在停药同时可服冷粥或饮冷开水止之；若服药后患者出现剧烈腹痛，泄泻不止或频繁呕吐，大汗淋漓，心悸气短等反应，表明气随津脱，应及时施以益气生津、回阳固脱之法，同时给患者饮用糯米粥或小米粥、红枣汤等以养胃止泻。由于某些方药极易损伤脾胃，故药后应注意调理脾胃，可给予米汤或清淡素食以养胃护脾。此外，还应注意告诫患者药后慎劳役，戒房事，节恚怒等，对于患者的康复亦是十分重要的。

第五节 服 药 食 忌

服药食忌（dietetic contraindication），又称"忌口"，是指服用中药时应注意的饮食禁忌。中药是我们的祖先在寻找食物的过程中逐步发现的，《神农本草经》所载 365 种药物，一半以上既是药物又是食物，即"药食同源"。中药有四气五味，食物亦然。在服用中药期间，不适当的饮食可能会影响药物疗效的发挥，或诱发不良反应，也可能加重旧病，或变生新病，或在疾病初愈后导致病情复发，出现所谓的"食复"。因此，饮食禁忌是疾病治疗过程中不可忽视的重要内容。食忌主要包括病证的饮食禁忌（disease-related food taboos）和药物的饮食禁忌（medicine-related food taboos）两个方面。

一、病证的饮食禁忌

祖国医学关于病证饮食禁忌的内容非常丰富。早在《黄帝内经》中，就载有针对五脏生理病理特点而提出的饮食禁忌，如"病在心……禁温食……病在脾……禁温食、饱食……病在肺……禁寒饮食……病在肾……禁犯焠热食"（《素问·脏气法时论》），以及根据五行生克理论而规定的忌口内容，如"肝病禁辛，心病禁咸，脾病禁酸，肾病禁甘，肺病禁苦"（《灵枢·五味》）。通常食忌应以辨证为原则，如寒证不宜食生冷之品；热证不宜食辛辣、油腻、煎炸类等易于助热动火的食物；表证忌酸敛之物；气滞腹胀胸闷者，忌豆类、白薯，以免更增气胀之苦；肝阳上亢、晕眩烦躁者，忌食胡椒、辣椒、大蒜、酒等，以免助火升阳。食忌还应以辨病为依据，如水肿病，宜少食盐；消渴病，宜少食糖；胸痹患者，宜少食油腻、动物内脏及烟、酒等；哮喘、湿疹等过敏性疾病及疮疡等，忌鱼、虾、蟹等腥膻发物及辛辣刺激性食品。近代华秉钧在《医学心传》中提出"寒病忌生冷；热病忌温性，如椒辣之品；肝阳忌鸡之升提，并忌温品；气病忌酸敛之品；毒病忌海鲜、鸡、虾发物；血枯忌生冷；呆胃忌油腻；胃寒忌生冷；痹症忌粥饭；水臌忌盐；怀胎忌香、忌活血；胎前忌热，产后忌寒；痛经忌寒、酸；停经忌寒冷及酸敛"，可供参考。

二、药物的饮食禁忌

一般而言，服药期间应少食生冷、油腻、腥臭、有刺激性、不易消化的食物，以免引起消化不良，胃肠道刺激，影响药物吸收。如《本草纲目》所说："凡服药，不可杂食肥猪犬肉，油腻羹鲙，腥臊陈臭诸物；凡服药，不可多食生蒜、胡荽、生葱、诸果、诸滑滞之物。"中药通常不宜与茶水同服，因为茶叶中的糅酸会与药物中的蛋白质、生物碱或重金属盐等发生化学反应，生成不溶性的沉淀物，影响药物有效成分的吸收而降低疗效。不同的中药也有不同的食忌。《本草纲目》对此有较为全面的记载，如"甘草忌猪肉、菘菜、海菜，黄连、胡黄连忌猪肉、冷水，苍耳忌猪肉、马肉、米泔，桔梗、乌梅忌猪肉，仙茅忌牛肉、牛乳，半夏、菖蒲忌羊肉、羊血、饴糖，牛膝忌酒肉，阳起石、云母、钟乳、硼砂、矾石并忌羊血，商陆忌犬肉，丹砂、空青、轻粉忌一切血，吴茱萸忌猪心、猪肉，地黄、何首乌忌一切血、葱、蒜、萝卜，补骨脂忌猪血、芸苔，细辛、藜芦忌狸肉、生菜，荆芥忌驴肉，反河豚、一切无鳞鱼、蟹，紫苏、天门冬、丹砂、龙骨忌鲤鱼，巴豆忌野猪肉、菰笋、芦笋、酱、豉、冷水，苍术、白术忌雀肉、青鱼、菘菜、桃、李，薄荷忌鳖肉，麦门冬忌鲫鱼，常山忌生葱、生菜，附子、乌头、天雄忌豉汁、稷米，牡丹忌蒜、胡荽，厚朴、蓖麻忌炒豆，鳖甲忌苋菜，威灵仙、土茯苓忌面汤、茶，当归忌湿面，丹参、茯苓、茯神忌醋及一切酸。"此外，还有服人参忌食萝卜、蜜反生葱等说法，亦常见于多种古典医籍。

除病证和药物之外，临证还应参考患者年龄、体质、特殊生理期、地域和季节等因素确定饮食禁忌的具体内容。

中医的饮食禁忌的经验来源于历代医家长期的医疗实践，对于临床安全用药、提高疗效具有一定的参考价值。但其中不少内容缺乏足够的验证资料，其机制还有待研究。临证既应重视饮食对患者及药物的影响，又不可过分强调忌口，以免造成营养不良，影响康复。

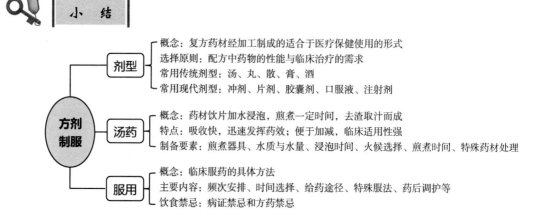

小 结

- **方剂制服**
  - **剂型**
    - 概念：复方药材经加工制成的适合于医疗保健使用的形式
    - 选择原则：配方中药物的性能与临床治疗的需求
    - 常用传统剂型：汤、丸、散、膏、酒
    - 常用现代剂型：冲剂、片剂、胶囊剂、口服液、注射剂
  - **汤药**
    - 概念：药材饮片加水浸泡，煎煮一定时间，去渣取汁而成
    - 特点：吸收快，迅速发挥药效；便于加减，临床适用性强
    - 制备要素：煎煮器具、水质与水量、浸泡时间、火候选择、煎煮时间、特殊药材处理
  - **服用**
    - 概念：临床服药的具体方法
    - 主要内容：频次安排、时间选择、给药途径、特殊服法、药后调护等
    - 饮食禁忌：病证禁忌和方药禁忌

本章内容概要：中医剂型种类繁多，可分为传统剂型和现代剂型两大类。传统剂型中以汤剂、散剂、丸剂及膏剂最为常用。汤剂的特点是吸收较快，能迅速发挥药效，特别是便于根据病情变化而随症加减使用，适用于病证较重或病情不稳定的患者，是临床使用最多的一种剂型。散剂和丸剂均具有节省药材，体积较小，便于携带等特点。其中散剂制备方法简便，吸收较快，适宜于内科急病或外用；丸剂吸收较慢，药效持久，适宜于慢性或虚弱性疾病，以及含有药性较为峻猛或毒性较大和不宜作汤剂使用的药物的配方。膏剂有内服煎膏和外用药膏两种，分别适宜于慢性虚损性疾病和外科疮疡及骨伤科疾病等。现代剂型中较为常用的有中药颗粒冲剂、片剂、胶囊剂、口服液、滴丸、注射剂等，具有用量小、便于使用、携带方便等特点。

汤药制备涉及煎药器具、煎药用水的质量与用量、浸泡处理、煎煮时间、煎药火候、煎煮次数等要素，制备时应重视对这些要素的控制。

中医对服药时间与服药方法也非常讲究，临床上应根据病情和药物作用特点及剂型特点而定。

 展 望

方剂的制服是中医临床用药的重要组成部分，中医在剂型制备和方药运用方面积累有丰富的经验。不过传统中药制剂多存在单服用量大、服用不便、生物利用率低及质量不稳定等问题，一定程度上影响了中医药临床疗效的提高。近些年，通过引入现代药物制剂新技术和新方法，对传统中药制剂进行改革，取得了一系列的成果，如传统剂型的基础上研制出的诸如颗粒冲剂、片剂、胶囊剂、口服液、注射剂等单服用量小，质量可控，安全有效的中药新制剂。新近还出现了粉针剂、滴丸、软胶囊、脂质体、缓释片、透皮及黏膜吸收、纳米粒等现代中药新剂型，反映了该领域的发展趋势。但目前也面临中医临床强调个体化配方与中药工业化大生产之间的矛盾，基于中药活性组分及其药理作用研制出的新制剂的中医归属及运用问题。有关传统剂型选择原则、制备经验及其科学评价，不同剂型与疗效的关系，特别是现代中药颗粒配方与传统汤剂的疗效及安全性评价等，尚缺乏系统深入的研究。至于中药服法的研究，如在服药次数或时间与疗效的关系，传统服药禁忌经验的系统整理与评价等方面，几乎还没有涉猎，值得专业研究者的重视。

实 训 >>>

背景资料：某项研究将收治的 50 例患者分为对照组和试验组，每组 25 例，两组分别给予相同处方和剂量的中药混悬剂（中药颗粒配方用开水冲溶）和溶液型（按常规煎煮法制成汤剂）治疗，观察两组患者的治疗效果。结果：对照组和试验组患者的药效持续时间分别为 6 小时和 9 小时，有效率分别为 68.0% 和 88.0%，不良反应率分别为 24.0% 和 8.0%，两组药效持续时间、治疗有效率及不良反应率的差异均有统计学意义（$P < 0.05$）。

问题分析：①基于研究观察到的结果，做出结论或推论；②比较口服混悬剂和口服溶液剂的制剂学特点；③从制剂的角度简要分析引起上述两种剂型临床疗效差异的原因？④据调查，目前临床上中药颗粒配方的使用正在接近或超过传统汤剂，谈谈你对这一现象的认识。

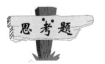 **思考题**

1. 临床剂型选择的主要依据是什么？
2. 汤剂、散剂和丸剂各有什么特点？
3. 汤药的制备过程中需要注意哪些问题？

（谢 鸣）

第六章　影响方剂效用的因素

方剂是中医防治疾病的主要工具。长期的临床实践和大量的实验研究表明，方剂功效的发挥受多重因素的影响，诸如辨证立法、药材质量、药物配伍、用量用法、机体状态、自然环境及合用西药等。科学合理地处置好影响方剂效用的各个环节，才有可能获得预期疗效。

第一节　制方因素

方以药成，药材的质量、药物的配伍和用量等直接影响方剂的疗效，而方剂的制剂、汤剂的煎煮甚至服法等，也与疗效的发挥密切相关。

一、药物与用量

（一）药物

1. 药材　药材质量的优劣首先取决于原药材的品质。它涉及药材的品种、产地、生长环境与周期、栽培技术、采收时间等，这些均可影响药材所含成分，造成药物性能的差异。

中药中的同名异物，不同种甚或不同科、属的植物作为同一种药物使用的现象相当普遍。品种不同，其作用和毒性也就不同。如正品掌叶大黄（*Rheum palmatum* L.）和唐古特大黄（*Rheum tanguticum* Maxim.ex Balf.）中有效成分蒽醌以结合状态为主，游离状态仅占小部分，其泻下作用明显，而混杂品种如华北、天山、河套大黄等游离状态蒽醌含量稍高于或接近于结合状态，其泻下作用较弱。又如木通科木通[*Akebia quinata*（Thunb.）Decne.]在清代以前一直是木通药材的正品，清代以后马兜铃科的关木通（*Aristolochia manshuriensis* Kom.）开始作为木通使用，并一度成为木通药材的主要品种。由于关木通所含马兜铃酸等成分有严重的急性肾毒性，故含有木通的方剂如龙胆泻肝汤（丸）等服用后出现了肾损害甚至肾衰竭的案例。

中药材的产地不同，有效成分的种类与含量也可能有所不同，从而导致效用上的差异。如安徽的亳芍和四川的川芍中芍药苷（白芍的有效成分）均高于浙江的杭芍。故宋代《本草衍义》云："凡用药必须择州土所宜者，则药力具，用之有据。"药材的生长周期、药用部位、采收时间，也会影响药材中有效成分的含量。如番泻叶的蒽醌类有效成分，在生长三个月左右的嫩叶中含量最高，超过此期含量反而下降；防风以根入药，地上茎中活性成分含量很少（仅为根的 20.9%），药材如大量充入地上部分，其功效自然下降；麻黄的有效成分麻黄生物碱，春季采集者含量最低，秋季采集者含量最高。

炮制可以在一定程度上改变药物化学成分的质和量，影响中药的性味、升降浮沉与归经，进而影响方剂的有效性和安全性。选用适宜的炮制品可以增强疗效。如金铃子散中的延胡索入汤剂宜醋制，因延胡索的有效成分为生物碱，水煎液中溶出量甚少，醋制后生物碱与乙酸生成易溶于水的乙酸盐，使水煎液中总生物碱含量显著增高，止痛作用增强。泽泻的不同炮制品在五苓散和泽泻汤中的有效成分溶出率高低不一，盐泽泻和麸泽泻明显高于生泽泻。附子与炙甘草同煎，较附子单煎时乌头碱类生物碱的含量降低 28.68%，附子与生甘草同煎则降低 81.18%。提示与附子同用时生甘草不宜代替炙甘草。炮制还能突出药物的某一方面作用，如生大黄泻下作用突出，制大黄抗菌作用较强，临床应根据需要择宜而用。有毒中药通过炮制能减轻毒性，如芫花醋炙后其毒性成分芫花萜含量明显降低，可以减缓泻下作用和腹痛症状。

此外，药材的贮藏保管条件如温度、湿度、通风、光照等因素也会影响药材质量，进而影响方剂的疗效。

2. 药物配伍 配伍是影响方剂整体效应的决定性因素。合理的配伍可以增强中药原有功效，或产生新的作用，或制毒纠偏，提高用方的安全性。经典名方配伍严谨，具有良好的整体效应。随意合药组方有可能降低方剂的疗效。

遵循中医药理论，君臣佐使、主从有序、辅反成制的配伍，是方剂有效性及安全性最为重要的保证。以大鼠发汗作用为指标，对麻黄汤君臣佐使配伍原理的研究表明，该方单味药中发汗作用最强的是麻黄，其次为桂枝，杏仁、甘草无发汗作用。麻黄配伍桂枝发汗作用增强，配伍甘草发汗作用减弱。说明方中君药麻黄与臣药桂枝配伍可协同增效，佐使药炙甘草能缓和麻、桂配伍的峻烈之性。人体药代学研究发现，麻黄汤中臣、佐、使药（桂枝、杏仁、炙甘草）对君药麻黄的主要效应成分伪麻黄碱的药代学过程具有显著影响，这种影响与君药的疗效和不良反应密切相关，提示该方配伍上的合理性。有关六味地黄丸配伍的研究显示，在保护肝肾功能、延缓衰老、调节物质代谢、增强免疫、改善生殖功能、抗突变等诸多方面，方中单味药或拆方后的各种组合如一补一泻、三补、三泻的效应不尽相同，但其作用均不及全方。有关血府逐瘀汤及其拆方对动脉粥样硬化兔血脂、血流动力学的影响的实验结果表明，全方和各拆方组——活血祛瘀组（即桃红四物汤加牛膝）和理气组（即四逆散加桔梗）均能不同程度地调节模型动物的血脂代谢，改善血流动力学，且全方作用明显优于其各拆方组。提示血府逐瘀汤调节血脂代谢、改善血流动力学的功效是活血与行气的综合作用。有关四逆汤的研究也显示，全方升压、强心、抗休克等作用均明显优于方中各单味药或任意两药组合，而且维持时间较久，毒性亦明显低于其他各组，证明该方的配伍具有增效减毒作用。

很多研究表明，即使在药味较多的方剂中处于相对次要地位的药物，也会对全方的效用产生不可忽视的影响。如药理实验证实，天王补心丹中的使药桔梗本身并没有镇静、催眠与抗惊厥作用，但减去桔梗后，方剂的镇静、催眠与抗惊厥作用即明显下降，提示桔梗能增强该方对中枢神经系统的作用。进一步研究发现，天王补心丹能增加失眠大鼠脑组织内 γ-氨基丁酸的释放，抑制神经的兴奋性，促进各脑区及核团内 5-羟色胺释放，而桔梗可增强该方的上述作用。指纹图谱研究显示，桔梗有助溶作用，能够显著增加全方水煎液中的有效成分含量，这可能是方中桔梗舟楫作用的物质基础。运用代谢组学技术研究发现，补中益气汤能纠正脾气虚模型大鼠的氨基酸及能量代谢的异常，方中去掉升麻、柴胡后，上述作用则明显下降。以上研究表明，方剂配伍中蕴含着丰富的科学内涵，严谨的配伍是提高方剂疗效的必要条件。

（二）用量

用量又称剂量。方剂用量主要涉及方中单味药、药物的用量配比和全方单服剂量。由于化学成分是方剂效用的物质基础，而用量改变可影响化学成分构成及其含量，故其与临床疗效密切相关。

1. 单味药用量 方剂中的某些单味药尤其是主要药物的用量大小，可以直接影响全方的疗效。在一定范围内，其作用可随着用量的增加而增强。比较不同剂量黄芪（15g、30g、60g）的补阳还五汤对于气虚血瘀型急性脑梗死患者的临床疗效，结果显示，黄芪剂量增加有助于改善患者神经功能缺损，促进其运动功能和生活能力的恢复，提高全方的疗效。实验观察到，麻杏甘石汤对大肠杆菌内毒素所致发热大鼠有显著的解热作用，且在一定的范围内其解热作用随石膏用量的增加而增强。

很多中药具有一药多效的现象，而中药不同功效的发挥与其用量大小有关。一些名老中医的用药经验表明，临床可通过调整用量来选择药物的某些功效。如益母草常规剂量（15g 左右）活血调经，大剂量（90～120g）利水消肿。柴胡小剂量（3～6g）升清阳，中等剂量（9～12g）疏肝解郁，大剂量（15～30g）透邪退热。实验也证实，柴胡的退热作用与其用量有关。观察不同剂量的柴胡对于脂多糖诱导的小鼠发热模型的影响，结果表明，大剂量（10.20g/kg）柴胡退热效果最佳，明显优于中剂量（4.54g/kg），而小剂量（0.38g/kg）柴胡无退热作用。三七具有止血和活血双重功效。实验对小鼠给予不同剂量的三七灌胃，结果显示，三七小剂量（0.46g/kg）止血作用明显，中或大剂量（0.91g/kg 或 1.82g/kg）抗血栓作用较好。中药的毒副作用也常与其用量有关。有关中药致肾损害的文献统计分析表明，短时间超量或长期不合理用药是造成中毒及肾损害的主要原因。

2. 用量配比 方剂组成中的药味用量比例可以改变方剂的功用和主治，影响方剂的疗效。有实验以戊巴比妥钠协同作用、小鼠自发活动及中枢神经递质含量为指标，比较古方交泰丸中黄连与肉桂不同配比组（10:1、3:1、1:1）的镇静安神作用，结果显示，原方配比组（10:1）的作用最好，明显优于其他两个配比组。药物用量配比的改变有时还会影响方剂的作用方向或性质。如《金匮要略》当归芍药散原治妊娠腹痛及妇人"腹中诸疾痛"，日本学者改变方中药物的用量配比用于防治老年痴呆症。实验也显示，该方当归与芍药的配比为 1:5.4（即原方比例）时的镇痛作用最强，而 1:1.34（即日本方比例）时的益智作用最优。进一步研究发现，其不同配比引起的效用改变可能与芍药苷和阿魏酸的含量发生变化有关。

3. 全方用量 指方剂于一定时间内服用的剂量，常指单次或日服用剂量。临床病重势急，正气不虚者，用量宜大；病轻势缓，正虚体弱者用量宜小；青壮年用量大，小儿老人用量小。很多方剂在一定的剂量范围内，其药效强弱与用量呈正相关。如葛根芩连汤治疗大鼠 2 型糖尿病，其药效随全方剂量增大而增强（$[D]_{0.2}$～$[D]_{0.8}$=1.09～27.01g/kg）。观察麻黄汤、桂枝汤、银翘散、桑菊饮等解表方对二甲苯所致小鼠皮肤毛细血管通透性的影响，发现其剂量与效应均呈正相关。不过并非所有的方剂都表现为上述的量效关系，如在加味四逆散方抗肝纤维化作用的实验观察中发现，该方中剂量优于小剂量和大剂量，大剂量作用最弱。比较酸枣仁汤四个不同剂量（3.75g/kg、7.5g/kg、15g/kg、30g/kg）的抗焦虑作用，结果显示，该方在 7.5～15g/kg 范围内具有一定的抗焦虑效应，最佳剂量为 7.5g/kg。提示中医复方的量-效关系较为复杂，临床通过加大处方用量来提高疗效未必可行。

如同单味中药一样，一方也常有多方面的功效或药理作用，其不同作用的显现可能与用量有关。有研究观察到，同一首方剂治疗不同疾病时，其有效剂量范围有所不同。如葛根芩连汤治疗大鼠 2 型糖尿病和溃疡性结肠炎的有效剂量范围分别为 18.15～24.15g/kg 和 15.39～17.11g/kg。又如六神丸内服的成人日用量与主治有关：治疗咽喉肿痛为 5～10 粒，治疗心力衰竭、心房扑动、乙型脑炎为60 粒，治疗白血病为 90～120 粒。提示同一方剂的不同用量有其不同的效用侧重，而不同的主治对象各有其适宜的用量选择。

二、制 服 方 法

（一）剂型

剂型是方剂药效在人体内得以实现的载体。不同剂型中药物的释放、吸收、作用强度、作用部位、起效和持续时间及毒副作用等也有所不同。剂型的选择不仅要考虑贮藏、运输、携带、使用方便，还要考虑药物性能、化学成分、生物利用度及患者情况等因素。对银翘散原方 14 个中成药品种从临床疗效、患者顺应性、剂型设计和工艺等方面的分析比较表明，该方剂型以合剂、袋泡剂为佳，不仅药物释放、吸收较快，而且临床疗效和患者顺应性好。而目前应用较为广泛的丸剂、片剂，由于药物崩解缓慢、制备过程中长时间加热使有效成分损失，很难达到原方的治疗效果，只可用于外感风热轻症。补中益气汤的精制颗粒中黄芪甲苷的含量高于汤剂和丸剂，丸剂中黄芪甲苷含量最低，这一结果与临床上颗粒剂和汤剂对消化性溃疡与慢性胃炎的疗效较好，而丸剂疗效较差的现象相一致。麻杏甘石汤散剂和汤剂对婴幼儿肺炎喘嗽的疗效无明显差异，但因前者依从性好，易于被患儿及家长接受，在儿科临床上更有优势。有些中药需要适宜的剂型才能发挥疗效，如雷丸所含蛋白分解酶在加热至 70℃时便失去活性，因此雷丸驱虫以研末冲服为宜。很多含芳香类药物或剧毒药物的方剂如安宫牛黄丸、舟车丸等不宜作汤剂煎服。

（二）汤剂的煎煮

汤剂的煎煮涉及煎煮容器、溶媒、用水量和浸泡处置、煎煮火候、煎煮时间、煎煮次数、特殊煎煮方式等因素。

煎煮方法可影响方剂中有效成分的含量，与临床疗效的发挥密切相关。以四逆散中芍药苷、柚皮苷、甘草酸单铵盐及柴胡皂苷 a 的含量和出膏率的综合评分作为评价指标，对按古方煎煮、日本标准煎剂、传统经验、医院煎药及中药颗粒五种方法制备的四逆散煎剂的质量进行评估，结果按传统煎煮方法所制四逆散煎剂的综合评分最高。而对于含挥发性成分的方剂如柴胡桂枝汤，回流煎煮法则较传统煎煮法有效成分损失为少。

方剂中药物分煎合并与共煎的药效可能不完全相同。因为共煎过程中，方内的药物成分可能会发生酸碱中和、取代、水解、聚合、缩合、氧化、变性等化学反应，或使成分增溶，甚至产生新的化合物。研究表明，芍药甘草汤合煎提取物和分煎提取物中各主要化学成分的组成比例有较大差异，合煎的药效明显优于各单味药分煎。值得提出的是，单味中药饮片经现代制药技术（提取、分离、浓缩、干燥、制粒）而制成的中药配方颗粒，因其具有可据证遣药组方、直接冲服使用等优势，近年临床应用较多。由于中药配方颗粒单煎与传统汤剂合煎在化学成分的组成和比例上存在差异，药理药效是否一致尚有争议。临床报道显示，不同方剂的中药配方颗粒与传统饮片水煎剂的疗效不完全相同。有两者疗效相当的，如独活寄生汤配方颗粒与饮片煎剂治疗类风湿关节炎、归脾汤的配方颗粒与饮片水煎剂治疗缺铁性贫血；有配方颗粒疗效优于传统汤剂的，如治疗自汗盗汗的滋阴降火方；也有饮片煎剂优于颗粒配方的，如治疗银屑病的退银汤等。上述提示，传统煎剂与现代颗粒配方的临床疗效与安全性有待全面系统评价。

煎药器具会影响汤剂的质量。目前常用的煎煮器具主要有传统的砂锅、搪瓷制品、不锈钢器皿、玻璃容器等，而铁、铝、铜等金属容器通常不宜用于中药煎煮，因铝、铁、铜的金属活性较强，煎药时可与药物中的某些成分产生沉淀或化学变化，甚至会生成有害物质，导致药效降低或影响用药安全。有实验观察比较了砂锅、不锈钢锅、全自动中药壶（搪瓷制品）煎煮对补阳还五汤中 4 种有效成分——苦杏仁苷、芍药苷、毛蕊异黄酮葡萄糖苷和芒柄花素含量的影响。结果发现，砂锅煎煮组 4 种成分含量最高，不锈钢锅煎煮组 4 种成分含量最低，从而得出砂锅为补阳还五汤最佳煎煮器具的结论。另有实验考察了砂罐直火煎煮与不锈钢药罐蒸汽煎煮对白头翁汤、黄芩汤、理中丸等 10 首方剂的汤剂质量的影响，结果表明，从外观、比重、部分化学反应及有效成分的测定、浸出物的重量等方面来看，两种煎煮容器并无明显差异。

不同类别的方剂对煎煮时间有不同的要求。通常补益剂宜久煎，而解表剂不宜久煎。临床观察到，不同煎煮时间的银翘散对于急性上呼吸道感染风热犯肺证的疗效有显著差异，在解热、改善症状、调节免疫功能和愈显率等方面，煮沸后煎 6 分钟组均明显优于煮沸后煎 12 分钟组。煮沸 3 分钟和煮沸 6 分钟的银翘散对酵母菌大鼠发热模型均有明显的解热作用，而煮沸 12 分钟则无明显作用。又如杏仁含苦杏仁苷，煎煮时间过长则水解，产生氢氰酸而随水蒸气逸散，止咳作用减弱；石斛含类酯类生物碱，只有久煮后的水解产物才能起治疗作用；乌头类中药含有毒的乌头碱，久煎方可使乌头碱分解为低毒性的乌头次碱和乌头原碱，从而减轻其毒性。提示煎煮时间可能会影响方剂的疗效和安全性，应予特别注意。

对汤剂煎煮工艺的研究显示，汤剂的煎煮质量受多重因素的综合影响。组成药物不同的方剂最佳煎煮条件也不同。以苯甲酰新乌头原碱、甘草苷、甘草酸和 6-姜酚的含量及浸膏重量为指标，分别考察浸泡时间（0 分钟、20 分钟、30 分钟、60 分钟、90 分钟、120 分钟）、煎煮时间（20 分钟、30 分钟、40 分钟、60 分钟、90 分钟、120 分钟）、加水倍量（5 倍、10 倍、15 倍、20 倍、25 倍、

30 倍）、煎煮次数（1 次、2 次、3 次、4 次、5 次、6 次）对四逆汤质量的影响。结果显示，该方的最佳煎煮工艺为浸泡时间 60 分钟，煎煮时间 60 分钟，加水倍量 10 倍，煎煮 2 次。另有实验考察人参另煎和不另煎、不同煎煮器具（砂锅、养生壶、不锈钢锅）、煎煮火候（先武后文、一直文火）、加水量、浸泡时间、煎煮时间和煎煮次数等因素对四君子汤中有效成分煎出的影响。结果表明，保证该方汤剂质量的优选工艺为，人参（另煎）与其余三味药分别置于砂锅或养生壶中，加 12 倍量的水浸泡 2 小时，文火煎煮 60 分钟，煎煮 2 次，合并药液。

近年煎药机器替代人工煎药已很普遍，但煎药机煎取的药液质量仍有待评价。比较煎药机和传统人工两种煎煮法对血府逐瘀汤和天王补心丹主要成分的含量或临床疗效的影响，结果均以人工传统煎煮法为优。

（三）服法

方剂的服法包括给药方法、给药次数、给药时间等。

根据病情选择适宜的服药方法，有利于方剂疗效的发挥。如主治肝火犯肺证的咳血方，原书制为丸剂，噙化（即含化），以令药力徐徐吸收，药效持久，同时还可缓解咽部的不适感以助止咳。《伤寒论》治疗"少阴病，咽中伤生疮"的苦酒汤，采用"少少含咽之"的方法，现代临床运用该方治疗咽喉疾病，亦多采用此法，使药物直达病所并延长其局部的作用时间，从而增强疗效。

合理的服药次数可以维持适当的血药浓度，保证疗效及安全性。古代医家对方剂服用次数的规定多因病情的轻重缓急或方中药物的性能而异。如《伤寒杂病论》中方剂的服用次数就有一日一服、二服、三服、四服、五服、六服，日二夜一服，日三夜一服，日三夜二服，顿服，少量频服等不同。现一般认为中药汤剂每日一剂，服用 2 次。病情较为急重者应在加大剂量的同时增加服药次数，老人、儿童、呕吐患者或脾胃病患者可以少量多次服药，而毒性较强的汤剂应减少服药次数，起效后立即停用。有实验发现，在增强小鼠腹腔巨噬细胞吞噬功能方面，桂枝汤一日给予 2 剂作用明显优于一日给予 1 剂；一日总量分 3 次服，每次间隔 2.5 小时，作用也明显强于总量一次服。有实验研究复方鳖甲软肝片治疗大鼠慢性肝炎肝纤维化的疗效，在每日给药量（12g/kg）不变的情况下，一日 2 次给药优于一日 1 次和一日 3 次给药。说明服药次数对药效的发挥具有明显的影响。

方剂的服用时间也会影响疗效。某些方剂可能有其最佳的服用时间，如安神剂宜睡前服，峻下逐水剂宜清晨空腹时服，缓下剂宜睡前服，截疟剂应在疟疾发作前两小时等。研究表明，人体存在与自然界昼夜等周期性变化相适应的生物节律，药物的体内过程及其效应往往受机体节律性的影响。许多靶器官对药物的敏感性具有昼夜节律依赖性。同一药物同等剂量因给药时间不同，其作用的强弱和不良反应也会有所差异。如鸡鸣散以"平旦鸡鸣时"服用得名，实验证实该方镇痛、抗炎、利尿、抗凝等作用在动物休息期末或活动期初用药疗效较好，其急性毒性在小鼠的活动期给药显著低于休息期给药。桂枝汤对小鼠的镇痛、退热作用，夜间给药强于白昼给药，急性毒性则是白昼用药大于夜间用药。

某些方剂在服用时有空腹、餐前、饭后、冷服、趁热服等特殊要求，如驱虫剂宜空腹服，消剂等宜饭后服等，临床亦应给予重视。因为药物的吸收与消化道的理化因素有关，如空腹、饱腹、进食的质量、黏度、温度、饮食的酸碱度等，对药物吸收均会产生一定的影响。而对胃肠道有刺激性的药物饭后服，可以减轻不良反应。

（四）服药期间的饮食禁忌

为确保方剂的疗效，历代医家还要求患者在治疗时注意饮食禁忌，俗称"忌口"。通常服药期间应禁食生冷、油腻、腥臭和辛辣刺激性食物，脾胃功能虚弱者更应注意，以免助邪伤正。针对不同病证又有不同的忌口要求，如热性病忌辛辣食物，寒性病忌食生冷食物，胸痹患者忌食肥肉脂肪、动物内脏和烟酒，肾病水肿患者宜少食盐，过敏性疾病忌鱼腥发物等。不过，虽然古代文献中有大量关于因药忌口的经验记载，但目前相关方面研究甚少，其科学合理性有待证实。

第二节　机　体　因　素

机体状况复杂多变，不同生理状态和病理状况下的机体内代谢酶、免疫微环境和微生物菌群等均可能存在不同程度的差异，从而影响药物的治疗反应。

一、生　理　状　况

1. 体质因素　体质是人体生命过程中，在先天禀赋和后天获得的基础上所形成的形态结构、生理功能和心理状态方面综合的相对稳定的固有特质。不同体质的患者对药物反应是不同的。《黄帝内经》早就提出了药物耐受性因体质强弱而不同的观点，如《灵枢·论痛》曰："胃厚、色黑、大骨及肥者，皆胜毒；故其瘦而薄胃者，皆不胜毒也。"《素问·五常政大论》曰："能毒者以厚药，不胜毒者以薄药。"　即体质强壮者，对药物耐受性强，可用峻猛之品，使用剂量宜大；体质羸弱者，对药物耐受性较差，应选平和之药，使用剂量宜小。古今医家均主张根据体质运用方药。《景岳全书》云："禀有阴阳，则或以阴脏喜温暖，而宜姜、桂之辛热；或以阳脏喜生冷，而宜芩、连之苦寒；或以平脏，热之则可阳，寒之则可阴也。"说明对于不同体质的患者，其治疗用药寒热偏性各有所宜。现代也有学者主张"辨体用方"，认为它是落实个体化治疗的具体内容之一，在诸如遗传性、代谢性及过敏性疾病的治疗中尤为重要。

2. 年龄与性别等因素　年龄、性别等与方剂的疗效特别是用药的安全性密切相关。小儿许多器官、系统尚处于发育阶段，功能尚未完善，老人生理功能减退，对药物的耐受性差而敏感性增加，药力过猛、剂量过大不仅难以收到预期疗效，而且易致不良反应。在妇女月经期和妊娠期使用攻下及破血之剂，易引起月经过多、流产、早产或出血不止。对哺乳期妇女处方用药时应注意，有的药物成分可从乳汁排出影响乳儿。有生殖毒性或胚胎毒性的药物，育龄人群及孕妇应慎用或忌用。

二、病　理　状　况

机体所处的病理状况不同，对方药的治疗反应也会不同。黄芩、穿心莲、柴胡及其制剂等，临床只对发热病人有解热作用，对正常体温者影响不明显。很多方剂因机体的状况而呈现双向调节作用。如玉屏风散既能使机体低下的免疫功能增强，又能使亢进的免疫功能趋向正常。有实验表明，利水渗湿剂五苓散对正常状态的小鼠几乎不显示利尿作用；对水负荷状态的小鼠有较强的利尿作用；对脱水状态的小鼠反而显示抗利尿作用。

方药大多具有效-毒两重性，其作用于人体后是产生治疗作用还是毒性反应，常与机体状态相关。在机体存在病邪及相应病理状态的情况下，药物表现出祛邪治病的作用；而当机体正常或无相应病理改变时，则会引起毒副作用。所谓"有病则病当之，无病则体受之"。实验表明，熟大黄对四氯化碳诱导的大鼠慢性肝损伤具有显著的治疗作用，而对正常大鼠则具有一定的肝脏毒性。吴茱萸对正常小鼠的肝毒性较为明显，而对胃寒证小鼠的肝毒性则较小。莪术对正常受孕大鼠的生殖发育毒性较对血瘀证孕鼠更为显著。临床经验表明，具有逐瘀下胎作用的失笑散也可用于胎动不安见有明显瘀血指征的患者，在一定程度上印证了《黄帝内经》"有故无殒"的理论。

有故无损

某些方剂对特定疾病的患者易致不良反应。如麻黄汤，因君药麻黄含麻黄碱，有收缩血管和升压作用，高血压和心脏病患者服之易加重病情。含有朱砂的方剂如安宫牛黄丸、苏合香丸、再造丸等，对有肝肾疾病的患者当忌用。因朱砂的主要成分是硫化汞，毒性较大，半衰期较长，肝肾功能不良时，汞的代谢、排泄发生障碍，很容易引起蓄积中毒。

第三节 其 他 因 素

一、自 然 环 境

自然环境如地域、气候、季节等因素影响人的体质类型、病邪的特点、疾病的发生、证候的形成，也影响方剂治疗的效果。

中医历来主张根据地域特点区别施治。如唐代孙思邈就曾说过："凡用药皆随土地所宜"（《备急千金要方》）。统计分析温暖潮湿的岭南地区和寒冷干燥的北方地区对肠易激综合征的辨证用药特点表明，虽然两地最常见的证型均为肝木乘脾（均超过总病例数的55%），但在总体疗效基本相同的情况下，南北处方用药差别却非常明显。岭南地区处方中使用频率最高（频率≥74%）的10味药是苍术、陈皮、厚朴、藿香、黄芩、佩兰、救必应、布渣叶、火炭母、白豆蔻，多为化湿、清热之品，北方地区处方中使用频率最高（频率≥75%）的10味药是黄芪、干姜、陈皮、党参、吴茱萸、白术、茯苓、高良姜、川楝子、半夏，多为温阳散寒、益气健脾之品，提示地域对于临床配伍用药具有一定的影响。

季节时令的变更也会感应于人体，影响病证，故处方用药又须因时制宜。《黄帝内经》早就告诫医者"用寒远寒"，"用热远热"，即寒冷季节用寒药宜谨慎，以免伤人阳气；炎热之时用热药宜谨慎，以免助热伤阴。李东垣用补中益气汤治咳嗽，于不同时令加入不同的药物，如夏月加五味子、麦冬，冬月、秋凉加麻黄，春月加佛耳草、款冬花。李时珍《本草纲目》三黄丸中大黄、黄芩、黄连的用量随季节而增减，如夏季减大黄用量，加黄芩、黄连用量。实验研究发现，麻黄附子细辛汤在气温20℃以下时（常温条件给药）可使小鼠体重和抗冻（−5～−3℃）能力显著增加，但在25℃以上（夏令季节）给药则使小鼠体重减轻和抗冻能力减弱，说明外界温度对该方功效的发挥具有一定的影响。提示临证遵循四时阴阳的消长而调整方药有其合理性。

二、中西药合用

临床中西药合用的现象非常普遍。合理的中西药合用可发挥各自的优势，提高疗效，减轻毒副作用。如生脉散、丹参注射液与东莨菪碱并用治疗病态窦房结综合征，既可以提高心率，又可以改善血液循环，缓解缺氧缺血，达到标本兼治的目的。复方鳖甲软肝片联合恩替卡韦治疗乙肝后肝纤维化，在抑制乙肝病毒复制和改善肝功能方面的效果可明显提高。补中益气汤、六味地黄丸等与化疗药同用能减轻化疗药的毒副作用，提高肿瘤患者生存质量，延长肿瘤患者生存期。

不适宜的中西药联用，会降低疗效，或引起不良反应。如含有机酸的中成药（山楂丸、五味子糖浆、乌梅丸等）与红霉素联用，因在强酸性环境中红霉素的化学结构会遭到破坏而导致后者的抗菌作用减弱；与碱性较强的氨茶碱、复方氢氧化铝、乳酸钠等西药联用，会发生酸碱中和反应而降低或失去药效。复方甘草合剂、参茸片等中成药与胰岛素、格列本脲、甲苯磺丁脲、苯乙双胍等降血糖药同服时，因中药含有糖皮质激素样物质，可降低西医降糖药的疗效。含硼砂的中成药（红灵散和行军散）与氨基糖苷类抗生素（如链霉素、庆大霉素、卡那霉素、阿米卡星等）联用，可增加脑组织中氨基糖苷类抗生素的药物浓度，增强其对蜗神经的毒性，易形成暂时性或永久性耳聋，并可增强肾毒性。含朱砂（主要成分为硫化汞）的中成药如朱砂安神丸、人丹、保赤散等，与溴化钾、碘化钾等同服，会发生氧化还原反应，生成溴化汞或碘化汞，造成药源性肠炎；或因游离汞与血红蛋白的巯基结合，导致药源性肝炎。

三、辨 证 因 素

辨证论治是中医学的精髓，经典成方常具有其特定的适应病证，方与证之间有着高度的对应性，故中医强调对证用方，以确保方剂的疗效。

同一方剂的疗效可因不同证型而异。实验观察到，清热剂左金丸（黄连与吴茱萸的用量比例为6：1）对胃热证模型大鼠胃黏膜损伤有良好的防治作用，但对胃寒证模型的作用则较差；反比例左金丸药对（黄连与吴茱萸的用量比例为1：6）能明显减轻胃寒证模型的胃黏膜损伤，但对胃热证模型无效。说明方药疗效与所治病证的性质密切相关。有的方剂虽然对某种疾病具有治疗作用，但对不同证型的疗效却有所差异，证型与方剂功效的契合程度越高其疗效越好。如具有益气健脾摄血功效的归脾汤加减方对特发性血小板减少性紫癜三种证型（脾不统血、血热妄行、阴虚火旺）的患者均有升高血小板的作用，其中疗效最佳者为脾不统血证。即便是专病专方，如能在辨病的同时结合辨证进行加减，使处方用药更为精准，也有助于提高疗效。如治疗类风湿关节炎活动期的四妙消痹汤，其组方配伍本身对类风湿关节炎活动期"毒热致痹，热毒伤络"的病机已有较强的针对性，但具体运用时随证加减，如湿重者加汉防己、生薏苡仁，夹瘀者加桃仁、红花、土鳖虫等，以使方药与病证的针对应更强，则效果更好。

同一病证接受不同方剂的处理后其疗效会有不同程度的差别。有实验观察到，肝郁脾虚模型大鼠分别给予体现疏肝、健脾、疏肝健脾法的柴胡疏肝散、四君子汤、柴疏四君汤，结果显示，三方对模型大鼠均有不同程度的改善作用，其中以柴疏四君汤改善作用最优，表明方剂效应大小与方-证对应程度有关。方证不合时可能还会引起不良反应。临床比较观察参麦注射液对高血压气阴两虚证和肝阳上亢证患者血压的影响，结果发现，气阴两虚证患者用药前后收缩压和舒张压均无明显变化，而肝阳上亢证患者的收缩压和舒张压则明显升高。提示临床辨证选方用药对于提高疗效和保证用药安全的重要性。

小 结

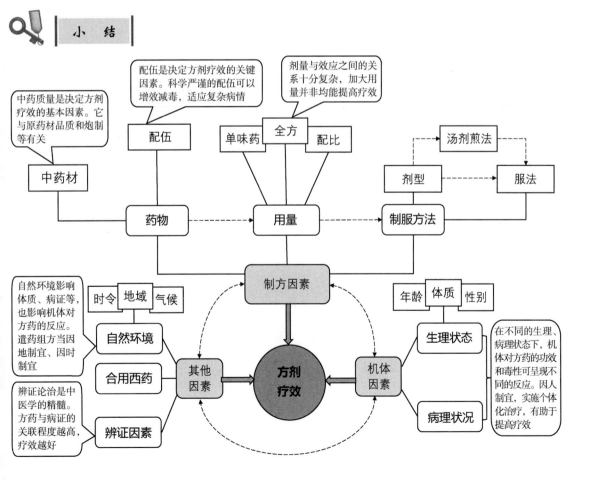

方剂的疗效受诸多因素影响，本章主要从三个方面进行了阐述。

1. 制方因素　方以药成，中药质量是决定方剂疗效的基本因素。原药材的品质和炮制影响药物的性能，进而影响方剂的效用。药物配伍是决定方剂疗效的关键。遵循中医组方原理，通过合理配伍，可以最大限度地发挥方剂的治疗作用，减少对人体的不利影响。方剂配伍理论不仅长期有效指导着中医临床实践，而且经典名方的组方合理性正在得到现代研究的证实。

方药用量的选定通常受到病种、疾病轻重、患者的年龄体质、药材质量、剂型用法等多方面因素的影响。方中单味药用量、药物间用量配比及全方用量的改变，都会影响方剂的疗效。虽然较多的中医方剂遵循通常的量-效规律，但仍有不少方剂例外，即用量与效应不呈正相关。一首方剂常具有多种作用，某一特定的药效可能存在一个最佳的用量选择。临床加大用量并不都能提高疗效，而药量过大则是引起毒副作用的常见原因。方剂的剂型选择、传统汤剂的煎煮方法、方剂服用方法包括给药时间、服用次数等，也都会影响临床疗效。

2. 机体因素　方剂的疗效是方剂作用于人体后的综合反映，不仅取决于制方因素，而且还取决于作用对象——人体特定的内环境。不同的体质、年龄、性别等生理状态及病理状况，均会影响方剂的效应。作为治疗学意义上的中医方药通常具有效-毒两重性，表现为临床的疗效和不良反应。常言"有病则病当之，无病则体受之"。中医强调辨证论治和因证用方，即是为了最大程度地扬长避短，在充分发挥药物治疗作用的同时减少其毒副作用。因人制宜，实施个体化的精准治疗，才能有更好的疗效。

3. 其他因素　天人相应，自然环境如地域、气候、季节等，也会通过对机体状态的影响，进而影响机体对方药的反应。遵循中医因地制宜、因时制宜的法则遣药组方，可以提高疗效。当中西药合用时，进入体内的中药与西药存在复杂的交互作用关系，合理的中西药联用可发挥各自的优势，或互补增益，提高疗效，减轻毒副作用。反之，则会降低疗效，或引起不良反应，临床应予重视。

 展　望

方剂在防治各类疾病方面发挥了重要作用。已发现多种因素会影响方剂的疗效。目前有关中药材、方剂的配伍、量效关系、制服方法、中西药合用相互影响的机制等研究虽有一定进展，但仍需拓展深化，而其他方面如机体状况、自然环境、辨证因素等与方剂疗效的相关性研究偏少，尤其是设计规范样本量较大的临床报道较为少见。体质因素与方剂疗效的相关性、地理环境气候温度如何作用于机体影响方剂的效用、不同剂型特别是现代中药颗粒配方与传统汤剂的效用评价、中药与西药合用的协同效应（安全性与有效性）、基于中医药经验建立方剂疗效评价标准等，也有待于后进一步研究探索。希冀不远的将来会有更多的、系统深入的专题研究，从而有力推进方剂学理论发展，并为临床运用成方、创制新方提供有益借鉴。

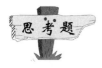 思考题

1. 你认为在影响方剂疗效的诸多因素中，哪一个因素最为重要？为什么？
2. 中医"因人制宜"、"因地制宜"、"因时制宜"的治疗思想对临证遣药组方有何指导意义？

（瞿　融）

下 篇
各 论

第七章 解 表 剂

解表剂（exterior-releasing formulas）是以解表药为主组成，具有发汗解肌、疏达腠理、透邪外出等作用，主治表证的一类方剂。解表剂属于八法中的"汗"法。

肌表是人体的藩篱，营卫之气运行其中；肺应皮毛，上与口鼻相通；鼻为肺之外窍，喉为肺之门户，由气道与肺相连；足太阳膀胱经主一身之表。表证则是指六淫邪气侵犯体表，正邪相争所产生的证候，多见于外感病的初期阶段，临床表现以发热、恶风寒、舌苔薄、脉浮等症为主，常伴头身疼痛、肢节酸楚、鼻塞、咳喘等症。此时病邪轻浅，根据"因其轻而扬之"，"其在皮者，汗而发之"（《素问·阴阳应象大论》）的原则，当以解表法治疗，以使邪气从表而出。如失时不治，或治不得法，邪不能及时外解，势必转而深入，变生他证，即"善治者，治皮毛，其次治肌肤，其次治筋脉，其次治六腑，其次治五脏，治五脏者，半死半生也"（《素问·阴阳应象大论》）。外感初期及时使用解表剂，不仅使邪从外解，还能防病传变。因此，解表剂在外感病的治疗中具有重要意义。

六淫之邪有寒热之异，人体又有虚实之别，临床表证主要有表寒、表热及虚人外感几种类型，故解表剂一般可分为辛温解表、辛凉解表及扶正解表三类。不过从时气外邪（风、寒、暑、湿、燥、火）的角度来看，解表法还应包括祛暑解表、祛风除湿、轻宣燥邪等，故全面了解解表法及其治方，尚需参见祛暑剂、治燥剂、祛湿剂等章节的相关内容。需要注意的是，临床有感邪之时已有里证在先，如内热、里寒、痰饮、气郁等，复感外邪后，其内外合邪可形成各种兼夹证类型。此时虽为表里同病，但当表证为急为重时，应根据"标本缓急"的治则，治宜先解表以散外邪，兼顾治里，即表里兼顾。

解表剂除主要用于上述表证外，还可用于病机涉表但主症有异如麻疹、疮疡、水肿、疟疾、痢疾等初起兼有表证者。此类病证或因肌表受邪，时疫蕴毒，外发不畅；或外邪犯表，肺失肃降，水道不利；或邪毒聚表，营卫壅滞；或外邪不解，初陷肠腑所致。解表剂能散邪畅表，透达疹毒；开宣肺气，通利水道；宣通营卫，消散疮疡；透邪升散，以使里邪达表而去。

解表剂多用辛散轻扬之品，不宜久煎，以免药性耗散，作用减弱。服用解表剂后，可饮适量热水，宜加衣盖被，或避风寒，以助汗出并防外邪复入。解表取汗，应以遍身微汗为佳，太过或不及，均不适宜。如汗出不彻则病邪不解，汗出太过如水淋漓则易耗伤气津，甚至导致亡阴亡阳之变。服药期间，应忌辛辣、生冷、油腻之品，以免影响药物吸收及药效发挥。使用解表剂当以外邪所致的表证为要，如表邪未尽又现里证者，应先解表后治里，或以解表为主，兼治其里；表证里证俱甚者，又当表里双解。凡邪已入里，或麻疹已透、疮疡已溃、正虚水肿、吐泻失水等证，均不宜。

第一节 辛 温 解 表

辛温解表剂适用于由外感风寒引起的表寒证。风寒表证的基本病机：外感风寒，邪郁肌表，营卫郁滞，见恶寒发热，头身疼痛；风寒夹湿，阻滞经络，见肢体酸楚或疼痛；表郁不畅，肺窍不通，肺失宣降，津聚成痰，见鼻塞流涕，咳嗽痰喘；脏气失和，气机阻滞，见胸脘胁胀，或呕恶呃逆；或阳盛之体，寒邪易从热化，虽表尚未解，则可见烦热口渴；夏季感暑，纳凉饮冷，又易致脾胃失和，升降失司，而见呕恶、脘胀腹泻。故表寒证治疗当以发散风寒为主，兼行除湿通络、宣肺止咳、疏风通窍、理气和中，或清泄里热、祛暑化湿等。

本类方剂多以辛温解表药为主而组成，如麻黄、桂枝、荆芥、防风、苏叶、细辛、羌活、香薷、葱白、豆豉等。其中麻黄辛温微苦，主入肺、膀胱经，开发毛窍，发汗解表之力较强，宣通肺气而平喘止咳，通利水道而消散水肿，常为风寒表实重证所选。桂枝辛甘温，解肌发表，兼入心营，温通经脉，常与麻黄相须为用，透达营卫，而成发汗峻剂；又因其畅营解肌，发汗力缓，故又常与敛阴止汗的白芍相配治疗有汗表虚证。荆芥辛温，入肺、肝经，轻扬疏散，不烈不燥，长于祛风解表，又可用于疮疡初起；防风辛甘温，入膀胱、肝、脾经，最善散风，甘缓不峻，为治风通用之品，此两味常相须为用，但解表之力不及麻桂，适用于风邪偏重的表寒证。苏叶辛温，入肺、脾经，疏散风寒且善行气宽中，尤其适用于风寒表证兼气滞者。葱白、豆豉、生姜三味，辛散温通，发散透表之力较缓，多用于风寒感冒之轻证。细辛，主入少阴经，气味浓烈，温经散寒止痛，兼能温化寒饮而通窍，多用于外感风寒之头身疼痛兼寒饮或鼻塞者。羌活辛苦温，升散作用较强，既能祛风散寒除湿，又可通利关节止痛，尤适用于上半身风寒湿邪之痹痛。香薷辛微温，入肺、胃经，既能辛散表邪，又能祛暑化湿，解表力较强，故有"暑月麻黄"之称，适宜于夏月乘凉饮冷之表寒证。

此外，本类方剂还常选配祛风除湿通络药（川芎、苍术、独活）、宣降肺气药（杏仁、桔梗）、化痰止咳药（紫菀、款冬花）、祛风通窍药（白芷、苍耳子）、理气行滞药（枳壳、香附、陈皮）、祛痰化饮药（半夏、茯苓、苏子）、清泄里热药（石膏、黄芩）、甘缓和中药（炙甘草、大枣）等。

代表方剂有麻黄汤、桂枝汤、九味羌活汤、小青龙汤、香薷散等。

麻黄汤《伤寒论》　Mahuang Tang Ephedra Decoction

【组成】　麻黄三两，去节（9g）　桂枝二两，去皮（6g）　甘草一两，炙（3g）　杏仁七十个，去皮尖（9g）

【用法】　上四味，以水九升，先煮麻黄，减二升，去上沫，内诸药，煮取二升半，去滓，温服八合。覆取微似汗，不须啜粥，余如桂枝法将息。

【功效】　发汗解表，宣肺平喘。

【主治】　外感风寒表实证。恶寒发热，头痛身疼，无汗而喘，舌苔薄白，脉浮紧。

【制方原理】　卫阳之气，固表实外，与营气相伴而分行于脉之内外。寒为阴邪，其性收引。风寒袭表，卫阳被郁，营气涩滞，毛窍闭塞，故见恶寒发热、头痛身痛而无汗。肺卫相通，卫郁窍闭，肺气失宣，故上逆而咳喘。风寒在表，故见舌苔薄白，脉浮紧。本证病机为风寒束表，营卫郁滞，肺失宣降；治宜发散风寒，通畅营卫，宣肺平喘。

方中麻黄苦辛性温，为肺经专药，善开腠理而发越人体阳气，发汗解表、宣肺平喘而为君药。桂枝辛甘温，解表散寒、畅营达卫、温经止痛而为臣药，与麻黄相须为用，通畅营卫，既加强发汗解表之力，又兼除头身疼痛。杏仁苦辛温，宣降肺气为佐药，与麻黄相配，宣降相宜以增强止咳平喘之功。炙甘草甘温，甘缓调中，既能调和麻、杏之宣降，又能缓和麻、桂相合之峻烈，以免汗出太过而耗伤正气，为使药而兼佐药之用。四药相合，共奏发汗解表、宣肺平喘之功。

制方特点：①麻黄与桂枝相配，透营畅卫，发汗之力较强，所谓"辛温峻汗"；②方中炙甘草甘缓药力，即"辛甘发散"以使峻汗而不伤正。

【临床应用】

1. 用方要点　本方适用于风寒表实证，临床当以恶寒发热，无汗而喘，苔薄白，脉浮紧为使用依据。

2. 临证加减　风寒较轻，头身疼痛不甚者，可去方中桂枝，或加苏叶、荆芥；肺郁生痰，兼咳痰稀薄，胸闷气急者，可加苏子、橘红，以增强祛痰止咳平喘之功；风寒郁热，兼心烦口渴者，可加石膏、黄芩，以兼清里热；风寒夹湿，见无汗而头身重痛，舌苔白腻者，可加苍术或白术，以发汗祛湿。

3. 现代运用 主要用于普通感冒、流行性感冒、支气管哮喘、类风湿关节炎、荨麻疹、银屑病等属风寒表证者。

4. 使用注意 本方为发汗峻剂，体虚者不宜使用。方中麻黄含有麻黄碱，有收缩血管及升压作用，故临床高血压和心脏病患者应慎用。

 附 方

1. 麻黄加术汤（《金匮要略》） 即麻黄汤原方加白术四两（9g） 用法：五味，以水九升，先煮麻黄，减二升，去上沫，内诸药，煮取二升半，去滓，温服八合，覆取微似汗。功效：发汗解表，散寒祛湿。主治：风寒湿痹，身热烦疼，无汗。

2. 麻杏苡甘汤（《金匮要略》） 麻黄去节，半两，汤泡（6g） 杏仁十个，去皮尖，炒（6g） 甘草一两，炙（3g） 薏苡仁半两（12g） 用法：剉麻豆大，每服四钱（12g）。水一盏，煮八分，去滓温服，取微汗避风。功效：解表祛湿。主治：风湿一身尽疼，发热，日晡所剧者。

3. 大青龙汤（《伤寒论》） 麻黄去节，六两（12g） 桂枝二两（6g） 甘草炙，二两（5g） 杏仁去皮尖，四十粒（6g） 石膏如鸡子大，碎（12g） 生姜三两（9g） 大枣十二枚，擘（3枚） 用法：以水九升，先煮麻黄减二升，去上沫，内诸药煮取三升，去滓，温服一升，取微似汗。汗出多者，温粉扑之。一服汗者停后服，汗多亡阳遂虚，恶风烦躁，不得眠也。功效：发汗解表，清热除烦。主治：外感风寒。发热恶寒，寒热俱重，脉浮紧，身疼痛，不汗出而烦躁者。

4. 三拗汤（《太平惠民和剂局方》） 麻黄不去节 杏仁不去皮尖 甘草不炙，各等分 用法：为粗末，每服五钱（15g），水一盏半，姜五片，同煎至一盏，去滓，口服，以衣被覆睡，取微汗。功效：宣肺解表。主治：感冒风邪。鼻塞身重，语音不出，或伤风伤冷，头痛目眩，四肢倦怠，咳嗽痰多，胸满气短者。

5. 华盖散（《太平惠民和剂局方》） 麻黄去根节 桑白皮蜜炙 紫苏子隔纸炒 杏仁去皮尖，炒 赤茯苓去皮 陈皮去白，各一两（60g） 甘草炙，半两（30g） 上药为末，每服二钱（9g），水一盏，煎至一分，去渣，食后温服。功效：宣肺解表，祛痰止咳。主治：外感风寒。咳嗽上气，痰气不利，呀呷有声，脉浮数者。

按 上述诸方均由麻黄汤变化而成，其中麻黄加术汤与麻杏苡甘汤均治外湿。外湿治疗可汗但不宜峻汗，麻黄加术汤所治"湿家身烦痛"是素体多湿，又受风寒之证，故用麻黄汤发汗除湿，更加白术，健脾祛湿，兼能益气实表，使"微似汗"而风寒湿邪俱去。麻杏苡甘汤主治风湿所伤，湿郁蕴热之证，用麻黄汤去桂枝，加渗湿之薏苡仁，其发汗之力远不如麻黄加术汤，但兼能利湿舒经。大青龙汤主治寒热俱重，无汗而兼有烦躁，是外寒更甚，腠理闭塞，卫郁化热所致。治当急开皮毛以发其汗，方中倍麻黄用量，稍加石膏以清热除烦。此辛温峻汗必耗气津，故又倍用炙甘草益气和中，缓辛温峻散之力，并增姜、枣调和营卫而助汗源，使汗出表解，寒热烦躁并除。此方发汗之力很强，用之当慎。三拗汤与华盖散两方均减去桂枝，发汗之力减弱，重在宣散肺中风寒，治以咳喘为主症。三拗汤所治为风寒所伤的轻证，华盖散所治系素体痰多，外伤风寒，故更加紫苏子、陈皮、炙桑白皮、赤茯苓等降气祛痰之品，以加强宣肺平喘之功。

 现代研究

实验研究 给大鼠灌胃相当于成人用量30倍的麻黄汤后，2小时内足跖部的汗液蒸发量明显高于对照组；其发汗作用呈显著的量-效相关性，拆方研究显示其作用与方中的麻黄、桂枝配伍有关。麻黄汤还能促进小鼠泪腺和唾液腺的分泌；对由三联菌苗、新鲜酵母等致热原引起的动物体温升高有明显的对抗作用；对大鼠蛋清性足跖部炎症也有一定的抑制作用；对用氨水或机械刺激引起的动物咳嗽有明显的抑制作用。麻黄汤水提物能阻止过敏介质的释放，抑制抗体的产生，还能直接兴奋 α-肾上腺素受体，使末梢血管收缩，缓解支气管黏膜的肿胀。体外 500μg/ml 浓度的麻黄汤，能使呼吸道合胞病毒（RSV）的噬菌体噬斑形成过程中的噬斑数减少 50%。麻黄汤对皮下注射肺炎球菌复制的大鼠"类表寒"模型早期出现的寒战、耸毛、蜷卧等恶寒症状及伴随的肛温降低具有明显的对抗作用；对寒冷应急引起的动物免疫功能低下也有明显的对抗作用。上述研究表明，麻黄汤具有发汗、解热、抗炎、止咳、平喘、抗病毒、抗低温、调整免疫功能等作用，为其发汗解表、宣肺平喘的功效提供了一定的现代药理学依据。

桂枝汤《伤寒论》 Guizhi Tang Cinnamon Twig Decoction

【组成】 桂枝三两，去皮（9g） 芍药三两（9g） 甘草二两，炙（6g） 生姜三两，切（9g） 大枣十二枚，擘（4枚）

【用法】 上五味，㕮咀三味，以水七升，微火煮取三升，去滓，适寒温，服一升。服已须臾，啜热稀粥一升余，以助药力。温覆令一时许，遍身漐漐微似有汗者益佳，不可令如水流漓，病必不除。若一服汗出病瘥，停后服，不必尽剂；若不汗，更服，依前法；又不汗，后服小促其间，半日许令三服尽；若病重者，一日一夜服，周时观之。服一剂尽，病证犹在者，更作服。若不汗出，乃服至二三剂。禁生冷、黏滑、肉面、五辛、酒酪、臭恶等物（现代用法：水煎服）。

病汗与药汗

【功效】 解肌发表，调和营卫。

【主治】 风寒表虚或营卫不和证。头痛发热，汗出恶风，或鼻鸣干呕，苔白不渴，脉浮缓或浮弱者。

营卫不和

【制方原理】 风寒表虚证多由体质较弱、外感风（寒）邪所致。风为阳邪，其性开泄。风邪伤卫，腠理不固，卫气外泄，营阴不得内守，故汗出而恶风不解。其卫得风而强，营不守而弱，故《伤寒论》谓之"卫强营弱"。然卫气外泄无以固护，汗出而营阴受损，故本证实为"营卫俱弱"，习惯上称其为表虚证。皮毛肌腠内通肺胃，鼻为肺窍，邪犯肌表，则肺胃失和，故鼻鸣干呕。寒邪不甚，风伤营卫，见苔白不渴，脉浮缓或浮弱。本证病机为外感风寒，卫伤营弱，营卫不调，肺胃失和。治宜解肌散邪，扶卫助营，调和营卫，兼和肺胃。营卫源于中焦，故调和营卫当顾护中焦脾胃。

方中桂枝辛甘而温，透营达卫，解肌散寒，为君药；芍药酸苦而凉，益阴敛营，为臣药。君臣相合，相须为用，一治卫强，一治营弱，共调营卫。生姜辛温，既助桂枝解肌散邪，又能暖胃止呕；大枣甘平，益气和中，滋脾生津；姜枣相合，还可升散脾胃之气而益营助卫，合为佐药。炙甘草甘温，益气和中，合桂枝"辛甘化阳"以扶卫，合芍药"酸甘化阴"以助营，兼调和诸药，为佐使之用。本方配伍严谨，法中有法，被前人誉为"仲景群方之冠，乃滋阴和阳，调和营卫，解肌发汗之总方也"（《伤寒来苏集》）。

制方特点：①配伍技法。散邪敛汗，调肌表之营卫；益脾畅胃，调脾胃之营卫；炙甘草调于营卫表里之间。②服法讲究。"服已须臾，啜热稀粥"，借水谷之精气以充养中焦，不仅易为酿汗，且使外邪速去而不伤津液。药后"遍身漐漐，微似有汗"，是肺胃得畅，津液得通，营卫和谐，故谓"益佳"。

【临床应用】

1. 用方要点 本方不仅主治外感风寒的表虚证，还可用于病后、产后等体弱者之营卫不和证。临证当以身热，汗出恶风，舌淡苔白，脉浮弱为使用依据。

2. 临证加减 根据营卫不和的偏颇，调整方中药物用量或加味。邪羁卫强见发热明显，增桂枝、生姜用量；卫阳不足见恶寒明显，增桂枝、甘草用量，或加附子；卫气虚甚见漏汗不止，加黄芪、白术；营弱见汗多脉细，增芍药、甘草用量；营气虚甚，再加当归；营卫俱弱见身痛、脉沉迟，加人参。卫虚肺窍阻滞，见鼻痒流涕者，可加黄芪、防风、苍耳子、辛夷。

3. 现代运用　主要用于普通感冒、流行性感冒、上呼吸道感染等见风寒表虚证者。还常用于神经衰弱、神经性头痛、皮肤瘙痒、荨麻疹、过敏性鼻炎、湿疹、冠心病、病毒性心肌炎、肢体动脉痉挛症、多形性红斑、冬季皮炎、小儿多动症、妇女经前产后诸症。

4. 使用注意　表实无汗或表寒里热证，均不宜使用。

 附　方

1. 桂枝加葛根汤（《伤寒论》）　葛根四两（12g）　桂枝二两（6g）　芍药二两（6g）　甘草二两，炙（5g）生姜三两，切（9g）　大枣十二枚，擘（3枚）　用法：上六味，以水八升，煮取三升，去滓，温服一升，覆取微似汗，不须啜粥，余如桂枝法将息及禁忌。功效：解肌散邪，舒利筋脉。主治：太阳病，项背强几几，反汗出恶风者。

2. 桂枝加厚朴杏子汤（《伤寒论》）　桂枝汤原方加炙厚朴二两，去皮（6g）　杏仁五十枚，去皮尖（6g）用法：上七味，以水七升，微火煮取三升，去滓，温服一升，覆取微似汗。功效：解肌发表，下气平喘。主治：宿有喘病，又感风寒而见桂枝汤证者；或风寒表证误用下剂后，表证未解而微喘者。

3. 桂枝加桂汤（《伤寒论》）　桂枝五两（15g）　芍药三两（9g）　生姜三两（9g）　甘草二两，炙（6g）大枣十二枚，擘（3枚）　用法：上五味以水七升，煮取三升，去滓，温服一升。功效：发表解肌，平冲降逆。主治：太阳病误用温针或因发汗太过而发奔豚，气从少腹上冲心胸。

4. 桂枝加芍药汤（《伤寒论》）　桂枝三两（9g）　芍药六两（18g）　生姜三两（9g）　甘草二两，炙（6g）大枣十二枚，擘（3枚）　用法：上五味以水七升，煮取三升，去滓，温分三服。功效：解表和里。主治：太阳病误下，邪陷太阴，表证未罢，兼见腹满时痛者。

按　此四方均为桂枝汤的加味方。桂枝加葛根汤证是桂枝汤证兼太阳经气不舒而见项背强几几，其减少方中桂、芍用量，加葛根解肌发表，舒利筋脉。桂枝加厚朴杏子汤、桂枝加桂汤、桂枝加芍药汤三方证均为外感风寒表证误治，但表证未解，或伤里气见肺气上逆之喘，或伤阳气而见下焦气冲逆之奔豚气，或伤脾阴而见脾经拘急之腹满痛，故分别加厚朴、杏仁以下气平喘，或增桂枝用量以温阳平冲，或倍芍药以和脾缓急。可以看出，通过对桂枝汤方中药味或药量的调整，在原方解肌发表、调和营卫的基础上增加了原方功用，扩大了其适应证范围。

 现代研究

1. 实验研究　桂枝汤煎剂 5～10g/kg 灌胃可降低正常及酵母所致大鼠发热，对安痛定所致的大鼠体温降低有升温作用。3.5～10g/kg 能增加正常大鼠足跖部的汗腺分泌，能抑制安痛定所致的汗腺分泌亢进和拮抗阿托品引起的汗腺分泌减少；8.75～35g/kg 能抑制因注射新斯的明引起的小鼠肠蠕动亢进和拮抗肾上腺素引起的肠蠕动抑制。本方可提高免疫功能抑制的病毒感染小鼠巨噬细胞的吞噬功能、血清凝集素、溶血素效价和外周血中 T 细胞百分率，同时可降低经左旋咪唑处理的免疫功能增强型小鼠的血清凝集素、溶血素效价及外周血 T 细胞百分率，使之接近或恢复到正常水平。研究表明，桂枝汤具有发汗解热、抗炎镇痛、抑制病毒、镇咳、祛痰、平喘、调节肠道和免疫功能及心肌血流量等多方面的药理作用，且在体温、汗腺分泌、肠蠕动、免疫等方面具有双向调节作用，为其"调和营卫"的内涵提供了一定的现代理解。

对桂枝汤的服法研究显示，该方对活动期（夜晚）动物的解热作用强于静止期（白天）动物，提示桂枝汤对人来说宜白昼服用。提高环境温度后动物给予本方并辅以药后灌服小米粥，能增强其对病毒性肺病变的抑制和提高单核巨噬细胞吞噬功能，说明"啜热粥温服以助药力"的科学性。以小鼠巨噬细胞功能为指标，发现桂枝汤一日 2 剂的作用强于一日 1 剂，连日服的作用强于非连日服；一日总量分三次口服，每次间隔 2.5 小时，作用也明显强于总量一次服，证明桂枝汤宜多次或连续分服的合理性。

2. 临床报道

（1）将椎动脉型颈椎病患者随机分为治疗组 186 例和对照组 126 例，治疗组用桂枝汤（桂枝 6～12g，白芍 16g，炙甘草 6g，生姜 2~6 片，大枣 5 枚）每日 1 剂，水煎服，分 2 次。嘱药后饮用稀饭 1 碗，卧床覆被，待微汗后起床退汗，避风。对照组用尼莫地平 10mg，每日 3 次。两组均用药 5 天。观测两组治疗前后的椎动脉平均血流速度（Vm）和症状改善情况。结果显示治疗组治愈率和显效率均明显高于对照组（$P<0.05$）。表明桂枝汤治疗椎动脉型颈椎病疗效较好。

（2）参照《中医病证诊断疗效标准》中自汗、盗汗的诊断标准，将脑肿瘤术后多汗症（开颅手术后全身多汗，以躯干部皮肤汗液过多为主）患者随机分为治疗组 21 例和对照组 25 例，两组均予降颅内压、补充营养及电解质、预防感染、营养神经等常规处理，其中治疗组予以桂枝汤（桂枝 20g，白芍 15g，生姜 15g，甘草 10g，大枣 10g）水煎服，每日 1 剂，分三次；对照组予以肌内注射硫酸阿托品 1mg，每日 2 次。观察两组治疗后的舌象、脉象、汗出情况及治疗期间出现的不良反应。结果显示治疗组有效率为 90.5%，优于对照组 64.0%（$P<0.05$）；未出现明显不良反应，优于对照组（$P<0.05$）。表明桂枝汤治疗脑肿瘤术后多汗症较西药硫酸阿托品疗效更好，且不良反应发生率低。

九味羌活汤 《此事难知》引张洁古方 Jiuwei Qianghuo Tang Nine-herb Decoction with Notopterygium

【组成】 羌活（9g） 防风（6g） 苍术（6g） 细辛（2g） 川芎（3g） 白芷（3g） 生地黄（3g） 黄芩（3g） 甘草（3g）（原书未标注剂量）

【用法】 㕮咀，水煎服。若急汗热服，以羹粥投入；若缓汗温服，而不用汤投之也。

【功效】 发汗祛湿，兼清里热。

【主治】 外感风寒湿邪，兼有里热证。恶寒发热，肌表无汗，头痛项强，肢体酸楚疼痛，口苦而渴，苔白，脉浮者。

【制方原理】 本方所主乃外感风寒湿邪，兼有内热。风寒湿邪束于肌表，皮毛闭塞，阳气不得外达，故恶寒发热，无汗头痛。寒湿伤于经络，气血运行不畅，故肢体酸楚疼痛。里有蕴热，故见口苦而渴；苔白、脉浮为邪犹在表。本证病机为外感风寒湿邪，邪束肌表，滞于经络，里有蕴热。治宜发汗以祛风散寒除湿，行气活血以通络止痛，兼清里热。

方中羌活辛温芳香，主入太阳，上行发散，尤善祛除在表之风寒湿邪，故为君药。防风兼入厥阴，尤能散一身之风；苍术主入太阴，除湿力强；此两味助羌活以发汗除风湿，合为臣药。细辛主入少阴，散寒通络，尤能止痛；白芷主入阳明，祛风散寒，兼能宣痹；川芎主入少阳，祛风而能行气活血；此三味合助君臣祛风散寒除湿以除表邪，通经活络以止疼痛，皆为佐药。黄芩、生地清泄里热，兼制辛温香燥以防助热伤津，亦为佐药。甘草调和诸药，为使药。诸药相合，共奏发汗祛湿、宣痹止痛、兼清里热之功。

制方特点：①辛温升散与寒凉清热药配伍，即"以升散诸药而臣以寒凉，则升者不峻；以寒凉之药而君以升散，则寒者不滞"（《顾松园医镜》）。②药备六经，通治四时，权变活法。原书服法中强调"视其经络前后左右之不同，从其多少大小轻重不一，增损用之，其效如神"。

《医学入门》亦载九味羌活汤，药物组成及主治与本方基本相同，唯药量有所增加，并加入生姜三片，大枣二枚，葱白三茎，以加强通阳解表之力，临证可酌情使用。

【临床应用】

1. 用方要点 本方为四时感冒风寒湿邪的通用方，但以外感风寒湿之表实无汗而兼有里热者最宜。临证当以恶寒发热，头痛无汗，肢体酸楚疼痛，口苦微渴为使用依据。

2. 临证加减 根据受邪经络和风寒湿邪之偏颇，调整方中药味。无口苦口渴，或苔白厚腻者，去黄芩、生地黄，或重用苍术，加枳壳、厚朴之类，以增强行气化湿之力。

3. 现代运用 主要用于感冒、流感，加减后还常用于风湿性关节炎、急性荨麻疹、坐骨神经痛等病属风寒或风寒湿表证者。

4. 使用注意　风热表证、里热亢盛及阴虚内热者不宜使用。

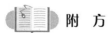　**附　方**

1. 大羌活汤（《此事难知》）　羌活　独活　防风　细辛　防己　黄连　黄芩　苍术　甘草炙　白术各三钱（各9g）　知母　川芎　生地黄各一两（各30g）　用法：㕮咀，每服半两（15g），水二盏，煎至一盏半，去滓，得清药一大盏，热饮之；不解，再服三四盏解之亦可，病愈则止。若有余证，并依仲景随经法治之。功效：发散风寒，祛湿清热。主治：表里两感，外寒里热，症见头痛，发热恶寒，口干烦满而渴者。

2. 香苏散（《太平惠民和剂局方》）　香附炒，去毛　紫苏叶各四两（120g）　甘草一两，炙（30g）　陈皮不去白，二两（60g）　用法：为粗末，每服三钱（9g），水一盏，煎七分，去滓，不拘时，日三服。若作细末，只服二钱（6g），入盐点服。功效：疏风散寒，理气和中。主治：外感风寒，内有气滞证。恶寒发热，头痛无汗，胸脘痞闷，不思饮食，舌苔薄白，脉浮。

按　较之九味羌活汤，大羌活汤中少白芷而多黄连、知母、防己、白术，其清热祛湿之力较强，适用于外感风寒湿而里热较重者。香苏散为理气解表之剂，专为四时感冒风寒、受邪轻浅、内有气滞者而设，该方药性平和，外散表邪，内调气血，临床适应性好。

　现代研究

1. 实验研究　九味羌活汤水提物10.5g/kg和醇提物20g/kg或25g/kg剂量口服灌胃，能明显减少乙酸所致小鼠的扭体次数，提高热板法所致的痛阈值；其醇提液30g/kg能明显抑制巴豆油引起的小鼠耳肿胀和蛋清引起的大鼠足肿胀；水煎液8.1g/kg和21.6g/kg可使疫苗或啤酒酵母、内毒素等多种致热原引起的发热动物模型（家兔、大鼠）的体温下降，且作用迅速；10.5g/kg剂量能减少小鼠自发活动次数。本方还能明显促进抗体生成，加速机体对内毒素的清除。上述研究表明，九味羌活汤具有镇痛、抗炎、解热、镇静、调节免疫等作用。

2. 临床报道　将风寒袭络型面瘫40例随机分为中药组和西药组，两组各20例。两组均给予基础治疗，包括神经营养剂甲钴胺1000g静脉推注，1次/天，疗程2周；地塞米松10mg静脉滴注，1次/天，应用7天后停药；针灸和红外线照射治疗。中药组再予九味羌活汤加减（羌活9g，防风9g，苍术9g，细辛3g，川芎6g，白芷6g，生地黄6g，黄芩6g，甘草6g；表证明显加桑叶、蝉蜕，去细辛；苔白腻加半夏、僵蚕），每日1剂；西药组再予泛昔洛韦0.25g口服，3次/天。疗程均为2周，观察患者治疗后House-Brackmann面神经功能评价分级（H-B分级）、加重率及临床疗效。结果显示两组患者H-B分级、加重率及有效率均无显著性差异（$P > 0.05$）。表明九味羌活汤加减治疗风寒袭络型面瘫与西药泛昔洛韦的疗效相当。

小青龙汤《伤寒论》　Xiaoqinglong Tang
Minor Bluegreen Dragon Decoction

【组成】　麻黄三两，去节（9g）　芍药三两（9g）　干姜三两（3g）　五味子半升（3g）　甘草三两，炙（6g）　桂枝去皮，三两（6g）　半夏半升，洗（9g）　细辛三两（3g）

【用法】　以上八味，以水一斗，先煮麻黄，减二升，去上沫，内诸药。煮取三升，去滓，温服一升（现代用法：水煎服）。

【功效】　解表散寒，温肺蠲饮。

【主治】　风寒客表，水饮内停证。恶寒发热，无汗，喘咳，痰多而稀，或痰饮咳喘，不得平卧，或身体疼重，头面四肢浮肿，舌苔白滑，脉浮滑或紧。

【制方原理】　本方所主乃素有寒饮，复感风寒所致。素有寒饮之人，多因阳弱不能布津，聚而为饮所致。今又外感风寒，皮毛闭塞，卫阳郁闭，故恶寒发热，无汗身痛；外邪引动内饮，水饮内迫，肺阻气逆，故喘咳，痰多而稀，胸痞；甚则饮溢肌肤而为浮肿身重。舌苔白滑而脉浮滑者，正是外寒内饮之征。本证病机为风寒外束肌表，寒饮上迫于肺，肺失宣降，兼阳弱津乏。治当发汗蠲饮，内外合治，兼顾气液。

方用麻黄、桂枝为君，发汗解表，除外寒而宣肺气。干姜、细辛为臣，温肺化饮，兼助麻、桂解表。然肺失宣降，并兼阳弱津乏，此纯用辛温发散，既恐耗伤肺气，又虑其温燥伤津，故以五味子敛肺气而止咳喘，芍药益阴血而敛津液，合为佐制之用；半夏祛痰和胃，散结除痞，亦为佐药。炙甘草益气和中，调和于辛散酸收之间，兼为佐使。此八味相配，使表解饮去，肺复宣降，诸证自平。

制方特点：①解表化饮，表里并治；②散中有收，宣中有降，制有法度。

本方与大青龙汤相较，两方所主皆系风寒束表，但彼兼郁热烦躁，此兼寒饮内停。所以两者发表之药相同，而治里之药有别，大青龙汤佐以石膏以清热除烦，小青龙汤则用干姜、细辛、半夏温化寒饮，两方寒热异性，迥然有别，不可混淆。

【临床应用】

1. 用方要点 本方是治疗外寒里饮的重要方剂，临证当以恶寒发热，无汗，咳喘痰多而稀，胸满，苔薄白，脉浮为使用依据。

2. 临证加减 外邪表闭重，恶寒无汗，重用麻黄、桂枝；外寒已解，喘咳未止，去麻黄、桂枝；寒痰饮甚，胸满痰多，重用细辛、半夏；里饮郁热，喘而烦躁，加石膏；郁热伤津见口渴，去半夏，加天花粉；里饮偏重见小便不利、小腹满，去麻黄，加茯苓。

3. 现代运用 主要用于慢性支气管炎、支气管哮喘、老年性肺气肿，以及慢性支气管炎急性发作、肺炎、过敏性鼻炎、胸膜炎、肺水肿、肺源性心脏病等证属外寒或肺寒里饮者。

4. 使用注意 阴虚痰喘者禁用。

 附 方

射干麻黄汤（《金匮要略》） 射干三两（6g） 麻黄四两（9g） 生姜四两（9g） 细辛三两（3g） 紫菀三两（6g） 款冬花三两（6g） 大枣七枚（3g） 半夏半升（9g） 五味子半升（3g） 用法：上九味，以水一斗二升，先煮麻黄两沸，去上沫，内诸药煮取三升，分温三服。功效：宣肺祛痰，下气止咳。主治：咳而上气，喉中有水鸡声者。

按 本方治痰饮郁结、肺气上逆之证，故用麻黄宣肺气；射干开痰散结，生姜、细辛、半夏温肺化饮，紫菀、款冬花除痰下气；五味子敛肺气，大枣养脾胃。较之小青龙汤，此方侧重于温肺化痰下气，解表之力较弱；彼方主在解表散寒，兼能温化寒饮。

 现代研究

1. 实验研究 小青龙汤全方及其大部分组成药味都可不同程度地拮抗组胺、乙酰胆碱和氯化钡等引起的离体豚鼠气管的收缩；进一步研究显示其气管平滑肌松弛作用可能与上调 β-受体水平，提高亲和力，增加腺苷酸环化酶活性，降低儿茶酚胺甲基转移酶活性及升高环磷酸腺苷（cAMP）水平有关。本方能抑制卵白蛋白致敏的离体豚鼠肠管的舒尔茨-戴尔试验反应及小鼠皮肤被动过敏反应，其抗过敏作用与对抗肥大细胞的脱颗粒有关。本方能减轻哮喘模型大鼠肺叶组织炎性浸润及支气管壁增厚，降低其血清中内皮素（ET）、嗜酸性粒细胞趋化因子（eotaxin）、白细胞介素4（IL-4）、干扰素γ（IFN-γ）的含量；显著抑制肺组织转化生长因子-β1（TGF-β1）和IL-13基因表达。本方还有扩张外周血管，升高皮肤温度，改善肾上腺皮质功能及肺功能，降低血流阻力及血液循环，促进红细胞糖酵解等作用。综上，本方具有止咳、平喘、抗过敏、改善血液循环及免疫调节等药理作用，为其解表蠲饮、止咳平喘功效的认识提供了一定的现代理解。

2. 临床报道 将支气管哮喘患者随机分为常规治疗组 37 例和小青龙汤治疗组 41 例。两组均给予抗生素静脉滴注、解痉平喘之药及氧疗，合并心力衰竭者予以强心利尿等治疗。小青龙汤组在上述治疗的基础上加小青龙汤（麻黄 8g，桂枝 10g，白芍 15g，细辛 3g，干姜 9g，制半夏 12g，五味子 6g，每日 1 剂）。10～14 天为一个疗程。以体温、症状、两肺哮鸣音、白细胞计数、肺纹理、痰培养转阴、血氧饱和度（SaO$_2$）的改善情况作为疗效判定标准。结果显示小青龙汤治疗组的显效率、肺功能指标及嗜酸粒细胞（EOS）各项指标的改善均优于常规治疗组（$P<0.05$）。表明小青龙汤能提高西医常规治疗对支气管哮喘急性发作的临床疗效。

香薷散 《太平惠民和剂局方》 Xiangru San
Elsholtzia Powder

【组成】　香薷一斤（500g）　白扁豆微炒　厚朴姜汁炙，各半斤（各250g）

【用法】　上为粗末，每服三钱（9g），水一盏，入酒一分（少许），煎七分，去滓，水中沉冷，连吃两服，随病不拘时（现代用法：水煎服，或加酒少量同煎，用量按原方比例酌减）。

【功效】　祛暑解表，化湿和中。

【主治】　阴暑证。恶寒发热，无汗头痛，身重困倦，胸闷泛恶，或腹痛吐泻，舌苔白腻，脉浮。

【制方原理】　本方证由夏月乘凉饮冷，外感于寒，内伤于湿所致。寒邪外束，故恶寒发热、无汗头痛；暑湿伤中，脾胃失和，气机不畅，升降失司，故胸闷泛恶、腹痛吐泻；湿困肌表，则身重困倦；舌苔白腻，脉浮，乃风寒在表，内有湿邪之候。针对本证寒邪束表、暑湿伤中的病机，治以辛温发表、祛暑化湿、健脾和中为法。

方中香薷辛温芳香，解表散寒，祛暑化湿，为夏月解表的要药，为君药。厚朴辛温苦燥，行气化湿，为臣药；白扁豆甘平，健脾和中，兼能化湿消暑，为佐药。煎药时入酒少许，意在温通以助药力。诸药合用，共奏祛暑解表、化湿和中之功。

制方特点：表里同治，解表散寒与祛暑化湿、理气和中相配，为夏月伤于寒湿的良方。

【临床运用】

1. 用方要点　本方是夏月乘凉饮冷，伤于寒湿之阴暑证的常用方。临床以恶寒发热，无汗，头痛身重，胸闷，腹痛吐泻，苔白腻，脉浮为使用依据。

2. 临证加减　兼内热烦躁者，加黄连以清热除烦；湿盛于里者，加茯苓以利湿和中；素体脾虚，中气不足者，加人参、白术、陈皮以益气健脾燥湿。

3. 现代运用　多用于夏季感冒、急性胃肠炎等证属寒邪束表，暑湿伤中者。

4. 使用注意　中暑汗多烦渴者，本方不宜。

 附　方

新加香薷饮（《温病条辨》）　香薷二钱（6g）　金银花三钱（9g）　鲜扁豆花三钱（9g）　厚朴二钱（6g）连翘二钱（9g）　用法：水五杯，煮取二杯，先服一杯，得汗，止后服；不汗再服；服尽不汗，再作服。功效：祛暑清热，解表化湿。主治：暑温夹湿，复感于寒。发热头痛，恶寒无汗，口渴面赤，胸闷不舒，舌苔白腻，脉浮而数。

按　香薷散与本方均以辛温之香薷发散表寒，祛除暑湿，但香薷散配伍厚朴、扁豆，化湿和中力强，主治暑令感寒夹湿之阴暑证；本方又加金银花、连翘、鲜扁豆花，而成"辛温复辛凉法"，兼能内清暑热，主治暑热夹湿内蕴，复感风寒之证，虽亦恶寒无汗，但有口渴面赤、脉数等里热之象。

 现代研究

1. 实验研究　香薷散对麻黄碱诱导形成的小鼠胃排空受阻模型具有显著促进胃排空的作用；对正常小鼠的肠推进运动未见明显的促进作用，但能抑制番泻叶引起的腹泻，提示该方对胃肠活动的调节作用与其作用对象有关。本方胃肠调节作用为治疗阴暑的腹痛吐泻提供了一定的药理学依据。

2. 临床报道　以香薷散为基础加味治疗"空调病"120 例。患者都有在夏季长时间使用空调或者频繁进出空调房间的病史，急性起病，病程短于 24 小时，中医辨证符合外寒内暑，气机不调。结果显示服药 24 小时内治愈 22 例，48 小时内治愈 42 例，72 小时内治愈 25 例，好转 24 例，未愈 7 例，总有效率为 94.2%。表明本方是治疗夏季"空调不适症"（受暑感寒）的有效方剂。

第二节 辛凉解表

辛凉解表剂，适用于外感风热，或温病初起，邪在肺卫的表热证。风热表证的基本病机：外感风热，邪犯卫表，表郁不畅，见微恶风寒，或汗出不畅，甚至无汗；风热之邪多兼夹热毒，易从口鼻而入，直趋肺系，且病从热化，故多兼有不同程度的里热（肺热），见身热较甚，心烦，舌红苔黄；肺卫郁热，肺失宣降，见咳嗽喘逆；风热之邪，易伤津灼液，见咽干口渴；邪客上窍，每见头痛咽肿，或鼻塞喷嚏；间见疹毒外发，热郁血分，疹出不畅等。故本证治疗当以疏散风热为主，兼行清热解毒、宣肺止咳、生津护液、利咽通窍、透疹活血等。

本类方剂多以辛凉解表药为主而组成，如桑叶、菊花、薄荷、牛蒡子、升麻、葛根、柴胡等。其中桑叶甘苦质轻，菊花甘苦微寒，两味轻清疏散，善祛风热之邪，前者偏入肺经而能清肺止咳，后者偏入肝经而能清肝明目；薄荷辛凉，轻清升散，疏散上焦风热，清利头目；此三味为风热表证较轻者最为常用。牛蒡子辛苦寒，主入肺、胃经，疏散风热，宣肺止咳，利咽消肿，解毒透疹，多用于风热表证之肺热咳嗽、咽肿疼痛及斑疹不透等，常与薄荷同用。葛根甘辛平，主入脾、胃经，升散之力较强，解肌退热，兼能生津止渴，舒筋止痛，为邪客阳明症见发热无汗、头痛口渴之要药；升麻辛甘微寒，入脾、胃、肺、大肠经，轻浮上行，能清解阳明热毒，兼散肌表风邪而透疹；此两味常同用于麻疹透发不畅。柴胡苦辛平，入肝、胆经，善于疏散少阳半表之邪，尤能透邪退热，最宜于邪在少阳之往来寒热者。

此外，本类方剂常选配清泄胸膈药（石膏、竹叶、栀子）、清热解毒药（金银花、连翘、蚤休）、宣降肺气药（桔梗、杏仁、前胡）、甘寒生津药（芦根、天花粉、沙参）、利咽消肿药（板蓝根、射干、马勃）、疏风通窍药（蔓荆子、苍耳子、辛夷花）、散风透疹药（僵蚕、蝉衣、紫背浮萍）、凉血活血药（赤芍、牡丹皮、紫草）等。

代表方有桑菊饮、银翘散、麻黄杏仁甘草石膏汤、柴葛解肌汤、升麻葛根汤等。

桑菊饮 《温病条辨》 Sang Ju Yin
Mulberry Leaf and Chrysanthemum Decoction

【组成】 桑叶二钱五分（7.5g） 菊花一钱（3g） 杏仁二钱（6g） 连翘一钱五分（5g） 薄荷二钱（6g） 桔梗二钱（6g） 甘草生，八分（2.5g） 芦根二钱（6g）

【用法】 水二杯，煮取一杯，日二服。

【功效】 疏风清热，宣肺止咳。

【主治】 风温初起。但咳，身热不甚，口微渴者。

【制方原理】 本方主治外感风热之轻证。风温袭肺，肺失清肃，故气逆而咳；其受邪轻浅，津未大伤，故身热不甚，口仅微渴。本证病机以风热犯肺，肺卫失宣为要点。治宜疏散风热，清宣肺气。

方中桑叶清透肺络之热而止咳，菊花疏散上焦风热而清利头目，并作君药。薄荷辛凉透表，助桑叶、菊花之疏散；桔梗开肺、杏仁降肺，其宣降相伍，既助桑叶、菊花以祛邪，又助理肺气以止咳；此三味共为臣药。连翘辛寒而质轻，善清膈上浮游之热；芦根甘寒，清热生津止渴，共为佐药。甘草润肺止咳，调和诸药，兼佐使之用。诸药配合，共成疏风散热、宣肺止咳之功。

【临床应用】

1. 用方要点 本方药轻力薄，适用于风温或风热犯肺之轻证，吴鞠通称为"辛凉轻剂"。临证当以咳嗽身热不甚，口不甚渴，舌尖红，苔薄白，脉浮数为使用依据。

2. 临证加减 邪甚病重，可仿原书加减法。如气分热甚，气粗似喘，加石膏、知母以清泄气热；肺热重，咳嗽频频，加黄芩以清肺止咳；津伤较重，口渴较甚，加天花粉以清热生津。此外，肺热较甚，咳伤肺络，咳痰夹血，加茅根、藕节、牡丹皮以凉血止血；咳痰黄稠，不易咯出，加瓜蒌皮、浙贝母以清化热痰。

3. 现代运用 多用于上呼吸道感染、急性扁桃体炎、肺炎、麻疹、流行性乙型脑炎、百日咳等证属风热表证者。

4. 使用注意 不宜久煎；风寒咳嗽者忌用。

 现代研究

1. 实验研究 本方（最小起效剂量 0.45g/kg）能使五联菌苗和啤酒酵母所致的发热模型动物（家兔、大鼠）的体温显著下降，作用与复方阿司匹林相似，且有吸收快、起效快、排泄迅速，作用维持时间短等特点。对实验性急性炎症大鼠模型有较强的抑制作用，能升高血浆中醛固酮和皮质醇水平，升高肾上腺中胆固醇含量和降低其维生素 C 含量，推测其通过兴奋下丘脑-垂体-肾上腺皮质轴等多种途径整合而实现抗炎作用。体外实验证明，本方对金黄色葡萄球菌、溶血性链球菌、卡他球菌、白喉杆菌、大肠杆菌等有明显抑制作用。上述研究表明，本方具有退热、抗炎、抗菌等作用，为其疏风散热功效的认识提供了一定的药理学依据。

2. 临床报道 将 90 例风热咳嗽小儿随机分为治疗组 60 例和对照组 30 例，治疗组用加味桑菊饮（桑叶 15g，菊花 10g，桔梗 10g，杏仁 7.5g，连翘 10g，薄荷 7.5g，芦根 10g，金银花 10g，黄芩 10g，甘草 7.5g）每日 1 剂，水煎，分 3 次服。对照组用阿莫西林分散片，每日按 50～100mg/kg，分 3 次口服。两组疗程均为 5 天，以临床症状和体征改善情况为判断标准。结果显示治疗组总有效率为 96.67%，明显优于对照组的 73.33%（$P < 0.05$），表明加味桑菊饮对小儿风热咳嗽有良好的治疗效果。

银翘散《温病条辨》 Yin Qiao San
Honeysuckle and Forsythia Powder

【组成】 连翘一两（9g） 金银花一两（9g） 苦桔梗六钱（6g） 薄荷六钱（6g） 竹叶四钱（4g） 生甘草五钱（5g） 荆芥穗四钱（5g） 淡豆豉五钱（5g） 牛蒡子六钱（9g）

【用法】 上杵为散，每服六钱，鲜苇根汤煎，香气大出，即取服，勿过煮。肺药取轻清，过煮则味厚而入中焦矣。病重者，约二时一服，日三服，夜一服；轻者三时一服，日二服，夜一服；病不解者，作再服（现代用法：按原方比例酌情增减，改作汤剂，水煎服；亦可制作散剂服用）。

【功效】 辛凉透表，清热解毒。

【主治】 温病初起。发热无汗，或有汗不畅，微恶风寒，头痛口渴，咳嗽咽痛，舌尖红，苔薄白或薄黄，脉浮数。

【制方原理】 本方证所主乃温热邪气初犯肺卫。温者，火之气。其犯人体，自口鼻而入，直通于肺，所谓"温邪上受，首先犯肺"（《外感温热篇》）。肺卫相通，肺合皮毛，喉为肺之门户。温病初起，邪犯肺卫，多见发热头痛，微恶风寒；邪郁卫分，腠理闭塞，故汗出不畅或无汗；温热犯肺，肺失清肃，故咳嗽；温毒上熏口咽，损伤津液，故见咽痛口渴。本证病机主要为外感温热毒邪，卫表郁闭，肺失清肃。治当辛凉透散以畅卫表，清泄肺热并解其毒，宣降肺气以复清肃。

本方遵《素问·至真要大论》"风淫于内，治以辛凉，佐以苦甘"之旨而制。方中以金银花、连翘为君，此两味芳香清解，既能辛凉透表清热，又可芳香辟秽解毒。薄荷、牛蒡子辛凉，疏散风热而清利咽喉，并为臣药。荆芥穗、豆豉辛温，助君药透散以祛邪；桔梗宣肺利咽，甘草清热解毒，两药相伍，即《伤寒论》之桔梗汤，有利咽止痛之功；竹叶清泄上焦以除烦，苇根清肺生津以止渴，皆为佐药。甘草调和药性，兼为使药。诸药相合，共奏疏风透表、清热解毒之功。

制方特点：①辛凉透表，兼芳香辟秽，清热解毒；②主用辛凉，佐以小量辛温之品，增强透表散邪但不悖辛凉之旨。

银翘散与桑菊饮，都是治疗温病初起的辛凉解表剂，两方都有连翘、桔梗、甘草、薄荷、芦根，但银翘散有金银花、荆芥穗、豆豉、牛蒡子、竹叶，偏于透表清热；桑菊饮有桑叶、菊花、杏仁，偏于肃肺止咳。

【临床应用】

1. 用方要点 本方为治疗风热表证之常用方剂，临证当以发热，微恶风寒，口渴咽痛，舌尖红、苔薄白或薄黄，脉浮数为使用依据。

2. 临证加减 热夹湿浊，胸膈满闷，加藿香、郁金；津伤渴甚，加天花粉；热毒较甚，项肿咽痛，加马勃、玄参；热伤血络，咳血者，去荆芥穗、豆豉，加白茅根、侧柏炭、栀子炭；肺气不利，咳甚，加杏仁；二三日病不解，热渐入里，加细生地、麦冬；再不解，或小便短，再加知母、黄芩、栀子。麻疹初起，透发不齐，加浮萍、蝉蜕；热入营分，疹色红赤，加生地、赤芍。风热壅滞肌肤，疮痈初起，加蒲公英、大青叶、紫花地丁等。

3. 现代运用 主要用于流行性感冒、流行性腮腺炎、扁桃体炎、急性上呼吸道感染，还常用于流行性乙型脑炎、流行性脑膜炎、咽炎、咽峡疱疹、麻疹、手足口病、肺炎、药物性皮炎、小儿湿疹、产褥感染等证属风热表证者。

4. 使用注意 煎煮时间不宜长，根据病情轻重安排服药频次。

 现代研究

1. 实验研究

（1）银翘散灌胃能促进大鼠足跖部汗液分泌。其煎剂、片剂、袋泡剂对啤酒酵母、2，4-二硝基苯酚所致大鼠发热模型皆有明显的解热作用。电生理研究表明，本方可解除致热原对热敏神经元的抑制，使之恢复正常；同时抑制冷敏神经元发放冲动，降低机体产热水平，从而达到解表散热的效果，故其作用机制并不全同于解热镇痛药。银翘散全方及其单味药对多种细菌及病毒均有抑制作用，对感染甲型流感病毒的 72-243 株大鼠有一定的保护作用。对实验性炎症如蛋清致大鼠足跖肿胀、组胺所致小鼠的皮肤毛细血管通透性亢进均有明显抑制作用。研究表明，银翘散具有发汗、解热、抗菌、抗病毒及抗炎等作用，为其透表散邪、清热解毒功效提供了一定的现代理解。

（2）采用皮下注射干酵母混悬液及足跖皮下注射蛋清复制大鼠发热和炎症模型，比较银翘散三种煎煮方法（传统煎煮、常压煎药及高压煎药）的高（10g/kg）、低（5g/kg）不同剂量对模型的退热和抗炎作用。结果显示，三种煎煮方法都有不同程度地降低动物体温和减轻足跖肿胀的作用，但较之于机器煎煮二法，银翘散的传统煎煮方法的体温降低抑制足跖肿胀的作用起效最快，持续时间长。表明银翘散传统煎煮法的疗效优于机器煎煮法。

2. 临床报道

（1）将 98 例分泌性中耳炎患儿随机分为中西医结合组和单纯西医组，两组各 49 例。单纯西医组用盐酸环丙沙星滴耳液、1%呋麻滴鼻液；头孢克洛 0.5g、稀化粘素 300mg、泼尼松 5mg，均 3 次/天，氯雷他定 10mg，1 次/天；中西医结合组在西医治疗的基础上，口服银翘散加减方[金银花 12g，连翘 12g，薄荷（后下）6g，荆芥 6g，石菖蒲 10g，牛蒡子 6g，淡豆豉 3g，淡竹叶 6g，泽泻 10g，茯苓 10g，甘草 3g]，日 1 剂，水煎 150ml，早、晚分服。以症状、听力恢复情况、鼓膜颜色和活动、鼓室积液变化及电测听检查气导和声阻抗的改善作为疗效判定标准。结果显示中西医结合组有效率为 95.9%，高于单纯西医组 81.6%（$P<0.05$）。表明银翘散加减方能提高西医常规疗法对儿童急性分泌性中耳炎的疗效。

（2）手足口病属中医"温病"、"时疫"等范畴，有使用银翘散治疗该病获效的报道。参照《手足口诊疗指南》和《中医病证诊断疗效标准》，将确诊的 92 例手足口病患儿随机分为治疗组和对照组，两组各 46 例，2 组均给予抗病毒、抗感染等对症治疗，治疗组同时服用银翘散水煎剂，1 剂/天，二组均治疗 5 天。以临床症状和精神状态的恢复情况，结合相关诊断标准作为疗效判断标准。结果显示治疗组的总有效率为 91.2%，明显优于对照组 80.4%（$P<0.05$），且发热、疱疹消失及住院时间均明显短于对照组（$P<0.05$）。表明在西药常规治疗基础上加用银翘散可以明显提高小儿手足口病临床疗效。

麻黄杏仁甘草石膏汤《伤寒论》 Mahuang Xingren Gancao Shigao Tang
Ephedra, Apricot, Gypsum and Licorice Decoction

【组成】 麻黄四两，去节（6g） 杏仁五十个，去皮尖（9g） 甘草二两，炙（6g） 石膏半斤，碎，绵裹（18g）

【用法】 以水七升，煮麻黄去上沫，内诸药，煮取二升，去滓，温服一升（现代用法：水煎服）。

【功效】 辛凉宣泄，清肺平喘。

【主治】 肺热壅盛证。身热不解，有汗或无汗，咳逆气急，甚或鼻煽，口渴，舌苔薄白或黄，脉浮滑而数。

【制方原理】 本方证所主风热袭肺，或风寒郁而化热，热壅于肺。表邪未尽，可见身热，恶风或恶寒；肺热外蒸，热迫津泄，故有汗而身热不解。若肺热壅遏，卫气郁闭，可见身热而无汗，甚则鼻煽；肺中热盛，清肃失常，肺气上逆，故喘逆气急；热盛汗出，俱可伤津，故口渴喜饮。表里俱热，正尚未虚，故脉浮滑而数。本证病机要点为肺热壅甚，不得宣泄，肺失肃降，或兼表邪；治当宣开肺气，清泄肺热，或兼解表。

方中麻黄辛温，宣开肺气以使里热得以外达，即"火郁发之"，且兼散表邪。但麻黄性温，故伍以辛甘大寒之石膏，清泄肺胃，兼透热生津。此两味相合，寒温相制，且石膏用量大于麻黄，清泄肺热而不碍畅表，宣通肺气而不助里热，共成辛凉宣泄之功，合为君药。杏仁降气，佐助麻黄宣降肺气以止咳平喘。炙甘草益气和中，与麻黄相配，以宣散肺邪而无耗气之忧；与石膏相合，清热生津而无伤中之弊，兼能调和诸药，为佐使。全方四味，配伍严谨，为清肺平喘之良剂。

制方特点：①辛温与辛寒合法，开肺透表，清泄肺热而无凉遏之虑；②宣降相伍，复肺之升降而能相得益彰。

本方与麻黄汤在配伍上虽仅一味之差（石膏与桂枝），但立法上辛凉与辛温迥异；两方同治身热而喘，但麻黄汤主治风寒表闭之表寒实喘，本方主治邪热壅肺之里热实喘。

【临床应用】

1. 用方要点 本方为清泄肺热之要方，临证当以身热、喘急、脉数为使用依据。

2. 临证加减 若在表的风寒未尽，无汗恶寒，加荆芥、豆豉；风热不解，微恶风寒，加金银花、薄荷。可根据肺热和表郁的轻重偏颇，调整石膏与麻黄的配伍比例，如肺中热甚，汗大出，重用石膏；表郁不畅，汗少或无汗，增麻黄量。肺热气壅，胸满喘急，加桑白皮、葶苈子；邪热灼津成痰，咳痰稠黄，加瓜蒌、贝母；热甚津伤，烦热渴饮，加知母、芦根。

3. 现代运用 主要用于急性气管炎、支气管炎、肺炎、百日咳、感冒，还常用于荨麻疹、咽喉炎、痔疮、口疮、鼻窦炎、肺源性心脏病等证属肺热壅甚者。

4. 使用注意 方中麻黄宜先煎。风寒实喘和虚证喘逆者禁用。

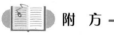 **附 方**

越婢汤（《金匮要略》） 麻黄六两（18g） 石膏半斤（18g） 生姜三两（9g） 甘草二两（6g） 大枣十五枚（4枚） 用法：上五味，以水六升，先煮麻黄，去上沫，内诸药，煮取三升，分温三服。功效：发汗利水。主治：风水恶风，一身悉肿，脉浮而渴，续自汗出，无大热者。

按 越婢汤与麻黄杏仁甘草石膏汤所治皆有汗，均用麻黄配石膏，清肺泄热。但前方证有"一身悉肿"，是水溢肌表，故增大麻黄用量，并配生姜，意在开玄府以泄肌表之水。不喘，故去杏仁，加大枣以滋脾，生姜以散表，合之以调和营卫。两方同能宣肺开表，但有泄水和泄热之侧重。

现代研究

1. 实验研究 本方有镇咳、祛痰、平喘、解热、抗炎、增强机体免疫功能、抗变态反应、抗病原微生物等作用。本方灌胃对氨水刺激小鼠、猪毛刺激豚鼠、电刺激犬气管黏膜引起的咳嗽均有明显抑制作用。其煎剂、醇提液经腹腔注射，使小鼠气管冲洗液中酚红含量明显增加；可使豚鼠药物性引喘潜伏期明显延长，对组胺、乙酰胆碱、5-羟色胺、氯化镁所致的豚鼠离体气管平滑肌痉挛有明显拮抗作用；对伤寒、副伤寒疫苗所致家兔体温升高有明显降温作用。加味麻杏甘石汤腹腔注射对甲醛引起的大鼠足跖肿胀、棉球肉芽肿增生均有明显抑制作用。水煎醇沉制剂能显著提高小鼠血清溶菌酶含量及腹腔巨噬细胞的吞噬率，增加小鼠脾指数，促进淋巴细胞转化，提高皮肤迟发反应。本方可显著减少腹腔致敏肥大细胞的脱颗粒；对小鼠被动皮肤过敏反应也有明显的抑制作用，对鲜蛋清致敏的豚鼠离体回肠过敏性收缩有较强的抑制作用；体外对金黄色葡萄球菌 6 个不同菌株，乙型溶血性链球菌、肺炎双球菌、白喉杆菌中的部分菌株及肺炎克雷伯菌均有不同程度的抑制作用。

2. 临床报道 将 60 例支气管哮喘（痰热壅肺型）患者随机分为对照组与治疗组，两组各 30 例，对照组给予西医常规治疗（抗生素、化痰及维持水电解质平衡；舒利迭干粉吸入剂 50～250g 吸入，每日 2 次），治疗组在常规治疗基础上加用中药加味麻杏甘石汤（麻黄 6g，高血压患者改为桑白皮 15g，杏仁 15g，炙甘草 6g，石膏 15g，枇杷叶 15g，葶苈子 15g，丹参 15g，浓煎取汁 100ml，早晚分服，日 1 剂）。疗程均为 12 天。结果显示治疗组的临床控制率及肺功能的改善均优于对照组（$P<0.05$）。表明加味麻杏甘石汤联合西药舒利迭干粉吸入剂能明显提高支气管哮喘发作的临床疗效。

柴葛解肌汤《伤寒六书》 Chai Ge Jie ji Tang
Bupleuriun and Kudzu Decoction to Release the Muscle

【组成】 柴胡（6g） 干葛（9g） 甘草（3g） 黄芩（6g） 羌活（3g） 白芷（3g） 芍药（6g） 桔梗（3g）（注：原方未标注分量）

【用法】 水二盅，姜三片，枣二枚，《伤寒六书·杀车槌法》加石膏末一钱；煎之热服。本经无汗、恶寒甚者，去黄芩，加麻黄；冬月宜加，春月宜少，夏秋去之加苏叶（现代用法：水煎服）。

【功效】 辛凉解肌，清泄里热。

【主治】 感冒风寒，邪郁化热，太阳阳明合病。恶寒渐轻，身热增盛，无汗头痛，目痛鼻干，心烦不眠，眼眶痛，舌苔薄黄，脉浮微洪。

【制方原理】 本方主治太阳风寒表证未解，邪入阳明形成的二阳合病。风寒袭表，卫阳闭郁，本应恶寒发热，苔白脉紧，今恶寒渐轻而身热转盛，且目痛鼻干，心烦不眠，眼眶痛，舌苔薄黄，脉浮微洪，是太阳经风寒未解，郁而化热，渐入阳明之征。阳明属里，但阳明经证亦有表里之分，陶节庵将"目痛鼻干，眼眶痛，不眠头痛，脉来浮洪"称为"阳明经表之证"，以与阳明经里证之白虎汤证相区别。本证为太阳阳明二经同病，病机为表寒未解，里有郁热。治疗既不可单解太阳之表，亦不得只清阳明之里，当以辛凉解肌发表为主，兼清阳明郁热。

阳明经表证

方中葛根为阳明经之要药，既能散邪解肌，又能清里热，为君药。柴胡尤擅散邪透热，羌活善散太阳风寒，白芷善散阳明风邪，合助君药以助散邪解肌透热，兼除头目眶眶诸痛，合为臣药。黄芩、石膏清泄里热；桔梗宣利肺气以助疏散外邪；芍药与甘草，酸甘化阴，兼制疏散太过；生姜、大枣，调和营卫而助解肌；共为佐药。甘草和中调药，兼为使药。诸药相伍，共奏解肌清热之功。

本方原书各药均未标注用量，陶氏唯于《伤寒六书·杀车槌法》中特别注明石膏只加一钱（3g），可知本方侧重于解肌散邪，所主证候虽属太阳阳明同病，但以太阳阳明表证为主。

制方特点：①表里兼治，辛温与辛凉及苦寒合法；②三阳兼治，疏透三阳在经之表邪，兼清阳明、少阳之里热。

【临床应用】

1. 用方要点 本方对表邪未解，入里化热未甚者最为适宜，也可用于三阳合病者。临证当以恶寒发热，无汗，头痛，心烦鼻干，脉浮微洪为主要使用依据。

2. 临证加减： 若表寒重，无汗恶寒甚者，去石膏、黄芩，酌加麻黄、苏叶；表寒不甚，无恶寒头痛且汗出，去羌活、白芷；热盛津伤，口渴舌干，加知母、天花粉。

3. 现代运用 多用于流行性感冒、上呼吸道感染及沙门菌属感染等证属表邪未解，里始郁热者。

4. 使用注意 邪在太阳，未入阳明者忌用。

 附 方

程氏柴葛解肌汤（《医学心悟》） 柴胡三钱二分（9g） 葛根一钱五分（9g） 甘草五分（3g） 芍药一钱（6g） 黄芩一钱五分（6g） 知母一钱（5g） 生地黄二钱（9g） 牡丹皮一钱五分（6g） 贝母一钱（6g） 用法：水煎服。心烦加淡竹叶十片，谵语加石膏三钱（15g）。功效：解肌清热。主治：春温夏热之病，发热头痛与正伤寒同，但不恶寒而口渴者。

按 本方较陶氏柴葛解肌汤少羌活、白芷、桔梗，是避用辛温香燥，恐其助热伤津；多知母、贝母、牡丹皮、生地黄，是加强其清气凉血之力。本方重在清里，陶氏方则重在解肌，其同中有异。

 现代研究

1. 实验研究 给家兔耳静脉注射五联菌苗造成发热模型，口服本方 2 小时后体温有明显下降；本方对内生性致热原（白细胞致热原）诱发的发热也有显著退热作用。本方给予小鼠灌胃 60～90 分钟后可使热板法刺激的小鼠痛阈值提高 48.4%～74.2%；13.5g/kg 剂量给药 90 分钟后其自主活动明显减少，且作用维持两小时以上。结果表明本方具有解热、镇痛、镇静等作用。

2. 临床报道 参照《中国甲状腺疾病诊治指南》，将确诊的 100 例亚急性甲状腺炎患者随机分为对照组 48 例和观察组 52 例。两组患者均给予布洛芬缓释胶囊每次 2 粒，2 次/天。观察组在对照组基础上给予柴葛解肌汤加减方（柴胡 12g，黄芩 10g，葛根 20g，羌活 10g，白芷 10g，白芍 10g，桔梗 10g，生石膏 5g，生甘草 6g），水煎服，1 剂/天，分 3 次，饭后温服。两组均以 3 周为 1 个疗程，治疗 4 个疗程。观察甲状腺毒症变化和不良反应情况，结合相关诊断标准拟定显效、有效、无效三级疗效判断标准。结果显示，观察组有效率为 92.31%，显著高于对照组的 81.25%（$P<0.05$），且对照组显效率也明显高于对照组（$P<0.05$），两组不良反应未见差异。表明柴葛解肌汤联合布洛芬应用可以提高亚急性甲状腺炎（SAT）疗效。

升麻葛根汤《阎氏小儿方论》
Shengma Gegen Tang
Cimicifugae and Pueraria Decoction

【组成】 升麻（3g） 葛根细锉（3g） 芍药（6g） 甘草锉（3g）各等分

【用法】 原方同为粗末，每服四钱，水一盏半煎至一盏，量大小与之，温服无时（现代用法：水煎服）。

【功效】 辛凉解肌，解毒透疹。

【主治】 麻疹初起未发，或发而不透，身热恶风，头痛身痛，喷嚏咳嗽，目赤流泪，口渴，舌红苔干，脉浮数。

【制方原理】 本方原治痘疹，后多用于麻疹初起。麻疹由肺胃蕴热，又感时行之气而致。今麻疹初起未发，或发而不透，是邪郁肌表所致；邪郁肌表，肺气失宣，故见发热恶风，头痛，喷嚏咳嗽；热邪上攻头面，故见目赤流泪；耗伤津液，故口渴，舌红苔干。本证病机要点为肺胃温毒因邪气郁表，外不能宣透，内灼而伤津液。治疗当开其肌腠，助疹外透；清解热毒，兼顾津液。

方中升麻甘辛而凉，主入阳明，解肌透疹，清热解毒，为君药。葛根辛凉，内清里热而生津，外开腠理以发汗，尤能解肌透疹，为臣药。此君臣相伍，解肌透疹，解毒清热，相得益彰。芍药和营泄热，为佐药。甘草解毒益气，既助升、葛解毒清热，又与芍药甘酸相合，养阴和中，使汗出疹透而不伤气阴，兼为佐使。

制方特点：①主用升麻伍葛根，解毒透疹，专病用专药；②蕴含透疹类方的配伍思路：解肌透散、清热解毒及和营护液。

【临床应用】

1. 使用要点 本方适用于麻疹初起，疹尚未发，或虽发不能畅透者。临证当以疹出不畅，舌红，脉数为使用要点。本方有清热解毒、升阳解肌的作用，还可用于治疗瘟疫及阳明郁热等病证。

2. 临证加减 麻疹初起，宜用轻宣透发之品，不宜用苦寒或温热药。疹透不畅，风热郁表者，加薄荷、蝉蜕、牛蒡子、金银花；风寒束表，加荆芥穗、苏叶、防风；热窜血分，疹色深红，方中白芍易赤芍，加牡丹皮、紫草；热毒上攻，咽喉肿痛，加桔梗、马勃、玄参；热毒内甚，身热烦渴，加石膏、知母。

3. 现代运用 多用于麻疹、风疹等儿科出疹性疾病，也常用于疱疹、水痘、感冒、病毒性肺炎、肠炎、痢疾、中心性视网膜炎、银屑病等证属邪郁肌表，肺胃有热者。

4. 使用注意 麻疹已透者禁用；疹毒内陷而见气急喘咳者不宜用。

 附 方

1. 宣毒发表汤（《仁端录》） 升麻（3g） 葛根（3g） 前胡（5g） 杏仁（6g） 桔梗（3g） 枳壳（3g） 荆芥（3g） 防风（3g） 木通（3g） 连翘（5g） 牛蒡子炒（5g） 淡竹叶（2g） 生甘草（2g）用法：引加芫荽，水煎服。功效：疏风解表，宣毒透疹。主治：麻疹初起，欲出不出，身热无汗，咳嗽咽痛，烦渴尿赤者。

2. 竹叶柳蒡汤（《先醒斋医学广笔记》） 西河柳五钱（6g） 荆芥穗一钱（4.5g） 干葛一钱五分（4.5g）蝉蜕一钱（3g） 炒牛蒡子一钱五分（4.5g） 薄荷一钱（3g） 知母蜜炙，一钱（3g） 玄参二钱（6g） 麦冬去心，三钱（9g） 淡竹叶三十片（5g） 甘草一钱（3g） 用法：甚者加石膏五钱（15g）、冬米一撮。水煎服。功效：解表透疹，清泄肺胃。主治：麻疹透发不出，喘嗽，烦闷躁乱，咽喉肿痛者。

按 宣毒发表汤与升麻葛根汤均以升麻、葛根解肌透疹为主，为麻疹初起透发不畅之常用方，但升麻葛根汤配伍芍药和营泄热，宜于麻疹初起未发，或发而不透，头痛身热而表闭不甚者；宣毒发表汤不用芍药，配伍多味辛散解肌、畅肺清热之品，故宣肺开表、清热解毒之力更强，宜于麻疹初起，表邪较重，疹毒郁闭，欲出不出，身热无汗，咳嗽咽痛，烦渴尿赤者。

竹叶柳蒡汤也为透疹良方，缪希雍认为"麻疹乃肺胃热邪所致"，故组方思路为发表透疹，兼行清热解毒、生津除烦，用药较升麻葛根汤更为全面。本方透疹作用强，适用于麻疹初起透发不出而里热较甚者。方中西河柳透发之力较强，用量不宜过大，疹点已透者不可再用。

 现代研究

1. 实验研究 本方具有解热、抗炎、抗病原微生物、解痉、镇痛、镇静、止咳、祛痰等作用。体外抑菌实验表明，方中升麻、芍药、甘草对结核杆菌、痢疾杆菌、溶血性链球菌、肺炎双球菌、金黄色葡萄球菌、伤寒杆菌、大肠杆菌、铜绿假单胞菌等均有抑制作用。

2. 临床报道 将经确诊的138例丙肝患者随机分为治疗组78例和对照组60例。对照组用复方丹参注射液20ml和5%葡萄糖注射液250ml，每日一次。治疗组在对照组用药的基础上，加用升麻葛根汤（升麻、葛根、白芍、甘草），每日1剂，水煎服。30日为一个疗程。以临床症状和肝功能恢复情况为疗效判断标准。结果治疗组总有效率为84.6%，明显优于对照组63.3%（$P<0.05$）。表明升麻葛根汤合用复方丹参注射液治疗丙肝有较好的疗效。

第三节 扶 正 解 表

扶正解表剂适用于体质素虚而感受外邪的体虚外感证。体虚有阴阳气血之偏颇，感受外邪也有寒热之异同，且阴虚易内热，血虚多津少，阳虚多里寒，气虚多蕴湿；更有体质易感从化之变，如阴虚易感风热而从热化，阳弱易受风寒而从寒化。体虚外感证除表现发热恶风，头身疼痛，鼻塞咳嗽，苔薄脉浮等表证外，还常兼有畏寒形冷、气短倦乏、舌淡脉弱，或身热心烦、咽干口燥，舌红脉细等虚寒或虚热之象。体虚表证的基本病机：阴阳气血偏衰之体，外感风寒或风热等邪，常伴寒热里证之兼夹。"汗之为物，是以阳气为运用，以阴津为材料"（《温病条辨》），体虚之人，汗源不充，难以作汗，故体虚外感证的治疗不可单一解表，恐邪不得解，正气更伤，唯有扶正解表为妥当，即宜解表与扶正兼行，同时兼顾调里。

此类方剂常以解表药与扶正药配伍为主而组成。其中解表药宜用辛散轻淡、徐缓透发之品，慎用太过香燥或峻猛的发汗药物，以避免伤阴耗气，所谓"当用至轻至淡芳香清冽之品，使邪气缓缓从皮毛透出，无犯中焦，无伤津液"（《医学源流论》）。常用药味如防风、苏叶、葱、豉、薄荷、葛根、桑叶之属。扶正常用益气温阳药如人参、黄芪、附子、肉桂，滋阴养血药如玉竹、沙参、生地黄、麦冬等。其中人参，甘微苦微温，能补五脏，大补元气，益气生津；黄芪，甘温，主入脾、肺经，益气温阳，固表止汗；附子辛热，大补命门，温里祛寒，通行表里内外；肉桂辛甘温，主入脾、肾、心、肝经，可补火助阳，温通血脉，散寒止痛，善祛沉寒痼冷。玉竹，甘平质润，主入脾、胃经，其滋阴而能清润心肺，兼能祛风湿毒，善治虚劳客热；沙参，甘苦微寒，主入肺、胃经，滋肺益胃生津，兼能清肺化痰，其性疏通润泽而不燥不滞；生地黄，甘苦寒，主入心、肾经，兼入肝、脾，滋阴养血，清热润燥，凉血止血，为治血虚发热之佳品；麦冬，甘微苦微寒，归心、肺、胃经，养阴润燥，生津止渴，清心除烦，为治上中焦阴虚燥热之要药。需要注意的是，选配扶正药意在助正解表使祛邪而不伤正，并非为治虚而设，故用量不宜大。

此外，本类方剂还常配伍调里药，如温里祛寒药（干姜、细辛、桂枝）、祛湿化浊药（茯苓、半夏）、理气行滞药（陈皮、桔梗、枳壳）、清热润燥药（白薇、天花粉、知母）、甘缓和中药（炙甘草、大枣）等。

代表方剂如败毒散、再造散、加减葳蕤汤、葱白七味饮等。

败毒散 《小儿药证直诀》 Baidu San
Powder to Overcome Pathogenic Influences

【组成】　柴胡洗,去芦　前胡　川芎　枳壳　羌活　独活　茯苓　炒桔梗　人参各一两（各30g）甘草半两（15g）

【用法】　上为末，每服二钱（6g），入生姜、薄荷煎（现代用法：按原方比例酌定用量，作汤剂，水煎服）。

【功效】　益气解表，散风祛湿。

【主治】　气虚之人，外感风寒湿邪证。憎寒壮热，无汗，头项强痛，肢体酸痛，鼻塞声重，咳嗽有痰，胸膈痞满，舌苔白腻，脉浮濡，或浮数而重取无力。

【制方原理】　本方又名人参败毒散，为素体气虚，外感风寒湿邪证而设。风寒湿邪袭表，卫阳郁遏，经脉不利，故憎寒壮热而无汗，头项强痛，肢体酸痛。气虚脾弱，湿痰内生，更加外邪犯肺，肺气不宣，津液不布，痰湿阻滞气机，故鼻塞声重，胸膈痞闷，咳嗽有痰。舌苔白腻，脉浮濡或浮数而重取无力，正是风寒湿邪在表而气虚湿停之征。本证病机为外感风寒湿，邪滞肌表经络；痰湿内阻，肺脾气滞；气虚无力祛邪外出。治宜解表祛风除寒湿，益气扶正助祛邪，兼行健脾化痰，开畅气机。

方中羌活、独活辛温发散，通治一身上下之风寒湿邪，通络止痛，并为君药。柴胡辛散解肌，川芎祛风行血，并为臣药，助君药解表退热、宣痹止痛。枳壳降气，炒桔梗开肺，前胡祛痰，茯苓渗湿，合以畅脾肺而宽胸膈，除痰湿而止咳嗽，为佐药。更以小量人参益气生津，扶正助汗，使祛邪而不伤正，兼防邪复入，亦为佐药。生姜、薄荷发散外邪；甘草益气和中，调和诸药，皆为佐使。

制方特点：①解表佐益气扶正，散邪而不伤正；②祛风散寒、除湿通络与健脾化痰、理气行滞并行，内外兼调。

本方原为小儿而设。因小儿形气未充，故用小量人参，"培其正气，败其邪毒"，故名"败毒散"。后世推广用于年老、产后、大病后尚未复原，以及素体虚弱而感风寒或夹湿者，均有良效。

本方具有发散风寒、疏导经络、行气和血之功，亦可用于风寒湿邪郁于肌腠，发为疮疡，初起而脓未成，外见寒热无汗者。喻昌不仅常用本方治时疫初起，且还将本方用于外邪陷里而成痢疾者，使陷里之邪还从表出而愈，称为"逆流挽舟"之法。但本方究多辛温香燥，若痢疾因暑温、湿热蒸迫肠中所致者，切不可误用。

【临床应用】

1. 用方要点 本方适用于气虚之人外感风寒湿邪之证。临证用方当以憎寒壮热，头身重痛，无汗，脉浮重取无力为要点。

2. 临证加减 气不虚者，去人参；内停湿浊，寒热往来、舌苔厚腻，加草果、槟榔以燥湿化浊，行气散滞；内有蕴热，口苦苔黄，加黄芩以清里热。疮毒初起，去人参，加金银花、连翘以清热解毒，散结消肿，名连翘败毒散（《医方集解》）；风毒瘾疹，加蝉蜕、苦参以疏风止痒，清热除湿。

3. 现代运用 主要用于感冒、流感、支气管炎、过敏性皮炎、荨麻疹、湿疹、皮肤瘙痒、风湿性关节炎等证属外感风寒湿邪，表里不和者。

4. 使用注意 外感邪已入里及阴虚外感者均忌用。

 附 方

1. 荆防败毒散（《摄生众妙方》） 羌活 独活 柴胡 前胡 枳壳 茯苓 荆芥 防风 桔梗 川芎各一钱五分（各 5g） 甘草五分（3g） 用法：水煎服。功效：发汗解表，消疮止痛。主治：疮肿初起，红肿疼痛，恶寒发热，无汗不渴，舌苔薄白，脉浮数者。

2. 参苏饮（《太平惠民和剂局方》） 人参 苏叶 葛根 前胡 半夏姜汁炒 茯苓各七钱半（各20g） 陈皮 甘草 桔梗 枳壳麸炒 木香各五钱（各15g） 用法：㕮咀，每服四钱（12g），水半盏，姜七片、枣一枚，煎六分，去滓，微温服，不拘时（现代用法：按原方比例酌减，加姜三片，枣三枚，水煎服）。功效：益气解表，祛痰止咳。主治：外感风寒，内有痰饮，恶寒发热，头痛鼻塞，咳嗽痰多，胸膈满闷，苔白脉浮者。

按 荆防败毒散即败毒散减去人参、生姜、薄荷，加荆芥、防风而成，其开肌腠、散风寒之力更强，适宜外感风寒湿而体不虚者，并治疮疡初起而有寒热无汗者。参苏饮有苏叶、葛根、半夏、陈皮、前胡、木香，无羌活、独活、川芎、柴胡、薄荷，但姜、枣同用，故本方发散力弱，作用温和，适用于老幼体弱之人外感风寒，内有痰湿之证。

现代研究

1. 实验研究 人参败毒散能抑制蛋清所致大鼠足跖肿胀和二甲苯所致小鼠耳郭肿胀及腹腔毛细血管通透性；能使大鼠血浆中醛固酮和皮质醇含量下降及提高大鼠肾上腺中的胆固醇含量，且维生素 C 含量也有升高趋势。煎服方法的研究显示，将人参败毒散的各药味共同煎煮（合煎）的提取液给酵母致热大鼠灌胃，服药后 3 小时有明显解热作用；而将方中各药分煎后再予混合，以相同剂量给予动物，则未见解热作用。人参败毒散的合煎或分煎液均具有明显的镇痛作用，能降低硫代乙酰胺中毒大鼠血清乳酸脱氢酶、谷草转氨酶、谷丙转氨酶水平，但以合煎的作用为强。上述研究表明，本方有抗炎、解热、镇痛、护肝等作用，合煎疗效较好。

2. 临床报道 将100例支气管哮喘患儿随机分为对照组与治疗组，两组各50例。治疗组口服人参败毒散

（党参 6g，炙甘草 15g，茯苓 6g，川芎 3g，羌活 2g，独活 2g，前胡 5g，柴胡 3g，枳壳 10g，桔梗 10g，薄荷 3g，连翘 10g，荆芥 3g，防风 3g，葶苈子 10g）每日 1 剂，依患儿年龄大小分别取汁 50～250ml，分 3 次温服。对照组选用常规剂量的青霉素类药物，过敏者改用其他抗生素，酌情应用激素。两组均以 7～10 天为一个疗程。以临床症状好转、肺部听诊改善为疗效判断标准。结果显示治疗组在症状、体征的平均恢复时间及复发率方面均显著优于对照组（$P<0.05$）。表明人参败毒散治疗小儿支气管哮喘有较好疗效。

参照《诸福棠实用儿科学》和《实用中医儿科学》，将 50 例发热持续或间歇超过 3 周并经确诊证属风寒束表的长期发热的患儿随机分为对照组与观察组，两组各 25 例。对照组给予布洛芬混悬液口服。观察组用人参败毒散（人参 5g，茯苓、前胡、独活、大枣、紫苏叶各 10g，柴胡 12g，羌活、川芎、薄荷、枳壳各 6g，炙甘草 3g）颗粒剂，每剂混匀为 4 份，每日 2 份，服用 2 天。降热后去紫苏叶，服 1 剂。以临床症状改善、不良反应及再次发热情况作为疗效判断标准。结果显示观察组总有效率为 100%，明显高于对照组 76%；不良反应率和再次发热率分别为 4% 和 0，均明显低于对照组 32% 和 7%。表明人参败毒散治疗小儿长期发热风寒束表证有较好疗效，且不良反应小。

再造散 《伤寒六书》 Zaizao San Renewal Powder

【组成】 黄芪（6g） 人参（3g） 桂枝（3g） 甘草（1.5g） 熟附子（3g） 细辛（2g） 羌活（3g） 防风（3g） 川芎（3g） 煨生姜（2片）（原书未标注用量）

【用法】 水二盅，枣二枚，煎至一盅。《伤寒六书·杀车槌法》加炒芍药一撮，煎三沸，温服（现代用法：水煎服）。

【功效】 助阳益气，散寒解表。

【主治】 阳气虚弱，感冒风寒证。头痛，身热恶寒，寒重热轻，无汗肢冷，倦怠嗜卧，面色苍白，语言低微，舌淡苔白，脉沉无力，或浮大无力。

【制方原理】 本方所治为阳气虚甚，外感风寒所致之证。身热恶寒，无汗头痛，是风寒外束，邪在肌表。倦怠嗜卧，神疲懒言，面色苍白，舌淡苔白，是素体阳虚之象。阳虚内寒，复受风寒，阳气益馁，故热轻寒重，脉沉弱或浮大无力。本证病机为阳虚内寒，外寒郁表；正气不支，无力祛邪。治疗若纯用辛温峻烈，则可因阳虚不能作汗而邪难外解，或虽得汗出但恐有阳随汗脱之虞，陶节庵称此为"无阳证"，故治当助阳益气与解表散寒兼行。

方中以熟附子、桂枝为君，温里助阳，散寒解表。更用黄芪、人参为臣，补气固表，既助药势以鼓邪外出，又可防阳随汗脱。细辛、羌活、川芎、防风为佐，温经散寒，疏风行血，以加强君药解表散寒之力。芍药益阴和营，兼制附、桂、羌、辛之辛散温燥；甘草益气和中缓峻，使汗出不致过猛，邪尽去而正不伤，是佐助而兼佐制之意。煨姜温胃，大枣滋脾，合以益脾胃气阴，调和营卫以助汗出，俱为佐使。诸药合用，扶正而不留邪，发汗而不伤正，有温阳散寒之功。

本方配伍周密，选药尤其精当。虽仿效麻黄附子细辛汤法，却避用发越阳气之麻黄，用桂枝汤加羌、防、芎等，于发汗之中兼和营卫。其中生姜煨用，使其专事温胃；芍药炒用，使其和营制燥而不碍汗。此等精细入微，为陶氏用心之处，值得体会。

【临床应用】

1. 用方要点 本方宜于阳气素虚之体复感风寒者。临证当以恶寒发热，热轻寒重，无汗肢冷，神疲懒言，舌淡苔白，脉沉无力等为依据。

2. 临证加减 表闭无汗，加苏叶、荆芥以疏表助汗；中焦虚寒，腹痛便溏，煨姜易干姜，加白术以温中健脾；内有寒饮，咳嗽痰稀，加半夏、茯苓以温化痰饮。

3. 现代运用 主要用于老年人感冒、风湿性关节炎、过敏性鼻炎、项背筋膜炎、癌性发热、心律失常等病属阳虚及阳虚外寒证者。

4. 使用注意 血虚感寒或湿温初起者，本方忌用。

附 方

麻黄附子细辛汤（《伤寒论》） 麻黄二两,去节（6g） 附子一枚,炮,去皮,破八片（9g） 细辛二两（3~6g） 用法：三味,以水一斗,先煮麻黄,减二升,去上沫,内诸药,煮取三升,去滓,温服一升,日三服。功效：助阳解表。主治：少阴病始得之,反发热,脉沉者。

按 上方治太少两感于寒,其着眼之处在于"始得之",即邪入不深,阳气虽虚但不甚,治用麻、附配细辛,助阳发汗,使表里之邪速解。与再造散相比,本方侧重于温阳,益气之力弱,适用于阳虚不甚而感外寒者。

现代研究

临床报道 将经诊断的风湿寒性关节痛患者78例随机分为对照组与观察组,两组各39例。两组均口服非甾体抗炎药醋氯芬酸分散片,每次100mg,每天2次,共治疗3个月。观察组在此基础上加用再造散加减方（人参15g,川芎15g,细辛5g,甘草15g,麻黄5g,桂枝15g,黄芪30g,防风15g,羌活10g,干姜10g,附子15g,大枣10g,白芍10g,荆芥15g。随症加减：关节肿胀明显者加土茯苓30g;局部皮肤发红、发热者加赤芍15g,红藤20g;久病陈寒者加肉桂3g,乌头6g;阴雨天加重且恶风寒者加独活20g）,水煎取汁400ml,分早晚2次于餐后温服,共治疗3个月。观察临床主症、中医证候及生活质量改善情况,结合相关诊断作为疗效判断标准。结果显示观察组患者临床治疗总有效率明显高于对照组,且中医证候总积分和生活质量表评分均分别低于和高于对照组（$P<0.05$）。表明醋氯芬酸合用中药再造散加减方,能提高风湿寒性关节痛的临床疗效。

加减葳蕤汤《通俗伤寒论》 Jiajian Weirui Tang
Modified Fragrant Solomonseal Decoction

【组成】 生葳蕤二至三钱（9g） 生葱白二至三枚（9g） 桔梗一钱至一钱半（5g） 东白薇五分至二钱（6g） 豆豉三至四钱（9g） 苏薄荷一钱半（5g） 炙甘草五分（1.5g） 红枣二枚（6g）

【用法】 水煎,分温再服。

【功效】 滋阴清热,解表散邪。

【主治】 素体阴虚,外感风热证。头痛身热,微恶风寒,无汗或有汗不多,咳嗽心烦,口渴咽干,舌红脉数。

【制方原理】 本方所治为阴虚之体外感风热者。外感风热,肺卫不畅,故见头痛身热而微恶风寒,咳嗽。阴虚多生内热,感受外邪又易从热化,热伤津液,故心烦,口渴咽干,舌赤,脉数。本证病机为阴虚津液不足,风热上袭肺卫,兼有内热。治疗不宜单纯发汗,恐邪难为汗解,反有劫阴耗液之弊,当以滋阴与表散同用,方能两全。根据本证病机,治从滋阴清热,疏散风热,宣畅肺卫。

方中生葳蕤（即玉竹）甘平柔润,滋阴养液以资汗源,兼润肺燥而清热,为君药。生葱白、豆豉、苏薄荷,解表疏风散热,合为臣药。东白薇苦咸寒,益阴凉血清热;炙甘草、红枣甘润,滋脾生津;此三味共为佐药,以助君药滋阴清热润燥。桔梗宣肺止咳利咽,助臣药宣肺畅表,也为佐药。甘草兼调诸药为使。诸药相合,发汗而不伤阴,滋阴而不留邪,为滋阴解表之良剂。本方由《备急千金要方》葳蕤汤加减而成,故名"加减葳蕤汤"。

制方特点："解表+滋阴+清热",蕴含阴虚外感证治疗组方的基本思路。

【临床应用】

1. 用方要点 本方适用于素体阴虚而有风热表证者。临证当以头痛身热,微恶风寒,咽干口燥,舌红脉数为使用依据。

2. 临证加减 表证较重,恶寒无汗,酌加防风、葛根以祛风解表;风热上攻,咽喉肿痛,加牛蒡子、僵蚕以散结消肿;阴虚痰热,咳痰不爽,加瓜蒌皮、浙贝母以润燥化痰;心烦口渴较甚,加竹叶、天花粉以清热生津除烦;肺燥肠枯,大便干结,加杏仁、瓜蒌仁以润肠通便。

3. 现代运用 常用于老年人及产后感冒、急性扁桃体炎、咽炎等证属阴虚外感者。

4. 使用注意 外感表证无阴虚者不宜使用。

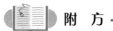**附 方**

葱白七味饮（《外台秘要》） 葱白连根切，一升（9g） 干葛切，六合（9g） 新豉一合（6g） 生姜切，二合（6g） 生麦冬去心，六合（9g） 干地黄六合（9g） 用法：劳水八升，以勺扬之一千遍。上药用劳水煎至三分减一，去滓，分温三服。相去行八九里，如觉欲汗，渐渐复之。忌芜荑。功效：养血滋阴，解表散邪。主治：病后阴血亏虚，或失血之后，调摄不慎，感受外邪。头痛身热，微寒无汗。

按 血虚之体，感受外邪，不汗则邪不能解，汗之又恐无汗，或汗出重伤阴血，变生他证，治宜养血与发表并行，标本兼顾。本方葱白、豆豉、葛根、生姜发汗解表散邪，干地黄、麦冬养血滋阴而充汗源，更用味甘体轻之劳水以养脾胃，使汗出表解而阴血不伤。注意服法中"相去行八九里，如觉欲汗，渐渐复之"，是恐温复过早，汗出过多之意。

小 结

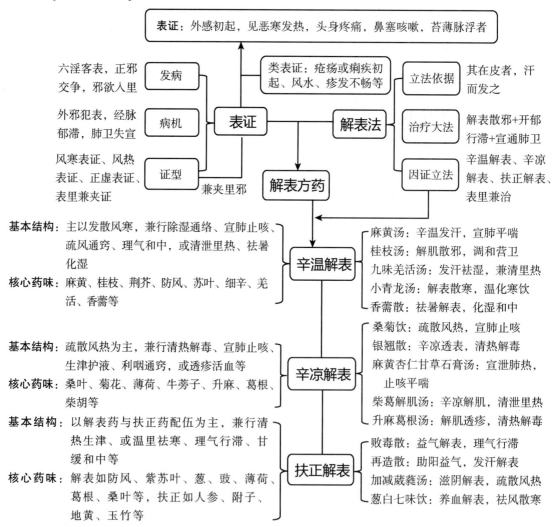

本章概要：解表剂分为辛温解表、辛凉解表和扶正解表三类。

（1）辛温解表：适用于风寒表证。麻黄汤中麻、桂并用，发汗力强，并能宣肺平喘，为辛温发汗之峻剂，适用于恶寒发热，无汗咳喘之风寒表实证。桂枝汤中桂、芍并用，散中寓敛，发汗力弱，尤能调和营卫，适用于发热、汗出恶风之外感风寒表虚证及内伤营卫失调证。九味羌活汤发汗祛湿，兼清里热，主治外感风寒夹湿，无汗发热而身痛，兼见口苦微渴者，为四时感冒风寒湿邪之通剂。小青龙汤内外合治，主以发汗解表散风寒，兼行温肺蠲饮平咳喘，适用于素有寒饮，复感风寒，寒热无汗，喘咳痰稀者。香薷散也为表里同治，其主用香薷，兼行气化湿、和中止泻，为夏月伤于寒湿的良方。

（2）辛凉解表：适用于风热表证。桑菊饮与银翘散均为治疗风热表证的常用方，桑菊饮重在宣肺而解表力弱，适用于风热袭肺，但咳身热，口微渴者；银翘散主用辛凉，佐以辛温，透表散邪力强，且能清热解毒，适用于温病初起，身热较甚，咳嗽，咽痛口渴者。麻黄杏仁甘草石膏汤中麻黄与石膏并用，辛温与辛寒相配，宣泄肺热之功尤著，适用于邪热壅闭于肺之身热喘咳证。柴葛解肌汤辛凉解肌，兼清里热，适用于风寒化热，初入阳明，里热未甚之二阳或三阳合病者。升麻葛根汤主用辛凉透疹之专药，解肌散邪，兼能解毒透疹，适用于麻疹初起未发，或发而不透，头痛身热而表闭不甚者。

（3）扶正解表：适用于虚人外感表证。败毒散于辛温透散药中稍佐人参，益气扶正解表，适用于气虚而外感风寒湿者或时行感冒而见表寒重证。再造散主以温补，辅佐辛热祛寒，发汗解表，适用于阳气虚馁，复感风寒之表寒证。加减葳蕤汤滋阴清热，发汗解表，适用于素体阴虚，外感风热所致的表热证。葱白七味饮养血解表，适用于血虚外感风寒所致的表寒轻证。

 展 望

现代药理研究表明，解表剂除有发汗、解热、镇痛、抗炎、抗病原微生物、抗过敏等作用外，还可能通过对诸如物质代谢、消化、血液、循环、免疫等多个系统的影响发挥其作用。发汗不仅能退热，且能改善全身和局部的循环功能，促进局部炎症的吸收，增强肾小球滤过等作用，有利于排除体内潴留的水分和毒素。因此，解表剂的疗效是综合诸多作用的结果。此类方剂现代临床被广泛用于感染性疾病、炎性疾病、免疫性疾病、心血管和神经系统疾病等，其中最多用于流感和感冒、上呼吸道感染、扁桃体炎、支气管炎、肺炎、支气管哮喘、流行性脑膜炎和乙型脑炎早期；还常用于急性肾炎、风湿性关节炎及类风湿关节炎、荨麻疹、鼻炎、咽喉炎、病毒性角膜炎，以及痤疮、慢性湿疹、颈椎病、肩周炎等。新近临床报道此类方剂与西药联合用于手足口病、面神经麻痹、不明原因的长期发热、亚急性甲状腺炎等有较好疗效，提示解表剂在病毒感染、免疫及炎性类疾病中的运用价值，有待药理学方面的跟进研究。

 实 训

患者张某，50余岁，交河县人，寓英租界尚友里。戊辰年冬，应酬劳碌感寒，咳呛呕逆，前医投以桔梗、麦冬、天花粉等品，咳呛益甚。刻下头痛项强，无汗恶寒，频咳不息，呕吐痰涎，四肢逆冷，舌苔白滑而腻，脉浮紧而滑。（《全国名医验案类编·张燕杰诊》）

分析要点：①该患者一般信息对诊断能够提供哪些提示？②治疗经过蕴含有哪些信息？③根据当前患者的表现应诊为何种病证？④其病机要点和治疗立法为何？⑤可以考虑的被选方剂有哪些？⑥确定选方后，可以对该方哪些方面进行加减？

写出你对该患者的辨证立法、选方用药及制服要求。

思考题

1. 怎么理解桂枝汤一方主治二证（外感风寒表虚证和内伤营卫不和证）的现象？
2. 从方证、配伍及功效的角度，阐述麻黄汤、大青龙汤、麻黄杏仁甘草石膏汤之间的变化联系。
3. 请根据九味羌活汤的制方要点，指出该方临证运用的化裁思路。
4. 谈谈你从小青龙汤中配伍酸收甘缓药味中得到的启示。
5. 请结合外感风热证的病机和银翘散的制方，归纳辛凉解表类方剂的配伍思路。
6. 辛凉解表剂中可以配伍辛温解表药吗？配伍中应注意什么？
7. 临证运用时如何把握麻黄杏仁甘草石膏汤中石膏与麻黄的配伍用量？
8. 主治麻疹初起透发不畅证的升麻葛根汤临床上还可用于哪些病证？
9. 请结合体虚表证的病机，叙述扶正解表方的配伍要点。

（谢 鸣）

第八章　泻 下 剂

　　泻下剂（formulas for purgation）是以泻下药为主组成，具有通便、攻积、泻热、逐水等作用，主治里实证的一类方剂。泻下剂体现了八法中的"下法"。

　　泻下剂所治之里实证，是指诸如瘀血、停痰、积饮、宿食、燥屎、痈脓、虫积、结石等有形之邪停积体内引起的一类病证。根据"其下者，引而竭之；中满者，泻之于内……其实者，散而泻之"（《素问·阴阳应象大论》）、"留者攻之"（《素问·至真要大论》）等原则，采用泻下攻逐的方法使体内实邪随二便排除。但本章仅介绍以燥屎和水饮停积为主的一类里实证的治疗方剂，其他证型的治方内容可参见相关章节。

　　里实之证有热结、寒结、燥结、水结之异，体质有强弱之殊，其治疗大抵热结在里者宜寒下，冷积寒秘者宜温下，津枯燥结者宜润下，水饮内聚者宜逐水，里实兼正气虚弱者，须攻补兼施，故泻下剂分为寒下、温下、润下、逐水、攻补兼施五类。

　　泻下剂是为里实证而设，若表证未解，里实已成，应权衡表里证之轻重，或先解表后攻里，或表里双解，不可纯用泻下剂，以防表邪内陷，变生他证。里实甚而病势急者治当峻下，里实不甚而病势较缓者则治当缓下。里实兼有瘀血、虫积、痰浊等，则宜结合祛瘀、驱虫、祛痰等法。泻下剂易伤胃气，应得效即止，不可久服或过剂。服用泻下剂期间，应注意饮食调护，不宜过早进食油腻或不易消化的食物，以免重伤胃气。脾胃素弱、年老体弱、病后津伤、正值经期或新产血亏者及孕妇，皆应慎用此类方剂。

第一节　寒　下

　　寒下剂适用于里热积滞（燥屎）实证。里热积滞证多因热病中热盛伤津或嗜食辛辣、肥甘炙煿引起的肠热燥结所致，其基本病机为实热积滞，气机壅滞，肠腑传导不行，主见大便秘结，脘腹胀满或胀痛，舌苔黄厚，脉沉实等症。阳明腑实热结，邪热可弥漫三焦，波及脏腑广泛。如阳明热盛，郁蒸于外，则见高热，甚或潮热汗出；热灼津伤，则见烦渴，大便燥结；热盛动风，甚或发痉；热扰神明，则见神昏谵语，或发狂等。肺与大肠相表里，肠腑阻闭，肺气宣降失司，或兼见咳喘胸满，而肺失宣降，则可加重大肠实热结结。又如邪热与水饮互结，不仅胃肠不通，腹胀便秘，而且三焦气机闭阻，水道不得通调，伴见胸胁胀痛、小便不利等。肠热积滞，气血运行不畅，又可致瘀热内阻。基于上述病机，治疗当以泻下热结为主，兼理气行滞、泻火解毒、凉血散瘀、逐水、宣利肺气等。

　　本类方剂多以寒凉泻下药为主组成，如大黄、芒硝、芦荟之类。其中大黄苦寒，直达肠胃，泻下力强，长于荡涤肠胃，攻积导滞，为治积滞便秘之要药；又能清热泻火、活血逐瘀，当为热结兼血瘀证首选；峻下宜生用、后下。芒硝咸苦寒，泻下攻积，润燥软坚，对实热积滞、大便燥结者尤为适宜，常与大黄相须为用，以增泻热通腑之功。芦荟苦寒降泄，既可泻下通便，又能清肝火、除烦热，适用于热结兼有心肝火旺之便秘烦热者。

　　此外，本类方剂还常选配行气破滞药（枳实、厚朴、木香、槟榔）、泻火解毒药（石膏、连翘、栀子、黄芩）、凉血散瘀药（赤芍、牡丹皮、桃仁）、攻逐水饮药（甘遂、葶苈子）、开宣肺气药（桔梗、前胡、杏仁）等。寒下之剂主用苦寒之品，易伤胃气；且峻下效速，又易药过病所，诛伐无度。故此类方剂还常佐以和中养胃药（炙甘草、大枣、白蜜），一则保护胃气，一则缓药留中泄热。

代表方如大承气汤等。

大承气汤《伤寒论》 Da Chengqi Tang
Major Decoction for Ordering the Qi

【组成】 大黄四两，酒洗（12g）　厚朴半斤，炙，去皮（24g）　枳实五枚，炙（12g）　芒硝三合（9g）

【用法】 上四味，以水一斗，先煮二物，取五升，去滓，内大黄，更煮取二升，去滓，内芒硝，更上微火一两沸，分温再服。得下，余勿服（现代用法：水煎服，大黄后下，芒硝溶服）。

【功效】 峻下热结。

【主治】 ①阳明腑实证。大便不通，频转矢气，脘腹痞满，腹痛拒按，按之硬，甚或潮热，手足濈然汗出，谵语，舌苔黄燥起刺，或焦黑燥裂，脉沉实。②热结旁流证。下利清水，色纯青，其气臭秽，脐腹疼痛，按之坚硬有块，口舌干燥，脉滑实。③热厥、痉病或发狂等证属里热实证者。

【制方原理】 阳明腑实证，乃由邪热与积滞互结于肠胃，伤津化燥，腑气不通所致。实热内结，腑气壅滞不通，故大便闭结，脘腹痞满硬痛拒按；矢气频转，是胃气下行，尤有可通之机；阳明经气旺于申酉之时，与阳明腑热相争，故日晡前后发潮热；四肢禀气于阳明，热结于里，郁蒸于外，迫津外泄，故手足濈然汗出；里热上扰神明，则谵语；舌苔黄燥起刺或焦黑燥裂，脉沉实，为热盛津伤、燥实内结之征。热结旁流，系肠中燥屎内结，燥热煎迫津液从旁而下，结者自结，流者自流；热厥乃因里热闭阻，阳气郁伏不达四末所致；痉病抽搐系热盛伤津，筋脉失养而挛急；热扰神明甚则神昏发狂。上述诸症皆为实热积滞，内结肠胃，腑气闭阻，热盛津伤所致。病重势急，治当峻下热结，所谓"釜底抽薪，急下存阴"。

方中大黄苦寒通降，泻热通便，荡涤肠胃实热积滞下行，为君药。芒硝咸寒润降，软坚润燥，泻热通便，为臣药。君臣相伍，攻润结合，相得益彰。枳实、厚朴辛开苦降，枳实偏寒善行气消痞，厚朴性温善下气除满，两者相须，畅通气机，开郁除闭，合助大黄、芒硝推荡积滞下行，共为佐药。煎法中先煎枳实、厚朴，去滓，下大黄再煎，最后下芒硝溶服，是取其"生者气锐而先行，熟者气钝而和缓，欲使芒硝先化燥屎，大黄继通地道，而后枳、朴除其痞满"（《伤寒来苏集》），再增峻下之力。

本方泻下热结，腑气得通，承顺胃气下行，故名"承气"；其药力峻猛，更加煎煮得法，有峻下热结之功，所谓"无坚不破，无微不入，故曰大也"（《温病条辨》）。

制方要点：①泻热通腑与行气宽肠配伍，泻下力峻；②方药煎煮次第有序，法中有法。

【临床应用】

1. 用方要点 本方是峻下热结法的代表方，也是治疗热结里实证的基础方。后世用"痞、满、燥、实"四字来概括其适应证，"痞"指自觉胸脘有闷塞重压感；"满"指脘腹胀满，按之有抵抗感；"燥"指肠中燥屎，干结不下；"实"指大便不通，腹满痛拒按等。但临证不必拘泥，宜以大便秘结，腹部胀满硬痛拒按，舌苔老黄，脉沉实为使用依据。

2. 临证加减 根据病机中痞满气滞与燥屎坚结之轻重，调整厚朴、枳实与大黄、芒硝的用量；兼气虚者加人参补气，以防泻下气脱；阴伤较重者加玄参、生地黄、麦冬等，以滋阴润燥；舌质紫、脉沉涩者，可加桃仁、赤芍、牡丹皮等活血散瘀。

3. 现代运用 多用于急性单纯性肠梗阻、粘连性肠梗阻早期、蛔虫性肠梗阻、急性胆囊炎、急性胰腺炎、急性阑尾炎、幽门梗阻、急性细菌性痢疾、胃石症，以及某些热性病过程中出现高热、昏谵、惊厥、发狂而见里热实证者。

4. 使用注意 热结不甚者、气虚阴亏者不宜用；孕妇禁用；中病即止，慎勿过剂。

 附 方

1. 小承气汤（《伤寒论》） 大黄四两（12g） 厚朴二两，炙，去皮（6g） 枳实三枚大者，炙（9g） 用法：上三味，以水四升，煮取一升二合，去滓，分温二服。初服汤当更衣，不尔者尽饮之。若更衣者，勿服之。功效：轻下热结。主治：阳明腑实轻证。大便硬，潮热，谵语，微烦，脘腹痞满，舌苔老黄，脉滑而疾；热积肠胃之痢疾初起，腹中胀痛，里急后重者，亦可用之。

2. 调胃承气汤（《伤寒论》） 甘草二两，炙（6g） 芒硝半升（12g） 大黄四两，去皮，清酒洗（12g） 用法：以水三升，煮二物至一升，去滓，内芒硝，更上微火一二沸，温顿服之，以调胃气。功效：缓下热结。主治：阳明病，燥热内盛，里实初成。大便不通，腹微满，蒸蒸发热，口渴心烦，舌苔黄燥，脉滑数；肠胃热盛而致发斑、齿痛、咽喉肿痛等。

3. 复方大承气汤（《中西医结合治疗急腹症》） 川朴 炒莱菔子各五钱至一两（15~30g） 枳壳 赤芍各五钱（15g） 大黄五钱，后下（15g） 桃仁三钱（9g） 芒硝三至五钱，冲服（9~15g） 用法：水煎服。功效：通里攻下，行气活血。主治：适用于早期单纯性肠梗阻，气血瘀滞较重者。

按 仲景三承气汤中，均用生大黄泻热通腑。大承气汤中大黄后下，芒硝溶服，伍用枳实、厚朴，泻热攻下之力峻猛，主治阳明腑实证病重势急者；小承气汤不用芒硝，且三味同煎，枳实、厚朴用量亦减，泻热攻下之力较轻，主治阳明腑实热结较轻之证；调胃承气汤不用枳、朴，大黄与甘草同煮，芒硝溶服，攻下之力缓和，主治阳明腑实初成之轻证。复方大承气汤由大承气汤（枳实易为枳壳）加莱菔子、桃仁、赤芍而成，泻下热结、行气活血作用较强，适用于早期单纯性肠梗阻，气血瘀滞较重者。

现代研究

实验研究 采用高压液相色谱法（HPLC）测定由不同制备方法（入大黄前去/不去枳实、厚朴药渣）获得的大承气汤中大黄结合蒽醌、游离蒽醌的含量。结果显示去渣汤剂中结合蒽醌、游离蒽醌含量明显高于不去渣汤剂。表明大承气汤去厚朴、枳实药渣再入大黄的古法煎煮有利于有效成分的溶出，提示本方传统煎煮方法的合理性。大承气汤能明显降低腹腔注射脂多糖（LPS）腹膜炎模型大鼠的胃残留率，提高其胃肠推进率，降低其炎症及氧化应激反应，表明该对炎症引起的大鼠胃肠功能障碍有明显的改善作用，作用机制可能与其抗炎及抗氧化作用有关。应用胶原酶Ⅶ脑注射法建立脑出血大鼠模型，用大承气汤按 10g/kg 体重给药，每日 2 次，连续干预 1 周，平衡木和悬尾实验评价大鼠脑出血后不同时间点的神经功能缺损情况。结果显示，大承气汤能有效逆转脑出血模型大鼠脑出血后神经功能受损，减少小胶质细胞增生，逆转 IL-1β 和磷酸化 p38 蛋白的上升，上调 IL-10 的表达。表明大承气汤有改善脑出血后大鼠神经功能的作用，其机制可能与抑制小胶质细胞及其炎性反应有关。上述研究为认识该方泻热通腑功效的现代内涵提供了一定的理解。

第二节 温 下

温下剂适用于里寒积滞证。本证多由阳虚寒凝，脾运不及，内生积滞，寒邪与积滞互结，肠腑传化受阻所致，主见大便秘结，腹痛喜温，苔白，脉弦紧等。若冷积日久不化，损伤肠络气血，则为久痢赤白；寒凝积滞，气机阻滞，可见脘腹胀满；阳气不达四末，则手足不温甚或厥冷。治疗若单纯温阳祛寒，则积滞不去；仅予通下，则沉寒不除，或复伤中阳，唯有温里散寒与通里下积并用，方能两全。基于此类病证的病机，治疗当以温下寒积为主，兼以理气行滞、温里助阳、健脾益气等。

本类方剂常由温下药（巴豆、硫黄）或寒下药（大黄）与温热药（附子、干姜）配伍为主而组成。其中巴豆辛热，主入胃、大肠经，峻下冷积，善通肠胃闭塞，但性猛峻利，且有大毒，非沉寒痼冷实积证急者不可轻用。硫黄酸温，为纯阳之品，内服能补命火、逐寒冷，适用于肾阳不足，开合失常之便秘或久泻久痢。大黄攻积导滞、泻下力强，但其性寒，多与辛热之附子或干姜合用，其寒性被抑制，通腑之用保留，为温下寒积之重要药对。

此外，本类方剂还常选配理气行滞药（木香、厚朴）、补气健脾药（人参、甘草、白术）、温里助阳药（肉桂、细辛、川椒）等。

代表方有温脾汤等。

温脾汤《备急千金要方》 Wenpi Tang
Warming Spleen Decoction

【组成】 大黄四两（12g） 附子大者一枚（9g） 干姜二两（6g） 人参二两（6g） 甘草二两（6g）

【用法】 上五味，㕮咀，以水八升，煮取二升半，分三服。临熟下大黄（现代用法：水煎服，大黄后下）。

【功效】 温补脾阳，攻下冷积。

【主治】 脾阳不足，冷积内停证。便秘，或久痢赤白，腹痛，手足不温，苔白，脉沉弦。

【制方原理】 本方原为冷积之便秘或久痢而设，症虽不同，但均由脾阳不足，积滞不除所致。脾虚中寒，冷积阻结于肠中，故见腹痛便秘；若脾虚气陷，加之寒湿久留，冷积不化，损伤肠络，又可见下利赤白；阳气无力布达于四肢，故四肢不温；苔白、脉沉弦为冷积之象。本证病机为脾阳不足，冷积内阻，虚中夹实，而以冷积为主。治疗当温补脾阳与攻下积滞并举。

方中附子辛热，温壮脾阳以散寒凝；大黄苦寒，泻下通便以荡积滞，共为君药。干姜辛热，温中祛寒，助附子温阳散寒，为臣药。人参、甘草，甘温补脾益气，合附子、干姜温补阳气以扶脾弱，寓温阳必兼益气之理，并防大黄泻下伤中，同为佐药。甘草调和诸药，兼以为使。诸药合用，使寒邪去，积滞行，脾阳复，则诸症自愈。

制方特点：主以辛热，辅佐以苦寒及甘温，泻下寒积，扶阳补气，邪正兼顾。

【临床应用】

1. 用方要点 本方为脾阳不足，冷积内结之冷秘或久痢常用方。临床以便秘，或久痢赤白，手足不温，舌淡苔白，脉沉迟为使用依据。

2. 临证加减 寒凝气滞，腹中胀痛，加厚朴、木香以行气止痛；胃逆呕吐，加半夏、砂仁以和胃降逆；脾肾虚寒，腹中冷痛，加肉桂、吴茱萸以温中止痛；积滞不化，苔白厚腻，加厚朴、莱菔子以化积下滞；久痢赤白，损伤阴血，舌淡脉细，加当归、白芍以养血和血。

3. 现代运用 可用于消化性溃疡、口腔溃疡、慢性肾功能不全、尿毒症、慢性结肠炎、慢性细菌性痢疾、幽门梗阻、急性肠梗阻等证属阳虚寒积内停者。

4. 使用注意 便秘属热结或阴虚者忌用。

 附　方

大黄附子汤（《金匮要略》） 大黄三两（9g） 附子三枚，炮（15g） 细辛二两（6g） 用法：上三味，以水五升，煮取二升，分温三服。若强人煮取二升半，分温三服。服后如人行四五里，进一服。功效：温里散寒，通便止痛。主治：寒积里实证，腹痛便秘，或胁下偏痛，发热，手足不温，舌苔白腻，脉紧弦。

按 温脾汤与大黄附子汤均以苦寒大黄配伍辛热附子，具有温阳散寒、泻下冷积的功效，治疗寒积里实证。但温脾汤配有干姜、人参、甘草，故兼有温补脾阳之功，主治脾阳不足，冷积阻滞，虚中夹实之便秘或久痢赤白；大黄附子汤配细辛辛散温通，故其散寒止痛之力较强，主治寒实积滞较甚而正气未虚之腹痛便秘或胁下偏痛。

现代研究

1. 实验研究 探讨大黄附子成分配伍对阳虚便秘大鼠的治疗作用，分别给予模型动物以附子总生物碱（19.2mg/kg）和附子总生物碱（19.2mg/kg）+大黄蒽醌（38.4mg/kg）两个配方口服液灌胃。结果显示，两组均可改善大鼠阳虚便秘症状（食欲差、肛周污秽、活动减少、倦怠蜷缩、排便粒数减少、色黑干燥等），明显升高给药后不同时间点（5～1440 分钟）血清胃动素（MTL）、促胃液素（GT）、内皮素（ET）浓度，附子总生物碱+大黄蒽醌组还有提高血管活性肠肽（VIP）浓度的疗效。提示大黄与附子配伍在推进肠蠕动和促进神经递质释放方面有协同增效作用。

2. 临床报道 将 58 例单纯性动力不全性肠梗阻患者随机分为对照组 32 例和治疗组 26 例，对照组给予西医胃肠减压、补液、纠正酸碱平衡失调、抗感染、灌肠等保守治疗，治疗组在此基础上同时加用温脾汤（大黄 15g，当归 9g，干姜 9g，附子 6g，人参 6g，芒硝 6g，甘草 6g，煎汤，每日 1 剂。大便通后，减芒硝）治疗。两组均治疗 7 天。参考卫健委《中药新药临床研究技术指导原则》疗效标准，结果显示治疗组临床总有效率为 96.88%，显著高于对照组的 34.62%（P＜0.01）。表明温脾汤能提高西医常规疗法对单纯性动力不全性肠梗阻的疗效。

第三节 润 下

润下剂适用于肠燥便秘证。邪热伤津或素体火盛，胃肠干燥，热结阴亏，或肾阳不足，开合失常，或病后、产后虚损，精血不足，以致肠道传化无力，大便艰涩难出。若因邪热伤津或素体火盛伤阴所致，则兼见身热口干，小便短赤，舌苔黄燥等；若因肾虚气弱，开合失常所致，则兼见腰膝酸软，小便清长，脉沉迟等。燥粪滞肠，升降失司，浊气不降，可见头蒙口臭、矢气不行等。故治疗当以润肠通便为主，兼理气行滞、清热泻火、滋阴养血、温肾益精、升清降浊等。

本类方剂多由润下药为主组成，如火麻仁、郁李仁、肉苁蓉、何首乌、柏子仁等。其中火麻仁、郁李仁皆甘平，质润多脂，润燥滑肠，火麻仁兼能滋养补虚，适用于年老、产妇、病后及体弱等津血不足之肠燥便秘者。郁李仁辛开苦降，通便之力较强，兼开胃肠结气，尤适用于肠燥便秘兼气滞者。肉苁蓉甘咸性温，主归肾、大肠经，温肾阳、益精血、润肠通便，为治肾虚精亏便秘之要药。何首乌苦泄甘润，润肠通便，滋补肝肾，益血固精，多用于血虚精亏肠燥之大便秘结，"与苁蓉之润燥通大便无异，而无助火之虞"（《本经逢原》）。柏子仁体润多脂，药性平和，入心、肾、大肠经，滋补阴血，润肠通便，并能养心安神，对年老、产后及阴虚血亏之便秘兼心神不安者尤为相宜。

此外，本类方剂还常选配理气行滞药（陈皮、枳壳）、滋阴养血药（玄参、当归、生地黄）、温肾益精药（锁阳、牛膝）、升清降浊药（升麻、防风、泽泻）、泻热通便药（大黄、芒硝）等。

代表方如麻子仁丸、济川煎等。

麻子仁丸《伤寒论》
Maziren Wan
Hemp Seed Pills

【组成】 麻子仁二升（200g） 芍药半斤（200g） 枳实半斤，炙（200g） 大黄一斤，去皮（200g） 厚朴一尺，炙，去皮（100g） 杏仁一升，去皮尖，熬，别作脂（100g）

【用法】 上六味，蜜和丸，如梧桐子大，饮服十丸，日三服，渐加，以知为度（现代用法：上药共为细末，炼蜜为丸，每次 9g，每日 1～2 次，温开水送服，亦可改为汤剂煎服）。

【功效】 润肠泻热，行气通便。

【主治】 脾约证。大便干结，小便频数，舌苔微黄少津，脉涩。

【制方原理】 本方原为脾约证而设，脾约证临床特征为"大便硬，小便数"，由胃

脾约

肠燥热、津液不足所致。《素问·厥论》："脾主为胃行其津液者也。"胃中燥热，脾受约束，不能为胃家行津液，津液偏渗膀胱，故见小便频数；胃肠失于濡润，故见大便秘结；舌苔微黄少津，脉涩，为燥热津伤之征。本证病机为胃肠燥热内结，脾约不能布津，肠失濡润。治当润燥通便，开结泻热，以复脾运。

方中麻子仁味甘性平，质润多脂，入脾、胃、大肠经，益脾胃之阴，尤能润肠通便，为君药。杏仁甘平润燥，入肺、大肠经，上肃肺气，下润大肠；大黄苦寒通降，泻热通便；芍药苦酸微寒，养血敛阴，和里缓急，共为臣药。炙枳实行气破结，炙厚朴下气除满，助降泄通便之功，与大黄三味即小承气汤组成，轻下热结以除肠胃燥热，为佐药。蜂蜜甘润，助麻子仁润肠，缓小承气攻下，并调和诸药，为佐使。诸药相合，使热去、阴复、燥除、大便自调。

制方特点：主用润肠，辅以酸甘，小用苦寒，攻润相合；制之以丸，服自小量始，不效渐加，旨在"润肠缓下"。

因本方主治脾约便秘，故又名脾约麻仁丸、脾约丸。

【临床应用】

1. 用方要点　本方是治疗肠胃燥热、脾约便秘的常用方，也是润下法的代表方。临床以大便干结，小便频数，舌苔微黄少津，脉涩为使用依据。

2. 临证加减　热伤血络，肛门出血，加槐角、地榆凉血止血；燥热津伤较重，口干舌燥，加玄参、生地黄以滋阴通便；热结较甚，大便干硬，苔黄脉数，可重用大黄，或加芒硝，以泻热通便。

3. 现代运用　主要用于习惯性便秘、痔疮便秘、老人与产后便秘等证属肠胃燥热、肠失濡润者。

4. 使用注意　不宜久服；孕妇慎用。

 附　方

1. 润肠丸（《脾胃论》）　大黄去皮　当归梢　羌活各五钱（各15g）　桃仁汤浸，去皮尖，一两（30g）　麻子仁去皮取仁，一两二钱五分（37.5g）　用法：上除麻子仁另研如泥外，捣罗细末，炼蜜和丸，如梧桐子大，每服五十丸，空心白汤送下。功效：润肠通便，活血疏风。主治：饮食劳倦，风结、血结之大便秘涩，或干燥闭塞不通，全不思食。

2. 五仁丸（《世医得效方》）　桃仁　杏仁炒，去皮尖，各一两（30g）　柏子仁半两（15g）　松子仁一钱二分半（3.75g）　郁李仁炒，一钱（3g）　陈皮四两，另研末（120g）　用法：将五仁别研为膏，入陈皮末研匀，炼蜜为丸，如梧桐子大。每服五十丸（9g），空心米饮送下（现代用法：可改为汤剂，剂量酌定，水煎服）。功效：润肠通便。主治：津枯肠燥证。大便艰难，以及年老和产后血虚便秘，舌燥少津，脉细涩。

按　润肠丸、五仁丸与麻子仁丸均属润下剂，润肠丸重用麻子仁、桃仁，配伍当归梢、大黄、羌活，润肠通便之中有活血疏风之效，主治风热入侵大肠，伤津耗血，风结血滞之燥热便秘。五仁丸则由富含油脂的五种果仁配伍大剂量陈皮组方，功在润肠通便，适用于津枯肠燥便秘。麻子仁丸以麻子仁、杏仁、芍药、蜂蜜配合小承气汤而成，润下之中兼能泻热导滞，适用于胃肠燥热，津液不足之脾约便秘。

 现代研究

1. 实验研究　麻子仁丸可有效改善便秘型小鼠通便功能，提高小鼠胃液蛋白酶活性及淋巴细胞亚群 $CD4^+$、$CD8^+$ 百分数和 $CD4^+/CD8^+$ 比例（$P<0.05$）。其疗效机制可能与麻子仁丸有效调节机体的激活免疫机制，抑制免疫细胞凋亡，增加免疫细胞的数量，增强淋巴细胞增殖活化能力有关。

2. 临床报道　将80例拟行单侧全髋关节置换术患者随机分为治疗组和对照组，两组各40例，排除正在应用药物或非药物方法治疗腹泻或便秘者、正在服用任何能够影响胃肠动力药物者、合并可能导致胃肠功能紊乱疾病者。对照组于围手术期预防便秘术前宣教,治疗组在此基础上,于手术当天予麻子仁丸 6g 口服 1 次,此后自术后第 1 天起口服麻子仁丸,每日 2 次,至术后第 3 天。结果显示口服麻子仁丸能有效降低单侧全髋关节置换术患者术后便秘发生情况,促进术后早期排便,降低补救措施使用率,且不增加术后胃肠道不良事件发生风险。

济川煎《景岳全书》 *Jichuan Jian*
Benefiting the River Decoction

【组成】 当归三至五钱（9～15g） 牛膝二钱（6g） 肉苁蓉酒洗去咸,二至三钱（6～9g） 泽泻一钱半（5g） 升麻五至七分或一钱（1.5～3g） 枳壳一钱（3g）,虚甚者不必用

【用法】 水一盅半,煎七八分,食前服（现代用法:作汤剂,水煎服）。

【功效】 温肾益精,润肠通便。

【主治】 肾阳虚弱,精血亏少之便秘证。大便秘结,小便清长,腰膝酸软,舌淡苔白,脉沉迟或沉涩。

【制方原理】 本方原为虚损便秘证而设。便秘虽属大肠传导功能失常,但与脾、胃及肾的关系甚为密切。肾主藏精,开窍于二阴而司二便。肾阳虚弱,开合失常,气化无力,津液不布,故小便清长;肾虚精亏,肠失濡润,传导不利,故大便秘结;腰为肾之府,膝为筋之府,肾虚气弱,精亏血少,故腰膝酸软。舌淡苔白、脉沉迟或涩,也为肾阳不足、精亏血少之征。本证病机为肾虚精亏,气化无力,肠腑失润。治宜温肾益精,润肠通便。

方中肉苁蓉甘咸温润,入肾、大肠经,温肾益精,润燥滑肠,为肾虚便秘之要药,为君药。当归甘辛而温,养血润肠;牛膝性平而苦降,补肝肾,强筋骨,性善下行,两药共助君药补肝肾强腰膝,益精血润肠燥,共为臣药。枳壳苦降,下气宽肠,以助通便;泽泻甘淡,渗利肾浊,使补药得力,为佐药。更以少量升麻,"引阳明清气上行"（《本草纲目》）,有欲降先升之妙,与枳壳合用,清升浊降,便秘自通,为佐使药。诸药合用,共奏温润通便之功。

本方方名"济川",意在资助河川以行舟车,即滋肾补液而润肠通便。

制方特点:温肾益肝,精血并补,重在治本;寓通于补,主在温润通便;寓降于升,蕴"欲降先升"之理。

【临床应用】

1. 用方要点 本方为治疗肾虚精血亏少之便秘证的常用方。临床以大便秘结,小便清长,腰膝酸软,舌淡脉弱为使用依据。

2. 临证加减 《景岳全书》在方后指出,如气虚者,但加人参无碍;如有火,加黄芩;如肾虚,加熟地黄;虚甚者,不必用枳壳。此外,肾虚精亏重,加熟地黄、枸杞子以填精补肾;大便燥结甚,加火麻仁、杏仁以滋燥润肠,或生地黄、玄参等增水行舟;筋骨失充,痿软无力,加杜仲、锁阳以强筋壮骨;食少神疲,加人参、白术健脾助运。

3. 现代运用 多用于老人便秘、产后便秘、习惯性便秘等证属肾虚者。

4. 使用注意 热结便秘者不宜。

 现代研究

1. 实验研究 慢传输型便秘（STC）模型大鼠给予济川煎低、中、高不同剂量（1.8g/kg、3.6g/kg、7.2g/kg）灌胃,每天 1 次,连续给药 28 天。结果与模型组比较,济川煎组大鼠的首粒排出时间、粪便干湿重百分比、大肠埃希菌含量均明显减少,VIP 含量明显降低,PKA、AQP3 及 AQP4 的基因和蛋白表达也均明显下调,双

歧杆菌、乳酸菌及 SP 含量则明显升高。表明济川煎对 STC 有良好的治疗效果,其机制可能与 cAMP-PKA-AQP 通路及肠道菌群调节作用有关。

2. 临床报道 将 146 例符合老年慢性功能性便秘(CFC)诊断标准和中医辨证标准的便秘阳虚证 CFC 患者随机分成观察组与对照组,两组各 73 例。对照组采取乳果糖+普芦卡必利联合治疗,观察组在此基础上加用济川煎加减方内服(基本用药:当归 15g,肉苁蓉 9g,牛膝 6g,泽泻 4.5g,升麻、枳壳各 3g,每日 1 剂,分 2 次,于早晚空腹时温服)。疗程 1 个月,根据《中药新药临床研究指导原则(第一辑)》标准判定临床疗效。结果显示济川煎可降低脾肾阳虚相关症状(排便时间、粪便性状、排便费力)积分,改善胃肠功能,升高直肠压力,促进排便时肛门肌肉与直肠肌肉协调性的恢复,增强直肠敏感性。

第四节 逐 水

逐水剂适用于水饮壅盛于里的实证。本证基本病机:水饮壅盛于里,积聚于胸胁或胸腹,气机受阻,可见胸胁胀痛,或腹胀喘满;泛溢内外,则一身悉肿;水停气阻,膀胱气化不利,大肠传导失常,则二便不利,甚或二便俱闭;正盛邪实,则脉沉实。治疗当以攻逐水饮为主,兼行理气、泻下、渗利、顾护胃气等法。

本类方剂多由峻下逐水药如甘遂、大戟、芫花、牵牛子等为主组成。其中甘遂、大戟苦寒,芫花苦辛温,均能通利二便,为峻下逐水药,甘遂善行经隧之水湿;大戟善行脏腑之水湿;芫花以泻胸胁水饮、祛痰止咳见长。三药常相须为用,攻逐水饮之力尤强。但作用峻猛,易伤胃气,且有毒,使用中需控制剂量,以及配伍大枣等以增效减毒,较为安全。牵牛子苦寒,泻下作用较甘遂、大戟稍缓,亦能通利二便,为治疗水肿及臌胀常用。

此外,本类方剂还常选配行气药(青皮、木香、槟榔)、泻下药(大黄、芒硝)、渗利药(木通、泽泻、防己)、益气扶正药(大枣、白术)等。

代表方如十枣汤等。

十枣汤《伤寒论》
Shizao Tang
Ten-Jujube Decoction

【组成】 芫花熬 甘遂 大戟各等分

【用法】 上三味等分,各捣为散,以水一升半,先煮大枣肥者十枚,取八合,去滓,内药末。强人服一钱匕,羸人服半钱,温服之,平旦服。若下少病不除者,明日更服,加半钱。得快下利后,糜粥自养(现代用法:三药等分为末,每服 0.5~1g,以大枣 10 枚煎汤送服,每日 1 次,清晨空腹服用。得快下利后,糜粥自养)。

【功效】 攻逐水饮。

【主治】 ①悬饮。胸胁满痛,咳唾引痛,心下痞硬满,干呕短气,头痛目眩,或胸背掣痛不得息,舌苔白滑,脉沉弦。②实水。水肿重症,一身悉肿,尤以身半以下肿甚,腹胀喘满,二便不利等。

【制方原理】 本方所治悬饮、实水皆与水饮壅盛于里有关。饮为阴邪,随气流行。水停胸胁,气机不利,故胸胁满痛,咳唾引痛,甚则胸背掣痛不得息;水饮迫肺,宣降失常,故见咳唾短气;水停心下,气结于中,故心下痞硬满;水气犯胃,胃失和降,则干呕;水停脘腹,气机不利,传导失职,故腹胀、二便不利;饮邪阻滞,清阳不升,故头痛目眩;水饮外溢于肌肤,则为水肿。舌苔白滑,脉沉弦者,也为水饮内停之征。本证病机为水饮内停胸胁脘腹,外溢经隧肌肤,气机阻滞。情势急迫,治当施以峻剂,攻逐水饮。

方中芫花善消胸胁伏饮痰癖,甘遂善逐经隧水湿,大戟善泄脏腑之水,三药皆能通利二便,峻下逐水，又各有所长，合而用之，可使周身上下、内外之水饮速从二便排泄。但三药峻猛有毒，易伤正气，故又配伍甘平质润之大枣，益脾护胃，培土制水，以及缓和诸药峻烈及毒性，使下不伤正，并减少药后反应。诸药合用，邪正兼顾，共奏攻逐水饮之功。

制方特点：集三味逐水峻品于一方，佐用大枣，制毒缓峻，使攻逐水饮而不伤正。

本方药性峻烈，服用时应注意：①大戟、芫花、甘遂等分为末，从小剂量（0.5～1g）开始，以枣煎汤送服。②每日1次，清晨空腹时服用。③服药得快利后，食糜粥以保养脾胃。④水饮未尽去时应视情况酌定，体质尚可者可渐加量再服；如服药后精神萎靡，体力不支者宜停服或与补益剂交替使用。

《丹溪心法》改为丸剂，名"十枣丸"，是"治之以峻，行之以缓"之法，可用于本病轻证或体弱病人不耐峻攻者。

【临床应用】

1. 用方要点　本方为攻逐水饮之峻剂。临床以体质壮实，咳唾胸胁引痛，或水肿腹胀，二便不利，舌苔白滑，脉沉弦为使用依据。

2. 临证加减　若患者体虚邪实，又非攻不可者，可用本方与健脾补益剂同用或交替使用。

3. 现代运用　主要用于渗出性胸膜炎、肝硬化腹水、血吸虫病肝腹水及肾炎水肿等证属水饮内盛，形气俱实者。

4. 使用注意　只宜暂用，不可久服；孕妇忌服；忌与甘草伍用。

 附　方

1. 舟车丸（《景岳全书》）　黑丑头末，四两（120g）　甘遂面裹煨　芫花　大戟俱醋炒，各一两（各30g）大黄二两（60g）　青皮　陈皮　木香　槟榔各五钱（各15g）　轻粉一钱（3g）　用法：上为末，水糊丸如小豆大，空心温水下，初服五丸，日三服，以快利为度。功效：行气泻热逐水。主治：水热内壅，气机阻滞证。水肿水胀，口渴，气粗，腹坚，大小便秘，脉沉数有力。

2. 控涎丹（《三因极一病证方论》）　甘遂去心　大戟去皮　白芥子各等分　用法：三药为末，煮糊丸如梧子大，晒干，食后临卧，淡姜汤或熟水下七至十丸。如痰猛气实，加数丸不妨。功效：祛痰逐饮。主治：痰涎伏于胸膈证。忽患胸背、手脚、颈项、腰胯隐痛不可忍，连筋骨，牵引钓痛，走易不定；或令人头痛不可举，或神意昏倦多睡，或饮食无味，痰唾稠黏，夜间喉中如锯，多流唾涎，手脚重，腿冷痹等。

按　上两方均为十枣汤的加减方。舟车丸则由十枣汤去大枣，并加黑丑、大黄、轻粉泻热通便逐水，加青皮、陈皮、木香、槟榔以行气导滞行水，侧重行气逐水，虽以糊为丸，但攻逐之力较峻，适用于水热壅盛之形气俱实者。控涎丹系十枣汤去芫花、大枣，加善治胸膈间皮里膜外痰涎的白芥子而成，以糊为丸，攻逐力较缓，长于祛痰逐饮，适用于痰涎水饮停于胸膈，或走注经隧之证。

 现代研究

1. 实验研究　观察十枣汤灌胃（0.18g/kg、0.9g/kg、1.8g/kg）对博来霉素建立的大鼠肺纤维化（PF）模型的影响。结果与模型组相比，十枣汤各剂量组PF大鼠的少动、毛色枯槁、目光呆滞、喘憋、食少等症状有明显改善，肺纤维化程度明显减轻，肺组织层粘连蛋白（LN）和血小板衍生生长因子（PDGF）表达水平明显降低（均$P<0.01$）；与吡啡尼酮组相比，十枣汤中剂量组大鼠肺组织LN及PDGF表达水平无明显差异（$P>0.05$），高剂量组较其他组显著降低（均$P<0.01$）。表明十枣汤对博来霉素诱导小鼠PF有一定的治疗作用，其作用机制可能与抑制肺组织中LN和PDGF的表达有关。急性毒性实验发现，大鼠口服十枣汤的最大给药量为12g/kg，为成人日用剂量（1.5g/60kg）的480倍；与空白组比较，十枣汤组体质量和饲料消耗量，大鼠各组织脏器系数，血清中丙氨酸氨基转移酶（ALT）、门冬氨酸氨基转移酶（AST）、尿素氮（BUN）、肌酐（SCr）、

白介素（IL）-2、肿瘤坏死因子 α（TNF-α）、核因子 κB（NF-κB）均无统计学差异，各组织病理切片亦未见异常变化，表明本方安全性良好。

2. 临床报道 将 130 例Ⅳ期非小细胞肺癌（NSCLC）合并胸腔积液患者随机分为 3 组（A 组 46 例，B 组 43 例，C 组 41 例）。所有患者均行留置胸腔积液穿刺引流术，在此基础上 A 组患者给予十枣汤烫熨疗法（大戟 150g，甘遂 150g，芫花 150g，大枣 20 枚，按比例粉碎混匀，放入布袋中，微波炉高温加热，置季肋处烫熨，每日上、下午各 1 次，每次 1 小时。自引流术开始）联合胸腔灌注顺铂治疗；B 组患者仅行胸腔灌注顺铂治疗，C 组患者仅行十枣汤烫熨治疗。治疗周期为 3 周。结果显示三组患者的胸腔积液疗效总有效率、中医证候总有效率的差异均有统计学意义（P＜0.05），其中 A 组的疗效优于 B 组、C 组；三组患者的体力状态 KPS 评分较治疗前均升高，A 组的评分明显高于 B、C 两组（P＜0.05）。表明十枣汤烫熨疗法能提高胸腔灌注化疗治疗癌性胸腔积液的疗效。

第五节 攻补兼施

攻补兼施剂适用于里实积滞而有正虚者。本证多为素体气血不足，复因邪热入里而成阳明腑实，或因热结里实而失治误治，以致燥屎犹存，或阳明温病，热结阴亏，燥屎不行（即无水舟停）而成。阳明腑实，则见大便秘结，或下利清水，腹满腹痛，潮热谵语；气血虚弱，则神倦少气，脉虚；阳明热结，阴液亏耗者，兼见烦渴，口咽干燥，唇裂舌焦，舌红苔少，脉细数等。六腑以通为用，热结里实，腑气不通，易阻滞气机；肺与大肠相表里，肺气宣降，有利于大肠腑气之通降；阳明温病，热结阴亏，以致燥屎不行，下之不通者，即所谓"无水舟停"之证，"若欲通之，必先充之"，故宜用"增水行舟"之法。本证治疗宜攻补兼施，兼行宣利肺气、理气行滞、滋阴润燥等法。

本类方剂多以泻下药和补益药为主组成，如大黄、芒硝与人参、当归、生地黄、麦冬等配伍。其中大黄、芒硝，泻热通便，荡涤肠胃积滞；人参、甘草、当归之类补养气血；热结津亏者，须配伍生地黄、麦冬、玄参等滋阴增液，增水行舟。补益药的配伍，一方面扶助正气以助攻下，另一方面可以防止泻下更伤气血津液。

此外，本类方剂常选配宣利肺气药（桔梗、杏仁）、行气破滞药（枳实、厚朴）、调和脾胃药（生姜、大枣）等。

代表方有黄龙汤等。

黄龙汤《伤寒六书》
Huanglong Tang
Yellow Dragon Decoction

【组成】 大黄（9g） 芒硝（9g） 枳实（9g） 厚朴（6g） 甘草（3g） 人参（6g） 当归（9g）（原书未标注分量）

【用法】 水二盅，姜三片，枣子二枚，煎之。后再加桔梗，煎一沸，热服为度（现代用法：上方加桔梗 3g，生姜 3 片，大枣 2 枚，水煎，芒硝溶服）。

【功效】 泻热通便，益气养血。

【主治】 阳明热结，气血不足证。下利清水，或大便秘结，脘腹胀满，腹痛拒按，身热口渴，神倦少气，甚则循衣撮空，谵语，神昏肢厥，舌苔焦黄或焦黑燥裂，脉虚。

【制方原理】 本方为素体气血不足，复因邪热入里而成阳明热结里实证而设。热结于里，腑气不通，故大便秘结，腹痛拒按；热结旁流，故自利清水；热盛伤津，加之下利清水，津液急剧耗伤，故见身热，口渴，舌苔焦黄或焦黑燥裂；热扰心神，正气欲脱，故见神昏谵语肢厥，循衣撮空等危重之象；素体气血不足或温病失治误治，气血耗伤，故见神倦少气，脉虚等。本证病机为胃肠燥热结实，腑气不通，气血不足，正气不支。治疗单以泻下攻邪犹恐正气愈加不支，仅以补虚扶正难免邪气愈盛。治宜泻实扶弱，急下存阴。

　　方中大黄、芒硝、枳实、厚朴（即大承气汤）泻热通便，荡涤胃肠实热积滞，急下存阴；人参益气，当归补血，扶正以助祛邪，并使攻下而不伤正。桔梗开宣肺气而助通腑气，有开上通下之妙；生姜醒胃和中布津，大枣、甘草补益脾胃以助扶正，甘草兼调和诸药。诸药合用，既能攻下热结，又能补益气血，共成攻下扶正之剂。

　　制方特点：泻热通便佐以益气养血，攻补兼施，寓攻于补；苦寒通降佐以辛宣升散，寓降于升，蕴"欲降先升"之理。

　　【临床应用】

　　1. 用方要点　本方主治阳明热结里实兼气血不足之证。临床以大便秘结，或自利清水，腹痛拒按，身热口渴，体倦少气，舌苔焦黄，脉虚为使用依据。

　　2. 临证加减　老年气血虚者，去芒硝，以减缓泻下之力；阴液大伤，舌苔焦黄燥裂，脉细，加玄参、生地黄以滋阴润肠。

　　3. 现代运用　主要用于流行性脑脊髓膜炎、流行性乙型脑炎、伤寒、副伤寒等证属阳明腑实，兼气血不足者。

　　4. 使用注意　中病即止；孕妇忌用。

 附　方

　　1. 新加黄龙汤（《温病条辨》）　细生地黄五钱（15g）　生甘草二钱（6g）　人参一钱五分（4.5g），另煎　生大黄三钱（9g）　芒硝一钱（3g）　玄参五钱（15g）　麦冬五钱，连心（15g）　当归一钱五分（4.5g）　海参二条（2条），洗　姜汁六匙（6匙）　用法：水八杯，煮取三杯。先用一杯，冲姜汁五分，姜汁二匙，顿服之。如腹中有响声，或转矢气者，为欲便也；候一二时不便，再如前法服一杯；候二十四刻不便，再服第三杯。如服一杯即得便，止后服，酌服益胃汤（沙参、麦冬、冰糖、细生地黄、玉竹）一剂。余参或可加入。功效：滋阴益气，泻热通便。主治：热结里实，气阴不足证。大便秘结，腹胀满而硬，神倦少气，口干咽燥，唇裂舌焦，苔焦黄或焦黑燥裂。

新加黄龙汤
原方注解

　　2. 增液承气汤（《温病条辨》）　玄参一两（30g）　麦冬八钱，连心（25g）　细生地黄八钱（25g）　大黄三钱（9g）　芒硝一钱五分（4.5g）　用法：水八杯，煮取三杯，先服一杯，不知，再服（现代用法：水煎，芒硝溶服，分三次服用）。功效：滋阴增液，泻热通便。主治：热结阴亏证。结粪不行，下之不通，口干唇燥，舌红苔黄或焦黄而干，脉细数。

　　3. 承气养荣汤（《温疫论》）　知母（9g）　当归（6g）　芍药（15g）　生地黄（12g）　大黄（12g）　枳实（9g）　厚朴（9g）（原书未标注用量）　用法：加生姜，水煎服。功效：泻热通便，滋阴润燥。主治：温病数下亡阴，热渴未除，里证仍在者。两目干涩，唇口燥裂，咽干舌枯，身热口渴，腹硬满而痛，大便不通。

　　按　黄龙汤、新加黄龙汤均为攻补兼施之剂。黄龙汤以大承气汤峻下热结，急下存阴为主，配伍人参、甘草、当归，兼益气养血，主治热结较甚而兼气血不足者；新加黄龙汤用调胃承气汤缓下热结，除含有参、归、草外，重用生地黄、玄参、麦冬、海参，重在滋阴增液，增水行舟，主治热结较轻而气阴亏甚者。增液承气汤、承气养荣汤均有滋阴增液，泻热通便的功效，增液承气汤以玄参、生地黄、麦冬滋阴增液为主，辅以调胃承气汤去甘草，偏于养阴增液通便，适用于热病之阴伤热结之便秘证；承气养荣汤由小承气汤轻下热结，合四物汤去川芎加知母，偏于养血泻热通便，尤适用于热实血燥液枯之便秘证。

 现代研究

　　临床报道　将60例确诊为腹腔高压（IAH）/腹腔间隔室综合征（ACS）患者随机分为治疗组与对照

组，两组各 30 例，对照组予西医常规治疗（心电监护、吸氧、禁食、胃肠减压、调节胸内压、预防及治疗性抗感染、抑酸保胃、促胃肠动力、调节肠道菌群、营养支持、维持水电解质平衡等常规治疗及处理），治疗组在此基础上鼻饲黄龙汤加减（基本方：大黄 9g 后下，芒硝 6g，枳实 9g，厚朴 12g，甘草 3g，党参 30g，当归 12g，桔梗 3g，大枣 6g，生姜 6g。每日 2 剂，早晚各 1 剂，浓煎 100ml，抽净胃液后缓慢鼻饲，鼻饲后予夹闭胃肠减压管 1 小时），2 组疗程均为 7 天。最终治疗组完成 28 例，对照组完成 25 例。结果显示治疗第 3 天起，2 组患者腹腔内压（IAP）逐渐下降，急性重症及慢性健康状况 II（APACHE II）评分均较治疗前明显降低，治疗组 IAP、APACHE II 评分均优于对照组（P＜0.05，P＜0.05）。随访 30 天，治疗组病死率与对照组的差异无统计学意义。表明在常规治疗基础上加用黄龙汤加减方，可提高对 IAH/ACS 的疗效。

小 结

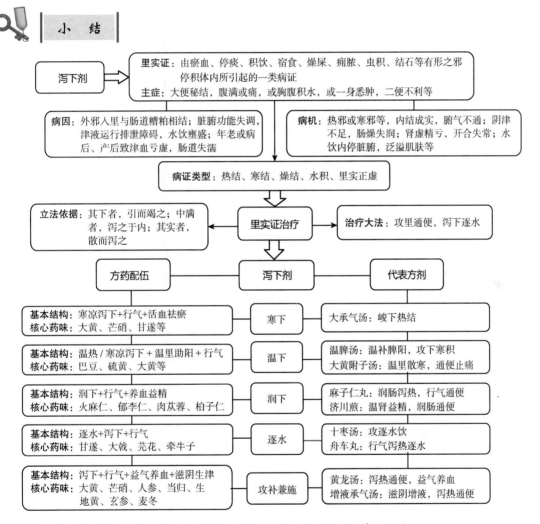

本章方剂概要：泻下剂分为寒下、温下、润下、逐水、攻补兼施 5 类。

（1）寒下：适用于里热积滞实证。三承气汤均有泻下热结之功，其中大承气汤硝、黄与枳、朴并用，大黄生用后下，攻下之力最强，主治痞、满、燥、实四证俱备的阳明腑实重证；小承气汤减其枳、朴用量，不用芒硝，且三味同煎，攻下之力较轻，主治燥证未具而痞、满、实较轻的阳明腑实轻证；调胃承气汤虽硝、黄同用，但无枳、朴，且佐用甘草，与大黄同煎，有缓下热结之功，主治阳明燥实初结而无痞、满之证。

（2）温下：适用于里寒积滞证。温脾汤和大黄附子汤中均以附子配大黄为主体，温脾汤则配伍干姜、人参、甘草温补脾阳，主治脾阳不足，冷积内阻之便秘或久痢赤白；大黄附子汤中佐以细辛辛温宣通，散寒止痛，主治寒实内结而正气不虚者。

（3）润下：适用于肠燥便秘证。麻子仁丸、济川煎、五仁丸均能润肠通便，其中麻子仁丸主以润肠，佐以小承气汤泻热行滞，主治肠胃燥热，脾津不布的大便秘、小便数之脾约证；济川煎温肾益精，润肠通便，主治肾虚精血亏少之便秘；五仁丸集多脂之果仁为主，佐以陈皮，炼蜜为丸，能润通大便，适宜津枯肠燥之便秘。

（4）逐水：适用于水饮蓄积或壅盛的实证。十枣汤和舟车丸均能泻下逐水，十枣汤以大枣煎汤送服甘遂、大戟、芫花三味细末，其逐水之中兼有培土扶正作用，主治悬饮及水肿腹胀属实证者；舟车丸于逐水药中配以苦寒泻热及多味行气之品，逐水泻下之力更猛，主治水热内壅，气机阻闭，水肿水胀而以大腹肿满为主症之邪实而正不虚者。

（5）攻补兼施：适用于邪实正虚之大便秘结证。黄龙汤由大承气汤配合益气养血药组成，主治阳明腑实兼气血不足者；新加黄龙汤用调胃承气汤配合滋阴增液及益气养血药而成，主治热结较轻而气阴亏甚者；增液承气汤则以大量滋阴增液之品，配伍硝、黄，滋阴增液之中而有泻热通便之功，主治温病热结阴亏，燥屎不行者；承气养荣汤以小承气汤合四物汤去川芎加知母而成，功能泻热通便，滋阴润燥，治火盛血燥、液枯便秘之证。

 展 望

现代研究表明，泻下剂有促进肠道运动，调节肠道菌群，改善肠壁血流量，抗炎、抗菌、抗氧化、解热止痛，调节免疫、凝血、血糖、血脂，改善体液分布，保护肺、肝、脑、肾等多种药理作用；临床常用于感染性疾病，急腹症、颅内高压等多种急性危重症，手术前肠道清洁及术后并发症的防治，口服药物中毒洗胃后肠道促排等。近年来临床报道某些泻下剂与西药联用于感染性疾病、急腹症、肺纤维化等有较好疗效，提示泻下剂在相关疾病中的运用价值，有待药理学方面的跟进研究。

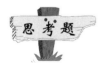 **实 训** »»

某男，48岁，平素畏寒喜温。去年夏秋期间，因饮食不节，出现腹泻，服用黄连素片3天后，泄泻渐停。但2周后因参加亲友会餐，稍触生冷拼盘，即下利色白，先后用黄连素和西药抗生素，效果均不显。一年多来，下利时犯，时轻时重。刻下：腹痛，大便滞下，每日2次，夹有白色黏冻，肛门作坠，窘迫难忍，腹胀拒按，形寒肢凉，舌淡苔白腻，脉弦紧。（《经方应用》）

分析要点：①整理案情，梳理本案的信息要点。②该患者属于何种病证？病机和立法是什么？③患者的表现与所学过的哪一首方剂的主治证接近？④选定用方后，可对其做哪些方面的调整？

请写出你对该患者的辨证、立法、选方、用药及制服要求。

思考题
1. 联系方证病机和制方要点，叙述大承气汤的"峻下"之理。
2. 基于大黄的性能特点，叙述其在泻下各类方剂中的选用及配伍要点。
3. 怎样理解麻子仁丸的"缓下"功效？
4. 试述十枣汤的使用要点及其临床意义。
5. 查阅相关文献，归纳寒下、温下、润下方的常用配伍药对。

（南淑玲）

第九章　和　解　剂

和解剂（harmonizing formulas）是以寒热、补泻、疏调等药味相互配伍，具有和解寒热、疏调气血、扶正祛邪、燮理脏腑等功用，主治"不和病证"的一类方剂。此类不和病证的病机通常较为复杂，病位多涉及表里、脏腑、气血，病性多为寒热、虚实夹杂，病势多为邪正相争，或脏腑间生克制化失衡，气血升降失调。因此，治疗不宜单用解表、攻下、温里、清热、补虚、泻实等法，而宜"和解"，即根据邪正相争于表里之间、脏腑失调、气血失和的病机特点，以疏表清里，补虚泻实，平调寒热，从而恢复阴阳动态平衡的治疗方法。和解属于八法中的"和法"。

和解剂原为治疗伤寒邪入少阳而设，由于少阳为人体阴阳之枢纽，其经脉联络于表里之间，伤寒邪入少阳，病变多为表里寒热虚实夹杂，其治疗"既非发汗之所宜，又非吐下之所对，是当和解则可矣"（《伤寒明理论》），即以小柴胡汤和解之。盖少阳涉及胆和三焦，与厥阴相表里；而厥阴少阳与太阴阳明关系甚为密切，肝旺易克脾土，胆热易犯胃腑；而阳明涉及胃肠，其功能又多依附脾胃，脾胃表里相合，升降各司其属，故和解剂除治少阳证外，还治肝脾不调证、肠胃不和证。所以本章方剂分为和解少阳、调和肝脾、调和肠胃三类。

本类方剂虽然性质平和，但毕竟以祛邪为主，平调中也多有侧重，故纯虚证不宜使用。凡外感疾病邪气在表，未入少阳，或邪已入里的邪实之证均不宜使用和解剂。具体组方时还应辨别病机中的表里、虚实、寒热之轻重偏颇，权衡用药比重，以实现方与证的高度对应。

第一节　和　解　少　阳

和解少阳剂，适用于少阳病证，少阳病证的基本病机：少阳属半表半里，邪气犯于少阳，邪正相争于表里之间，正胜趋表则发热，邪胜入里则恶寒，故见寒热往来；少阳经脉布于胸胁，属胆络肝，从身侧上行咽系过目入巅，少阳郁热，循经上犯，则胸胁苦满，口苦咽干目眩。肝胆疏泄失常，情志不遂，可见神情默默，气郁化火扰心则可见心烦失眠等。胆郁蕴热，胆热犯胃，或灼津为痰，痰热内阻，见恶心，或吞酸吐苦，或呕吐黏液黄涎。少阳内近阳明，阳旺之体，则邪可传阳明，而间现阳明结热，可见心下满痛或痞硬，便秘或下利，舌苔黄厚等症；虚弱之体，则多伴营卫失调，而见寒热、汗出等症。少阳为枢，为阴阳出入之枢纽，若体虚不能胜邪，少阳之邪又易内陷。另胆与三焦同属少阳，邪犯三焦，气化障碍，津停蕴湿成痰，气机阻滞，则见胸满咳嗽、呕胀不食、二便不利。凡此，少阳病证涉及表里三焦，寒热虚实杂见，病机较为复杂。故少阳病证的治疗当以外疏内清为主，兼行和胃化痰、通腑泻热、调和营卫、健脾益气、理气行滞、利湿降浊等法。

本类方剂常以辛散透解与苦寒清热药配伍为主体，如柴胡或青蒿配伍黄芩、竹茹。柴胡苦辛微寒，主入肝、胆经，透邪退热，且疏肝解郁，专主伤寒邪在少阳，肝胆气机不利而见寒热往来、胸胁苦满等症。青蒿苦辛寒，归肝、胆经，善清透少阳邪热，兼能祛湿化浊，最宜于少阳偏里热夹湿浊者。黄芩苦寒，主入肺、肝、胆经，尤能清泄少阳里热，常与柴胡或青蒿相配，疏泄兼行，专治邪客少阳之往来寒热者。竹茹甘微寒，主入胆、胃经，善清胆胃而除烦，化痰降逆而止呕呃，《药品化义》谓其"轻可去实，凉能去热，苦能降下，专清热痰，为宁神开郁佳品"，最宜于胆胃郁热夹痰之烦呕、吐涎吞酸者。

此外，此类方剂还常选配化痰和胃或清热化痰药（半夏、生姜、瓜蒌、贝母）、通腑泻热（大黄、芒硝、枳实）、调和营卫（生姜、大枣）、益气健脾药（人参、党参、炙甘草）、理气行滞药（陈皮、枳壳、桔梗）、利湿降浊药（赤茯苓、滑石）、生津养液药（天花粉、麦冬）。

代表方有小柴胡汤、蒿芩清胆汤等。

小柴胡汤《伤寒论》 Xiao Chaihu Tang / Minor Bupleurum Decoction

【组成】 柴胡半斤（24g） 黄芩三两（9g） 人参三两（9g） 半夏洗，半升（12g） 甘草炙，三两（9g） 生姜切，三两（9g） 大枣擘，十二枚（12枚）

【用法】 上七味，以水一斗二升，煮取六升，去滓，再煎，取三升，温服一升，日三服（现代用法：水煎服）。

【功效】 和解少阳。

【主治】 ①伤寒少阳证。往来寒热，胸胁苦满，默默不语，不欲饮食，心烦，喜呕，口苦，咽干，目眩，苔薄白，脉弦。②热入血室证。妇人伤寒，经水适断，往来寒热，发作有时。③疟疾、黄疸等内伤杂病而见伤寒少阳证者。

【制方原理】 本方原为伤寒少阳病证而设，此证为正气不足、邪犯少阳、枢机不利所致，即《伤寒论》所谓："血弱气尽，腠理开，邪气因入，与正气相搏，结于胁下，正邪分争。"邪犯少阳，正邪交争于表里之间，正胜欲拒邪出于表，邪胜欲入里并于阴，故见寒热往来。足少阳经脉起于目锐眦，下耳后，入耳中。其支者，会缺盆，下胸中，贯膈循胁，络肝属胆。邪客少阳，经气不利，而致胸胁苦满，默默不语；少阳郁热，胆火循经上炎，则见心烦，口苦，咽干，目眩。胆热犯胃，胃失和降，故不欲饮食而呕吐。总之，本证病机主要为邪犯少阳，经气不舒；胆热犯胃，胃失和降；邪正交争，邪有内陷之机。治宜清疏少阳，降逆和胃，扶正御邪。

方中柴胡苦辛微寒，主入肝胆，既可透散少阳之邪，又能疏畅经气之郁滞，故重用为君药。黄芩苦寒，清泄少阳之热，为臣药。君臣相配，使邪热外透内清。半夏和胃降逆止呕；生姜助半夏和胃，兼制半夏之毒。人参、炙甘草、大枣益气健脾，扶正以助祛邪，并防邪内陷；大枣得生姜有资助脾胃、调和营卫之功。此五味共为佐药。炙甘草调和诸药，兼为使药。诸药相伍，则邪气得解，枢机得利，胃气调和，则诸症自愈。

若妇人经期，血海空虚，邪热乘虚而入胞宫，致血热瘀滞，经行失常，见经水不当断而断、寒热发作有时，所谓"热入血室"，本方能透散外邪，清利肝胆，可选用以正本清源。至于杂病属于肝胆郁热之疟疾、黄疸等见少阳证者也可用本方治之。

制方特点：辛散配伍苦寒及甘温，外透内清，调和胆胃，祛邪扶正。

【临床应用】

1. 用方要点 本方既是治疗伤寒少阳证的基础方，又是和解少阳法的代表方。临证当以往来寒热，胸胁苦满，口苦，呕恶，脉弦为使用依据。

2. 临证加减 若热聚于胸中见烦而不呕，去半夏、人参，加瓜蒌清热理气宽胸；热伤津液见口渴，去半夏，加天花粉止渴生津；肝气乘脾见腹中痛，宜去黄芩，加芍药柔肝缓急止痛；气滞痰郁见胁下痞硬，去大枣，加牡蛎软坚散结；水气凌心见心下悸、小便不利，去黄芩，加茯苓利水宁心；表邪仍在见身微热、口不渴，宜去人参，加桂枝解表；素有肺寒留饮见咳咯清痰，宜去人参、大枣、生姜，加五味子、干姜温肺止咳；热入血室，加牡丹皮、赤芍、桃仁以凉血祛瘀；湿热黄疸，加茵陈、山栀以清热利湿退黄；疟疾加草果、常山以燥湿截疟；内伤杂病，正气不虚，去人参、大枣。

3. 现代运用 多用于感冒、疟疾、慢性胆囊炎、慢性肝炎、慢性胃炎、胸膜炎、乳腺炎、睾丸炎、慢性胃炎、胃溃疡、抑郁症等证属少阳证者。

4. 注意事项 ①原方要求"去滓再煎"，使药性更为醇和，药汤之量减少以避免对胃的刺激。②小柴胡汤为和解剂，一般服药后不经汗出而病解，但也有药后得汗而愈者，是正复邪却、胃气调和所致，即《伤寒论》："上焦得通，津液得下，胃气因和，身濈然汗出而解。"③阴虚血少及脾胃虚寒者慎用。

 附 方

1. 柴胡桂枝干姜汤（《伤寒论》） 柴胡半斤（24g） 桂枝去皮，三两（9g） 干姜二两（6g） 天花粉四两（12g） 黄芩三两（9g） 牡蛎熬，三两（12g） 甘草炙，二两（6g） 用法：上七味，以水一斗二升，煮取六升，去滓。再煎取三升，温服一升，日三服。初服微烦，复服，汗出便愈。功效：和解少阳，温化水饮。主治：伤寒四五日，身热恶风，颈项痛，胸胁满微结，渴而不呕，但头汗出，往来寒热，以及疟疾等。

2. 柴胡枳桔汤（《重订通俗伤寒论》） 川柴胡一钱至一钱半（3～4.5g） 枳壳一钱半（4.5g） 姜半夏一钱半（4.5g） 鲜生姜一钱（3g） 青子芩一钱至一钱半（3～4.5g） 桔梗一钱（3g） 新会陈皮一钱半（4.5g） 雨前茶一钱（3g） 用法：水煎服。功效：和解少阳，疏利气机。主治：少阳痰湿郁滞证。往来寒热，两头角痛，耳聋，目眩，胸胁满痛，舌苔滑，脉右弦滑，左弦而浮大。

按 柴胡桂枝干姜汤所治乃少阳兼水饮之证，方中保留了小柴胡汤中的柴胡、黄芩、甘草，和解少阳；又加干姜、桂枝温阳化饮，牡蛎软坚散结，瓜蒌根清热生津；柴胡枳桔汤所治为少阳偏于半表，兼胸膈气郁证，由小柴胡汤去人参、甘草、大枣，加枳壳、桔梗、陈皮以疏畅气机，宽利胸膈；加雨前茶清热降火。此两方同属于和解少阳方，而有兼温化痰饮和兼疏利气机之侧重。

 现代研究

1. 实验研究 本方对肝胆、中枢神经、血液循环、胃肠道等多个系统均有影响，并具有调节内分泌、解热、抗炎、保肝利胆、抗溃疡、抗肿瘤、抗病毒、抗自由基、调节机体免疫力、降血脂、抗惊厥、对抗放射性损害等多种作用。

经腹腔接种亲心肌细胞株的柯萨奇病毒 B3 建立小鼠心肌炎模型，用小柴胡汤灌胃治疗。检测治疗后 5 天、7 天、15 天和 21 天各组血清中的 IL-2、TNF-α 水平及血液中的 T 淋巴细胞亚群。结果观察到小柴胡汤组小鼠血清中 TNF-α、IL-2 活性和血中 CD4$^+$ 及 CD8$^+$ 均呈逐渐增高趋势。表明小柴胡汤具有调节免疫应答功能，推测其对病毒性心肌炎起到有效治疗作用。高脂血症模型造模一周后分别给予高（18.9mg/kg）、低（9.45mg/kg）不同剂量的小柴胡汤及辛伐他汀（4.67mg/kg）灌胃，连续 2 周。结果与模型组比较，各给药组大鼠的肝脏指数，总胆固醇（TC）、血清甘油三酯（TG）、低密度脂蛋白胆固醇（LDL-C）均见不同程度降低（P＜0.05），肝脂肪变均见明显减轻；小柴胡汤高、低剂量组间无显著性差异，表明小柴胡汤具有一定的降血脂和降肝脂的作用。有研究观察到小柴胡汤煎液和去滓后再煎液均能抑制二甲苯引起小鼠的耳郭肿胀，但去滓再煎液的抑制作用更为明显，提示原方去滓再煎法可能有其一定的合理性。运用网络药理学方法对小柴胡汤治疗肝炎过程中造成药物性肝损伤的临床不良反应（ADR）信息进行关键靶点和通路的预测分析，结果提示小柴胡汤中共同参与"效-毒"作用的化学成分共 226 个，涉及内分泌系统、神经系统、雌激素信号通路、趋化因子信号通路和内分泌及代谢病、非酒精性脂肪性肝炎和神经退行性疾病 7 条通路，分析推测其治疗肝炎的"效-毒"作用可能与 Ras/Raf/MEK/ERK、NF-κB 和 PI3K/AKT 信号转导途径密切相关，涉及调控细胞增殖、细胞凋亡、调控炎症因子的表达等生物学过程。

2. 临床报道 将经常规护肝治疗（不使用任何抗病毒药物、免疫调节剂和其他抗肝纤维化治疗药物）的 120 例慢性乙型肝炎肝纤维化患者随机分为对照组（A 组）、大黄䗪虫丸组（B 组）和小柴胡汤组（C 组）3 组，每组 40 例。A 组仅予以常规护肝治疗，B 组和 C 组在常规护肝治疗的基础上分别口服大黄䗪虫丸（3.0g/次，每日 2 次）和小柴胡汤浓缩煎剂（每日 1 剂，分早、晚温服）。治疗 4 个月，检测各组患者治疗前后的肝功能、肝纤维化指标及乙肝病毒标志物等。结果显示 3 组患者肝功能和血清肝纤维化指标均有明显改善，其中 C 组作用最优，其乙肝病毒标志物和乙肝病毒复制转阴率均显著优于 A 组和 B 组。表明小柴胡汤治疗慢性乙肝肝纤维化有效。

蒿芩清胆汤《重订通俗伤寒论》 Hao Qin Qingdan Tang
Artemisia Apiacea and Scutellaria Decoction to Clear the Gallbladder

【组成】　青蒿脑一钱半至二钱（6～9g）　淡竹茹三钱（9g）　仙半夏一钱半（6g）　赤茯苓三钱（9g）　青子芩一至三钱（3～9g）　生枳壳一钱半（6g）　陈广皮一钱半（6g）　碧玉散（滑石、甘草、青黛）包，三钱（9g）

【用法】　水煎服。

【功效】　清胆利湿，和胃化痰。

【主治】　少阳湿热证。往来寒热，寒轻热重，胸胁胀痛，胸膈痞闷，口苦，吐酸苦水，或呕黄涎而黏，或干呕呃逆，小便黄赤，舌质红，苔黄腻，脉滑数或弦数。

【制方原理】　本方所治乃少阳湿热痰浊证。足少阳胆经与手少阳三焦经合为一经，邪犯少阳，胆经不舒而蕴热；三焦不畅而停湿，湿热蕴蒸而生痰浊。邪郁少阳，正邪纷争，则往来寒热如疟；少阳之热偏盛，故寒轻热重。胸胁为肝胆经脉所主，湿热壅滞，经气不利，则胸胁胀痛；胆热乘胃，胃浊上逆，甚至胆汁随胃液上逆，则呕吐酸苦水或黏黄涎；湿热注下，则小便黄赤。舌红苔腻，脉弦数或弦滑，均为湿热痰浊之征。本证病机为少阳胆经热盛，湿热痰浊中阻，三焦气机不利，胃失和降。治宜清胆祛湿，化浊行气，和胃降逆。

方中青蒿脑（即青蒿新发之嫩芽）苦寒芳香，既清透少阳邪热，又化湿辟秽；黄芩苦寒，清泄胆热，且燥湿。两药相合，既内清湿热，又透邪外出，并为君药。竹茹清胆胃之热，化痰止呕；半夏燥湿化痰，降逆止呕；两药相伍，清化痰浊，和胃止呕，并为臣药。枳壳下气宽胸、陈皮理气化痰，二味相合，疏畅气机以助湿化痰消；碧玉散、赤茯苓清热利湿，引湿热下行从小便出；合为佐药。甘草和中调药，兼为使药。诸药合用，使胆热得清，痰浊得化，气机得畅，诸症自解。

制方特点：以清透少阳胆热为中心，兼行清化、清利，即透邪于外，清热于内，化浊于中，利湿于下，所谓"分消走泄"。

本方与小柴胡汤均有和解少阳作用，主治寒热如疟的少阳病证。但蒿芩清胆汤侧重清泄化浊，适用于少阳湿热，里热偏重，又痰浊中阻，见热重寒轻，呕吐黄涎，小便黄少，舌红苔腻，脉弦滑等症；小柴胡汤清透并用，兼能扶正，适用于伤寒少阳，正气偏虚，邪气进退于表里之间，见寒热往来，不欲饮食，苔薄，脉弦等症。

【临床应用】

1. 用方要点　本方为治疗少阳湿热证之常用方。临床当以往来寒热，胸胁胀痛，口苦膈闷，吐酸苦水，小便黄赤，舌红苔黄腻，脉滑数或弦数为使用依据。

2. 临证加减　胆热犯胃，呕吐重者，与左金丸合用，以增清胆和胃；湿热发黄，加茵陈、栀子以利湿退黄；经脉郁滞，胁痛明显者，加川楝子、延胡索，以理气止痛；痰热扰心，心烦失眠，加瓜蒌皮、琥珀，以化痰宁心；痰热蕴肺，咳嗽痰多，加冬瓜仁、芦根，以清肺化痰；湿热下注，小便淋涩，加木通、山栀，以利湿通淋；湿热壅滞肠腑，便秘者，加大黄、杏仁以行滞通腑；湿热阻滞经络，肢体酸痛，加薏苡仁、丝瓜络，以通络疏经。

3. 现代运用　多用于急性胆囊炎、急性黄疸性肝炎、病毒性肝炎、急性胰腺炎、胃炎、疟疾、钩端螺旋体病、肾盂肾炎等证属少阳湿热者。

4. 使用注意　体虚脾弱者慎用本方。

附 方

达原饮（《温疫论》） 槟榔二钱（6g） 厚朴一钱（3g） 草果仁五分（2g） 知母一钱（3g） 芍药一钱（3g） 黄芩一钱（3g） 甘草五分（2g） 用法：上用水二盅，煎八分，午后温服（现代用法：水煎服）。功效：开达膜原，辟秽化浊。主治：瘟疫或疟疾。憎寒壮热，发无定时，胸闷呕恶，头痛，烦躁，舌红，苔垢腻或如积粉，脉弦或滑而数。

按 本方与蒿芩清胆汤皆能除湿、清热，然用药配伍不同，所治迥异。本方是为瘟疫秽浊毒邪伏于膜原而设。故君以槟榔下气破结，疏通壅滞。臣以厚朴燥湿除满，下气化浊，草果辟秽化浊，燥湿止呕。佐以黄芩泻火燥湿，知母清热滋阴，芍药敛阴清热，兼制厚朴、草果温燥伤阴，使膜原畅达，痰湿得化，里热得清，邪去正复。蒿芩清胆汤以青蒿、黄芩清解少阳湿热，竹茹、半夏、陈皮、枳壳行气化痰、降逆止呕，碧玉散、赤茯苓清利湿热，适用于少阳湿热痰浊，寒轻热重之证。

 现代研究

1. 实验研究 蒿芩清胆汤具有促进肠胃蠕动、抗菌、抗炎、利胆、调节机体免疫功能等作用。小鼠病毒性肺炎湿热证模型分别予蒿芩清胆汤高、中、低剂量与利巴韦林，连续灌胃 4 天，观察各组小鼠死亡率和存活小鼠肺组织病理形态学变化，检测 TNF-α mRNA、IL-6 mRNA 及肺组织 H1N1 mRNA 含量。结果较之于模型组，各给药组的肺组织病变均见不同程度地减轻（$P<0.01$），其中蒿芩清胆汤高剂量组动物死亡率明显降低，疗效最为明显；高剂量组和利巴韦林组的肺组织 H1N1 mRNA、TNF-α mRNA、IL-6 mRNA 均显著性降低（$P<0.01$）。表明蒿芩清胆汤对流感病毒感染小鼠具有保护作用。另有研究在异硫氰酸-1-萘酯（ANIT）诱导大鼠肝损伤的基础上，结合高脂高糖饮食加湿热环境因素，建立中医阳黄证黄疸动物模型，观察复方蒿芩清胆汤治疗效果。结果较之于模型组，蒿芩清胆汤组动物血 β-葡萄糖醛酸酶含量显著降低、尿苷二磷酸葡萄糖醛酸基转移酶（UDPGT）活性及 D-木糖含量显著升高，肝脏病理改变明显减轻。表明蒿芩清胆汤有保肝退黄作用，可能与其降低肝细胞 β-葡萄糖醛酸酶含量、诱导 UDPGT 活性、促进胆红素排泄等有关。

2. 临床报道 将 58 例胆胃郁热肺气上逆型支气管哮喘患者随机分为治疗组和对照组，每组 29 例。对照组用苏子降气方（紫苏子、厚朴、前胡、甘草、姜半夏、陈皮、沉香、当归），水丸，每次 3～6g，每日 2 次，空腹服；治疗组用蒿芩清胆汤加减方（青蒿 15g，黄芩 15g，竹茹 15g，枳实 15g，茯苓 20g，半夏 10g，陈皮 15g，大青叶 15g，川朴 10g，杏仁 10g，黄连 5g，生甘草 5g），水煎服，每日 1 剂，取汁 300ml，分 2 次温服。以哮喘症状消失、肺部哮鸣音程度及证候积分变化作为疗效评判标准。结果显示治疗组总有效率为 86.24%，显著高于对照组的 44.82%（$P<0.05$）。

第二节 调 和 肝 脾

调和肝脾剂适用于肝脾不和证。肝属木而藏血，主疏泄，喜条达恶抑郁；脾属土，主运化。肝脾和调，则疏运正常，气血生化有序。若情志不遂，或邪气郁遏，肝失疏泄；饮食不节、劳逸失度伤脾，则可致肝脾失调诸证。如肝气郁结，经气不利，见胸胁胀闷疼痛，情志抑郁；肝郁日久，蕴热化火，扰及心神，可见心烦易怒。气血关系密切，气机郁滞，可致血行不畅，甚则血瘀，可见胁痛癥聚。肝体阴而用阳，肝血不足，肝体失养，则疏泄失常；而肝失疏泄，又易耗伤阴血。脾虚不运，湿停气滞，则见纳少便溏，脘腹胀痛；脾虚肝旺，疏泄太过，肝强乘犯脾土，则可见腹痛里急便泄。脾虚日久，生化不及，气血不足，可见面色不华、气短神疲。总之，肝脾失调证的病机要点在于肝脾疏运功能异常，并涉及气血郁滞、气郁化火、脾虚湿停、血虚气弱等环节。治疗当以调和肝脾为主，兼行理气行滞、活血行瘀、清热泻火、健脾祛湿、养血益气等。

本类方剂常以调肝药与理脾药的配伍为主体，调肝又以疏肝理气药配伍养血柔肝之品，养肝体以助肝用，常用柴胡、川芎，配伍白芍、当归；理脾药则多以理脾行滞与健脾助运药相伍，以恢复其运化之职，常用枳实或枳壳、陈皮，配伍白术、茯苓。柴胡辛苦微寒，能疏肝解郁，还能升阳散热，为疏肝解郁之要药。白芍苦酸微寒，主入肝、脾经，养血敛阴，柔肝缓急，常与柴胡相配，其疏柔兼行，气血兼调，为调肝之核心药对。川芎，辛温，主入肝、胆经，味薄气雄，上行头目，下行血海，中开郁结，尤能行气活血，调经止痛，兼能祛风升阳胜湿，最适用于气郁血滞之头痛、胸胁腹痛及月经不调、经闭痛经者。当归辛甘温，入心、肝、脾经，专能补血，兼能活血调经，常与川芎配用，补血活血、调营止痛，多用于妇科胎前产后诸疾。枳实苦辛微寒，主入脾、胃、大肠经，破结散痞、消积除胀，宜用于积滞内停及脾胃气结引起的胸腹痞满、便闭及滞下，常与柴胡配伍以升降肝脾气机。枳壳，功同枳实，但力较迟缓，偏于理气宽中，行滞消胀，多用于脾胃气滞之胸脘胁腹之胀满疼痛。白术甘苦温，健脾助运，燥湿止泻，专主脾虚不运；配伍白芍，补脾柔肝，"扶土抑木"，为脾弱肝旺之腹痛泄泻证之常用。茯苓甘淡平，归心、脾、肾经，渗湿益脾，兼能宁心安神，善治脾虚食少、呕吐、身肿、泄泻等，常与白术相配，健脾祛湿止泻之力增。

此外，针对肝脾不调证的常见病机环节，本类方剂还常选配理气行滞药（香附、乌药、青皮、陈皮、佛手、厚朴）、活血祛瘀药（赤芍、桃仁、丹参）、温经止痛药（乌药、肉桂、艾叶）、清热泻火药（栀子、牡丹皮、黄芩、夏枯草）、滋阴养血药（枸杞、熟地黄）、祛湿利水药（泽泻、薏苡仁、车前子）、益气健脾药（人参、党参、山药、炙甘草）。

代表方如四逆散、逍遥散、痛泻要方等。

四逆散 《伤寒论》　Sini San　Frigid Extremities Powder

【组成】　甘草炙（12g）　枳实（12g）　柴胡（12g）　芍药（12g）

【用法】　四味各十份，捣筛，每服方寸匕，白饮和服，日三服（现代用法：作汤剂，水煎服）。

【功效】　透邪解郁，疏肝理脾。

【主治】　①伤寒阳厥逆证：手足不温，或身微热，或咳，或悸，或小便不利，或腹中痛，或泄利下重，脉弦。②杂病肝郁脾滞证：胁肋胀闷，脘腹胀痛，脉弦等。

【制方原理】　本方原主伤寒"阳郁四逆"证，该证系外邪入里，壅遏气机，阳郁不达四肢所致，并以四肢逆冷为主症。"此证虽云四逆，必不甚冷，或指头微温，或脉不沉微，乃阴中涵阳之证，唯气不宣通，是为逆冷"（《医宗金鉴·订正仲景全书》）。因阳郁不达，热郁心胸，可见心胸烦热悸动，或咳嗽；肝经郁滞，则胁肋胀闷；脾滞不运，则脘腹胀痛，或泄利下重；下焦不畅则小便不利；脉弦也为肝气不和之征。本方证病机要点为外邪入里，邪郁气机，肝失疏泄，脾滞不运，故治宜透邪解郁、疏肝理脾。

方中柴胡苦辛微寒，主入肝胆，其性轻清升散，既疏肝解郁，又透邪升阳，为君药。肝体阴而用阳，阳郁为热易伤阴，故以芍药苦酸微寒敛阴泻热，补血柔肝，为臣药。君臣相配，散敛互用，体用兼顾，气血兼调。枳实苦辛性凉，行气降逆，开郁破结而畅脾滞，合柴胡以并调肝脾，升降气机，为佐药。甘草健脾和中，合白芍可缓急止痛，兼调和诸药，为佐使。四味相合，疏肝理脾，升降气机，兼有透邪散热、缓急止痛之功。

柔肝法

制方特点：本方疏畅气机为主，肝脾气血同调，疏柔互用，升降并施。

【临床应用】

1. 用方要点　本方原治阳郁厥逆证，后世多用作疏肝理脾的基础方。临床当以胁肋疼痛，或脘腹胀痛，脉弦为使用依据。

2. 临证加减　阳郁重而见发热四逆者，增柴胡用量以加强解郁透热之力；气郁甚见胸胁胀痛，加香附、郁金、延胡索以增强解郁止痛之功；气郁蕴热见心胸烦热，加山栀、豆豉以宣泄郁热；胸阳被遏见心悸，加桂枝辛散温通；肝胆郁热见发黄，加茵陈、山栀以利胆退黄；气虚见神疲气短，加白术、党参以益气健脾；脾寒见腹中痛，加干姜以温中祛寒；下焦气滞见泄利下重，加薤白以通阳行滞；脾虚湿阻见小便不利，加茯苓以健脾利湿。

3. 现代运用 多用于慢性肝炎、胆囊炎、胆石症、胆道蛔虫病、肋间神经痛、胃溃疡、胃炎、胃黏膜异型增生、胃肠神经症、附件炎、输卵管阻塞、急性乳腺炎等证属肝脾不和者。

4. 使用注意 阴阳偏盛之寒厥和热厥忌用本方。

 附 方

枳实芍药散（《金匮要略》） 枳实烧令黑, 勿太过　芍药等分　用法：上二味，杵为散，每服方寸匕，日三服。功效：行气活血，缓急止痛。主治：产后腹痛，烦满不得卧者，并主痈脓。

按 枳实芍药散所治之产后腹痛、烦满不得卧，是气结血滞、郁而生热所致，治宜行气活血。然产后正虚，破泄不可过猛，故用枳实烧令黑，使破气不致太过；芍药养血和血，并缓急止痛。如此配伍，可使气散血行，郁解热消，诸症自除。本方行气破滞，兼能和血止痛，故又可用于痈脓。本方较之四逆散，偏重散结和血，但力量较缓。

 现代研究

1. 实验研究 四逆散具有调节内分泌、抗炎、抗菌、抗病毒、抗心肌缺血、抗心律失常、改善脑血流及抑制血栓形成、增强机体免疫力、抗疲劳、抗自由基、解痉、保护胃黏膜等作用。

四逆散连续灌胃15天，能显著提高电刺激诱导的模型应激大鼠旷场实验中的爬格次数，降低其悬尾实验静止及挣扎时间；降低模型大鼠血浆促肾上腺皮质激素（ACTH）和皮质酮（CORT）及促肾上腺皮质激素释放激素（CRH）的含量及抑制其下丘脑 CRH mRNA 和垂体 ACTH mRNA 的过度表达。采用多导睡眠描记术和电刺激诱导大鼠失眠的方法，观察到四逆散冻干粉连续灌胃7天，能显著延长失眠大鼠的总睡眠时间，表现为延长慢波睡眠第二期（SWS2）和快速眼球运动睡眠（REMS）。结果表明四逆散有调整慢性应激大鼠下丘脑-垂体-肾上腺轴（HPA）的异常及改善睡眠的作用。

免疫法诱导溃疡性结肠炎大鼠模型，分别灌胃四逆散及其不同配伍的各种药液共3周。结果与模型组比较，各给药组大鼠结肠损伤程度均显著降低（$P<0.01$），胸腺指数与脾脏指数显著增加（$P<0.05$ 或 $P<0.01$），结肠病理组织学评分和结肠组织核因子 NF-κB 活性呈不同程度的下降；其中四逆散、柴芍枳、柴芍甘、柴芍、柴枳组大鼠结肠病理组织学评分显著下降（$P<0.05$），四逆散组结肠组织 NF-κB 活性和 IL-1β 显著下降，结肠 IL-4 含量、血清 IL-1β 和 IL-4 含量均显著升高（$P<0.01$）。结果表明，四逆散全方对溃疡性结肠炎大鼠模型的干预作用最佳，其中柴胡、芍药在方中发挥重要作用。该方治疗溃疡性结肠炎可能是通过调整免疫系统功能，抑制 NF-κB 的激活来实现的。

2. 临床报道 将75例功能性消化不良的肝胃郁热证患者随机分为治疗组38例与对照组37例，对照组服用西药多潘立酮片剂（每日3次，每次10mg）和安慰剂（蔗糖水，150ml，每日1次），治疗组服用加减四逆散（柴胡15g，白芍15g，枳实10g，姜半夏15g，黄连10g，吴茱萸3g）汤剂（每剂浓缩成150ml，每日1次）与安慰剂片剂（淀粉片，每日3次，每次10mg）。治疗4周为一个疗程。结果显示两组胃排空复常率及胃动力变化均有改善，但组间无显著差异，表明治疗组总疗效与中医证候疗效显著优于对照组。

逍遥散 《太平惠民和剂局方》
Xiaoyao San
Rambling Powder

【组成】 柴胡去苗　茯苓去皮, 白者　白术　当归去苗, 剉, 微炒　芍药各一两（各30g）　甘草微炙赤, 半两（15g）

【用法】 上为粗末，每服二钱（6g），水一大盏，烧生姜一块切破，薄荷少许，同煎至七分，去渣热服，不拘时服（现代用法：水煎服）。

【功效】 疏肝养血，健脾和营。

【主治】 肝郁脾弱血虚证。两胁胀痛，头痛，头晕目眩，口燥咽干，神疲食少，或月经不调，乳房胀痛，苔薄，脉弦或虚。

【制方原理】 肝主藏血，主疏泄，性喜条达而恶抑郁，即"肝体阴而用阳"。脾主运化，为气血生化之源。若七情郁结，或化源不足，肝体失养，皆可使肝气失调。足厥阴肝经"布胁肋，循喉咙之后，上入颃颡，连目系，上出额，与督脉会于巅"，肝经郁滞，则胁痛乳胀；血虚不能滋荣，则目眩，或口燥咽干；木不疏土，脾弱失运，则神疲食少；肝脾不调，统摄无能，则可致妇女月经不调；舌淡、脉弦或虚，皆为肝郁血虚之象。本证病机为肝气郁滞，脾气虚弱，营血不足。治宜疏肝养血，健脾调营。

方中柴胡疏肝解郁，以使肝气条达，为君药。白芍滋阴柔肝，当归养血活血，两味相合，补血养肝，兼制柴胡疏泄太过，为臣药。白术、茯苓、甘草健脾益气，使营血生化有源；烧生姜温胃和中，薄荷少许，助柴胡疏肝而散郁热，共为佐药。甘草调和药性，兼为使药之用。诸药相合，可使肝气得舒，脾运得健，阴血得复，肝脾和调，诸症悉除。

制方特点：肝脾同治，气血双调；疏养兼施，虚实兼顾。

【临床应用】

1. 用方要点 本方为治疗肝郁脾弱血虚证之要方，也是妇科调经之常用方。临床应以胁乳胀痛，或兼月经不调，神疲食少，苔薄，脉弦细或虚为使用依据。

2. 临证加减 肝郁气滞较重，加香附、郁金、川芎以疏肝解郁；肝郁化火，加牡丹皮、栀子以清热泻火；肝血瘀滞，加丹参、桃仁活血祛瘀；胁下癥结，加鳖甲、牡蛎软坚散结；脾虚甚者，加党参、山药以健脾益气；脾胃气滞，加陈皮、枳壳以理气畅脾；血虚较甚，加制何首乌、生地黄以补肾养血；阴虚津乏，加麦冬、沙参以滋阴养液。

3. 现代运用 多用于慢性肝炎、肝硬化、慢性胆囊炎、胃十二指肠溃疡、慢性胃炎、肠易激综合征、月经不调、经前期综合征、乳腺小叶增生症、围绝经期综合征，也可用于胆石症、盆腔炎、子宫肌瘤、精神分裂症、视神经萎缩、视神经炎、老年性白内障、黄褐斑等证属肝郁血虚脾弱者。

4. 使用注意 阴虚阳亢者慎用。

 附 方

1. 加味逍遥散（《内科摘要》） 当归 芍药 茯苓 白术 炒柴胡各一钱（各3g） 牡丹皮 栀子 甘草炙，各五分（各2g） 用法：水煎服。功效：疏肝清热，养血健脾。主治：肝郁化火兼脾虚证。烦躁易怒，或自汗，或盗汗，或头痛，目涩，或颊赤口干，或月经不调，少腹作痛，或小腹坠胀，或小便涩痛。

2. 黑逍遥散（《医略六书·女科旨要》） 逍遥散加熟地黄。用法：水煎，去滓，微微温服。功效：疏肝健脾，养血调经。主治：肝郁脾弱血亏证。临经腹痛，脉弦或弦者。

3. 当归芍药散（《金匮要略》） 当归三两（9g） 芍药一斤（48g） 川芎半斤（24g） 茯苓四两（12g） 白术四两（12g） 泽泻半斤（24g） 用法：上六味，杵为散，取方寸匕，酒服。日三服。功效：养血调肝，健脾祛湿，缓急止痛。主治：肝血不足，脾虚湿停证。腹中痛，或胁肋胀痛，头目眩晕，食少神疲，或下肢浮肿，小便不利，舌淡苔白，脉濡细，或弦细者。

按 以上三方均用当归、芍药、茯苓、白术，均有养血健脾之功用。加味逍遥散为逍遥散加栀子清热泻火、牡丹皮凉血活血，有清肝凉血之功，主治逍遥散证兼肝郁化火之月经不调；黑逍遥散为逍遥散加熟地黄滋阴补血，有滋水涵木之效，适用于逍遥散证血虚较甚者；当归芍药散易逍遥散中柴胡、薄荷、烧生姜为川芎、泽泻，重在和血利湿，主治肝脾气血不调而兼停湿者。

现代研究

1. 实验研究 用束缚法复制大鼠肝郁证候模型，造模 1 周后用逍遥散（10g/kg）连续灌胃 4 周。结果较之于模型组，逍遥散组大鼠脑内去甲肾上腺素（NE）与多巴胺（DA）水平上升。提示该方具有调节脑内单胺类递质的作用。复制慢性多相性应激大鼠模型，分别于造模前后给予逍遥散各 3 周。结果表明经逍遥散治疗的大鼠脑组织中的尼氏体、神经元胞体及神经纤维数量均明显增加，排列整齐，海马突触体内 Ca^{2+} 浓度显著升高。结果表明，逍遥散有抗应激、调整脑内递质和钙离子转运及保护脑内重要部位的神经元结构等作用。

2. 临床报道 将 60 例多囊卵巢综合征患者分为对照组和治疗组，每组 30 例，对照组于月经或孕酮撤退出血的第 5 天开始服用氯米芬，每天 50mg，连服 5 天。治疗组在氯米芬促排卵的基础上加用逍遥散加减方（柴胡 10g，当归 10g，白芍 15g，茯苓 15g，薄荷 5g，甘草 6g，香附 10g，郁金 10g，素馨花 5g）。随证加减：血虚较甚，加熟地黄；肝郁化火者加牡丹皮、栀子；瘀血较重改白芍为赤芍，并加少量三七。经后开始使用，每日 1 剂，至下次月来潮为一个疗程。如月经未来潮 45 天以上，则用黄体酮撤退性出血 1 次，再续下一周期治疗。两组均连续用药三个疗程。综合月经周期恢复、中医证候评分、基础体温及卵巢有优势卵泡形成作为疗效评价标准。结果显示治疗组总有效率为 86.67%，显著高于对照组 56.67%（$P<0.05$）。

痛泻要方（原名白术芍药散）《丹溪心法》 Tongxie Yaofang Important Formula to Treat Painful Diarrhea

【组成】 炒白术三两（90g） 炒芍药二两（60g） 炒陈皮一两五钱（45g） 防风一两（30g）

【用法】 上细切，分作八服，水煎或丸服（现代用法：作汤剂，水煎服，用量按原方比例酌减）。

【功效】 补脾泻肝，缓痛止泻。

【主治】 脾弱肝强之痛泻证。腹痛肠鸣，痛则即泻，泻后痛减，舌苔薄白，脉弦缓。

【制方原理】 本方所治为土虚木乘的痛泻证而设。痛泻证的特点是泻必腹痛，泻后痛减，常受情绪影响而反复发作，多伴有食欲不振，脘腹作胀等脾虚湿滞症状。肝主疏泄，脾主运化，肝脾协调，则气机调畅，运化自如。若脾气素虚，肝强太过，肝乘脾虚，筋脉拘急水谷下流，可致腹痛腹泻。吴崑云"泻责之脾，痛责之肝；肝责之实，脾责之虚，脾虚肝实，故令痛泻"（《医方考》）。本方证病机要点为土虚木乘，脾受肝制，升运失常。治宜补脾升清止泻，泻肝缓急止痛。

方中白术甘苦而温，补气健脾以扶脾虚，重用而为君药。白芍酸凉，敛肝柔肝以抑肝强，兼敛脾阴而缓急止痛，与君药合用，扶土抑木，为臣药。陈皮辛苦而温，理气燥湿，醒脾和胃，助白术以健脾行滞，为佐药。防风辛香，散肝舒脾，升阳胜湿，既助白术祛湿止泻，又防白芍酸敛太过而致疏泄不及，兼为佐使。四味相合，扶脾助运，泻肝缓急，痛泻可愈。

制方特点：补脾泻肝，即"扶土抑木"法；寓升疏于补敛之中，敛而不滞。

【临床应用】

1. 用方要点 本方为治疗脾弱肝强之痛泻的要方。临床当以腹痛肠鸣，痛则即泻，泻后痛减，脉弦缓为使用依据。

2. 临证加减 可根据肝强与脾弱的偏颇，调整白芍与白术配比。水湿下注，泄泻呈水样，加茯苓、车前子，以利湿止泻；脾虚较甚，神疲力乏，加党参、山药以健脾益气；中焦虚寒，脘腹寒痛，加干姜、吴茱萸以温中祛寒；兼有食积，呕吐酸腐，加焦山楂、神曲，以消食和胃；脾胃气滞，脘腹胀满，加厚朴、木香以理气行滞；气虚下陷，久泻不止，加炒升麻、葛根以升阳止泻；湿久郁热，舌苔黄腻者，可加黄连以清热。

3. 现代运用 多用于急慢性肠胃炎、肠易激综合征、慢性结肠炎、慢性肝炎、慢性胰腺炎、神经性腹泻、小儿消化不良等证属脾虚肝乘者。

4. 使用注意 脾肾阳虚者慎用，湿热泻痢者忌用。

现代研究

1. 实验研究 采用腹腔注射鸡卵清蛋白或直肠刺激（特殊气味和肢体束缚及气囊扩展）法制备大鼠内脏高敏感模型，模型验证后第 2 日给予痛泻要方，灌胃 4 周，观测各组大鼠的肠道敏感性和脑、脊髓促肾上腺皮质激素释放因子（CRF）的分布及表达。结果显示两个模型组大鼠的内脏敏感指数，下丘脑、第三脑室下侧及脊髓腰膨大部 CRF 的表达及阳性指数均明显增高（$P < 0.01$）。与两个模型组比较，痛泻要方组大鼠内脏敏感指数和相关脑部的 CRF 表达和阳性指数均明显降低（$P < 0.01$）。表明痛泻要方有减低内脏敏感性作用，机制可能与调节脑相关区域的 CRF 表达有关，为本方治疗肠易激综合征提供了一定药理学依据。

2. 临床报道 采用回顾性研究方法，收集 2019 年 6 月至 2020 年 6 月期间在门诊就诊的肝郁脾虚型腹泻型肠易激综合征（IBS-D）患者 63 例，按治疗方法不同分为治疗组 33 例和对照组 30 例。治疗组给予痛泻要方合五苓散加减治疗，对照组给予参苓白术散加减治疗，均治疗 4 周。结果显示治疗组的总有效率为 72.7%，明显高于对照组的 46.7%（$P < 0.05$），且治疗组中医证候积分也明显低于对照组（$P < 0.05$）。

第三节 调 和 肠 胃

调和肠胃剂，主治肠胃不和证。肠胃属腑，其消化吸收的部分功能隶属于脾胃，如小肠泌别清浊，合于脾的运化转输；大肠传化糟粕，从于阳明之通降。故所谓的肠胃不和证，其病机重点多责之于中焦脾胃，即中虚受邪，寒热错杂，虚实相兼，升降失常。大凡寒热互结，气机痞阻，见心下痞满，脘腹胀满，或腹中疼痛；脾虚升运不及，水谷下注，见腹泻或下利；胃气上逆，则见呕吐或呃逆等。故本证治疗宜从平调寒热，升降气机，补脾和中立法。

此类方剂多以辛温药如半夏、干姜、桂枝等，与苦寒药如黄连、黄芩等配伍为主。半夏辛温，入脾、胃经，功能消痞散结，降逆止呕；干姜辛热，主入脾、胃经，可温中散寒，开胃行滞，擅治中焦虚寒之心腹冷痛、腹胀及吐泻；桂枝辛甘温，可温脾通阳，降冲止呕；黄连苦寒，主入心、胃、大肠经，善清心胃之热，兼能燥湿止利，宜于痞满烦呕、热泻腹痛及痢疾者；黄芩苦寒，主入肺、胆、大肠经，清泄少阳，兼能清胃肠之湿热，宜于里热或湿热壅滞之胸满腹痛、肠澼泄痢者。需要注意的是，上述药味间的配伍，除药性上的寒热并用，即平调寒热的效用外，还涉及药味的特殊合化效用，即辛开苦降，升降气机，开结除痞。

此外，本类方剂还常选配益气养胃药（人参、大枣、炙甘草）、理气行滞药（枳实、厚朴、陈皮）、制酸止痛药（煅瓦楞、海螵蛸、吴茱萸）、祛湿醒脾药（苍术、草果、砂仁）等。

代表方有半夏泻心汤等。

半夏泻心汤《伤寒论》 Banxia Xiexin Tang
Piniella Decoction to Drain the Epigastrium

【组成】 半夏洗，半升（12g） 黄芩 干姜 人参各三两（各9g） 黄连一两（3g） 大枣擘，十二枚（12枚） 甘草炙，三两（9g）

【用法】 上七味，以水一斗，煮取六升，去滓，再煎，取三升，日三服（现代用法：水煎服）。

【功效】 平调寒热，消痞散结。

【主治】 寒热错杂之痞证。心下痞满，但满不痛，呕吐，肠鸣下利，食欲不振，舌淡苔薄黄腻，脉濡或数。

【制方原理】 本方原治小柴胡汤证因误下而成的心下痞。心下即指胃脘；痞，指气机塞滞，满而不痛，按之软。邪在少阳，应予和解，如误用下药，徒伤中阳，寒从中生；少阳邪热乘虚内陷，以致寒热互结，气机塞滞而成痞证。中焦虚寒，升降失常，胃气不降则呕吐，脾气不升则下利。本方证病机为脾胃受损，寒热互结，升降失常。治宜调其寒热，升降气机，补其不足。

辛开苦降法

方中半夏辛温，善能散结消痞，和胃降逆，为君药。干姜辛热，温中散寒，助半夏开结消痞；黄连、黄芩苦寒清泻胃热，均为臣药。此君臣相合，温脾散寒与清胃泄热并行，有平调寒热之用；辛开与苦降相伍，尤能升降气机，散结消痞。人参、大枣、甘草，甘温益气，健脾和中，共为佐药。炙甘草调和诸药，兼为使药。七味相合，调寒热，开结气，复升降，痞、呕、利等症可除。

制方特点：寒热并调以泻热祛寒，辛苦合用以复其升降，补泻兼施以调其虚实。

【临床应用】

1. 用方要点 本方为治疗中虚寒热错杂痞证之要方。以心下痞满，呕吐，肠鸣下利，舌淡苔薄黄腻为使用依据。本方还有清热除湿化痰，升降气机消痞等多种功用，也常用于湿热或痰热中阻等引起的以痞满呕逆为主症的一类病证。

2. 临证加减 热多寒少以芩、连为主，或加栀子、蒲公英清热泻火；寒多热少重用干姜；中气不虚，舌苔白腻者，去人参、大枣，加厚朴、苍术以行气燥湿；气机结滞较甚，痞满不除，加枳实、生姜以开结散滞；兼有食积，加神曲、焦槟榔以消食化积；脘胀腹痛，加延胡索、川楝子行气活血止痛。

3. 现代运用 多用于急慢性胃炎、胃及十二指肠溃疡、慢性肠炎、神经性呕吐、肠易激综合征、慢性肝炎、慢性胆囊炎、妊娠恶阻、口腔溃疡、幽门螺杆菌阳性等证属寒热错杂、肠胃不和者。

4. 使用注意 脾胃阴虚证者忌用。

 附 方

1. 生姜泻心汤（《伤寒论》） 生姜切，四两（12g） 甘草炙，三两（9g） 人参三两（9g） 干姜一两（3g） 黄芩三两（9g） 半夏洗，半升（12g） 黄连一两（3g） 大枣擘，十二枚（12枚） 用法：上八味，以水一斗，煮六升，去滓。再煮取三升，温服一升，日三服。功效：和胃降逆，散水消痞。主治：水热互结的痞证，心下痞硬，干噫食臭，腹中雷鸣，下利等。

2. 甘草泻心汤（《伤寒论》） 甘草炙，四两（12g） 黄芩三两（9g） 半夏洗，半升（12g） 大枣擘，十二枚（12枚） 黄连一两（3g） 干姜三两（9g） 人参三两（9g） 用法：上七味，以水一斗，煮取六升，去滓。再煎煮三升，温服一升，日三服。功效：益气和胃，消痞止呕。主治：胃气虚弱的痞证，腹中雷鸣，下利日数十行，水谷不化，心下痞硬而满，干呕，心烦不得安，少气乏力。

3. 黄连汤（《伤寒论》） 黄连三两（9g） 甘草炙，三两（9g） 干姜三两（9g） 桂枝去皮，三两（9g） 人参二两（6g） 半夏洗，半升（12g） 大枣擘，十二枚（12枚） 用法：上七味，以水一斗，煮取六升，去滓。温服一升，日三服，夜二服。功效：平调寒热，和胃降逆。主治：胸中有热，胃中有寒。胸中烦闷，欲呕吐，腹中痛，或肠鸣泄泻，苔白或黄，脉弦。

按 生姜泻心汤为半夏泻心汤减干姜二两，加生姜四两而成，旨在温胃止呕而散水气，适用于水气偏重，呕逆突出，并伴干噫食臭者。甘草泻心汤加甘草一两，使补脾益气、甘缓和中之力增加，适用于脾胃受损较重，见下利日数十行，水谷不化，心烦气短等症。黄连汤即半夏泻心汤去黄芩加桂枝，黄连增至三两而成。方中以黄连泻胸中热，干姜、桂枝散胃中寒，主治胸热胃寒的胸中烦闷，腹痛，吐利等症。两方煎服法有所不同，半夏泻心汤去滓再煎，侧重取其味，以调和互结之寒热；黄连汤只煎一次，侧重取其气，宜于胸热胃寒之胸中烦而腹痛者。

 现代研究

1. 实验研究 本方有抗溃疡、保护胃黏膜、止泻、抗炎、抑菌及增强体液免疫等作用。有从分子水平上探查半夏泻心汤防治反流性食管炎的机制。该方按每天 5.7g/kg 给予胃-十二指肠混合反流大鼠模型灌胃，连续 3 周。结果与模型组相比，半夏泻心汤组收缩幅度相对变化率显著增高（$P<0.05$），平滑肌细胞内钙离子含量显著增高（$P<0.01$）。表明半夏泻心汤有调节反流性食管炎食管平滑肌收缩的作用，其机制可能与调宁蛋白及钙调结合蛋白表达的调节有关。

2. 临床报道 将 70 例胃食管反流病引起的支气管并发症患者分为对照组 34 例和治疗组 37 例。对照组用西沙必利片，每次口服 5mg，每日 3 次，饭前服；治疗组用半夏泻心汤加味方（清半夏 15～20g，炒黄芩 12g，黄连 5g，竹茹 7g，旋覆花 12g，代赭石 30g，枇杷叶 10g，党参 8g，炙甘草 7g，大枣 20g，乌贼骨粉 10g 冲服，白及粉 5g 冲服），每日 1 剂，水煎，分 2 次服用。连续治疗 4 周。结果显示治疗组临床症状综合积分的改善和胃镜分级疗效均明显优于对照组（均 $P<0.05$）。表明本方有抗食管反流的作用，对并发支气管炎及支气管哮喘者有较好疗效。

 小 结

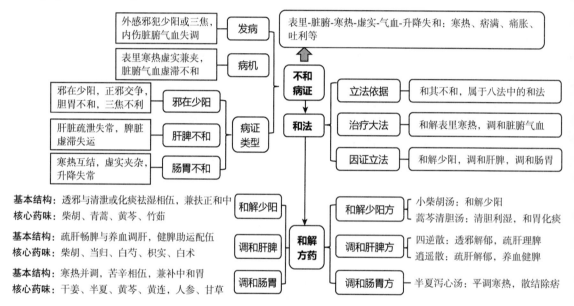

本章方剂概要：和解剂分为和解少阳、调和肝脾、调和肠胃三类。

（1）和解少阳：适用于邪在少阳的病证。小柴胡汤是和解少阳的重要方剂，以疏透的柴胡与清泻的黄芩为配伍特征，主治往来寒热，胸胁胀满，呕恶，不欲饮食，脉弦等伤寒少阳证。蒿芩清胆汤是清利少阳的基本方，以清透、清利和化浊为配伍特点，具有清胆利湿、化痰和胃的功效，主治寒热如疟，寒轻热重，胸胁胀痛，吐酸苦水，舌红苔腻，脉弦数等少阳湿热痰浊证。

（2）调和肝脾：适用于肝脾不和病证。四逆散原为阳郁不伸之肢厥证而设，后世作为疏肝理脾的基本方，扩大用于肝郁脾滞之胁腹疼痛、下利后重诸症，该方配伍以疏柔互用，升降并施为特点。逍遥散系四逆散增养血、健脾及疏肝药味变化而成，具有疏肝解郁、养血健脾之功，主治肝郁血虚脾弱之两胁作痛，神疲食少，月经不调，脉弦细等症。痛泻要方以大剂白术配伍白芍，佐以畅脾散肝为特点，与四逆散和逍遥散疏调肝气兼行畅脾或补脾有所不同，本方具有补脾泻肝、缓痛止泻之功，适用于脾虚肝强之痛泻。

（3）调和肠胃：适用于胃肠寒热错杂、升降失调的病证。半夏泻心汤为其代表方，该方以寒热、苦辛及补泻同用为配伍特点，具有平调寒热、补中和胃、开结除痞之功，主治脾胃虚弱，寒热错杂，升降失常之心下痞满，吐泻等症。其加减方生姜泻心汤中重用生姜，长于散水消痞，主治水食夹杂而见心下痞满，嗳腐食臭，腹中雷鸣等症；甘草泻心汤重用甘草，长于补虚缓中，主治脾虚较甚而见心下痞满，下利日数十行，心烦少气等症。

 展 望

    药理研究表明，和解剂具有解热、抗菌、抗病毒、抗炎、抗突变、抗放射损伤、保肝利胆、保护肠胃黏膜、调节内分泌、调节免疫、调节自主神经、改善微循环等多方面作用，现代临床和解剂被广泛用于内、外、妇、儿各科，涉及内分泌、精神神经、消化、呼吸、泌尿、血液、心血管、生殖等多系统疾病。近年来，随着临床应用和实验研究的深入开展，和解剂在消化系统疾病、精神神经系统疾病和癌症治疗及生物学机制研究方面显示出一定的趋势，除了经典的药理学研究外，以现代医学的具体疾病为研究对象，运用神经-内分泌-免疫的调节网络及代谢-基因-蛋白质组学结合网络药理学的研究方法对本章方剂的作用机制进行深入探讨逐渐成为研究的范式，临床研究方面仍以小样本的临床病例总结及医家验案为主，未来应开展大规模、多中心、随机、双盲的临床研究，在结合文献研究和对临床案例的归纳分析总结的基础上，对本章方剂的方证关系进行深入探讨，可为此类方剂的临床应用提供更科学的指导。

 实 训 >>>

    某女，36 岁。初诊：1979 年 10 月 13 日。面部颜色发黑而干燥，耳郭、口唇、齿龈均呈黑色，尤以额部及眼周围为甚，形体消瘦，神情疲惫，气息不足，月经先后不定期。腹部柔软，无压痛，肝脾未扪及。舌淡兼有瘀斑，苔薄白，脉沉缓无力。（《中国现代名中医医案精华》）

    分析要点：①根据症状、舌脉判断该患者属于何证？②分析其病机与治法要点；③治疗可选择什么方剂？为什么？④对选方可做哪些方面的变化，为什么？

    请写出你对于该患者辨证立法、选方用药及制服方面的考虑。

思考题
1. 和解剂主治病证的病机特点？此类方剂配伍用药有何特点？
2. 结合方证病机阐述小柴胡汤的制方原理。
3. 蒿芩清胆汤主治的少阳湿热证有何特点？比较其与小柴胡汤在组成、功效及主治方面的异同。
4. 联系方证病机分析四逆散与逍遥散在主治、配伍及功效方面的联系。
5. 如何理解痛泻要方方证治疗立法中的"泻肝"？临床上使用该方能加用柴胡等疏肝药味吗？
6. 结合方证病机分析半夏泻心汤的组方配伍特点和其临床变化运用的思路。

（杨　勇）

第十章 清 热 剂

清热剂（heat-clearing formulas）是以清热药为主组成，具有清热、泻火、凉血、解毒等作用，主治里热证的一类方剂。属于八法中清法的范畴。

温、热、火同属一性，只是程度不同。温甚为热，热极似火，火热壅盛又可化为毒，故总称为热。里热证的成因分为外感与内生两端：外感六淫，入里化热；或五志过极，饮食所伤，劳逸失度，致脏腑气血阴阳失调，均可生热化火，形成里热证。阳热亢盛或阴虚不能制阳均可表现为热证，故里热证又有实热证和虚热证之分。治疗应遵循"热者寒之"、"温者清之"（《素问·至真要大论》）的原则。

里热证范围甚广，其性质有实热和虚热之异，病变有气、营、血之不同阶段，病位有脏、腑之别，加之热盛成毒、气血同病等因素，临床证候繁多，治法与方剂各异。本章方剂分为清气分热、清营凉血、气血两清、清热解毒、清脏腑热和清虚热六类。此外，从治法的角度审视，清热法还包括清热开窍、清热息风、清热祛湿等，可以参照开窍剂、治风剂、祛湿剂等有关章节。

使用清热剂第一要注意正确把握适应证，一般应在表证已解，热邪入里，热而未结的情况下使用。若邪热在表，当先解表；里热成实，则宜攻下；表邪未解，热已入里，又当表里双解。第二，要注意辨别热证的阶段、部位、性质、程度，恰当施治。如热在气而治血，会引邪深入；热在血而治气，则血热难平。屡用清热剂而热仍不退，是阴液重伤，水不制火，即王冰所谓"寒之不寒，是无水也"，须滋阴壮水，使阴复热退。第三，要注意辨别热证的真假，不可误投于真寒假热证。第四，要注意护胃、保津。寒凉苦燥之品易于伤阳败胃劫津，不宜久服，必要时可酌配醒脾和胃、护阴生津之品。第五，邪热炽盛，服寒凉药入口即吐者，可少佐辛温之品，或寒药热服。第六，注意病人体质。素体阳虚者，清热不可太过；素体阴虚者，则当清热护阴。

第一节 清 气 分 热

清气分热剂适用于热在气分证。气分热证的病位主要在肺、胃、胸膈及大小肠。邪热初入气分，卫分犹未尽解，或郁热留于胸膈，此时无形邪热尚有向外透解之机。邪入气分，里热炽盛，邪正剧争，故身热亢盛，不恶寒而反恶热；邪热逼津外越，则汗出；热灼津伤，则口渴；引动肝风，可见高热、痉厥；若热扰胸膈，心神不宁，则心烦懊侬，坐卧不安等；若热伤气阴，则可见口咽干燥，气短困倦等。暑为夏季主气，暑为阳邪，系火热所化，暑热伤人传变迅速，多径入气分，最能耗气伤津，易见上述气分热盛及气津两伤证；心与小肠相表里，暑气通于心或小肠，暑热扰神，易见心烦尿赤等症。故气分热证的治疗当以清气分热为主，兼行辛凉透散、益气生津、平肝息风、养胃和中、清心利尿等。

本类方剂多以辛寒清透之品为主而组成，如石膏、知母、竹叶、栀子、西瓜翠衣等。其中石膏辛甘大寒，主入肺、胃经，清热泻火，除烦止渴，"辛能解肌，甘能缓热，大寒而兼辛甘则能除大热"（《本草经疏》），是治疗气分热盛之要药。知母苦寒，归肺、胃、肾经，主入气分，上能清肺，中能凉胃，下能泻肾火，兼能滋阴润燥，常与石膏相须为用主治阳明气分热盛证。竹叶甘淡性寒，主入心、肺、胃经，清热除烦，生津利尿，其气味俱清，善清气分之热，主治上焦心胸烦热和胃热及暑热消渴。栀子苦寒，主入心、肺、三焦经，其质轻清上行，能泻心肺火，清肌表热，又能泄三焦火，导热下行，与豆豉相伍尤能透邪泄热、除烦解郁，多用于外感热病气分证初期的胸中郁热见发热、胸闷、心烦等症。西瓜翠衣甘凉，清热涤暑，生津止渴，兼能利尿，为治暑热之专药。

此外，本类方剂还常选配辛凉透表药（豆豉、薄荷、蝉衣、菊花）、清热养阴药（麦冬、知母、芦根、石斛）、益气生津药（西洋参、人参）、息风止痉药（羚羊角、钩藤、菊花）、养胃和中药（粳米、甘草）、祛暑利湿药（荷梗、滑石、泽泻、通草）等。

代表方剂有栀子豉汤、白虎汤、清暑益气汤等。

栀子豉汤《伤寒论》 *Zhizi Chi Tang* Capejasmine and Prepared Soybean Decoction

【组成】 栀子十四个，擘（9g） 香豉四合，绵裹（9g）

【用法】 以水四升，先煮栀子，得二升半，内豉，煮取一升半，去滓，分为二服，温进一服。得吐者，止后服（现代用法：水煎服）。

【功效】 清宣郁热。

【主治】 热郁胸膈证。虚烦不眠，身热懊侬，反复颠倒，胸中窒塞或结痛，饥不能食，舌红苔微黄，脉数。

【制方原理】 本方证由热扰胸膈，气机壅滞而致。"虚烦"之"虚"，不是指正气虚，而是指无形之邪为患，与有形之"实"邪相对而言。无形热邪，郁于胸膈，心神被扰，轻者心烦不得眠，重者身热懊侬（心中烦闷无奈，莫可名状），反复颠倒；热郁较甚，气机受阻，则胸中窒塞或结痛；胃热气滞，故饥不能食；舌红，苔微黄，脉数，均为内热之象。本证病机要点为热郁胸膈，治宜清宣胸膈郁热。

方中栀子苦寒，入心、肺、三焦经，清热除烦，导热下行，为君药。豆豉辛凉，入肺、胃经，宣发郁热，和胃畅中，为臣药。两药合用，降中有宣，共奏清宣郁热、和胃除烦之效。药后吐者，是药与邪争，病势向上，正气得伸，祛邪外出。吐后邪热外泄，病证自解，故原书方后云："得吐者，止后服。"

制方特点：清热配伍辛散，清轻宣泄，以解胸膈郁热。

【临床应用】

1. 用方要点 本方为治疗热郁胸膈证的代表方。临床以虚烦不眠，心中懊侬，舌红，苔薄黄为使用依据。

2. 临证加减 兼少气，加炙甘草以益气，名栀子甘草豉汤；兼呕，加生姜以止呕，名栀子生姜豉汤；热壅胸腹，兼有腹满，去豆豉，加厚朴、枳实以泄痞除满，名栀子厚朴汤。若外感热病，表邪未净，可加薄荷、牛蒡子等以疏散风热；里热较盛，见口苦者，可加黄芩、连翘等以增清热之力；夹湿，见呕恶苔腻者，可加藿香、半夏等以和胃化浊。

3. 现代运用 多用于失眠、食管炎、胃炎、胆囊炎、神经衰弱症等证属热郁胸膈者。

4. 使用注意 方中栀子生用服后易作吐，炒用可无此弊。脾胃虚寒者，不宜服本方。

 现代研究

实验研究 采用小剂量链脲佐菌素加高脂饲料方法建立大鼠 2 型糖尿病模型，连续予栀子豉汤灌胃 8 周。结果显示栀子豉汤可不同程度地降低 2 型糖尿病模型大鼠空腹血糖、血清胰岛素、糖化血红蛋白水平，增加胰岛素敏感指数，改善胰岛素抵抗，其作用机制可能与上调胰岛素受体 mRNA 的表达、降低肿瘤坏死因子水平有关。

白虎汤《伤寒论》 Baihu Tang
White Tiger Decoction

【组成】 石膏一斤，碎（50g）　知母六两（18g）　甘草二两（6g）　粳米六合（9g）

【用法】 上四味，以水一斗，煮米熟汤成，去滓，温服一升，日三服（现代用法：水煎服）。

【功效】 清气透热，生津除烦。

【主治】 阳明气分热盛证。壮热面赤，烦渴引饮，汗出恶热，脉洪大有力。

【制方原理】 本方证由伤寒化热内传阳明之经，或温病邪热传入气分所致。邪已内传，里热炽盛，故壮热面赤而不恶寒；里热蒸腾，迫津外泄，故大汗出；热灼津伤，兼之汗出耗津，故烦渴引饮；阳明为多气多血之府，热盛于经，邪正交争剧烈，故脉洪大有力。本证病机要点为阳明气分热盛，内灼外蒸，津液受伤，治当清透里热，除烦生津。

方中石膏辛甘大寒，入肺、胃经，能清阳明气分之热，且清中有透，寒而不遏，甘寒相合，又能生津止渴，故重用为君。知母苦寒质润，清热养阴，助石膏清肺胃实热，救已伤之津液，用为臣药。君、臣相须为用，可增清热生津之力。粳米、炙甘草益胃护津，并防君臣药大寒伤中，为佐使药。四药相伍，共成清气透热、除烦生津之功。

制方特点：辛寒清气为主，配以苦寒质润，佐益胃和中，清透中兼行护养，寒不伤中。

【临床应用】

1. 用方要点 本方适用于阳明气分热盛证。临床以大热、大汗、大渴、脉洪大为使用依据。

2. 临证加减 兼阳明腑实，神昏谵语，大便秘结，小便赤涩者，可加大黄、芒硝以泻热通腑；温病气血两燔，高热烦渴，神昏谵语，抽搐发斑者，可加羚羊角、水牛角、钩藤等以清热凉血，息风止痉；温疟，寒热往来，热多寒少者，可加柴胡以和解少阳；胃热消渴，烦渴引饮者，粳米易山药，选加麦冬、天花粉、石斛等以增强清热生津之力。

3. 现代运用 多用于感染性疾病如流感、大叶性肺炎、流行性乙型脑炎、流行性出血热、麻疹，以及牙龈炎、糖尿病等证属气分热盛者。

4. 使用注意 表证未解的无汗发热、血虚发热或气虚发热者，均忌用本方。

 附 方

1. 白虎加人参汤（《伤寒论》）　知母六两（18g）　石膏一斤，碎，绵裹（50g）　甘草二两，炙（6g）　粳米六合（9g）　人参三两（9g）　用法：上五味，以水一斗，煮米熟汤成，去滓，温服一升，日三服。功效：清热除烦，益气生津。主治：阳明热盛，气津两伤，以及暑病热盛，津气两伤证。高热，心烦，汗出，背微恶寒，大渴欲饮，口舌干燥，脉大无力。

2. 竹叶石膏汤（《伤寒论》）　竹叶二把（6g）　石膏一斤（50g）　半夏半升，洗（9g）　麦门冬一升，去心（20g）　人参二两（6g）　甘草二两，炙（6g）　粳米半升（10g）　用法：上七味，以水一斗，煮取六升，去滓，内粳米，煮米熟汤成，去米，温服一升，日三服。功效：清热生津，益气和胃。主治：热病后期，余热未清，气津两伤证。身热多汗，心胸烦闷，气逆欲呕，口干喜饮，或虚烦不寐，舌红苔少，脉细数。

按 白虎加人参汤和竹叶石膏汤均由白虎汤加减而成，均有清热泻火、除烦生津之功。但白虎汤以石膏、知母相配，合以甘草、粳米，重剂清热祛邪，主治阳明热盛，大热、大汗、大渴、脉洪大之证；白虎加人参汤加入人参益气生津，祛邪兼扶正，适用于白虎汤证涉及气津两伤及暑热耗伤气津，见汗多口渴，脉大无力者；竹叶石膏汤以竹叶易知母，加人参、麦冬、半夏，功在清余热，补气津，和胃气，所治乃热势已衰、气津两伤、胃气失和之证。

 现代研究

1. 实验研究 白虎汤对多种发热动物模型均有显著的解热作用。但关于其解热的主要组分及机制的研究则有不同结果。对内毒素所致家兔发热，单味知母组平均退热 0.7℃，单味石膏组为 0.3℃，石膏知母组为 1.2℃，白虎汤组为 1.3℃。单味甘草组和石膏甘草粳米组均无退热作用。退热维持时间石膏较短，知母较长，两药相合退热效果最佳。对伤寒、副伤寒菌苗致热仔猪，白虎汤和单味石膏煎剂均有退热作用，不含石膏的知母甘草粳米煎剂和去钙的白虎汤等均未见明显的退热效果，提示石膏是白虎汤退热作用的主要药物，钙离子是石膏退热的主要成分。对干酵母及 2，4-二硝基酚所致大鼠发热，白虎汤去石膏后作用不明显，单味石膏及用煅石膏或 $CaSO_4 \cdot 2H_2O$ 入方的白虎汤均无退热作用，说明石膏具有清热作用，在复方中效果显著。增加方中的石膏用量，并不增加石膏的溶出，增加粳米用量可明显增加汤药中的石膏晶体碎粒数，即对石膏有助溶作用。等离子体原子发射光谱法测定药液中 Ca^{2+} 溶出量，全方配伍中的 Ca^{2+} 溶出量最高，提示 Ca^{2+} 的溶出可能与全方的退热效应有关。上述研究为本方治疗阳明气分热盛证及其配伍的合理性提供了一定的药理学依据。

2. 临床报道 对 35 例顽固性肝癌癌性发热患者予投白虎汤加生黄芪（石膏50g，知母12g，甘草6g，黄芪30g），每日 1 剂，水煎，早晚分服；另设对照组 30 例以吲哚美辛栓剂纳肛治疗。7 天为 1 个疗程。以体温、精神状态及停药后是否复发为疗效标准。结果：治疗组显效 22 例，有效 11 例，无效 2 例，总有效率为 94.3%；对照组显效 5 例，有效 15 例，无效 10 例，总有效率为 66.7%；治疗组疗效明显优于对照组。治疗期间治疗组未见明显不良反应。表明白虎汤加生黄芪治疗顽固性肝癌癌性发热有效且安全。

清暑益气汤《温热经纬》 Qingshu Yiqi Tang
Decoction for Clearing Summer-Heat and Invigorating Qi

【组成】 西洋参（6g） 石斛（15g） 麦冬（9g） 黄连（3g） 竹叶（6g） 荷梗（15g） 知母（6g） 甘草（3g） 粳米（15g） 西瓜翠衣（30g）（原书未标注用量）

【用法】 水煎服。

【功效】 清暑益气，养阴生津。

【主治】 暑热气津两伤证。身热汗多，心烦口渴，体倦少气，精神不振，小便短赤，舌质红，舌苔薄白或薄黄而干，脉虚数。

【制方原理】 本方证由暑热内侵，耗气伤津所致。暑气通心，暑热伤人，扰及心神，故见身热心烦，尿赤脉数；热蒸于内，腠理开泄，故见多汗；暑性酷烈，最易伤津耗气，加之汗多，津伤气耗更重，故见口渴喜饮，体倦少气，精神不振，脉虚等。本证病机要点为暑热尚盛，气津两伤；治宜清暑益气与养阴生津合法。

方中西瓜翠衣甘凉，清热涤暑，生津止渴；西洋参益气养阴，清热生津，共为君药。荷梗助西瓜翠衣以清热解暑；石斛、麦冬助西洋参以养阴清热，共为臣药。知母苦寒质润，清热滋阴，竹叶清热除烦，黄连苦寒泻火，以助养阴清心除烦之力，共为佐药。甘草、粳米益气养胃和中，共为使药。诸药合用，使暑得其清，气津得复，则诸症自除。

制方特点：清热涤暑与益气生津并用，佐以清心泻火，为暑热气分证治方的基本结构。

【临床运用】

1. 用方要点 本方主治暑热内侵，气津两伤证。临证以身热汗多，口渴心烦，体倦少气，舌质红，舌苔薄白或薄黄而干，脉虚数为使用依据。

2. 临证加减 若发热较高，可加石膏以清热解暑；方中黄连苦燥，易于伤津，暑热不甚，或津液大伤者，可酌情减去；兼夹湿邪，舌苔腻者，可减石斛、麦冬、知母，酌加藿香、六一散等以祛暑化浊利湿。

3. 现代运用 多用于中暑、小儿夏季热等证属中暑受热，气津两伤者。

4. 注意事项 湿邪较甚者，本方不宜使用。

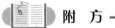 附 方

李氏清暑益气汤（《内外伤辨惑论》） 黄芪汗少者，减五分 苍术泔浸，去皮，各一钱五分（各4.5g） 升

麻一钱（3g） 人参去芦 白术 橘皮 神曲炒 泽泻各五分（各1.5g） 甘草炙 黄柏酒浸 当归身 麦门冬去心 青皮去白 葛根以上各三分（各1g） 五味子九个（1g） 用法：上咬咀，作一服，水二盏，煎至一盏，去渣，稍热服，食远。功效：清暑益气，健脾除湿。主治：平素气虚，又受暑湿。身热气短，口渴自汗，四肢困倦，不思饮食，胸满身重，大便溏薄，苔腻脉虚。

按 以上两首清暑益气汤均有清暑益气作用，同治暑病兼气虚之证。但《温热经纬》方性偏凉润，清热养阴生津力强，宜于暑热炽盛，伤津耗气之证；《内外伤辨惑论》方清暑生津之功较逊，重在益气健脾，升阳除湿，适用于元气本虚，又伤暑湿者。

 现代研究

临床报道 将66例运动性中暑患者随机分为观察组（36例）和对照组（30例），对照组给予常规疗法，包括物理降温和饮用口服补液盐冲剂，严重者静脉注射氯丙嗪，吸氧，注射肾上腺皮质激素。观察组在常规疗法基础上给予王氏清暑益气汤（西洋参6g，石斛、麦冬10g，竹叶、知母6g，荷叶5g，甘草、黄连3g，粳米15g，西瓜翠衣30g，并随证加减，煎汤，每日1剂）。结果显示观察组治愈率为83.33%；明显高于对照组53.33%（$P<0.01$）。表明清暑益气汤有防治中暑及提高机体热适应能力的作用。

第二节 清营凉血

清营凉血剂适用于邪热传营或热入血分之证。营血分热证的基本病机：外感热病，营分邪热多由气分传变而来，故热邪初入营分，气分热郁未尽。邪热内陷，营阴被灼，见身热夜甚；心神被扰，神烦少寐；或灼津炼液成痰，痰热内陷，蒙蔽心窍，见神昏谵语；热入营分，伤及血络，则斑疹隐隐，舌绛而干；邪热妄行，伤络动血，出现发斑、吐衄；或煎灼营血，以及出血离经，均可致瘀等。故本证治疗应以清营凉血为主，兼以清气透热、养阴生津、开窍安神、活血散瘀等。

本类方剂多以清营凉血药为主组成，如犀角、生地黄、玄参等。其中犀角苦咸寒，主入心、肝经，芳香凉散，长于清营凉血，解毒定惊，为治热入营血之烦谵、斑疹、吐衄等证之要药，现代临床多代之以水牛角。生地黄甘苦寒，主入心、肝、肾经，清热凉血，养阴生津，功善凉血滋阴消瘀，为热病血分热盛引起的各种出血的要药。玄参甘苦咸微寒，主入脾、胃、肾经，其性寒多液，清热凉血，专于"清泄血热"（《脏腑标本药式》），与地黄同功，又能滋阴降火，解毒消肿，润肠通便，宜于温热病热入营血之身热烦渴、发斑吐衄、咽痛便秘者。

此外，本类方剂还常选配养阴生津药（麦冬、玉竹、石斛）、轻宣透达药（金银花、石膏、竹叶）、清心解毒药（黄连、连翘、栀子）、开窍醒神药（郁金、石菖蒲、麝香）、凉血散瘀药（牡丹皮、赤芍、丹参、琥珀、紫草）等。

代表方剂如清营汤、犀角地黄汤等。

清营汤《温病条辨》 Qingying Tang
Clearing the Nutritive Stage Decoction

【组成】 犀角三钱（9g，现用水牛角代，30g） 生地黄五钱（15g） 玄参三钱（9g） 竹叶心一钱（3g） 麦冬三钱（9g） 丹参二钱（6g） 黄连一钱五分（5g） 金银花三钱（9g） 连翘二钱，连心用（6g）

【用法】 上药，水八杯，煮取三杯，日三服（现代用法：作汤剂，水牛角镑片先煎）。

【功效】 清营解毒，透热养阴。

【主治】 热入营分证。身热夜甚，神烦少寐，时有谵语，口渴或不渴，或斑疹隐隐，舌绛而干，脉细数。

【制方原理】 本方为热入营分证而设。邪热入营，灼伤营阴，故身热夜甚；营气通于心，营分受热，扰乱心神，故神烦少寐，时有谵语；热灼阴伤，故见口渴，但邪热蒸腾营阴，津液上潮于口，则口干不甚渴饮，或反不渴；营分热邪窜及血络，故见斑疹隐隐；舌绛而干，脉细数，均为热入营分、阴液受损之象。本证病机要点为邪热入营，劫伤营阴，扰神窜络，治宜清营解毒，透热养阴，谨遵《素问·至真要大论》"热淫于内，治以咸寒，佐以苦甘"之旨选药组方。

方中犀角咸寒，清灵透发，寒而不遏，清营热而"能解疫毒"（《成方便读》），故为君药。生地黄甘寒，清营热，滋阴液；玄参咸寒，清热解毒，兼能滋阴；麦冬甘寒，养阴生津清热。三味相合，既可助君药清营解毒，又可养阴生津，共为臣药。金银花、连翘清热解毒，轻宣透泄，使营分之热邪转出气分而解，合叶天士"入营犹可透热转气"之理；黄连苦寒，清心解毒；竹叶卷心，清心除烦；丹参清心凉血，并能活血，以防热与血结，均为佐药。诸药相伍，共奏清营泄热解毒、透热养阴活血之功。

制方特点：以清营解毒为主，辅以养阴生津、透热转气，为清营分热的代表方。

【临床应用】

1. 用方要点 本方适用于热入营分证。临床以身热夜甚，神烦少寐，或斑疹隐隐，舌绛而干，脉细数为使用依据。

2. 临证加减 气分热盛，宜重用金银花、连翘、竹叶等清热解毒药，相应减少水牛角、生地黄、玄参的用量；神昏谵语较重者，可加服安宫牛黄丸以清心开窍；高热烦躁抽搐者，可加羚羊角、钩藤、地龙，或并服紫雪丹以凉肝息风；寸脉细数，舌干较甚者，可去黄连，以免苦燥伤阴。

3. 现代运用 多用于流行性乙型脑炎、流行性脑脊髓膜炎、败血症、肠伤寒等属热入营分者。

4. 使用注意 舌苔白滑者，忌用本方。

 现代研究

1. 实验研究 以大肠杆菌内毒素制作发热家兔模型，造模前给予清营汤，连续 5 天。结果：清营汤对模型动物有显著的解热效应（$P<0.05$ 或 $P<0.01$），可明显抑制血清肿瘤坏死因子（TNF-α）和血浆血栓素 B_2（TXB_2）的含量升高（$P<0.05$ 或 $P<0.01$），降低组织纤溶酶原激活物抑制剂（PAI）的活性（$P<0.01$），提高 6-酮-前列腺素 F1α（6-keto-PGF1α）的含量和组织纤溶酶原激活物（t-PA）的活性（$P<0.01$）。说明清营汤对内毒素性发热家兔有解热作用，其机制可能涉及抑制炎症细胞因子释放和对血管出凝血因子的调节。

2. 临床报道 参照 2016 年版《国际脓毒症指南》的诊断标准，将 80 例脓毒症患者随机分为试验组和对照组，两组各 40 例，两组患者均给予西医基础治疗，试验组同时给予清营汤加味（水牛角20g，金银花15g，连翘 15g，生地黄20g，玄参10g，黄连10g，淡竹叶5g，丹参10g，麦冬10g）治疗，每日 1 剂，疗程为 10 天。治疗后，两组患者的急性生理学与慢性健康状况（APACHEⅡ）评分和中医证候积分均较治疗前明显下降，且试验组的下降作用均明显优于对照组（$P<0.05$）；两组患者的血常规（CBC）、降钙素原（PCT）、超敏C反应蛋白（hs-CRP）水平均较治疗前明显下降，血小板计数（PLT）、D-二聚体（D-D）、凝血酶原时间（PT）和活化部分凝血活酶时间（APTT）均较治疗前明显改善，且试验组的下降作用均明显优于对照组（$P<0.05$）。表明清营汤联合西医基础治疗脓毒症患者，能更好地缓解患者症状、控制感染和改善凝血功能。

犀角地黄汤 《外台秘要》引《小品方》

Xijiao Dihuang Tang
Rhinoceros Horn and Rehmannia Decoction

【组成】 芍药三分（12g） 地黄半斤（24g） 牡丹皮一两（9g） 犀角屑，一两（3g，水牛角代，30g）

【用法】 上切，以水一斗，煮取四升，去滓，温服一升，日二三次（现代用法：作汤剂，水牛角镑片先煎）。

【功效】 清热解毒，凉血散瘀。

【主治】 热入血分证。身热谵语，吐血，衄血，便血，尿血，斑疹密布，斑色紫黑，舌质深绛或起刺，脉细数；或蓄血，喜妄如狂，漱水不欲咽，自觉腹满，大便色黑易解。

【制方原理】 本方证乃热毒深陷血分所致。血分热盛，故身热；心主血藏神，热入血分，扰乱心神，故神昏谵语；热迫血溢，故吐血、衄血、便血、尿血，斑疹密布。血热相搏及离经之血导致瘀血，故见斑疹紫黑，舌色深绛；脉细数，为血热伤阴之征。蓄血系瘀热互结所致，血分瘀热，上扰神明，故喜妄如狂；热居阴分，蒸津上潮，故漱水不欲咽；伤及肠络，故大便色黑；气血瘀滞，故自觉腹满。本证病机要点为热入血分，热迫血溢，血脉瘀滞。遵叶天士"入血就恐耗血动血，直须凉血散血"之旨，治以清热解毒、凉血散瘀为法。

方中犀角咸寒，归心、肝二经，清心凉血解毒，为君药。生地黄甘苦性凉，清热凉血滋阴，且有止血之功，为臣药。芍药、牡丹皮清热凉血，活血散瘀，共为佐药。四药合用，而成清热解毒、凉血止血、散瘀活血之剂。

制方特点：凉血与散瘀并用，清热与养阴兼顾。

本方与清营汤均以犀角、生地黄为主，同属清营凉血之剂。但清营汤配伍金银花、连翘轻清宣泄，透热转气，适用于热入营分，尚未动血之证；本方配伍芍药、牡丹皮，侧重凉血散瘀，主治热邪深陷血分，耗血动血之证。

【临床应用】

1. 用方要点 本方适用于热入血分证。临床以各种出血，斑色紫黑，神昏谵语，身热烦躁，舌质深绛为使用依据。

2. 临证加减 血热血瘀甚者，方中芍药宜用赤芍，出血阴伤甚者，可用白芍。蓄血喜妄如狂者，可加大黄、黄芩以泻热逐瘀；郁怒而夹肝火者，可加柴胡、黄芩、栀子以清泻肝火；心火炽盛，可加黄连、黑栀子以清心泻火；热盛神昏，可加服紫雪丹或安宫牛黄丸以清热开窍；吐血，可加三七、侧柏叶以清胃止血；衄血，可加黄芩、青蒿以清肺止血；尿血，可加白茅根、小蓟以通淋止血；便血，可加槐花、地榆以清肠止血；发斑，可加紫草、青黛以凉血化斑。

3. 现代运用 多用于重症肝炎、肝性脑病、弥散性血管内凝血、尿毒症、紫癜、急性白血病、流行性脑脊髓膜炎、败血症、斑疹伤寒、流行性出血热及消化性溃疡出血等证属血分热盛者。

 现代研究

1. 实验研究 以自体血制作大鼠脑出血模型，予犀角地黄汤灌胃治疗。结果显示，犀角地黄汤能降低脑出血后大鼠脑指数和脑组织含水量，改善神经功能缺损症状。免疫组化和放免法检测显示，本方能明显升高模型大鼠急性期脑组织 Bcl-2 水平，降低半胱氨酰天冬氨酸特异性蛋白酶-3、肿瘤坏死因子-α、白细胞介素-6 表达水平。提示该方可能通过减少细胞凋亡、抑制炎症，对脑出血后的继发性神经元损伤起保护作用。

2. 临床报道 将 90 例经过确诊的血热妄行型过敏性紫癜患儿随机分对照组和治疗组，两组各 45 例。对照组予以西医常规治疗，治疗组给予犀角地黄汤（水牛角 15g，生地黄 12g，牡丹皮 12g，赤芍 12g，并随证加减，每日 1 剂），治疗 8 周。结果显示治疗组总有效率为 93.33%，明显高于对照组 73.33%；两组均能改善紫癜分布、形态及颜色，治疗组优于对照组（$P<0.05$）；治疗组出现肾损伤 3 例（6.7%），低于对照组 13 例（28.9%）。较之于对照组，治疗组尿红细胞计数、尿白蛋白/肌酐水平、血小板计数及血清 GPⅡb/Ⅲa 表达量均明显降低（$P<0.05$）。提示犀角地黄汤加味能有效减轻血热妄行型过敏性紫癜患儿临床症状及肾损伤的比例，降低尿白蛋白/肌酐水平，疗效优于西医常规疗法。

第三节 气血两清

气血两清剂，适用于温病气血两燔之证。气血两燔证的基本病机为瘟疫热毒充斥内外，燔灼气血，既有大热烦渴为主的气分热盛之证，又有吐衄发斑为主的血热妄行之证，以及神昏谵语为主的热毒内陷之证。故气血两燔证治疗当气血两清，多法并举。

本类方剂多以清气分热药如石膏、知母、竹叶等，清热凉血药如水牛角、生地黄、玄参等，清热泻火解毒药如黄连、黄芩、黄柏等为主而组成。

代表方剂为清瘟败毒饮。

清瘟败毒饮《疫疹一得》 Qingwen Baidu Yin Antipyretic and Antitoxic Decoction

【组成】 生石膏大剂六至八两（180～240g），中剂二至四两（60～120g），小剂八钱至一两二钱（24～36g） 小生地黄大剂六钱至一两（18～30g），中剂三至五钱（9～15g），小剂二至四钱（6～12g） 乌犀角（水牛角代）大剂六至八钱（18～24g），中剂三至四钱（9～12g），小剂二至四钱（6～12g） 真川连大剂四至六钱（12～18g），中剂二至四钱（6～12g），小剂一钱至一半钱（3～4.5g） 栀子 桔梗 黄芩 知母 赤芍 玄参 连翘 甘草 牡丹皮 鲜竹叶（以上十味，原书未标注用量，各6g）

【用法】 疫证初起，恶寒发热，头痛如劈，烦躁谵妄，身热肢冷，舌刺唇焦，上呕下泄，六脉沉细而数，即用大剂；沉而数者，用中剂；浮大而数者，用小剂（现代用法：先煮石膏数十沸，后下诸药）。

【功效】 清热泻火，凉血解毒。

【主治】 温病气血两燔证。大热渴饮，头痛如劈，干呕狂躁，谵语神昏，或发斑，或吐血、衄血，或四肢抽搐，或厥逆，舌绛唇焦，脉沉细而数，或沉数，或浮大而数。

【制方原理】 本方主治瘟疫热毒，充斥内外，气血两燔之证。热毒化火，火盛伤津，故见大热渴饮，舌绛唇焦；热毒上攻清窍，内扰神明，乃至头痛如劈，干呕狂躁，谵语神昏；热燔营血，故有发斑、吐衄；热深厥深，则发为肢厥。脉沉细而数，或沉数，或浮大而数，分别提示病情重、中、轻之不同。此系气血两燔之疫毒重症，治当大剂解毒，两清气血。

本方由白虎汤、黄连解毒汤和犀角地黄汤三方加减而成。方中重用石膏配知母、甘草、竹叶，取法白虎汤，大清气分之热而保津；黄连、黄芩、栀子、连翘同用，效仿黄连解毒汤，通泻三焦火毒；犀角、生地黄、赤芍、牡丹皮、玄参相配，即犀角地黄汤加味，旨在清热解毒，凉血散瘀。三方相合，大败热毒，气血两清。桔梗为使，载药上行。余师愚《疫疹一得》载："此皆大寒解毒之剂，故重用石膏，先平甚者，而诸经之火，自无不安矣。"可知本方虽合三方加减而成，但以白虎汤大清阳明气分热为主，辅以清热解毒、凉血散瘀，共收清瘟败毒之效。

制方特点：主以辛寒清气分热，辅以咸寒凉血养阴及苦寒泻火解毒。

【临床应用】

1. 用方要点 本方为气血两清的代表方，适用于瘟疫热毒，充斥内外，气血两燔之证。临床以大热渴饮，头痛如劈，谵语神昏，吐衄发斑，舌绛唇焦为使用依据。

2. 临证加减 原书用法，根据病情轻重，酌定石膏、生地黄、犀角、黄连的用量，并提出："如斑一出，即用大青叶，量加升麻四、五分引毒外透，此内化外解，浊降清升之法。"头痛殊甚，两目昏花，加菊花、夏枯草以清肝经火热；骨节疼烦，腰如被杖，加黄柏、知母以清肾经火毒；热盛动风，四肢抽搐，加羚羊角、钩藤以凉肝息风；热闭心包，神昏谵语，加安宫牛黄丸等以清心开窍；体虚，加西洋参以双补气阴。

3. 现代运用 多用于流行性乙型脑炎、流行性脑脊髓膜炎、流行性出血热、败血症、脓毒血症、非典型肺炎、重症肝炎、手足口病、银屑病等证属气血两燔者。

附 方

1. 神犀丹（《医效秘传》） 犀尖六两（180g，水牛角代，1800g） 生地黄一斤（500g）熬膏 香豉八两（240g） 熬膏 连翘十两（300g） 黄芩六两（180g） 板蓝根九两（270g） 金银花一斤（500g） 金汁十两（300g） 玄参七两（210g） 花粉四两（120g） 石菖蒲六两（180g） 紫草四两（120g） 用法：即用生地黄、香豉、金汁捣丸，每丸重三钱（9g），开水送下。功效：清热开窍，凉血解毒。主治：温热暑疫，邪入营血，热深毒重，阴液耗伤。高热昏谵，斑疹色紫，口咽糜烂，目赤烦躁，舌质紫绛。

2. 化斑汤（《温病条辨》） 石膏一两（30g） 知母四钱（12g） 生甘草三钱（9g） 玄参三钱（9g） 犀角二钱（6g，水牛角代，60~90g） 白粳米一合（9g） 用法：水八杯，煮取三杯，日三服。滓再煮一盅，夜一服。功效：清气凉血。主治：温病气血两燔证。发热烦躁，或身热夜甚，外透斑疹，色赤，口渴，或不渴，脉数。

按 清瘟败毒饮、神犀丹和化斑汤同具清热凉血之功，但清瘟败毒饮用大剂辛寒以清阳明经热，配伍泻火解毒凉血药，清气解毒凉血作用最强，主治热毒充斥，气血两燔之证；神犀丹以清热解毒为主，兼以凉血开窍，主治邪入营血，热深毒重之证；化斑汤由白虎汤加犀角、玄参而成，凉血解毒作用较逊，主治温病热入气血，发热发斑，病情较轻者。

 现代研究

1. 实验研究 考察清瘟败毒饮配用大、中、小不同剂量生石膏对内毒素诱导的兔全身炎症反应综合征（SIRS）模型家兔的作用。结果与对照组比较，给药后 1 小时、2.5 小时的各中药给药组的体温均明显下降，TNF-α 水平降低，其中大剂量组作用更加显著。提示清瘟败毒饮对 SIRS 动物具有退热作用，可以影响不同时限的 TNF-α 水平，其作用有一定量效关系。结果也为前贤方中生石膏选用剂量的合理性提供了一定的实验依据。其煎剂还能对抗内毒素诱发的气血两燔证模型家兔注射内毒素后白细胞先降后升的现象，拮抗血小板降低，改善高黏滞综合征（血瘀）状态和血浆 cAMP/cGMP 的比值，促进巨噬细胞吞噬功能，保护内脏器官，减轻脏器组织病理损害。上述研究为理解本方清热解毒、凉血泻火的功效和其临床运用于感染性疾病提供了一定的药理依据。

2. 临床报道 将经确诊的 60 例脓毒症合并呼吸窘迫综合征（ARDS）痰毒蕴肺证且具备接受连续性肾脏替代治疗指征的患者随机分为对照组和联合组，两组各 30 例。对照组予以西医常规治疗，联合组在对照组基础上联合使用清瘟败毒饮加减（生石膏 30g，知母 15g，黄连 6g，黄芩 10g，栀子 10g，牡丹皮 15g，赤芍 10g，法半夏 10g，瓜蒌 15g，石菖蒲 15g，淡竹叶 10g，桔梗 10g），两组患者疗程均为 7 天。结果显示联合组治疗第 5 天、对照组治疗第 7 天的氧合指数均较治疗前显著好转；与对照组比较，联合组治疗第 3 天、第 5 天及第 7 天的 PCT、IL-6 水平均降低（$P<0.05$），机械通气时间和重症监护时间均缩短（$P<0.05$）。提示清瘟败毒饮加减方联合血液净化有改善脓毒症合并 ARDS 患者的病情及肺脏功能的作用。

第四节 清 热 解 毒

清热解毒剂，适用于火毒壅盛之证。热毒多由外感温毒，或内伤七情，五志化火，或恣食肥甘厚味，酿生湿热而致。热毒由火热蕴结而成，伤人程度较一般火热之邪更甚。火毒炽盛，充斥三焦，或壅聚胸膈，或上攻头面，故可见壮热烦渴，躁扰狂乱，或头面焮肿，或口糜咽痛。火热壅结成毒，阻塞经络，壅滞气血，或灼津成痰，痰聚成形，而见疮疡，局部红肿热痛，舌红苔黄，脉数。故治疗当以清热泻火解毒为主，兼以疏散风热、解毒利咽、泻下导热、消散疮疡等。

本类方剂多以清热泻火解毒药为主组成，如黄连、黄芩、黄柏、金银花、连翘、蒲公英、野菊花、板蓝根等。其中黄连苦寒，泻火解毒之功力大，可用于热毒炽盛而见红肿热痛者，凡"诸疮肿毒必用之"（《本草集要》）。黄芩、黄柏亦具清热泻火解毒之功，常与黄连相伍以清解三焦火毒。连翘苦微寒，能清心火，解疮毒，最善消散痈肿结聚，有"疮家圣药"之称。金银花甘寒，主入肺、胃经，轻清透达，清气凉营，长于清热解毒，也有"疡科圣药"之誉，常与连翘合用以增效。蒲公英苦甘寒，主入肝、胃，善于清热解毒，消肿散结，适用于乳痈及疔疮等。野菊花苦辛微寒，功专清热解毒，治疗疔毒痈疮有特效。板蓝根苦寒，清热凉血，功善解毒凉血，尤治"天行热毒"

（《本草逢原》），适用于外感疫毒所引起的大头瘟疫、咽喉肿痛等。

此外，本类方剂还常选配疏风散热药（牛蒡子、薄荷、僵蚕、升麻）、泻下导热药（大黄、芒硝、栀子）、解毒利咽药（马勃、桔梗、玄参）等。

代表方剂如黄连解毒汤、凉膈散、普济消毒饮。

黄连解毒汤 方出《肘后备急方》，名见《外台秘要》引崔氏方
Huanglian Jiedu Tang
Coptis Decoction for Relieving Toxicity

【组成】 黄连三两（9g） 黄芩 黄柏各二两（各6g） 栀子十四枚，擘（9g）

【用法】 上四味切，以水六升，煮取二升，分二服（现代用法：水煎服）。

【功效】 泻火解毒。

【主治】 三焦火毒热盛证。大热烦躁，口燥咽干，错语不眠；或热病吐血，衄血；或热甚发斑；或身热下痢；或湿热黄疸；或外科痈疡疔毒，小便黄赤，舌红苔黄，脉数有力。

【制方原理】 本方证由实热火毒壅盛于三焦，充斥于上下内外所致。热毒炽盛，内扰心神，故大热烦躁，错语不眠；热灼津伤，则口燥咽干；血为热迫，随火上逆则为吐衄，外发肌肤，则为发斑；热毒下迫大肠，则为下痢；热壅肌肉，则为痈肿疔毒。小便黄赤，舌红苔黄，脉数有力，皆为火毒热盛之象。本证病机要点为热毒炽盛，充斥三焦，治当苦寒直折，清泻三焦火毒。

方中黄连清心解毒，兼泻中焦之火，为君药。黄芩泻上焦之火，为臣药。黄柏泻下焦之火，为佐药。栀子清泻三焦之火，兼能导热下行，为佐使药。四药皆为大苦大寒之品，相须为用，能力挫三焦火毒而使诸症得解。

制方要点：纯用苦寒，直折火毒，三焦同治。

【临床应用】

1. 用方要点 本方泻火解毒之力颇强，兼能燥湿，适用于一切实热火毒或湿热俱重之证。临床以大热烦躁，舌红苔黄，脉数有力为使用依据。

2. 临证加减 热结便秘，加大黄以泻热通便；热甚动血，吐衄发斑，加玄参、生地黄、牡丹皮以清热凉血；湿热发黄，加茵陈、大黄以清热祛湿退黄。

3. 现代运用 多用于急性肠炎、急性细菌性痢疾、急性黄疸型肝炎、败血症、脓毒血症、肺炎、急性尿路感染、流行性脑脊髓膜炎、流行性乙型脑炎，以及其他感染性炎症等属于热毒或湿热俱甚者。

4. 使用注意 久服或过量易伤脾胃，非火毒炽盛者不宜使用。

 附 方

泻心汤（《金匮要略》） 大黄二两（10g） 黄连一两（5g） 黄芩一两（5g） 用法：上三味，以水三升，煮取一升，顿服之。功效：泻火解毒，燥湿泄痞。主治：邪火内炽，迫血妄行，吐血、衄血，便秘，溲赤；或湿热内蕴，黄疸，胸痞，烦热，舌苔黄腻；或积热上冲，目赤且肿，口舌生疮；或外科疮疡，心胸烦热，大便干结。

按 本方与黄连解毒汤均用黄连、黄芩，同为苦寒泻火之剂，但本方配伍大黄泻热降火，釜底抽薪，"以泻代清"，多用于热迫血溢之出血及黄疸、胸痞等；黄连解毒汤配伍黄柏、栀子，重在清泻三焦火毒，主治三焦火毒证。

 现代研究

1. 实验研究 用伤寒-副伤寒甲-副伤寒乙三联菌苗致家兔发热模型，给予黄连解毒汤小、中、大（0.94/kg、1.88g/kg、3.76g/kg）不同剂量，观察其退热作用。结果给药后 0.5 小时，大剂量组的动物体温显著降低，药后1、2、3、4、5 小时，不同剂量组各时间点体温均明显降低。以上三个剂量给予小鼠连续灌胃 7 天，可明显降

低腹腔注射金黄色葡萄球菌致小鼠死亡率；对二甲苯致小鼠耳肿胀也有明显抑制作用。上述研究表明黄连解毒汤有解热、抗菌、抗炎等作用，为其临床治疗感染性疾病提供了实验依据。

2. 临床报道　黄连解毒汤治疗老年性痴呆心肝火旺型 108 例，另设对照组 102 例（口服吡拉西坦片），治疗 4 个月为 1 个疗程。用简易智力状态检查表（MMSE）、日本长谷川智能检查表（HDSJ）及日常生活能力量表（ADL Barthel Index）测定患者的智力和生活能力，测定红细胞超氧化物歧化酶（SOD）活性和血浆脂质过氧化物（LPO）的含量。结果显示两组患者治疗前后的智力及生活能力积分均有显著性改善，红细胞 SOD 活性升高及血浆 LPO 含量下降，其中黄连解毒汤组疗效显著优于脑复康片组（$P<0.05$），提示黄连解毒汤可改善老年性痴呆患者智力和生活能力，其作用机制可能与抗氧化损伤有关。

凉膈散《太平惠民和剂局方》　Liangge San
Powder for Clearing Heat from pleural

【组成】　川大黄　朴硝　甘草燗，各二十两（各 600g）　山栀子仁　薄荷去梗　黄芩各十两（各 300g）连翘二斤半（1200g）

【用法】　上药为粗末，每服二钱（6g），水一盏，入竹叶七片，蜜少许，煎至七分，去滓，食后温服。小儿可服半钱（1.5g），更随岁数加减服之。得利下，住服（现代用法：上药共为粗末，每服 6～12g，加竹叶 3g，蜜少许，水煎服。亦可作汤剂煎服，用量按原方比例酌定）。

【功效】　泻火通便，清上泄下。

【主治】　上中二焦邪热炽盛证。身热口渴，面赤唇焦，胸膈烦热，口舌生疮，或咽痛吐衄，便秘溲赤，或大便不畅，舌红苔黄，脉滑数。

【制方原理】　本方证由上中二焦邪郁生热，火热炽盛，聚于胸膈所致。热聚胸膈，郁而不达，灼伤阴津，故胸膈烦热，身热口渴；火热上冲，故面赤唇焦，口舌生疮，咽痛吐衄；燥热内结，腑气不畅，故大便秘结；溲赤，舌红苔黄，脉滑数，均为实热之象。本证病机要点为热聚胸膈，火毒内结，故治当清泻胸膈郁结之火热。

方中重用连翘清热解毒，以除上焦邪热，为君药。黄芩清胸膈郁热，山栀通泻三焦、引火下行，共为臣药。佐以薄荷、竹叶轻清宣泄，清热透邪，协君臣药疏散上焦郁火；大黄、芒硝泻火通便，荡热于中，既可除中焦有形燥结，又可使上焦无形之热借阳明为出路从下而去，即所谓“以泻代清”。白蜜、甘草缓和硝、黄峻泻之力，兼以护胃润燥，为佐使药。诸药配伍，共成泻火通便、清上泄下之功。

以泻代清

制方特点：主以清热泻火，兼行通腑、清利及疏散，因势利导，殊途同归。

【临床应用】

1. 用方要点　本方适用于上中二焦邪热炽盛证。临床以胸膈烦热，面赤唇焦，烦躁口渴，舌红苔黄，脉数为使用依据。

2. 临证加减　燥结重者，硝、黄用量可适当增加；上焦热甚，壮热烦渴，大便不燥者，可去芒硝，加石膏、天花粉以清热生津；心经火盛，口舌生疮者，可加黄连以清心泻火；咽喉肿痛溃烂者，可加板蓝根、山豆根、桔梗以解毒利咽；吐衄不止，可加鲜茅根、鲜藕节以凉血止血。

3. 现代运用　多用于咽喉炎、口腔炎、急性扁桃体炎、胆道感染、急性黄疸型肝炎、流行性脑脊髓膜炎等证属上、中二焦邪热炽盛者。

4. 使用注意　服用本方，得利下后，应当停服；孕妇及体虚者慎用。

 现代研究

1. 实验研究　静脉注射内毒素（LPS）制作大鼠急性肺损伤模型，分别灌胃凉膈散 3 个不同剂量（相当于生药 7.5g/kg、15g/kg、30g/kg）。结果显示给药 4 小时后，凉膈散各给药组的大鼠肺间质水肿、肺泡腔内炎细胞浸润和血浆蛋白渗出均显著减轻，肺湿干重比、肺系数及肺通透性指数明显降低，氧分压值均明显升高。表明凉膈散对内毒素导致的急性肺损伤具有保护作用。

2. 临床报道 将 80 例急性化脓性扁桃体炎患者随机分为对照组和观察组，两组各 40 例，对照组采用乙酰螺旋霉素片治疗，观察组 40 例在对照组治疗基础上加用中药凉膈散治疗（连翘 15g，桔梗 10g，玄参 10g，黄芩 10g，栀子 10g，金银花 9g，薄荷 6g，甘草 6g，蝉蜕 6g，大黄 3g），每日 1 剂，连续治疗 2 周。结果显示观察组患者痊愈率及扁桃体肿退比例明显高于对照组；观察组患者消脓时间、热退时间均明显短于对照组（$P<0.05$）。表明凉膈散联合西药能提高急性化脓性扁桃体炎的临床治疗效果。

普济消毒饮（又名普济消毒饮子）《医方集解》引东垣方
Puji Xiaodu Yin
Universal Benefit Decoction for Eliminating Toxin

【组成】 黄芩酒炒 黄连酒炒，各五钱（各 15g） 陈皮去白 甘草生用 玄参 柴胡 桔梗各二钱（各 6g） 连翘 板蓝根 马勃 鼠粘子 薄荷各一钱（各 3g） 僵蚕 升麻各七分（各 2g）

【用法】 上为末，汤调，时时服之；或蜜拌为丸，嚼化。一方无薄荷，有人参三钱（现代用法：水煎服）。

【功效】 清热解毒，疏风散邪。

【主治】 大头瘟。恶寒发热，头面红肿焮痛，目不能开，咽喉不利，舌燥口渴，舌红苔黄，脉数有力。

【制方原理】 大头瘟，又名大头天行，乃感受风热疫毒之邪，邪壅上、中二焦，发于头面所致。风热疫毒，郁于肌表，故恶寒发热；攻冲于上，则头面红肿焮痛，目不能开，咽喉不利；邪热伤津，见舌燥口渴；舌红苔黄，脉数有力，也为热毒壅盛之象。本证病机为风热疫毒，上攻头面，外郁肌表；其病位偏上，病势向外。治宜清热解毒，疏风散邪。

方中重用黄芩、黄连清热泻火解毒，以祛中、上二焦之热毒，同为君药。连翘、牛蒡子（即鼠粘子）清解心肺之热毒；薄荷、僵蚕疏散头面及肌表之风热，兼能散结消肿，皆为臣药。玄参、马勃、板蓝根清热泻火解毒，玄参兼能养阴润燥，合薄荷、桔梗、甘草尤能清利咽喉而止痛；陈皮理气疏壅，以利散邪消肿，共为佐药。升麻、柴胡疏散风热，并引诸药上达头面，使风热疫毒之邪得以宣散透发，寓有"火郁发之"之意；甘草兼和诸药，三药合为佐使。诸药相伍，共收清热解毒、疏风散邪之功。

《东垣试效方》普济消毒饮子处方中无薄荷，有人参三钱，寓益气扶正以祛邪之意。

制方特点：主以苦寒清降，佐以辛凉升散，清疏并用，开壅消肿。

火郁发之

【临床应用】

1. 用方要点 本方为治疗大头瘟的要方。临床以头面红肿焮痛，舌红苔黄，脉数为使用依据。

2. 临证加减 《温病条辨》用本方去升麻、柴胡，加金银花、荆芥，以增强清疏之力。表证明显，可加荆芥、防风、蝉蜕、桑叶以增强疏风散邪之力；大便秘结，可加酒大黄以泻热通便；兼睾丸疼痛，可加川楝子、龙胆草、蒲公英以泻肝清热散结；兼气虚，可少佐人参以扶正祛邪。病变局部可外敷如意金黄散等，以增强清热消肿之效。

3. 现代运用 多用于颜面丹毒、流行性腮腺炎、流行性出血热、急性扁桃体炎、上呼吸道感染、急性化脓性中耳炎、急性淋巴结炎、颌下腺炎、带状疱疹等证属风热毒邪为患者。

4. 使用注意 素体阴虚及脾虚便溏者慎用。

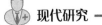 现代研究

1. 实验研究 普济消毒饮按 2.9g/kg 和 11.6g/kg 给予正常小鼠连续灌胃 7 天，能增强小鼠脾细胞白细胞介素 2（IL-2）生成能力和自然杀伤（NK）细胞活性，促进脾淋巴细胞增殖。提示该方具有提高机体免疫功能的

作用，为其临床治疗感染性疾病提供了一定的药理学依据。

2. 临床报道 将符合诊断标准的 40 例流行性腮腺炎患儿随机分为治疗组和对照组，治疗组予口服普济消毒饮颗粒（黄连 3g，黄芩、重楼、牛蒡子、连翘、僵蚕、玄参、马勃、板蓝根各 10g，薄荷、陈皮、柴胡、升麻、桔梗、甘草各 6g，加工成颗粒剂），加用青黛散外敷；对照组予蒲地蓝口服液和仙人掌外敷。治疗后两组患儿中医证候积分均较前降低（$P<0.05$）；其中治疗组患者腮腺消肿平均时间、血清淀粉酶、尿淀粉酶等指标评价均优于对照组（$P<0.05$）。表明普济消毒饮联合青黛散对小儿腮腺炎有较好的疗效。

第五节 清 脏 腑 热

清脏腑热剂，适用于邪热偏盛于某一脏腑所产生的火热证。基于脏腑的不同功能，邪热偏盛之脏腑各有不同表现，如心经有热，上扰心神，下移小肠，见心胸烦热，口渴面赤，舌疮尿赤；肺中有热，宣肃失调，或痰热阻肺，见咳嗽气喘，咯痰黄稠；脾胃积热，壅滞气机，郁热伏火不得外达，火热循经上攻，伤及血分，见口疮口臭，牙痛龈肿或牙宣；热结肠腑，见腑闭便秘，或湿热蒸腐，见下痢赤白，肛门灼热；肝经郁火，或肝胆实火冲逆，或风火相煽，见烦怒胁痛，头痛目赤，甚则惊厥；肾脏有热，或移于膀胱，或蒸精成浊，湿热蕴结，下焦不利，见热淋癃闭等。脏腑邪热，易耗伤阴血；部分清热药苦燥渗利也易伤阴。故治疗当针对相关脏腑，以清脏腑热为主，兼行清心利水、宣肺化痰、辛香升散、凉血活血、泻热通腑、疏肝解郁、凉肝息风、通淋利浊、益阴养血等。

本类方剂以清相应脏腑热的药物为主，清心如黄连、木通、莲子心；清肺如黄芩、桑白皮、知母；清脾胃如石膏、栀子、黄连；清肠如大黄、白头翁；清肝如龙胆、青黛、芦荟；清肾如黄柏、泽泻等。其中黄连苦寒，清热燥湿，能除一切有余之湿热，为治疗湿热痢疾之要药；其泻火解毒之力强，以清泄心、胃之火见长，多用于心火亢盛、胃火炽盛及肠热湿毒等证。木通，淡苦寒，主入心、肺、小肠经，清心热，利小便，心火上炎及下移之舌疮与热淋。莲子心，苦寒，主入心、肾经，清心除烦，协交心肾，善治心经火盛之心烦不眠。黄芩苦寒，主入肺、胆、大肠、小肠经，上清肺火，下清肠热，兼能清胆除湿，常用于肺热咳嗽、湿热泻痢、黄疸及热淋等证。桑白皮甘寒，主入肺经，长于泻肺中之火热，兼能开郁平喘，常配地骨皮治疗肺中郁热之喘咳。石膏性寒，主入肺、胃经，善清肺、胃经之热，兼能透散，适用于邪热壅聚肺胃的喘逆、烦渴证。栀子苦寒，入心、肺、肝、脾、胃经，清热降火，导热下行，兼能开郁散火而凉血，善治心肝热之烦躁不眠、目赤头痛及心脾积热之口疮唇肿等证。白头翁苦寒泄降，主入大肠经，能清热解毒、凉血止痢，为治热毒痢疾之要药。龙胆大苦大寒，主入肝、胆经，专清肝胆一切有余之邪火，亦善清下焦湿热，为治肝胆实火与肝胆湿热证首选。青黛，咸寒，主入肝、肺经，清热解毒，凉血止血，兼能凉肝定惊，最能清泻肝火，多用于肝热惊痫、热毒发斑及吐衄等证。芦荟苦寒，主入肝、胃、大肠经，清泻肝火，消积行滞通便，适用于肝胆实火之头痛目赤、惊风伴有热结便秘者。黄柏苦寒，入肾与膀胱经，降火滋阴，除湿清热，足少阴肾经之要药，尤宜于下焦相火失藏或湿热蕴结之口疮、带下及淋癃诸证。泽泻甘咸寒，入肾与膀胱经，益阴清热利水，专入肾清热而通行小便，尤宜于下焦有热之热淋涩痛证。

此外，本类方剂还常选配清心利水药（竹叶、土茯苓、车前子）、宣肺化痰药（桔梗、瓜蒌皮、川贝母）、辛香升散药（藿香、防风）、凉血活血药（牡丹皮、赤芍）、泻热通腑药（大黄、芒硝）、疏肝解郁药（柴胡、薄荷、川芎）、凉肝息风药（羚羊角、钩藤、僵蚕）、通淋利浊药（萆薢、石韦、滑石）、益阴养血药（生地黄、当归、麦冬、玄参）等。

代表方剂如导赤散、泻白散、龙胆泻肝汤、清胃散、芍药汤等。

导赤散《小儿药证直诀》Daochi San Fire-Inducing Powder

【组成】 生地 木通 生甘草梢各等分（各10g）

【用法】 上药为末，每服三钱（9g），水一盏，入竹叶（3g）同煎至五分，食后温服（现代用法：水煎服）。

【功效】 清心养阴，利水通淋。

【主治】 心经热证。心胸烦热，口渴面赤，欲饮冷，口舌生疮；或心热移于小肠，小溲赤涩刺痛，舌红脉数。

【制方原理】 本方主治心经有热或心热下移小肠之证。心经有热，循经上炎，故心胸烦热，面赤，口舌生疮；火热内灼，阴液受损，故口渴，意欲饮冷；心与小肠相表里，心热移于小肠，泌别失职，故小便赤涩热痛；舌红、脉数为心经有热之征。病机要点为心经有热，循经上炎，伤及阴液；心热下移小肠，水道不利。治宜清心利水为主，兼以养阴。

方中生地黄甘凉而润，清心火，滋阴液，为君药。木通苦寒，上清心经之火，下导小肠之热，利水通淋，为臣药。两药合用，清心利水而不伤阴。竹叶甘淡寒，清心除烦，通利小便，导热下行，为佐药。生甘草梢直达茎中而止淋痛，并能清热解毒，调和诸药，为佐使药。全方清心、利水与养阴并行，重在导心经之火与小肠之热从小便而解。

制方要点：清心热、利小肠、滋肾阴，多脏腑兼调。

【临床应用】

1. 用方要点 本方适用于心经热证。临床以心胸烦热，口舌生疮，或小便赤涩疼痛，舌红脉数为使用依据。

2. 临证加减 心火较盛，可加黄连以清泻心火；心热移于小肠，小便淋沥不畅，可加车前子、赤茯苓等以增强清热利水之功；小便涩痛较甚，可加萹蓄、瞿麦、滑石等以助利水通淋；血淋涩痛，可加墨旱莲、小蓟、白茅根以凉血止血通淋。

3. 现代运用 多用于口腔炎、小儿鹅口疮、手足口病、小儿夜啼、急性尿路感染等证属心经有热者。

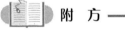 **附 方**

清心莲子饮（《太平惠民和剂局方》） 黄芩 麦冬去心 地骨皮 车前子 甘草炙，各半两（各15g）石莲肉去心 白茯苓 黄芪蜜炙 人参各七钱半（各23g） 用法：剉末，每服三钱（9g），水一盏半，煎取八分，去滓，水中沉冷，空心食前服（现代用法：水煎服，用量按原方比例酌减）。功效：清心火，益气阴，止淋浊。主治：心火偏旺，气阴两虚，湿热下注证。遗精淋浊，血崩带下，遇劳则发；或肾阴不足，口舌干燥，烦躁不安，四肢倦怠。

按 本方与导赤散同具清心养阴利水之功。导赤散以生地黄配木通、竹叶，偏重清心利水，且作用较缓，主治心经热盛，口舌生疮，小便涩痛等症；本方以石莲肉、黄芩、地骨皮、茯苓、车前子配人参、黄芪、麦冬，补泻兼施，清心利水之力较强，兼补气养阴，主治心火偏旺，气阴两虚，湿热下注之遗精淋浊，或血崩带下，或烦躁尿热等症。

 现代研究

临床报道 将100例口腔溃疡患者随机分为对照组和治疗组，每组50例。对照组口服炎轻冲剂，治疗组予以导赤散（生地黄15g，木通10g，淡竹叶10g，甘草5g）并辨证加味，5天为1个疗程，病情控制后继续服用2～3个疗程。结果显示对照组痊愈19例，有效18例，总有效率为74%；治疗组痊愈26例，有效20例，总有效率为92%，治疗组优于对照组（$P<0.05$）。表明导赤散加味治疗口腔溃疡疗效显著。

泻白散（又名泻肺散）《小儿药证直诀》

Xiebai San
White-Purging Powder

【组成】   地骨皮   桑白皮炒，各一两（各30g）   甘草炙，一钱（3g）

【用法】   上药剉散，入粳米一撮，水二小盏，煎七分，食前服（现代用法：水煎服）。

【功效】   清泻肺热，止咳平喘。

【主治】   肺热咳喘证。咳嗽，甚则气急欲喘，皮肤蒸热，日晡尤甚，舌红苔黄，脉细数。

【制方原理】   本方为肺有伏火郁热之咳喘而设。肺主气，司呼吸，宜清肃润降。伏火内郁于肺，气逆不降，故见咳喘；肺合皮毛，伏火外蒸于肌肤，则皮肤蒸热；肺金旺于酉时，且伏热渐伤阴分，故发热以日晡尤甚；舌红苔黄，脉细数，皆为肺热伤阴之象。本证病机要点为肺中伏火，郁蒸伤阴，肺失清肃。本方原治小儿咳喘，"小儿脏腑柔弱，不可痛击"（《小儿药证直诀》），且肺为娇脏，不耐寒热，故治宜甘寒为主，清降肺火，止咳平喘。

方中桑白皮甘寒入肺，清肺热，泻肺气，平喘咳，且质润不燥，为君药。地骨皮甘淡而寒，直入阴分，泻肺中伏火，并退虚热，为臣药。君臣相伍，清泻肺火，以复肺气肃降之职。炙甘草、粳米养胃和中，培土生金，兼调诸药，共为佐使。四药合用，共奏清泻肺热、止咳平喘之功。

制方特点：用药甘寒平和，泻中寓补，清肺养胃。

【临床应用】

1. 用方要点   本方适用于肺有伏火之咳喘。临床以咳喘气急，皮肤蒸热，舌红苔黄，脉细数为使用依据。

2. 临证加减   肺经热甚，加黄芩、知母以增强清泄肺热之效；燥热咳嗽，加瓜蒌皮、川贝母以润肺止咳；阴虚潮热，加鳖甲、青蒿、银柴胡以滋阴清热；烦热口渴，加天花粉、芦根、麦冬以清热生津；兼有表热，可与银翘散合用。

3. 现代运用   主要用于上呼吸道感染、支气管炎、肺炎、喉源性咳嗽、百日咳、小儿麻疹等证属肺有伏火者。

 现代研究

1. 实验研究   以卵蛋白致敏造成小鼠哮喘模型，泻白散灌胃给药，2次致敏液雾化激发前各给药1次，第2次雾化激发后连续给药2周，观察泻白散对哮喘小鼠变应性气道炎症的影响。结果：泻白散可使哮喘小鼠血和肺泡灌洗液（BALF）中的嗜酸粒细胞（EOS）含量明显降低，肺部病理改变减轻，能显著降低肺部 BALF 中白介素6（IL-6）及 TNF-α 的含量与 GATA 结合蛋白3（GATA3）的表达，提高肺部 Th1 细胞特异性转录因子（T-bet）蛋白的表达。说明泻白散具有平喘的作用，其机制可能与调节 GATA3 及 T-bet 蛋白的表达有关。

2. 临床报道   探究泻白散加减治疗小儿支原体肺炎（MPP）后久咳的临床效果。方法：2016年2月至2018年3月收治 MPP 后久咳患儿76例，均分为两组。对照组采用常规治疗，观察组采用泻白散加减治疗。比较两组治疗效果。结果：观察组治疗总有效率优于对照组，观察组患者体温正常、咳嗽及肺部啰音消失时间明显短于对照组，差异均有统计学意义（$P<0.05$）。表明小儿 MPP 后久咳采用泻白散加减治疗效果良好。

龙胆泻肝汤《医方集解》

Longdan Xiegan Tang
Gentiana Decoction for Purging the Liver

【组成】   龙胆草酒炒（6g）   黄芩炒（9g）   栀子酒炒（9g）   泽泻（12g）   木通（6g）   车前子（9g）   当归酒洗（3g）   生地黄酒炒（9g）   柴胡（6g）   生甘草（6g）（原书本方未标注用量）

【用法】   水煎服。亦可用制成丸剂，每服6～9g，日二次，温开水送下。

【功效】   泻肝胆实火，清下焦湿热。

【主治】   ①肝胆实火上炎证。头痛目赤，胁痛，口苦，耳聋，耳肿，舌红苔黄，脉弦数。

②肝经湿热下注证。阴肿，阴痒，筋痿，阴汗，小便淋浊，或妇女带下黄臭，舌红苔黄腻，脉弦或濡数。

【制方原理】 本方证由肝胆实火循经上炎，或肝经湿热下注而致。肝胆实火上炎，则见头痛目赤，耳聋耳肿，口苦；火灼肝经，则为胁痛；足厥阴肝经络于阴器，湿热循经下注，则为阴肿阴痒、筋痿阴汗、小便淋浊，或妇女带下黄臭；舌红苔黄或黄腻，脉弦数或濡数，系肝胆实火或湿热之象。证属肝胆实火上炎、湿热下注为患，治宜清泻肝胆实火，清利肝经湿热。

方中龙胆草大苦大寒，上泻肝胆实火，下清肝经湿热，泻火除湿，两擅其功，为君药。黄芩、栀子性皆苦寒，泻火解毒，燥湿清热，助君药清热除湿，为臣药。泽泻、木通、车前子清热利湿，导邪下行；肝为藏血之脏，肝经有热，本易耗伤阴血，方中苦燥渗利之品又会损伤阴液，故用生地黄、当归滋阴养血以顾肝体，使邪祛而不伤正，为佐药；肝性喜条达而恶抑郁，火邪或湿热内郁，则肝气不舒，大剂苦寒降泄，又恐肝胆之气被抑，故用柴胡疏畅气机以顾肝用，兼引诸药归于肝胆；甘草调和诸药，并防苦寒败胃，为佐使药。诸药配伍，共奏泻肝胆实火，清下焦湿热之功。

制方特点：清利并行，佐以滋养，祛邪兼防伤正；苦寒降泄，佐以疏利，泻火而不凉遏。

【临床应用】

1. 用方要点 本方适用于肝胆实火上炎或肝经湿热下注证。临床以头痛目赤，胁痛口苦；或阴肿阴痒，或小便淋浊，或带下黄臭，舌红苔黄或黄腻，脉弦数有力为使用依据。

2. 临证加减 肝胆实火较盛，可去木通、车前子，加黄连以增强泻火之力；风火上炎，头痛眩晕，目赤易怒，可加菊花、钩藤、夏枯草以清肝疏风；湿盛热轻，可去黄芩、生地黄，加土茯苓、薏苡仁以增强利湿之功；玉茎生疮，或阴囊红肿痛热，可去柴胡，加大黄、金银花、连翘以泻火解毒消痈。

3. 现代运用 多用于顽固性头痛、头部湿疹、高血压、急性结膜炎、虹膜睫状体炎、外耳道疖肿、鼻窦炎、急性黄疸型肝炎、急性胆囊炎、急性肾盂肾炎、急性膀胱炎、尿道炎、急性盆腔炎、外阴炎、睾丸炎、腹股沟淋巴结炎、带状疱疹等属肝胆实火或肝经湿热所致者。

4. 使用注意 本方不宜多服久服，脾胃虚弱者慎用。

 附 方

1. 泻青丸（《小儿药证直诀》） 当归去芦头，切，焙，秤 龙脑（当为龙胆）焙，秤 川芎 山栀子仁 川大黄湿纸裹煨 羌活 防风去芦头，切，焙，秤各等分 用法：上药为末，炼蜜和丸，如鸡头大，每服半丸至一丸，竹叶煎汤，同砂糖，温开水化下（现代用法：上药研成药粉，用冷开水制小丸，每服6g，日服2次，温开水送服，或竹叶汤送下。小儿酌减。亦可改为汤剂，用量酌情增减）。功效：清肝泻火。主治：肝经郁火证。目赤肿痛，烦躁易怒，不能安卧，尿赤便秘，脉洪实；以及小儿急惊，热盛抽搐等。

2. 当归龙荟丸（《黄帝素问宣明论方》） 当归 龙胆草 栀子 黄连 黄芩 黄柏各一两（各30g）大黄 芦荟 青黛各半两（各15g） 木香一分（0.3g） 麝香五分（1.5g） 用法：上为末，炼蜜为丸，如小豆大，小儿如麻子大，每服二十丸，生姜汤下（现代用法：为末，水泛为丸，每服6g，日2次，温开水送下）。功效：清泻肝胆实火。主治：肝胆实火证。头晕目眩，神志不宁，谵语发狂，或大便秘结，小便赤涩。

3. 左金丸（《丹溪心法》） 黄连六两（180g） 吴茱萸一两（30g） 上药为末，水丸或蒸饼为丸，白汤下五十丸（现代用法：为末，水泛为丸，每服3g，开水吞服。亦可作汤剂，水煎服，用量按原方比例酌定）。功效：清肝泻火，降逆止呕。主治：肝火犯胃证。胁肋胀痛，嘈杂吞酸，呕吐口苦，脘痞嗳气，舌红苔黄，脉弦数。

按 龙胆泻肝汤、泻青丸、当归龙荟丸和左金丸均可清泻肝火。其不同点是，龙胆泻肝汤泻火之力较强，并能清利湿热，主治肝火上炎，或湿热下注证，为苦寒清利之方；泻青丸泻火之力稍逊，并能疏散肝胆郁火，适用于肝火内郁证，为"火郁发之"之剂；当归龙荟丸苦寒降火为主，配伍泻下药，使实火从二便分消，适用于肝经实火重证，为苦寒清泻之剂。左金丸重用苦寒少佐辛热，泻火作用缓和，具有降逆止呕、肝胃同治之效，适用于肝火犯胃证，为辛开苦降之剂。

 现代研究

1. 实验研究 观察龙胆泻肝丸对结扎胆总管法制作的阻塞性黄疸模型大鼠的影响。结果：龙胆泻肝丸能明显抑制模型大鼠血清天冬氨酸转氨酶、丙氨酸转氨酶和直接胆红素含量的升高，改善其肝脏组织病理，对抗肝血流量和肝清除率下降。提示龙胆泻肝丸具有保护肝脏，改善肝清除功能及血流动力学的作用。上述结果为理解本方功效及其临床用于相关疾病的治疗提供了一定的实验依据。

2. 临床报道 将 100 例经确诊的宫颈炎伴人乳头状瘤病（HPV）感染患者随机分为对照组和观察组，两组各 50 例。对照组给予保妇康栓治疗，观察组在此基础上联合龙胆泻肝汤（龙胆草、柴胡、赤芍、车前子各10g，泽泻、当归、大青叶、夏枯草、生地黄各15g，木通、生甘草各6g，生薏苡仁、板蓝根、马齿苋各30g）加减治疗，每日 1 剂，疗程为 3 个月。结果：观察组总有效率为 92.00%，明显高于对照组的 76.00%，两组的C-反应蛋白（CRP）、白细胞介素-1β（IL-1β）、肿瘤坏死因子-α（TNF-α）均降低，且观察组低于对照组（P<0.05）。表明龙胆泻肝汤加减与保妇康栓合用能提高宫颈炎伴 HPV 的疗效。

清胃散《脾胃论》 Qingwei San
Clearing the Stomach Powder

【组成】 真生地黄 当归身各三分（各 6g） 牡丹皮半钱（9g） 黄连六分，如夏月倍之，大抵黄连临时增减无定（6g） 升麻一钱（6g）

【用法】 上为细末，都作一服，水一盏半，煎至七分，去渣，放冷服之（现代用法：水煎服）。

【功效】 清胃凉血。

【主治】 胃火上攻证。牙痛牵引头脑，面颊发热，其齿恶热喜冷，或牙宣出血，或牙龈肿痛溃烂，或唇舌颊腮肿痛，口气热臭，口干舌燥，舌红苔黄，脉滑大而数。

【制方原理】 本方证由胃中热盛，火热循阳明经脉上攻而致。足阳明胃经循鼻入上齿，循发际，至额颅；手阳明大肠经上项贯颊入下齿。胃有积热，循经上攻，故见牙痛牵引头脑，面颊发热，甚或牙龈红肿溃烂，或唇舌颊腮肿痛，口气热臭；热伤津液，则口干舌燥；胃为多气多血之腑，胃热伤及血络，故见牙宣出血；舌红苔黄，脉滑大而数，亦为胃中热盛之象。本证病机要点为胃火循经上攻，伤及血分，治宜清胃凉血。

方中黄连苦寒，直泻胃中实火，为君药。升麻辛甘微寒，入胃与大肠经，清热解毒，升而能散，可宣达郁遏之火，有"火郁发之"之意，为臣药。君臣相伍，升降得宜，黄连得升麻则泻火而无凉遏之弊，升麻得黄连则散火而无升焰之虞。生地黄甘寒，凉血止血，滋阴生津；牡丹皮凉血清热；当归养血和血，以助消肿止痛，共为佐药。又升麻引诸药入阳明经，兼为使药。诸药合用，则上炎之火得清，郁遏之火得散，诸症可愈。《医方集解》载本方有石膏，清胃之力更强。

制方要点：清气与凉血兼顾，苦降与升散同施。

【临床应用】

1. 用方要点 本方适用于胃热上攻之牙痛牙宣。临床以牙痛牵引头脑，齿龈肿痛或溃烂，口气热臭，舌红苔黄，脉滑数为使用依据。

2. 临证加减 大便秘结，可加大黄以泻热通便，引火下行；胃热较甚，口渴饮冷，可重用石膏，加玄参、天花粉以清热生津；齿衄，可加牛膝以导热引血下行；口臭甚者，可加茵陈、藿香、白豆蔻以芳香化浊。

3. 现代运用 多用于口腔炎、口腔溃疡、牙周炎、牙髓炎、三叉神经痛等证属胃有积热，循经上攻者。

附　方

1. 泻黄散（又名泻脾散）（《小儿药证直诀》）　藿香叶七钱（21g）　山栀子仁一钱（3g）　石膏五钱（15g）　甘草三两（90g）　防风去芦，切，焙，四两（120g）　用法：上药剉，同蜜、酒微炒香，为细末。每服一至二钱（3～6g），水一盏，煎至五分，温服清汁，无时。功效：泻脾胃伏火。主治：脾胃伏火证。口疮口臭，烦渴易饥，口燥唇干，舌红脉数，以及脾热弄舌等。

2. 玉女煎（《景岳全书》）　生石膏三至五钱（9～15g）　熟地黄三至五钱或一两（9～30g）　麦冬二钱（6g）　知母　牛膝各一钱半（各5g）　用法：上药用水一盏半，煎七分，温服或冷服。功效：清胃热，滋肾阴。主治：胃热阴虚证。牙痛，或牙齿松动，牙龈出血，头痛，烦热干渴，舌红苔黄而干，脉浮洪滑大，重按无力。亦治消渴，消谷善饥等。

按　泻黄散、玉女煎和清胃散均为清胃热的代表方。泻黄散以大剂藿香、防风配伍石膏、栀子，清泻与升散并用，且升散力较强，重在泻脾胃伏火，主治脾胃伏火之口疮口臭，以及脾热弄舌；清胃散以黄连配伍生地黄、牡丹皮、升麻，清泻与凉血相伍，兼以升散，重在清胃凉血，主治胃中实火上攻，伤及血分之牙痛、牙宣出血；玉女煎以石膏、知母配伍熟地黄、麦冬、牛膝，清泻与滋阴同用，并能引热下行，重在清胃滋肾，主治胃热有余，肾水不足之牙痛齿松，牙龈出血。

 现代研究

1. 实验研究　清胃散对蛋清所致的大鼠足跖浮肿有明显的抑制作用，对纸片法所致的大鼠肉芽肿也有显著的抑制作用，对金黄色葡萄球菌、铜绿假单胞菌有一定抑制作用，能增强小鼠巨噬细胞吞噬功能。

2. 临床报道　清胃散治疗牙周炎50例。处方：生地黄20g，当归20g，牡丹皮25g，黄连20g，升麻25g。煎汤内服，每日1剂。同时用上方研末涂于牙周局部，早晚2次，连续2周。另设对照组50例采用牙周洁治方法。结果显示治疗组总有效率为96%，明显高于对照组的74%（$P<0.05$）。表明清胃散治疗牙周炎效果明显。

芍药汤　《素问病机气宜保命集》　Shaoyao Tang　Peony Decoction

【组成】　芍药一两（30g）　当归　黄连各半两（各15g）　槟榔　木香　甘草炙，各二钱（各6g）　大黄三钱（9g）　黄芩半两（15g）　官桂一钱半（5g）

【用法】　上药咬咀，每服半两（15g），水二盏，煎至一盏，食后温服（现代用法：水煎服）。

【功效】　清热燥湿，调和气血。

【主治】　湿热痢疾。腹痛，便脓血，赤白相兼，里急后重，肛门灼热，小便短赤，舌苔黄腻，脉滑数。

【制方原理】　本方证由湿热疫毒壅滞肠中，气血不和所致。湿热疫毒下注大肠，积滞不行，气机壅滞，故见腹痛，里急后重；湿热与气血相搏，致气血瘀滞，血败肉腐，酝酿成脓，故下痢赤白；湿热下迫，故小便短赤，肛门灼热；舌苔黄腻，脉滑数，均为湿热之象。本证病机要点为大肠湿热壅滞，气血失调。治宜清热燥湿，调和气血。

方中芍药苦酸微寒，功擅"止下痢腹痛后重"（《本草纲目》），重用以调血和营，缓急止痛，为君药。黄连、黄芩苦寒，清热泻火，解毒燥湿，以除病因，协助君药止痢，合为臣药。当归助芍药行血调血，取"行血则便脓自愈"之意；木香、槟榔行气导滞，寓"调气则后重自除"之理。四药相合，调气和血；大黄苦寒，泻热通便，以除肠中积滞，体现"通因通用"之法；肉桂辛热，取少量配于方中，可防苦寒伤中及冰伏湿热之邪，皆为佐药。甘草益胃和中，调和诸药，与芍药相伍，缓急止痛，兼为佐使。诸药配伍，使热清湿化，气血调和，积滞得下，诸症自解。

制方特点：主以敛阴和营，辅佐以清热燥湿、行气导滞；气血并调，寓热于寒，通因通用。

【临床应用】

1. 用方要点 本方适用于湿热痢疾。临床以痢下赤白，腹痛，里急后重，舌苔黄腻为使用依据。

2. 临证加减 热盛伤津，苔黄而干，可去温燥之肉桂；积滞较重，泻痢后重明显，可增大黄用量；兼食滞，可去甘草，加焦山楂以消食导滞；气滞较重，腹胀满，可加枳壳、莱菔子以行气攻积；泻下赤多白少，可加牡丹皮、地榆以清热凉血。

3. 现代运用 常用于细菌性痢疾、阿米巴痢疾、过敏性结肠炎、急性肠炎等证属湿热内蕴者。

 附 方

1. 黄芩汤（《伤寒论》） 黄芩三两（9g） 芍药二两（9g） 甘草二两,炙（3g） 大枣十四枚（4枚） 用法：以水一斗，煮取三升，去滓，温服一升，日再服，夜一服。功效：清热止利，和中止痛。主治：肠热下利。身热口苦，腹痛下利，舌红苔黄，脉数。

2. 香连丸（《太平惠民和剂局方》原名大香连丸） 黄连二十两（600g），用茱萸十两（300g）同炒令赤，去茱萸不用 木香四两八钱八分（150g） 用法：上为细末，醋糊为丸，如梧桐子大，每服二十丸，饭饮吞下。功效：清热燥湿，行气化滞。主治：湿热痢疾，下痢脓血，腹痛，里急后重；或湿热泄泻，米谷不化，腹胀肠鸣，胸膈痞闷，胁肋胀满。

3. 白头翁汤（《伤寒论》） 白头翁二两（15g） 黄柏三两（12g） 黄连三两（6g） 秦皮三两（12g） 用法：上药四味，以水七升，煮取二升，去滓，温服一升。不愈，再服一升。功效：清热解毒，凉血止痢。主治：热毒痢疾。腹痛，里急后重，肛门灼热，泻下脓血，赤多白少，渴欲饮水，舌红苔黄，脉弦数。

按 芍药汤、白头翁汤、黄芩汤和香连丸均可清热燥湿，治疗痢疾。芍药汤清热燥湿作用较强，并能调和气血，攻下积滞，主治湿热痢疾之红白相兼。白头翁汤纯用苦寒，长于清热解毒凉血，主治热毒血痢。黄芩汤与香连丸药简力薄，作用平和，前者以缓急止痛见长，后者偏于行气化滞，分别宜于热痢较轻但伴腹痛或腹胀者。

 现代研究

1. 实验研究 采用高温+高湿+高糖高脂饮食+致病因子方式建立湿热泄泻大鼠模型，设置正常组（不造模）、模型组（给予生理盐水）、芍药汤全方组（5.62g/kg）、芍药汤全方去大黄组（5.15g/kg）、单味大黄组（0.01g/kg），连续给药5日。结果显示，与模型组比较，芍药汤全方组、芍药汤全方去大黄组和单味大黄组大鼠腹泻指数和体内炎症因子水平显著降低（$P<0.01$），其中芍药汤全方组效果最佳。与模型组比较，各给药组均可显著减少模型大鼠的致病菌和条件致病的丰度，增加益生菌的增殖。提示芍药汤可通过抗炎和调节肠道菌群紊乱环节促进湿热泄泻大鼠的改善，方中大黄对于调节肠道菌群起到关键作用，为初步认识方中配伍大黄的重要性提供了一定的实验依据。

2. 临床报道 将经过确诊的溃疡性结肠炎患者90例随机分为对照组和研究组，两组各45例。对照组给予美沙拉嗪肠溶片治疗（1g/次，4次/天），研究组在此基础上，同时给予芍药汤（芍药30g，槟榔、黄连、黄芩、当归15g，大黄、木香10g，肉桂、炙甘草6g），随证加减，每日1剂，治疗4周。结果显示研究组总有效率为86.67%，明显高于对照组的68.89%（$P<0.05$）。较之于对照组，研究组患者血中的甲壳质酶蛋白40（YKL-40）、白细胞介素-17（IL-17）、白细胞介素-23（IL-23）、C反应蛋白（CRP）水平及DAI评分均显著降低（$P<0.05$）。结果表明芍药汤加减方联合西药能提高溃疡性结肠炎的疗效及抗炎作用。

第六节 清 虚 热

清虚热剂，适用于虚热证。虚热证多为热病后期，阴虚邪伏，热留阴分，以致夜热早凉，舌红少苔；或慢性劳损，肝肾阴虚，虚火内扰，见骨蒸潮热；虚火上炎，见唇红颧赤，心烦不寐，干咳咯血；虚火灼津，真阴被耗，见咽干口燥，形体消瘦，大便干结；或阴虚外蒸，致发热盗汗等。邪热内扰，必耗阴血，同时亦常耗气散气，形成气阴两虚，而见气短神倦等。故虚热证治疗当以清虚热与滋阴并举，兼行清热泻火、生津润燥、养血益气、敛阴止汗。

本类方剂多以清虚热药如青蒿、秦艽、地骨皮、银柴胡与滋阴清热药如鳖甲、知母等组合成方。其中青蒿苦辛寒，清虚热而退骨蒸，辛香透散，长于清透阴分伏热而退热除蒸；秦艽辛苦微寒，入胃、肝、胆经，清虚热，退骨蒸，退疳热。此两药善于清透但深入阴分之力不足，故常与至阴之品鳖甲配用。地骨皮甘淡寒，入肺、肝、肾经，清热凉血，善降肺中伏火，退骨蒸潮热，最适用于肺肾阴虚之有汗骨蒸。银柴胡甘微寒，入肝、肾经，清热凉血，兼能益阴，退热而不苦泄，理阴而不升腾，也为退热除蒸之要药。鳖甲咸微寒，滋阴潜阳，退热除蒸，尤适用于阴虚内热及阴虚阳亢之证。知母苦甘寒，清热泻火，滋阴润燥，"泻无根之肾火，疗有汗之骨蒸"（《用药法象》），为滋阴降火之要药。

此外，本类方剂还常选配滋阴养血药（当归、白芍、生地黄）、清热凉血药（牡丹皮、玄参、赤芍）、清热泻火药（黄芩、胡黄连、黄柏）、润肺止咳药（阿胶、麦冬、五味子）、补气健脾药（人参、西洋参、太子参、黄芪）、敛阴止汗药（生牡蛎、浮小麦、乌梅）等。

代表方剂如青蒿鳖甲汤、清骨散、当归六黄汤。

青蒿鳖甲汤《温病条辨》
Qinghao Biejia Tang
Sweet Wormwood and Turtle Shell Decoction

【组成】 青蒿二钱（6g）　鳖甲五钱（15g）　细生地黄四钱（12g）　知母二钱（6g）　牡丹皮三钱（9g）

【用法】 上药以水五杯，煮取二杯，日再服（现代用法：水煎服，青蒿后下）。

【功效】 养阴透热。

【主治】 温病后期，邪伏阴分证。夜热早凉，热退无汗，舌红少苔，脉细数。

【制方原理】 本方所治乃温病后期，阴液已伤，余热未尽，深伏阴分之证。卫阳之气日行于表，夜行于里。入夜卫阳之气内归阴分而与伏于阴分的余热相搏，故入夜发热；早晨卫阳由里出表，故热退早凉；邪伏阴分，耗伤阴液，无源作汗以驱邪外出，故热退无汗；舌红少苔，脉细数，为热伏阴伤之象。本证病机要点为阴虚伏热。其治疗纯用咸寒养阴，则愈恋其邪；纯用苦寒清热，则愈伤阴血。惟清热与养阴兼行，才是两全之策。又因邪热深伏，治当清中寓透，以使阴分之邪有外出之路，故又当透热与养阴并进。

方中青蒿苦辛而寒，其气芳香，清热透络，引阴分伏热外达；鳖甲咸寒，滋阴养血，补受损之阴，且入络搜邪，清深伏阴分之热。两药相伍，清热滋阴，内清外透，相得益彰，共为君药。吴瑭自释"此方有先入后出之妙，青蒿不能直入阴分，有鳖甲领之入也；鳖甲不能独出阳分，有青蒿领之出也"（《温病条辨》）。生地黄甘凉，滋阴清热凉血；知母苦寒而润，滋阴降火，同助君药养阴清热，皆为臣药。牡丹皮辛苦而凉，能泻阴中伏火，助青蒿清透阴分伏热，使火退阴自生，为佐药。诸药合用，共奏清热透邪、滋阴养液之功。

制方特点：清中寓透，滋中有清，标本兼顾。

【临床应用】

1. 用方要点 本方适用于温病后期，余热未尽，阴液已伤之虚热证。临床以夜热早凉，热退无汗，舌红少苔，脉细数为使用依据。

2. 临证加减 肺痨骨蒸，阴虚火旺，加北沙参、墨旱莲以养阴清肺；气阴两伤，口渴神倦，加人参、麦冬以益气养阴；小儿夏季热属阴虚有热，酌加白薇、荷梗等以解暑退热。

3. 现代运用 主要用于原因不明的发热、麻疹后肺炎、慢性肾盂肾炎、肺结核、肾结核、小儿夏季热、妇科手术后低热、癌性发热等证属阴虚发热者。

4. 使用注意 青蒿不耐高温，后入或以沸药汁泡服为宜。阴虚欲作抽搐者，不宜使用本方。

现代研究

1. 实验研究　C57 小鼠给予肝癌细胞株 H22 细胞注射造模，给予青蒿鳖甲汤组（按 19.728g/kg 灌胃，给药 14 天），检测各组小鼠血浆中代谢物变化并进行其差异代谢物及相关代谢通路的分析。结果显示，与肝癌模型组比较，青蒿鳖甲汤干预后模型小鼠的差异代谢物有 15 个，涉及 31 条相关的代谢通路，其主要通路涉及胆汁分泌、鞘脂代谢、类固醇激素生物合成。结果提示青蒿鳖甲汤临床改善肝癌及后期发热可能与其纠正体内紊乱的代谢物水平有关。

2. 临床报道　用青蒿鳖甲汤加减治疗癌性发热 54 例，随症加减：盗汗较甚，去青蒿，加生牡蛎、浮小麦、麻黄根；阴虚较甚，加沙参、麦冬、玉竹、石斛；失眠，加酸枣仁、远志、夜交藤；气虚，加太子参、麦冬、五味子。7 天为 1 个疗程。结果：显效（体温降至正常范围，停药后体温不再上升）30 例，有效（体温降至正常范围，但需继续服药控制）16 例，无效（体温仍有反复，或未达到正常值标准）8 例，总有效率为 85%。表明本方治疗癌性发热有较好疗效。

清骨散 《证治准绳》　Qinggu San　Clearing Bone-heat Powder

【组成】　银柴胡一钱五分（9g）　胡黄连　秦艽　鳖甲醋炙　地骨皮　青蒿　知母各一钱（各6g）　甘草五分（3g）

【用法】　水二盅，煎八分，食远服（现代用法：水煎服）。

【功效】　清虚热，退骨蒸。

【主治】　肝肾阴虚，虚火内扰证。虚劳骨蒸，潮热盗汗，或低热日久不退，唇红颧赤，形体消瘦，或口渴心烦，困倦乏力，舌红少苔，脉细数。

【制方原理】　本方证乃肝肾阴亏，虚火内扰而致。阴虚生热，虚热蕴蒸，则骨蒸潮热，低热盗汗；阴不制阳，虚火上炎，故唇红颧赤，口渴心烦；真阴亏损，虚火内烁，肌肤失养，日久则致形体消瘦，困倦乏力；舌红少苔，脉细数，均为阴虚内热之征。本证病机要点为阴虚火旺。亢火不清则阴愈亏，阴愈亏则火愈炽，故治宜清虚火，退骨蒸，兼以养阴。

方中银柴胡甘苦微寒，直入阴分，清热凉血，善退虚热而无苦泄之弊，《本草正义》言其"退热而不苦泄，理阴而不升腾，固虚热之良药"，"热在骨髓，非银柴胡莫疗"，为君药。胡黄连入血分而清虚热；知母滋阴泻火；地骨皮清肝肾虚火，凉血退蒸，三药俱清虚火，共助银柴胡退骨蒸潮热，为臣药。秦艽苦辛微寒，退虚热而除骨蒸；青蒿苦寒芳香，善透伏热而退骨蒸；鳖甲咸寒，既能滋阴潜阳，又可引药直入阴分以清虚热，共为佐药；甘草调和诸药，并防苦寒之药损伤胃气，为佐使药。本方重在退热除蒸，兼以滋养阴津。原著谓其"专退骨蒸劳热"，故名"清骨散"。

本方与青蒿鳖甲汤同治阴虚发热证。其不同点在于：本方侧重于清退骨蒸之热，兼以滋阴透热，善治内伤虚劳阴虚火旺，骨蒸潮热；青蒿鳖甲汤清热透邪与滋阴养液并进，善治外感热病后期阴伤，邪伏阴分证，夜热早凉。

【临床应用】

1. 用方要点　本方适用于肝肾阴虚，虚火内扰之虚劳发热证。临床以骨蒸潮热，形瘦盗汗，口渴心烦，舌红少苔，脉细数为使用依据。

2. 临证加减　阴虚较甚，内热不甚，去胡黄连，加生地黄以助滋阴之效；血虚，可加当归、白芍、生地黄以养血益阴；火灼肺金，干咳多嗽，可加阿胶、麦冬、五味子以养阴润肺止咳。

3. 现代运用　主要用于结核病、骨折及外科手术后、围绝经期综合征、皮肤瘙痒症、癌症及其他慢性消耗性疾病症见发热属于阴虚内热者。

4. 使用注意　青蒿宜用沸汤泡服。阴虚无骨蒸者，不宜用本方。

附 方

秦艽鳖甲散（《卫生宝鉴》） 地骨皮 柴胡 鳖甲去裙，酥炙，用九肋者，各一两（各30g） 秦艽 知母 当归各半两（各15g） 用法：上药为粗末，每服五钱（15g），水一盏，青蒿五叶，乌梅一个，煎至七分，去滓温服，空心、临卧各一服。功效：滋阴养血，清热除蒸。主治：风劳病。骨蒸盗汗，肌肉消瘦，唇红颧赤，午后潮热，咳嗽困倦，脉微数。

按 本方与清骨散同治虚劳阴虚发热。清骨散以大队清虚热药为主，重在清虚热，退骨蒸，主治肝肾阴虚内热之骨蒸劳热；本方养阴清热与透邪散风并进，主治风劳病之骨蒸潮热，或往来寒热。

现代研究

临床报道 用清骨散加减治疗肿瘤骨转移放疗后骨蒸/潮热患者46例，基本方：银柴胡5g，胡黄连、秦艽、鳖甲醋炙、地骨皮、青蒿、知母各3g，甘草2g。随症加减：盗汗去青蒿，加牡蛎；汗多加浮小麦、麻黄根；气虚乏力加太子参、黄芪；高热加柴胡、牛黄等；疼痛明显加赤芍、延胡索等。20天为1个疗程。结果：骨蒸患者显效11例，有效24例，有效率为76%；潮热患者显效28例，有效12例，有效率为87%。表明清骨散加减治疗肿瘤骨转移放疗后的骨蒸或潮热有较好疗效。

当归六黄汤《兰室秘藏》 *Danggui Liuhuang Tang* *Chinese Angelica and Six Herb Decoction*

【组成】 当归 生地黄 熟地黄 黄芩 黄柏 黄连各等分（各6g） 黄芪加一倍（12g）

【用法】 上为粗末，每服五钱（15g），水二盏，煎至一盏，食前服，小儿减半服之（现代用法：水煎服）。

【功效】 滋阴泻火，固表止汗。

【主治】 气虚阴伤火旺之盗汗证。发热盗汗，面赤心烦，口干唇燥，大便干结，小便黄赤，神倦力乏，或伴自汗，舌红苔黄，脉细数。

【制方原理】 本方证由慢性虚损劳伤所致。内伤热盛，或阴虚火扰，阴液不能内守，蒸越外出，故见发热多汗或盗汗；"火与元气不两立"，火旺耗气，表虚不固，则汗出更甚，并见神倦力乏。肾阴亏虚，不能上济心火，心火上炎，故面赤心烦。阴虚失濡，故口干唇燥，大便干结，小便黄赤。舌红和脉细数均为阴虚火旺之象。本证病机要点为阴虚火旺，阴伤气耗，表虚不固。治宜滋阴泻火，益气固表。

方中生地黄、熟地黄入肝、肾经，养血滋阴，壮水以制火，为君药。黄芩、黄连、黄柏清心除烦，泻火以坚阴，为臣药。君臣相伍，育阴清热，标本兼顾，使阴固而水能制火，热清则耗阴无由。倍用黄芪益气实卫、固表止汗，当归养血和营，此两味相合，尤能益气养血，为佐药。诸药合用，使阴复热退，气充表固，诸症可愈。

配伍特点：滋阴养血、清热泻火、益气固表，三法同施，标本共图。

【临床应用】

1. 用方要点 本方适用于阴虚火旺之盗汗或盗汗与自汗兼见证。临床以汗出异常，面赤，心烦溲赤，舌红，脉数为使用依据。

2. 临证加减 若阴虚而内火较轻，可去黄芩、黄连，加知母以使泻火而不伤阴；汗出甚者，可加麻黄根、浮小麦、五味子以收敛止汗；津亏液乏，口干便秘较甚者，可加麦冬、玄参以生津养液；阴虚阳亢，潮热咽干较甚，加龟甲、知母以加强滋阴潜阳之力。

3. 现代运用 主要用于结核病、甲状腺功能亢进、干燥综合征、白塞病、围绝经期综合征、糖尿病等证属阴虚火旺者。

4. 使用注意 火热不甚或脾虚便溏者，不宜使用。

现代研究

临床报道 将 63 例经确诊的围绝经期汗证患者随机分为观察组 31 例和对照组 32 例，观察组选用当归六黄汤（黄芪 40g，当归、熟地黄、生地黄各 20g，黄连 6g，黄柏、黄芩、五味子各 10g，浮小麦 40～60g，麻黄根 30g）并随证加减，每日 1 剂，对照组口服谷维素和维生素 B₁，两组均治疗 14 天。结果显示观察组汗证的治疗总有效率可达 93.55%，明显高于对照组的 68.75%（$P<0.05$）；观察组对围绝经期其他症状的缓解也明显优于对照组（$P<0.05$）。表明当归六黄汤加味对围绝经期的出汗有较好疗效，且作用优于西医常规治疗。

小 结

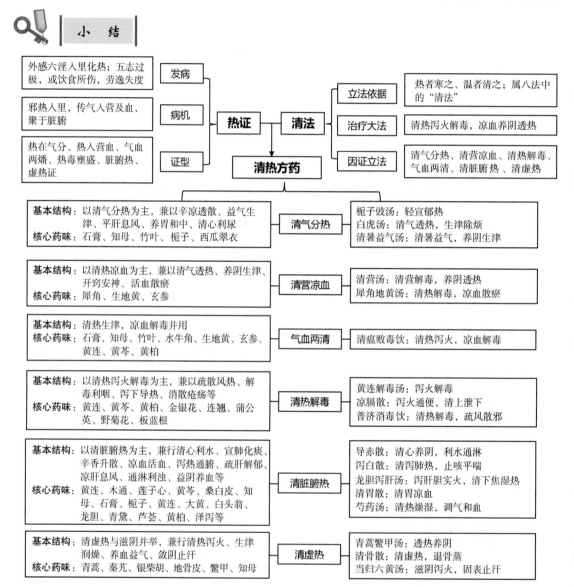

本章方剂概要：清热剂分为清气分热、清营凉血、气血两清、清热解毒、清脏腑热和清虚热六类。

（1）清气分热：适用于热入气分证。栀子豉汤以栀子配豆豉，为轻清宣泄之剂，善解胸膈郁热，适用于热郁胸膈，心烦懊憹，不得眠者；白虎汤以石膏配知母，为辛寒清气之剂，清热力强，且能保津，主治阳明气分热盛，壮热、汗出、烦渴、脉洪大之证；清暑益气汤以西瓜翠衣、荷梗配伍西洋参、麦冬、石斛，为清暑益气之剂，长于清热祛暑，益气生津，主治暑热尚甚，气津两伤，身热汗多，心烦口渴，体倦少气，脉虚数之证。

（2）清营凉血：适用于热入营血证。清营汤以犀角、生地黄、玄参、麦冬配金银花、连翘等清气药，清营养阴之中，有透热转气之功，主治邪热传营，身热夜甚，时有谵语，斑疹隐隐，舌质红绛之证；犀角地黄汤以犀角、生地黄配芍药、牡丹皮，重在凉血散血，主治热入血分，吐衄发斑，昏狂谵妄，舌质深绛及蓄血等症。

（3）气血两清：适用于气血两燔证。清瘟败毒饮由白虎汤、犀角地黄汤和黄连解毒汤三方相合加减而成，清热保津、凉血散瘀、泻火解毒三法并进，气血两清，大败火毒，主治瘟疫气血两燔，大热渴饮，神昏吐衄之重证。

（4）清热解毒：适用于热毒病证。黄连解毒汤以"三黄"及栀子苦寒直折，泻火解毒，主治三焦火毒热盛，烦热错语，吐衄发斑之证；凉膈散重用连翘，配伍桔梗、薄荷和芒硝、大黄等，清中有透，以下为清，主治上、中二焦热盛，胸膈烦热，口舌生疮，便秘溲赤等；普济消毒饮以黄连、黄芩配伍升麻、柴胡等，清散并用，具有清热解毒、疏风散邪之功，主治风热疫毒上攻头面的大头瘟。

（5）清脏腑热：适用于脏腑热邪偏盛之证。导赤散以生地黄配木通、竹叶，功能清心利水养阴，主治心经热证之心胸烦热，口舌生疮，小便淋痛；龙胆泻肝汤以龙胆、木通等清肝泻火、清利湿热之品配伍养血、疏肝药，功擅泻肝胆实火、清肝经湿热，主治肝胆实火上炎之头痛胁痛，口苦目赤，或肝经湿热下注之小便淋浊，阴肿阴痒等；泻白散以桑白皮、地骨皮配粳米、甘草，甘寒清肺，培土生金，主治肺中伏火之咳喘；清胃散以黄连配伍生地黄、牡丹皮、升麻，清胃凉血之中寓升散郁火之意，主治胃火循经上攻之牙痛、牙宣；芍药汤以黄连、黄芩配伍芍药、当归、木香、槟榔、大黄，清热燥湿，调气和血，兼以通因通用，主治湿热痢疾、下痢赤白之证。

（6）清虚热：适用于虚热证。青蒿鳖甲汤以青蒿、鳖甲为主，配伍生地黄、牡丹皮等，透热与养阴并重，主治热病后期，热伏阴分之夜热早凉，热退无汗；清骨散主以多味清透之品，少佐养阴药味，善退骨蒸之热，主治虚劳阴虚火旺之骨蒸潮热；当归六黄汤以生熟地黄、当归配伍"三黄"与黄芪，育阴养血与苦寒泻火并举，兼以益气固表，主治阴虚火旺之盗汗。

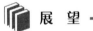 展 望

清热剂现代临床广泛用于以发热为主要症状、以炎症为重要病理特征的多种感染性疾病，以及部分非感染性疾病如中暑、糖尿病、甲状腺功能亢进、肿瘤、心血管病、变态反应性疾病等。其药理作用主要有抗病原微生物、抗细菌毒素、解热、抗炎、抑制血小板聚集、抗凝血、增强机体抗感染免疫能力、抑制变态反应，以及降血糖、抗肿瘤等。近年来临床报道此类方剂与西药联合用于系统性红斑狼疮、溃疡性结肠炎、急性胰腺炎、代谢综合征、肿瘤放化疗后等亦取得较好疗效，提示清热剂在自身免疫系统疾病、内分泌疾病及烈性传染病等方面有着广阔的运用空间，有待进一步深入研究。另外，随着温病卫气营血证候模型的造模方法不断完善，基于卫气营血不同阶段的中医辨治及其方药现代作用的内涵也将被揭示。

 实 训 ≫

1. 古某，男，45岁，1937年4月初诊。主诉：头肿大如斗，皮色焮红，病已半月。延医数人，其效不显，病渐恶化，邀请往诊。见其卧床，胸高气粗，体若燔炭，头肿如斗，目合难开，眼角流脓，耳孔肿塞凸出并流脓水，神昏谵语，烦渴喜冷饮，咽喉红肿，大便已十日未解。切其腹，坚而满。诊其脉，数而大。望其舌苔，赭黄干厚。予辨证处方。翌日复诊，身热大减，大便已解，便出燥屎黑硬，患者神志渐清，偶能识人，烦渴亦减。舌脉同前，嘱服前方药。十日后再遇该男子，见其头肿全消，舌转红赤，脉稍数。为清其余邪，投方药两剂以为善后。

分析要点：①初诊时该患者的病证及病机要点。②初诊时的治法可能是什么？可选用哪些方剂进行加

减？③二诊时患者的临床表现提示什么？④三诊时选何方药以清其余邪？⑤从本案的诊治经过可以得到哪些启示？

写出你对该患者初诊的辨证立法、选方用药及制服要求。

2. 周某，男，53 岁，机关干部。2008 年 3 月 18 日就诊。主诉：右侧腰背部疼痛、起疱疹 1 周。近 3 个月工作紧张，很少休息。2 周前发热、周身不适，自服柴胡颗粒后热退。1 周前右侧腰背、胁肋部皮肤紧绷，间有针刺样灼痛，次日发热（37.8℃），右侧腰背部皮肤出现小红斑，后起米粒状皮疹水疱，逐渐增多蔓延，疼痛甚剧。西医诊断为"带状疱疹"，给以抗病毒和维生素等药，治疗 3 天未效。服用清热解毒类中药，亦未能控制病情。刻下：右侧腰背、胁肋及下腹部大片潮红肿胀，有绿豆大小的红色丘疱疹，疱壁较紧，集簇成群，呈带状排列，部分疱疹糜烂浸淫，灼痛剧烈。痛苦面容，口苦心烦，胸满胁胀，纳呆寐差，小便短黄，大便干结，舌质红，苔黄腻，脉弦数。血常规：白细胞 7.0×10⁹/L，中性粒细胞 0.80×10⁹/L，淋巴细胞 0.18×10⁹/L。

分析要点：①本案的发病和诊治经过提示什么？②当前的病机是什么？③宜选择的治法是什么？可选用的方剂有哪些？④最佳的首选方剂及可做的加减考虑（包括用量斟酌）？⑤使用所开方药时还需注意些什么？

写出你对该患者的辨证立法、选方用药及制服要求。

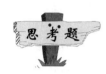

思考题

1. 简述清热剂的分类、代表方剂及其使用注意事项。

2. 请联系方证病机、组方配伍及功效特点，谈谈你对白虎汤用方要点的理解。

3. 试述清营凉血剂中为何配伍活血祛瘀药？选配此类药味时需注意些什么？

4. 比较清营汤与犀角地黄汤在组成、功效、主治方面的异同。

5. 黄连解毒汤、凉膈散和普济消毒饮主治何证？请简述三方的用药配伍特点。

6. 叙述清脏腑热类方剂的组方思路和选配各类药味的要点。

7. 龙胆泻肝汤主治何证？请结合方证病机，叙述该方的制方原理及临证变化运用的思路。

8. 试述芍药汤的制方原理，谈谈你对芍药在方中的选配地位（君臣佐使）。

9. 试结合虚热证的病机，总结清虚热方的组方配伍要点。

10. 结合暑病的主要病证类型，概括治暑的主要治法及其代表方。

（瞿　融　张卫华）

第十一章 温 里 剂

温里剂（warming interior formulas）是以温热药为主组成，具有温经散寒、温中祛寒、回阳救逆等作用，用于治疗里寒证的一类方剂。温里剂属于八法中的"温法"。

《素问·生气通天论》曰："阳气者，若天与日。"阳气有温煦、卫外、固密的功能。里寒证多因外寒入里，深入脏腑经络；或素体阳虚，寒从内生；或过服寒凉损伤阳气而致。其中寒邪直中与寒从内生两者常相因为病。里寒证临床表现多以但寒不热，畏寒喜暖，口淡不渴，小便清长，舌淡苔白，脉沉迟或细为主要特征。根据《素问·至真要大论》"寒者热之"、"治寒以热"、"寒淫所胜，平以辛热"、"寒淫于内，治以甘热"等理论，里寒证治疗立法为温里祛寒。

由于里寒证的病位有脏腑经络之异，病情有缓急轻重之别，其治法与方剂也有相应之不同。里寒证一般分为经脉受寒、中焦虚寒、少阴虚寒（阳微阴甚或亡阳欲脱）三类，故本章方剂设有温经散寒、温中祛寒、回阳救逆三类。

使用温里剂需要注意的是：第一，应辨清病位，依据寒邪所在脏腑经络之不同，选择适宜的方剂。第二，应注意辨清寒热之真假虚实，真热假寒证当禁用温里剂。第三，素体阴虚或失血伤阴者，虽有寒象，亦当慎用，尤不可过剂，以免重伤阴血。第四，应因人、因时、因地制宜，对于素体阳虚较甚，或时值冬令，或久居高寒之地的寒证患者，可适当增加温热药物的用量，反之宜轻，以免助热动火、温燥伤津。第五，若病重邪甚，服热药入口即吐，可酌情使用反佐药法或服法。

第一节 温 经 散 寒

温经散寒剂，适用于寒邪凝滞经脉证。寒凝经脉证为寒邪客于躯壳、四肢或头颈的血脉及表浅的经络所致，主要表现为四肢不温，肢体关节疼痛，肌肤麻木，或手足拘挛等症。该证的基本病机为体弱不足，外感寒邪，寒客经脉，经脉涩滞，络道痹阻。治疗当以温经散寒、通络止痛为大法。

本类方剂多以温经散寒药如桂枝、细辛、川乌等为主组成。桂枝辛甘温，主入心、肺、膀胱经，有温经散寒、活血通脉、通络止痛之功；其善达营分之郁，宣通经络，上行走皮毛肌腠及孙络，外达四肢而通肩臂，兼能温里祛寒，《药品化义》谓其"专行上部肩臂，能领药至痛处，以除肢节间痰凝血滞"，故最宜于寒滞经脉关节之痛痹，也常用于寒滞肝脉之闭经、痛经及疝痛。细辛辛温，主入肺、肾、心、肝经。其辛热香烈，可温里散表，通彻内外，尤善升行头面而通窍止痛，表散风寒湿及温通经络而除痹痛；兼能温肝暖中，入肾通督醒脑。《本草正义》谓其"芳香最烈，故善开结气，宣泄郁滞，而能上达巅顶，通利耳目，旁达百骸，无微不至，内之宣络脉而疏通百节，外之行孔窍而直透肌肤"。故最适用于寒邪或风寒湿阻滞经络之关节拘挛、痹痛、头痛、齿痛及喉痹。川乌味辛苦性热，主入足厥阴肝经、足少阴肾经，有毒。温燥下行，性疏利迅速，善于开通关腠，驱逐寒湿之力甚捷，故最宜于湿寒客于关节经脉之腿膝肿痛及历节脚气。本品有毒，制同附子，常与蜜煎，取汁用。

此外，由于本证多以机体卫阳或营血不足为背景，外感寒邪或夹风夹湿，或寒凝日久，聚津为痰，以致风寒湿聚或寒痰凝滞，筋骨失养，或兼有脏腑里寒等，治疗时则需兼顾，故本类方剂还常选配益气养血药（黄芪、人参、当归、白芍）、祛风除湿药（羌活、独活、威灵仙）、通络止痛药（鸡血藤、乳香、没药）、行气活血药（川芎、乌药、姜黄）、温化寒痰药（白芥子、清半夏、天南星）、温脏祛寒药（吴茱萸、生姜、附子、肉桂）、强壮筋骨药（桑寄生、怀牛膝、狗脊）等。

代表方剂有当归四逆汤、黄芪桂枝五物汤等。

当归四逆汤《伤寒论》
Danggui Sini Tang
Chinese Angelica Decoction for Treating cold Limbs

【组成】 当归三两（12g） 桂枝三两，去皮（9g） 芍药三两（9g） 细辛三两（9g） 甘草二两，炙（5g） 通草二两（3g） 大枣二十五枚，擘（9枚）

【用法】 上七味，以水八升，煮取三升，去滓，温服一升，日三服（现代用法：水煎服）。

【功效】 温经散寒，养血通脉。

【主治】 血虚寒凝经脉证。手足厥寒，舌淡苔白，脉细欲绝或沉细者；或寒入经络，腰、股、腿、足疼痛。

【制方原理】 本方所治之证，由营血亏虚、经脉感受寒邪所致。血虚寒滞，四末失于温养，故手足厥寒。"寒气入经而稽迟，泣而不行，客于脉外则血少，客于脉中则气不通"（《素问·举痛论》）。寒主收引，寒邪凝滞经脉，兼之血虚脉道失充，故见脉沉细，甚则脉细欲绝；寒凝经脉，不通则痛，故见腰、股、腿、足疼痛。舌淡苔白，为血虚有寒之象。本证的病机要点是血虚寒凝经脉，治以养血温经、散寒通脉为法。

方中当归苦辛甘温，既可补营血之虚，又可行血脉之滞；桂枝温经散寒，活血通脉，与当归相配，补虚散寒，温通血脉，共为君。白芍酸苦微寒，益阴补血，助当归养血和血，以充血脉；细辛辛温，温经散寒，助桂枝散寒通滞，温经止痛，共为臣药。通草（今之木通），苦寒，善通血脉而利关节，得桂、辛之温，则寒而不滞，为佐药。重用大枣养血润燥，炙甘草益气和中，调和药性，两药相合，健脾以资化源，助君臣药补营血、通阳气，共为佐使药。诸药相合，使营血充，阳气振，寒凝散，经脉通，则手足自温，诸症得解。

本方实由桂枝汤去生姜，倍大枣，加当归、细辛、木通而成，其配伍寓"辛甘和酸甘"合化之理。用当归并重用大枣养血补虚，增细辛、木通以温经散寒、通脉止痛。因病位在经脉不在肌表，故减去散寒之生姜，体现了以养血通脉、温经散寒为中心的组方思路。

制方要点：温经散寒与养血助卫、和营通脉并行，散寒通脉而不伤阴血。

【临床应用】

1. 用方要点 本方为温经散寒、养血通脉之方，临证以手足厥冷，肢节寒痛，舌淡，脉细涩或迟为使用依据。

2. 临证加减 经脉寒凝较重，腰、股、腿、足冷痛者，可加川乌、独活、威灵仙；寒凝厥阴，妇女经期延后或痛经，可加川芎、乌药、香附；血脉瘀滞，肢端青紫者，可加桃仁、红花。

3. 现代运用 常用于血栓闭塞性脉管炎、肢体动脉痉挛症、多发性神经炎、坐骨神经痛、风湿性关节炎及类风湿关节炎、痛经等证属血虚寒凝经脉者。

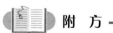 附 方

当归四逆加吴茱萸生姜汤（《伤寒论》） 即当归四逆汤加吴茱萸二升（6g） 生姜半斤（15g） 用法：以水六升，清酒六升和，煮取五升，去滓，温分五服。功效：温经散寒，养血通脉，和中止呕。

主治：寒凝经脉兼有肝胃有寒证。手足厥寒，脉细欲绝，其人内有久寒者。

按 当归四逆加吴茱萸生姜汤由当归四逆汤加味而成。因加吴茱萸、生姜温中散寒之力较强，意在温经暖脏，适用于当归四逆汤证而兼内有久寒，伴见脘腹冷痛、呕吐等症者。

 现代研究

1. 实验研究

（1）镇痛、抗炎作用：对乙酸扭体、电刺激所致疼痛及巴豆油所致耳肿胀、卡拉胶所致足肿胀均有显著抑制作用。本方有抑制关节炎模型大鼠关节软骨细胞分泌 NO，减少 PGE_2 合成及关节滑膜炎性反应的作用。此外，本方能抑制大鼠离体子宫的收缩频率、收缩幅度和活动力，有强烈对抗缩宫素引起的子宫痉挛作用。

（2）改善血流变：血虚寒凝模型家兔给予本方 40 分钟后，动物的全血黏度（高、中、低切）和血浆黏度均明显下降。本方能显著延长小鼠凝血时间、凝血酶时间、血浆复钙时间；降低大鼠全血比黏度，抑制动-静脉旁路血栓形成，降低大鼠血小板聚集性，并促进小鼠自身皮下血肿的吸收。代谢组学研究显示，肉碱、苯丙氨酸、组氨酸和胆固醇为当归四逆汤抗凝过程中潜在代谢标志物，即该方可能通过调节脂质代谢、能量代谢和氨基酸代谢影响血小板聚集功能和组织因子、纤维蛋白酶的表达来发挥抗凝作用。

当归四逆汤上述镇痛、抗炎、改善微循环、抗凝血等作用，为其温经散寒、通脉止痛等功效提供了一定的药理学依据。

2. 临床报道 将 48 例消化道恶性肿瘤患者随机分为治疗组和对照组，每组 24 例。两组均给予含奥沙利铂的化疗方案，治疗组同时加用当归四逆汤，各组均以 21 天为 1 个疗程，共治疗 4 个疗程。以临床中医证候疗效及治疗后神经毒性分级情况为指标，评判当归四逆汤防治奥沙利铂神经毒性（表现为手足和口周麻木、疼痛及感觉异常或迟钝，严重时可影响肢体功能）的临床效果。结果显示治疗组临床中医证候总有效率为 70.8%，显著高于对照组的 37.5%（$P<0.05$），神经毒性总发生率为 33.3%，显著低于对照组的 62.5%（$P<0.05$）。表明当归四逆汤对奥沙利铂导致的神经毒性有明显的防治作用。

黄芪桂枝五物汤 《金匮要略》
HuangqiGuizhiWuwu Tang
Decoction of five drugs including Astragulus and Cinnamon

【组成】 黄芪三两（15g） 桂枝三两（12g） 芍药三两（12g） 生姜六两（18g） 大枣十二枚（4枚）

【用法】 以水六升，煮取二升，温服七合，日三服（现代用法：水煎服）。

【功效】 益气温经，和营通痹。

【主治】 血痹。肌肤麻木不仁，或肢节疼痛，或汗出恶风，舌淡苔白，脉微涩而紧。

【制方原理】 本方所治血痹，多因营卫虚弱，腠理疏松，无力抵御外邪，加之劳汗当风，风寒乘虚侵入经络，经脉闭阻，血行不畅而致。气虚营弱，气血痹阻，肌肤失养，则见麻木不仁，即所谓"营气虚，则不仁"（《素问·痹论》）。风寒客于经脉，气血运行不畅，故肢节疼痛。营卫俱虚，卫阳不固，营阴失守，则汗出恶风。脉微涩微紧，也为风邪稽留经脉，气血滞涩不畅之象。本证病机是卫虚营弱，寒客经络，气血痹阻。治宜益气助卫，温经散邪，和营通痹。

血痹

方中黄芪大补脾肺之气，固表实卫，外可扶正御邪，内可护营止汗，为治肌肤麻木之要药，为君药。桂枝温经散寒，活血通痹，助黄芪以温阳强卫；芍药养血和血，益阴敛营，与桂枝相配，调和营卫，共为臣药。重用生姜，助桂枝以散外邪；大枣甘润，助芍药以和营阴；姜枣相合，又可调和脾胃，资助营卫，共为佐使。全方相合，使卫阳复振，营卫调和，则风邪得解，气血得行，经脉通利，肌肤得养，诸症悉除。本方由桂枝汤去甘草，倍生姜，加黄芪而成，变解肌发表之剂为温阳通痹之剂。

制方特点：益气温阳配伍祛风散寒、和营通痹，固表实卫而不留邪，散邪通痹而不伤正。

【临床应用】

1. 用方要点 本方为素体营卫不足，外受风寒之血痹而设。临床以肌肤麻木不仁，汗出恶风，舌淡，脉微涩为使用依据。

2. 临证加减 本方散邪之力较弱，若风寒重而麻木甚者，可加防风、天麻、威灵仙；血行不畅而见疼痛者，加姜黄、桃仁、红花；邪深入络，痹痛日久不愈者，加地龙、蕲蛇；肝肾不足见筋骨痿软者，加杜仲、牛膝；血虚者加当归、川芎；阳虚畏寒者可加附子、千年健。

3. 现代运用 多用于中风后遗症、神经麻痹、原发性低血压、产后身痛等病，还可用于肢体动脉痉挛症、风湿性关节炎、肩周炎、慢性滑膜炎等证属营卫不足、寒客血脉者。

 附 方

乌附麻辛桂姜汤（戴云波方，录自《中医治法与方剂》） 制川乌 10~20g 制附子 10~20g 麻黄 6~9g 细辛 6g 桂枝 9~15g 干姜 9~15g 甘草 9~15g 蜂蜜 30~100g 用法：制川乌、制附子先煮 1~4 小时，以不麻口为度，后下诸药再煮半小时，汤成去渣，分 3 次温服，可连服数剂。功效：温经散寒，除湿宣痹。主治：痛痹。肢体关节剧烈疼痛，屈伸更甚，痛有定处，或自觉骨节寒冷，得温痛减，舌淡苔白，脉沉紧或弦紧。

按 黄芪桂枝五物汤与乌附麻辛桂姜汤均用桂枝，均可温经散寒通痹。但前者配伍黄芪、芍药、生姜、大枣，长于益气和营，温散力弱，主治营卫不足，风寒客于络脉之血痹，其证以肌肤麻木不仁为特征；后者以大队辛热药组方，长于温经逐寒，除湿止痛，主治寒湿邪甚，痹阻经络之痛痹，其证以肢体关节剧痛及冷痛为特征。

 现代研究

1. 实验研究 本方具有抗炎、镇痛、抗缺氧、改善心肌缺血等多种作用。本方的镇痛作用在热板法、乙酸扭体等多种镇痛实验中得到证实。本方可显著抑制由气虚冻伤造模引起的免疫应激，减轻炎症反应；对 NO 等炎症因子均具有明显抑制作用，且全方配伍活性高于方中任何单一药物，其他药物均可增强方中黄芪的药理作用。本方对血液流变学指标也有很好的改善作用。本方还能有效提高小鼠耐减压、耐缺氧能力，提高缺氧脑、心肌组织中的 SOD 活性，减轻氧化损伤，对脑及心肌缺血再灌注损伤具有保护作用；对抗神经垂体素引起的急性心肌缺血的心电图变化，降低血清乳酸脱氢酶（LDH）和 CK 的活性，以及 TBX_2 的含量，改善心肌缺血。

此外，本方对右旋糖酐诱发的小鼠阵发性皮肤瘙痒具有抑制作用，可使瘙痒发作次数、发作持续时间减少，其作用与抑制组胺释放有关。上述结果有助于理解黄芪桂枝五物汤的功效及其配伍的合理性。

2. 临床报道 将糖尿病周围神经病变（DPN）患者 96 例，按随机分组法分为观察组和对照组，两组各 48 例，对照组采用常规西医治疗（长春西汀注射液联合依帕司他，Epa）；观察组在西医治疗基础上加用黄芪桂枝五物汤加鸡血藤方，共治疗 12 周。结果：观察组空腹血糖、餐后 2 小时血糖和糖化血红蛋白水平均明显低于对照组；观察组正中神经与腓总神经运动传导速度、感觉传导速度均明显大于对照组；观察组总有效率为 89.6%，明显高于对照组的 66.7%（$P<0.05$），表明黄芪桂枝五物汤与 Epa 合用可以提高其对糖尿病周围神经病变的疗效。

第二节 温中祛寒

温中祛寒剂适用于中焦虚寒证。脾胃位居中焦，主运化而司升降，为人体气血生化之源，阴阳气机升降之枢。脾阳不足，寒自内生，或复感于寒，寒凝气滞，不通则痛，故见脘腹疼痛或胀满，喜温喜按；脾虚不运，水谷趋肠，则下利；脾阳虚不能温及四末，则手足不温；中虚胃寒，胃失和降，则口淡不渴，食欲不振，或食谷欲呕，吞酸嘈杂。肝脾关系密切，肝脉夹胃上行，上入巅顶，如肝胃同寒，阴寒浊气循经上冲，可见巅顶作痛，脉沉弦；如肝木乘犯脾土，则见腹痛里急。中虚日久，营卫气血化生无能，则可伴见神倦乏力，心悸虚烦等症。本证的基本病机以寒停中焦为中心，涉及脾虚不运、气滞湿停、肝脾不调、营血不足等。故本证治疗当以温中祛寒为主，兼行健脾益气、理气行滞、祛湿化浊、养血益阴等。

本类方剂多以温中祛寒药为主组成，如干姜、吴茱萸、高良姜、蜀椒、生姜等。其中干姜辛热，主入脾、胃、肺经，既能温中祛寒，又能助阳开郁，下气降逆，主治中寒之腹痛脘胀、呕逆吐泻，为此类方中最多选用。生姜辛微温，主归肺、脾、胃经，可温胃散寒，降逆止呕，为"呕家圣药"，兼能消食导滞，其性偏温散，常与大枣并用，调和脾胃最为平妥；煨姜则无干姜或生姜燥散之偏，善于和中止呕，可据病情选用。吴茱萸性热味辛苦，主入肝经，兼入脾、胃经，性偏燥烈，为"开郁化滞，逐冷降气"之要药。其下能暖肝肾，中能温脾胃，尤能开膈降逆止痛而善治吞酸，多用于脾胃停寒之呃逆、吞酸吐酸及泄泻，肝脾郁结之胀满逆食，以及肝寒上逆之巅顶头痛。高良姜辛热，主入脾、胃经，温脾祛寒，尤能下气止痛，洁古谓其"辛热纯阳，专主中宫真寒重症"，善治暴冷或腹内久冷之霍乱腹痛、吐泻者，与香附配伍功善开郁散寒，适用于寒凝气滞之胁脘胀痛。因其性辛热走散，易耗冲和之气，不宜久用。蜀椒味辛气温，入心、脾、肾经，能祛六腑沉寒，补火暖肾命，温中止心腹痛，暖脾止泄泻，最善治脘腹冷痛、呕吐、泄利等症。

温中祛寒方除了以温中祛寒药为主外，常配健脾益气药（人参、白术、饴糖、炙甘草、大枣）以兼顾其虚，且甘温与辛热之品配用，可增强其温中祛寒，恢复脾运的作用。中焦虚寒，不仅卫阳乏源，且营阴亦化生不足，以致阴阳失和，故又常配养血益阴药（白芍、当归、龙眼肉等）以调补阴阳。脾主运湿，寒主凝滞，中焦虚寒，每致气滞湿停，而见脘腹胀满或恶心呕吐或便溏苔腻等症，故此类方剂也常配辛香行气药（木香、厚朴、陈皮、枳壳、香附、乌药等）、苦温或甘淡祛湿药（苍术、砂仁、草果、茯苓）以疏畅肝脾或祛湿化浊。

代表方剂有理中丸、吴茱萸汤、小建中汤等。

理中丸《伤寒论》 Lizhong Wan Regulate the Middle Pill

【组成】 人参 干姜 炙甘草 白术各三两（各9g）

【用法】 上四味，捣筛，蜜和为丸，如鸡子黄许大。以沸汤数合，和一丸，研碎，温服之。日三四服，夜二服。腹中未热，益至三四丸，然不及汤。汤法：以四物依两数切，用水八升，煮取三升，去滓，温服一升，日三服。服汤后，如食顷，饮热粥一升许，微自温，勿发揭衣被（现代用法：水煎服）。

【功效】 温中祛寒，补气健脾。

【主治】 中焦虚寒证。脘腹冷痛，喜温喜按，呕吐下利，腹满不食，口淡不渴，舌淡苔白，脉沉迟，亦可用于霍乱、胸痹、失血、小儿慢惊风、病后喜唾涎沫等。

【制方原理】 脾胃虚寒证，多因脾胃素虚，外寒内侵，或脾阳不足，寒从中生，或过食寒凉，伤及中阳所致。脾胃虚寒，中焦失于温养，寒性收引凝滞，不通则痛，故脘腹冷痛，喜温喜按；脾胃升降失职，则呕吐下利；脾虚失于健运，故腹满不食，口淡不渴；舌淡苔白，脉沉迟，为阳虚有寒之象。本证病机要点为脾胃虚寒，失于温煦，纳运无能，升降失司。根据"寒者温之"、"虚则补之"之旨，治宜温中祛寒，补气健脾。

方中干姜主入中焦，大辛大热，温中散寒，助阳止痛，为君药。人参甘而微温，补气健脾，益胃和中，为臣药。君臣相合，辛热复以甘温，祛寒补中。白术苦温，健脾燥湿，助人参健脾运而复升降，为佐药。炙甘草甘温，益气补中，缓急止痛，兼和诸药，为佐使药。四药相合，共奏温中祛寒、补气健脾之功。

原书方后注云："服汤后，如食顷，饮热粥一升许。"意在以米谷之精气，益中焦之胃气，助药物温中祛寒之力。服后加衣盖被，亦取保暖以助祛寒之意。本方"实以燮理之功，予中焦之阳也"（《伤寒论条辨》），故名曰"理中"。

制方特点：辛热与甘温同用，祛寒与补中并行，以复脾阳之健运；丸汤互用，以应症情之轻重缓急。

临床脾胃虚寒可引起诸多病证，如脾气虚寒，气血乏源，经脉失养，可见手足抽搐无力，发为慢惊风；脾不统血，可见吐血、衄血、崩漏等；病后脾虚，不能摄涎，可见喜唾涎沫；寒伤中阳，清浊不分，升降失常，可见霍乱吐泻；中焦虚寒，浊阴上干，胸阳痹阻，可见胸痹。以上病情虽各有不同，但病机均涉及中焦虚寒，故可用本方为基础方治疗。

【临床应用】

1. 用方要点　本方为治疗中焦虚寒证的基础方，临床以脘腹冷痛，喜温喜按，下利不渴，舌淡苔白，脉沉迟为使用依据。

2. 临证加减　根据病情轻缓、急重之不同，可分别选用丸剂或汤剂。寒甚可重用干姜，虚甚可重用人参，虚寒俱甚干姜、人参并重。胃气上逆，见呕吐较重，可加生姜、半夏、砂仁以和胃降逆；湿浊下注，见下利较重，重用白术，或加茯苓、薏苡仁以健脾止泻；脾虚肝旺，吊眼肢搐，可加白芍、天麻以柔肝息风；脾不统血，吐衄失血，方中干姜易炮姜，加仙鹤草以止血；病后喜唾，可加乌药、益智仁以温中摄涎；胸痹，可加薤白、桂枝以宽胸通阳。

3. 现代运用　主要用于慢性胃肠炎、胃及十二指肠溃疡、胃扩张、胃下垂、慢性结肠炎、慢性痢疾、肠易激综合征、经行腹泻、婴儿腹泻、慢性支气管炎、慢性咳嗽、功能失调性子宫出血等证属中焦虚寒者。

 附　方

1. 附子理中丸（《太平惠民和剂局方》）　人参去芦　白术　炮干姜　炙甘草炙，剉　黑附子炮，去皮、脐，各一两（各30g）　用法：为细末，炼蜜和丸，一两作十丸。每服一丸，水一盏，化开，煎及七分，稍热服，食前。小儿分作三、二服，大小以意加减。功效：温阳祛寒，益气健脾。主治：脾胃虚寒较甚，或脾肾阳虚证。脘腹冷痛，下利清谷，恶心呕吐，畏寒肢冷，或霍乱吐利转筋等。

2. 理中化痰丸（《明医杂著》）　人参　炒白术　干姜　甘草炙　茯苓　半夏姜制，各等分　用法：上为末，水为丸，如梧桐子大。每服40～50丸，白滚汤送下。功效：温阳健脾，燥湿化痰。主治：脾胃虚寒，痰涎内停，呕吐少食；或大便不实，饮食难化，咳唾痰涎。

3. 桂枝人参汤（《伤寒论》）　桂枝四两（12g）　甘草四两（12g）　炙白术三两（9g）　人参三两（9g）　干姜三两（9g）　用法：上五味，以水九升，先煮四味，取五升，内桂，更煮，取三升，去滓，温服一升，日再，夜一服。功效：温阳健脾，解表散寒。主治：脾胃虚寒，复感风寒表证。协热下利，心下痞硬，恶寒头痛，口不渴，舌淡苔白滑，脉浮虚者。

按　附子理中丸、理中化痰丸、桂枝人参汤均是在理中丸的基础上加味而成。其中附子理中丸加用大辛大热之附子，温中散寒之力更强，且能温肾助阳，适用于脾胃虚寒之重证或脾肾虚寒证。理中化痰丸加半夏、茯苓以燥湿化痰、渗湿健脾，适用于脾胃虚寒，兼有痰湿内停者。桂枝人参汤即理中丸改为汤剂（《金匮要略》名为人参汤）再加桂枝，具有温阳健脾，兼解表寒，表里同治之效，适用于脾胃虚寒而外兼风寒表证者。

 现代研究

1. 实验研究　本方可抑制由大黄所致脾虚小鼠小肠的推进运动，对番泻叶引起的腹泻也有明显抑制作用；还可通过增强Cajal间质细胞的有氧代谢，纠正胃肠动力障碍，恢复胃肠功能。同时，对多种实验性胃溃疡具有保护作用，能促进黏膜细胞再生修复，促进溃疡愈合，其作用机制可能与抑制促胃液素的分泌，降低胃液中游离盐酸浓度，减轻对黏膜侵蚀有关。10g/kg、20g/kg、30g/kg 剂量理中丸给药 7 日，可显著提高小鼠的耐疲劳和耐寒能力；20～30g/kg 剂量可增加小鼠的耐缺氧能力。另有研究显示，附子理中丸可增强脾阳虚大鼠的产热功能，改善切除甲状腺引起的大鼠产热降低，纠正模型大鼠的畏寒状态。上述研究表明，理中丸具有改善胃肠道功能、保护胃黏膜、抗寒、抗疲劳等方面的作用，为理解本方温中祛寒、补气健脾功效提供了一定的药理学依据。

2. 临床报道 将 139 例腹泻型肠易激综合征（IBSD）患者随机分为 3 组，分别为联合治疗组 46 例，服用理中丸加西药匹维溴铵；单纯应用理中丸治疗组 50 例；单纯应用匹维溴铵治疗组 43 例。治疗 4 周后比较 3 组的疗效。结果：联合治疗组有效率为 84.8%，理中丸组有效率为 62.0%，匹维溴铵组有效率为 53.5%。其中联合治疗组有效率较理中丸组和匹维溴铵组的差异均有统计学意义（$P<0.05$），理中丸组与匹维溴铵组的差异无统计学意义。提示理中丸联合匹维溴铵治疗肠易激综合征可以提高临床疗效。

吴茱萸汤 《伤寒论》 Wuzhuyu Tang Evodia Decoction

【组成】 吴茱萸一升，汤洗七遍（6g） 人参三两（9g） 大枣十二枚，擘（四枚） 生姜切，六两（18g）

【用法】 上四味，以水七升，煮取二升，去滓。温服七合，日三服（现代用法：水煎服）。

【功效】 温胃暖肝，降逆止呕。

【主治】 胃气虚寒或肝寒犯胃证。食谷欲呕，胸膈满闷，胃脘冷痛，吞酸嘈杂；或巅顶头痛，干呕、吐涎沫，舌淡苔白滑，脉沉迟或沉弦。

【制方原理】 本方原治阳明寒呕、厥阴头痛及少阴吐利三证，其中以阳明寒呕与厥阴头痛为主。中虚胃寒，胃失和降，浊阴上逆，故食谷欲呕，胸膈满闷，胃脘冷痛，吞酸嘈杂；肝脉夹胃上行，上入巅顶，肝胃虚寒，阴寒浊气循经上冲，故巅顶作痛，脉沉弦；肝寒犯胃，胃失和降，则干呕或吐涎沫。舌淡苔白滑，脉沉迟，为虚寒之象。本证病机为中虚胃寒，胃失和降；或肝寒犯胃，浊气上逆。治宜温胃暖肝，降逆止呕。

茱萸汤治三经病症

方中吴茱萸辛苦大热，入肝、胃、肾经，温胃暖肝，降逆止呕，为君药。生姜辛温，温胃散寒，和中降逆，重用为臣药。君臣相配，暖肝温胃、散寒降浊之功益著。人参益气健脾养胃，扶中气之虚；大枣益气滋脾，甘缓和中，兼顾气津，既助人参补脾养胃，又制吴茱萸辛热燥烈，且与生姜相配，调和脾胃，为佐药。四药相合，共奏温中补虚、暖肝温胃、降逆止呕之功。

制方特点：肝胃并治，温补兼行；主以温中降逆，佐以益气护津。

本方与理中丸均有温中祛寒之功，皆治中焦虚寒之证。理中丸所主侧重于脾虚失运，症以腹痛下利为主；本方所主侧重于胃寒气逆，症以脘痛呕吐为主。理中丸兼可治脾气虚寒不摄之失血、多涎等症，本方则可治肝寒犯胃所致巅顶头痛等症。

【临床应用】

1. 用方要点 本方主要为胃气虚寒或肝寒犯胃证而设。临床以食谷欲呕，或巅顶疼痛，干呕，吐涎沫，口淡不渴，舌苔白滑，脉沉迟或沉弦为使用依据。

2. 临证加减 胃气不降，呕吐较甚，加半夏、白豆蔻；寒凝气滞，胃脘疼痛较重，加高良姜、香附；吐酸甚者，加煅瓦楞子、海螵蛸；气血失和，头痛甚者，可加川芎、当归；少阴吐利，手足逆冷者，加附子、干姜。

3. 现代运用 常用于慢性胃炎、神经性头痛、三叉神经性头痛、血管痉挛性头痛、梅尼埃病、眩晕症、神经性呕吐、脑中风顽固性呕吐、妊娠呕吐、化疗引起的呕吐、慢性胆囊炎、胃轻瘫、高血压等证属肝胃虚寒者。

4. 使用注意 肝胃郁热之呕吐，本方忌用。

现代研究

1. 实验研究 吴茱萸具有确切的止吐作用，本方口服给药能对抗硫酸铜诱导的家鸽呕吐，其中以 50%和 70%的吴茱萸汤醇洗脱液效果最为显著，其机制可能与拮抗乙酰胆碱、5-羟色胺及组胺受体有关。本方还可显著抑制胃液的分泌，使胃液总酸度及胃蛋白酶活性下降，并通过增加黏膜血流量，提高机体抗氧化能力，促进 6-酮-前列腺素 Flα（6-keto-PGFlα）的合成与释放，提高胃黏膜防御能力，促进黏膜修复，达到抗溃疡形成的作用。上述研究结果为本方温中止呕等作用提供了一定的药理学依据。此外，本方水煎液 6.86～27.44g/kg 剂量连续 7 天灌胃，均能显著缩短小鼠悬尾和强迫游泳的不动时间，拮抗利血平所致的体温下降、眼睑下垂和僵直状态，对小鼠自主活动无明显影响，提示吴茱萸汤具有一定的抗抑郁作用，且无明显中枢兴奋作用。

2. 临床报道 以吴茱萸汤加味治疗肝寒犯胃型慢性浅表性胃炎，连续用药 2 周，能使胃脘疼痛、干呕、反酸等症状明显改善，总有效率达 93.3%；以吴茱萸汤加减治疗神经性呕吐 68 例，呕吐症状明显减轻或消失，显效率达到 89.7%。

小建中汤《伤寒论》 Xiao Jianzhong Tang
Minor the Middle-Strengthening Decoction

【组成】 桂枝三两，去皮（9g） 甘草二两，炙（6g） 大枣十二枚，擘（四枚） 芍药六两（18g） 生姜三两，切（9g） 胶饴一升（30g）

【用法】 以水七升，煮取三升，去滓，内饴，更上微火消解，温服一升，日三服（现代用法：五味水煎，兑入饴糖，分两次温服）。

【功效】 温中补虚，和里缓急。

【主治】 中焦虚寒之虚劳里急。腹中挛痛，时痛时止，喜温喜按，舌淡苔白，脉细弦而缓。或虚劳心中悸动，虚烦不宁，面色无华；或虚劳发热，四肢酸楚，咽干口燥。

【制方原理】 虚劳泛指多种虚损病证，里急是指腹中拘急不适，或拘挛疼痛之候。本方所治之虚劳里急证由中焦虚寒，化源不足，机体失养所致。中焦虚寒，温煦无能，脘腹失于温养，或肝乘脾弱，故见脘腹拘挛疼痛；寒则喜温，虚则喜按，故其痛喜温温喜按。中焦虚寒，化生无能，气血不足，组织失养，故面色无华，四肢酸楚，或心中悸动；营虚血弱，内生燥热，则虚烦不宁，或手足烦热，咽干口燥。本证病机为中焦虚寒，失于温养；气血营卫俱弱，阴阳失调。治宜温中补虚，和里缓急，扶助气血，协调阴阳。

小建中汤饴糖与芍药的配伍意义

方中重用饴糖甘温质润，温中补虚，益阴润燥，缓急止痛，为君药。桂枝辛甘温，温阳散寒，合饴糖辛甘化阳，复建中焦阳气；白芍益阴养血，缓急止痛，合饴糖酸甘化阴，扶阴血之虚，共为臣药。生姜温中散寒，助桂枝以温中；大枣滋脾和营，辅白芍以养血；姜、枣相合，鼓舞脾胃生发之气，合为佐药。炙甘草甘温益气，既助饴、桂益气温中，又合饴、芍益脾养肝，缓急止痛，兼能调和诸药，兼为佐使。全方诸药相合，可使中焦得温，脾胃复健，化源充足，五脏得养，营卫和调，虚劳里急诸症可除。

制方特点：虚劳诸不足取治于中，有立法之巧；主以甘温补中，辅以辛酸合化阴阳，有配伍之妙。

本方由桂枝汤倍用芍药，加饴糖而成，但理法与桂枝汤迥异。桂枝汤中桂、芍等量，意在解肌发表，调和营卫，使外感之风寒从汗而出，主治肌表受邪之营卫失和证。本方芍药用量倍于桂枝，更加饴糖温中补虚，意在温中补虚，缓急止痛，主治中焦虚寒之气血俱虚、肝脾失和证。两方虽仅有一药一量之差，却使桂枝汤由解肌发表之剂转为缓急温补之方，其中药量变化之妙，值得体会。

【临床应用】

1. 用方要点 本方为治疗中焦虚寒所致虚劳腹痛、发热、心悸之要方。临床以脘腹挛痛、喜温喜按，面色无华，或心悸虚烦，或烦热咽干，舌淡苔白，脉细弦而缓为使用依据。

2. 临证加减 偏于虚者，加重饴糖、大枣、甘草用量；偏于寒者，重用桂枝、生姜；气虚重者，加黄芪；血虚重者，加当归；心神失养，见心悸不寐者，加酸枣仁、浮小麦。

3. 现代运用 常用于慢性胃炎、胃及十二指肠溃疡、溃疡性结肠炎、肠易激综合征、肠痉挛、痛经、室性期前收缩、抑郁症等证属中焦虚寒，兼营血不足者。

4. 使用注意 阴虚发热非本方所宜；脾虚湿停及吐蛔者忌用。

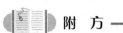 **附 方**

1. 黄芪建中汤（《金匮要略》） 即小建中汤加黄芪一两半（9g） 用法：同小建中汤。功效：温中补气，和里缓急。主治：脾胃虚寒，中气不足证。虚劳里急，诸不足。

2. 当归建中汤（《千金翼方》） 即小建中汤加当归四两（12g） 用法：同小建中汤。功效：温补气血，缓急止痛。主治：中焦虚寒，营血不足证。产后虚羸不足，腹中绞痛不止，吸吸少气；或者小腹拘急，痛引腰背，不能饮食。

3. 大建中汤（《金匮要略》） 蜀椒二合，炒去汗（5g） 干姜四两（15g） 人参二两（10g） 用法：以水四升，煮取二升，去滓，内胶饴一升（180g），微火煮取一升半，分温再服。如一炊顷，可饮粥二升（400ml），后更服，当一日食糜，温覆之。功效：温中散寒，降逆止痛。主治：中阳虚衰，阴寒内盛证。心胸中大寒痛，呕不能食，腹中寒，上冲皮起，出见有头足，上下痛而不可触近，舌苔白滑，脉细紧，甚则肢厥脉伏。

按 以上三方均由小建中汤加减而成。黄芪建中汤证于虚劳里急之外，加"诸不足"三字，提示其气虚程度较小建中汤证为甚。方中加黄芪，益气健中之力增强，尤宜于小建中汤证而兼见气虚自汗，时时发热者。当归建中汤主治产后虚羸，以产后百脉空虚，阴血不足为主，故加当归补血和血，适用于小建中汤证又血虚较重者。大建中汤证亦为中焦虚寒，但阳衰与阴寒俱重，故方中以蜀椒、干姜温阳散寒为主，兼用补中缓急之人参、饴糖。纵观四方，小建中汤暖中，并能调补气血营卫；黄芪建中汤长于甘温补中益气；当归建中汤善于补血和营；大建中汤重在温散止痛。

 现代研究

1. 实验研究 小建中汤对多种实验性胃溃疡有保护作用，能有效降低血中炎性因子 IL-6 的含量，抑制促胃液素的生成，从而减少胃酸分泌；其低、中、高剂量（3.50g/kg，7.00g/kg，14.00g/kg）连续给药15天，可显著提高脾胃虚寒模型动物胃组织中 SOD 水平，降低 MDA 含量，升高血浆 cAMP 含量，降低 cGMP 含量，升高 A/G 值，即通过增强胃黏膜的抗脂质过氧化能力，改善环核苷酸水平，发挥对胃黏膜的保护与治疗作用。在慢性胃炎及消化性溃疡等治疗中，小建中汤对根除幽门螺杆菌感染有效，且存在量-效正相关关系。上述研究为小建中汤温中补虚、缓急止痛的功效提供了一定的药理学依据。

2. 临床报道 72例消化性溃疡患者施以小建中汤加味治疗，连续用药4～8周。结果显示患者的溃疡面积明显减小，胃脘疼痛缓解或消失，疗效明显优于西药四联疗法（阿莫西林、甲硝唑、奥美拉唑和克拉霉素）。小建中汤加味尚能有效改善中医证候，与常规西药治疗相比，其复发率也明显降低。

第三节 回 阳 救 逆

回阳救逆剂，适用于阴寒内盛、阳气衰微之证。阳气为人体生命活动之本，肾阳又是一身阳气之根，上可温心阳以运血，中可温脾阳以助运化，下可助膀胱气化以司开合。阳气衰微，阴寒内盛，证见四肢厥冷，恶寒蜷卧，精神萎靡，下利清谷，脉微细，甚则阳气暴脱，出现大汗淋漓，呼吸微弱，脉微欲绝等症。此类病证之基本病机为寒邪内盛，阳气衰微，阳气欲脱；治疗宜逐寒破阴，温振阳气，回阳救逆。

回阳救逆方的组成，常以附子、干姜、肉桂，或补骨脂、胡芦巴等辛热祛寒及温肾助阳药为核心。附子大辛大热，主入心、肾、脾经，走而不守，通行十二经，既可恢复散失之元阳，又可资助元阳之不足，所谓"回阳救逆第一品"（《本草经读》），当为首选。干姜辛热，温中祛寒，其温里作用相对和缓，药力慢而持久，有"守而不走"之称，故常与附子相配，优势互补，相得益彰。肉桂辛甘热，主入肾、脾、膀胱经，具有补火助阳、引火归原、散寒止痛、温经通脉的功效，为治命门火衰之要药。需要注意，对于肾阳衰微、阳气暴脱之急危证，此时单纯温阳，恐其势单力薄，则须大温大补，方能急固其脱，故本类方中常配益气固脱之品。人参不仅大补元气，且能生津固脱，尤"能回阳气于垂绝，却虚邪于俄顷"（《本草经疏》），故为首推。附子与人参同用，大温大补，力专效宏，浓煎顿服，回阳益气固脱，可速建其功。

此外，根据本证阴寒内盛、虚阳浮散的病机，本类方中也常佐以收敛或镇摄之品（五味子、肉豆蔻、赤石脂，或龙骨、牡蛎），一则敛藏或摄纳其浮散之残阳，以加强其固脱之功；二则制约方中温热辛散太过而致之虚阳散越，如与人参相合，更有益气生脉之功。若阳衰阴盛而致阳浮于上，或格阳于外的戴阳或格阳之证，此时病重邪甚，阴阳格拒，只以大剂辛热回阳，又恐发生拒药现象，又宜反佐以寒凉之品（人尿、猪胆、川楝子），既取其药性与病性同气相求之用，防止其邪盛拒药，又可制约大剂辛热燥烈之性，引导虚阳复归于肾元命门，此即"寒因寒用"、"甚者从之"之法。阴寒内盛阻隔，阳衰无力通行，阴阳之气不相顺接，可致阴阳离决之危象。此时，可酌配通阳开窍之类（葱白、麝香），以助破阴通阳，促诸药迅布周身，加强通阳复脉之功。寒凝则气滞，可加重气机阻隔，故方中也可少加辛温行气之类（陈皮、木香、沉香），以助通阳散寒，收相辅相成之功。血脉运行有赖于阳气的温煦与推动，心肾阳虚，血行无力，而寒邪凝滞，血脉最易滞涩而停瘀，可见肢端紫暗，甚则唇甲青紫，舌质淡暗，脉涩微。故此类方中也常佐以活血祛瘀之品（桃仁、红花、丹参），有利于阳气的回复。肾阳衰微，阴血不得温化，变为"死阴"，故本证常伴有阴血不足及阴阳两虚之潜在病机，而治疗中大辛大热之品，又易耗伤阴血，多有顾此失彼之虞，故方中也常配伍滋阴养血之品（熟地黄、当归、白芍），既滋养已虚之阴血，又制约辛热药之温燥，扶阳不忘益阴。

代表方剂为四逆汤、回阳救急汤等。

四逆汤《伤寒论》 Sini Tang
Decoction for Resuscitation

【组成】 附子一枚，生用，去皮，破八片（9g） 干姜一两半（4.5g） 甘草炙，二两（6g）

【用法】 以水三升，煮取一升二合，去滓，分温再服。强人可大附子一枚，干姜三两（9g）（现代用法：水煎服。生附子先煎60分钟，再加余药同煎，取汁温服）。

【功效】 回阳救逆。

【主治】 少阴病之阳衰阴盛证。四肢厥逆，神疲欲寐，恶寒蜷卧，呕吐不渴，腹痛下利，舌苔白滑，脉沉微细；或太阳病汗多亡阳证。

【制方原理】 本方所治为寒邪深入少阴所致的阴寒内盛、阳气衰微之证，又称阳衰寒厥证。《素问·厥论》曰："阳气衰于下，则为寒厥。"寒为阴邪，易伤阳气。阳愈虚则寒愈盛，以致内至脏腑，外至四肢，均不得温养，故见四肢厥逆，恶寒蜷卧等。本证所见之四肢逆冷，过肘过膝，按之凉甚，为四逆之最重者。阳气衰微，神气失养，则神疲欲寐。肾阳虚衰，火不生土，脾阳亦衰，而见腹痛吐利。阳气虚愈，水液失于温化，湿浊内生，故见舌苔白滑。阳气虚衰，无力鼓动血行，则见脉来沉微。若太阳病发汗太过，阳随汗脱，损及心肾之阳，可致阳气大虚之亡阳证。此证属阳衰阴盛，虚阳有脱散之势，病情危笃，治当以大剂辛热纯阳之品，破阴回阳而救逆。

方中生附子大辛大热，走而不守，通行十二经脉，以回阳救逆，破阴逐寒，为君药。干姜味辛性热，守而不走，长于温中散寒，助附子破阴回阳，为臣药。炙甘草甘温，益气守中，既解生附子之毒，兼缓其峻烈之性而持续药力，又合姜、附以具辛甘化阳之意，为佐使药。全方用药仅三味，但效专力宏，为回阳救逆之峻剂。

制方特点：主以大辛大热，逐寒回阳；佐以甘温益气，缓峻制毒，且延续药力。

《伤寒论》方以"四逆"命名者，有四逆散、当归四逆汤、四逆汤。三方组成、功效及主治各不相同。《伤寒论三注》云："四逆汤全在回阳起见，四逆散全在和解表里起见，当归四逆汤全在养血通脉起见。"从症状表现而言，三方所主四逆之程度，四逆汤证最重，冷过肘膝；当归四逆汤证肢冷较轻；四逆散证四逆最轻，仅手足欠温，临证当予辨别。

【临床应用】

1. 用方要点　本方是回阳救逆的代表方剂。临证以四肢厥逆，恶寒蜷卧，神疲欲寐，脉沉微细为使用依据。

2. 临证加减　体壮之人，可适当加大附子用量；若一服未愈而有气虚阴脱之象，需再服药者，宜加人参以益气固脱；阳浮脉微者，可加龙骨、牡蛎以镇摄固脱。

3. 现代运用　本方多用于救治心力衰竭、心肌梗死、心动过缓、急性胃肠炎吐泻过度，或因误汗、过汗所致休克等证属阳衰阴盛者。

4. 使用注意　非阴盛阳衰者，不可服用。附子生用有毒，须审慎用量，先煎久煎。

 附　方

1. 四逆加人参汤（《伤寒论》）　四逆汤加人参—两（6g）　用法：如四逆汤。功效：回阳救逆，益气固脱。主治：真阳衰微，元气亦虚之证。四肢厥逆，恶寒蜷卧，脉微而复自下利，利虽止而余证仍在者。

2. 白通汤（《伤寒论》）　葱白四茎　干姜—两（5g）　附子—枚，生用，破八片（15g）　用法：上三味，以水三升，煮取一升，去滓，分温再服。功效：通阳破阴。主治：少阴病，下利脉微者。若利不止，厥逆无脉，干呕烦者，加猪胆汁一合，人尿五合，名白通加猪胆汁汤。

3. 通脉四逆汤（《伤寒论》）　甘草炙，二两（6g）　附子大者一枚，生用，去皮，破八片（20g）　干姜三两，强人可四两（9～12g）　用法：上三味，以水三升，煮取一升二合，去滓，分温再服，其脉即出者愈。功效：回阳通脉。主治：少阴病，阴盛格阳证。下利清谷，手足厥逆，脉微欲绝，身反不恶寒，其人面色赤，或腹痛，或干呕，或咽痛，或利止而脉不出者。若吐已下断，汗出而厥，四肢拘急不解，脉微欲绝者，加猪胆汁半合，名"通脉四逆加猪胆汁汤"。分温再服，其脉即来。无猪胆，以羊胆代之。

4. 参附汤（《济生续方》，录自《医方类聚》）　人参半两（15g）　附子炮，去皮、脐，一两（30g）　用法：上㕮咀，分作三服。水二盏，加生姜十片，煎至八分，去滓，食前温服。功效：回阳，益气，固脱。主治：阳气暴脱证。手足厥逆，冷汗淋漓，呼吸微弱，或上气喘急，脉微欲绝等。

按　四逆加人参汤、白通汤及通脉四逆汤均由四逆汤加减变化而来，均可回阳救逆，治疗少阴病阴盛阳衰之证。四逆加人参汤主治四逆汤证下利虽止但余症仍在者，因其利止并非阳气来复，而是气津大伤，阴液枯竭，故在四逆汤基础上加人参益气生津固脱，使阳气回复，阴血自生。凡四逆汤证兼见气短、气促者，均可使用。白通汤即四逆汤去甘草，减干姜用量，再加葱白而成，主治下焦阴寒内盛，格阳于上之戴阳证。因下利甚者，阴液必伤，故减干姜之燥热，寓有护阴之意。去甘草之缓，加入辛温通阳之葱白，重在通阳破阴。若服白通汤后下利不止，厥逆无脉，干呕烦者，是下焦寒甚，阳药被阴寒格拒，故加猪胆汁、人尿引阳药入阴，兼滋阴以涵阳，为反佐之用。通脉四逆汤主治阴盛格阳证，除下利清谷、手足厥逆、脉微欲绝外，更有"身反不恶寒，其人面色赤，或腹痛，或咽痛，或利止脉不出"等真寒假热之象，故由四逆汤加重姜、附用量以增回阳复脉之力。若吐泻止，汗出而厥，四肢拘急，是真阴真阳大虚欲脱之危象，故加苦寒之猪胆汁煎以滋阴，并防寒盛拒药。参附汤由附子、人参组成，具有益气回阳固脱之效，主治阳气暴脱之危证。临床见大病虚极欲脱，产后或暴崩失血，或痈疽溃后致血脱亡阳等证，均可用本方救治。

现代研究

1. 实验研究　四逆汤能有效提高心肌收缩力，增加心排血量，且其药效与剂量呈正相关，对多种原因所致的实验性心力衰竭均有明显的保护和改善作用。本方预防性给药 4 天，可显著减少心衰模型动物心肌酶的释放，降低炎性因子 TNF-α 的含量。进一步机制研究显示，四逆汤作用的心衰模型心肌组织中 SOD 活性及其 mRNA 表达降低，线粒体内 MDA 的含量降低，能上调抑凋亡因子 Bcl-xl 的表达，下调促凋亡因子 Bcl-xs 和 Bid 的表达，抑制钙调磷酸酶-活化 T 细胞核因子 3（CaN-NFAT3）信号转导通路，提示抗氧化损伤，维护心肌供能，保护心肌细胞，抗心肌凋亡，是该方抗心衰作用的部分机制。四逆汤对放血、肠系膜动脉栓塞、戊巴比妥等多种造模方法引起的血压下降，也有确切的升压作用，且呈剂量依赖关系。同时，四逆汤对肾性高血压模型大鼠显示出一定的降压作用，能升高模型大鼠血中 NO、内皮素（ET）、降钙素基因相关肽（CGRP）含量及降低心、肾中血管紧张素Ⅱ（AngⅡ）表达水平，提示其降压作用可能是通过多环节产生的。上述研究表明，四逆汤具有强心、抗心肌缺血及调节血压等作用。

拆方研究显示，附子单独使用对心衰模型动物的心功能有一定改善，但其作用不及全方。三药合用能更全面地对心脏功能进行保护，其综合作用评价优于地高辛；且全方的毒性较单用附子，或附子与干姜配伍组明显降低，干姜与甘草合用对附子的毒性具有明显的减毒交互作用。该结果从效-毒角度初步证明了四逆汤回阳救逆作用及全方配伍减毒增效的科学性，为其应用于急危重症提供了药理学依据。

2. 临床报道　将 72 例心衰阳虚证患者随机分为治疗组和对照组，两组各 36 例。对照组单纯给予补充血容量、强心、血管活性药物及西医对症治疗，治疗组在上述西医治疗的基础上，加用四逆汤加半夏方（附子 20g，干姜 15g，法半夏、甘草各 6g），兼阴虚者，再加麦冬、人参、五味子。疗程 7 天，结果显示治疗组总有效率为 91.67%，明显高于对照组的 72.22%，表明四逆汤能提高西医常规治疗阳虚心衰患者的疗效。

回阳救急汤《伤寒六书》
Huiyang Jiuji Tang
Restore and Revive the Yang Decoction

【组成】　熟附子（9g）　肉桂（6g）　干姜（6g）　人参（6g）　白术炒（9g）　茯苓（9g）　陈皮（6g）　炙甘草（5g）　五味子（3g）　半夏制（9g）　（原书未标注药量）

【用法】　水二盏，姜三片，煎之。临服入麝香三厘（0.1g）调服。中病以手足温和即止，不得多服（现代用法：水煎服）。

【功效】　回阳救急，益气生脉。

【主治】　寒邪直中三阴，真阳衰微证。恶寒蜷卧，四肢厥冷，吐泻腹痛，口淡不渴，神疲欲寐，或身寒战栗，或唇甲青紫，或口吐涎沫，舌淡苔白，脉沉微，甚或无脉。

【制方原理】　本方治证由素体阳虚，外受寒邪，正不御邪，寒邪直中三阴，真阳衰微而致。阴寒内盛，阳气衰微，失于温煦，故恶寒蜷卧，四肢厥冷；脾失温运，故吐泻腹痛，口淡不渴；阳气衰惫，神失所养，故神疲欲寐；阳虚不能温化，浊阴上逆，则口吐涎沫；厥阴寒厥，经脉气血运行受阻，故身寒战栗，唇甲青紫，脉沉微，甚或无脉。本证病机为寒邪直中三阴，阳衰气微。治当扶阳益气，逐阴祛寒，救急复脉。

本方由四逆汤合六君子汤，加肉桂、五味子、麝香而成。方用熟附子、肉桂、干姜大辛大热，破阴回阳，干姜尤擅温中祛寒；人参、白术、炙甘草大补元气，固守中州；半夏、茯苓、陈皮祛湿化痰，以去浊阴；麝香辛香走窜，走而不守，通行十二经脉，使药力迅布周身；恐温阳通脉之品辛热走窜太过，以致阳气暴出难续，又配酸温之五味子，收敛气阴，并助人参益气复脉。全方诸药相合，共奏破阴回阳、生脉救急之功。

制方特点：破阴回阳与健脾益气同施，温通辛散与酸敛甘缓并用。

【临床应用】

1. 用方要点　本方为回阳救急之剂，凡阴盛阳衰、脉微欲脱之证均可使用。临床以四肢厥逆，恶寒蜷卧，神疲欲寐，身寒战栗，脉沉微细，甚则无脉为使用依据。

2. 临证加减 原书注曰"若呕吐涎沫，或少腹痛，加盐炒吴茱萸"，以温肝暖胃，下气止呕；"无脉，加猪胆汁"，是阴盛阳微更甚，故用为反佐，以从阴引阳；"泄泻不止，加升麻、黄芪"，是阳虚气陷，故用益气升阳之法，防中气下脱；"呕吐不止，加姜汁"，温胃止呕，以防拒药。

3. 现代运用 常用于救治冠心病心绞痛、心源性休克、慢性心力衰竭等证属阴盛阳衰气脱者。

4. 使用注意 麝香不宜入煎，应冲服。本方使用不可过量。

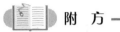 **附 方**

俞氏回阳救急汤（《重订通俗伤寒论》） 黑附块三钱（9g） 紫瑶桂五分（1.5g） 别直参二钱（6g）原麦冬三钱（9g），辰砂染 川姜二钱（6g） 姜半夏一钱（3g） 湖广术钱半（5g） 北五味三分（1g） 炒广皮八分（3g） 清炙甘草八分（3g） 真麝香三厘（0.1g）冲 功效：回阳生脉。主治：少阴病阳微厥逆证。下利脉微，甚则利不止，肢厥无脉，干呕心烦。

按 俞氏回阳救急汤与陶氏回阳救急汤的组成、功效及主治基本相同。陶氏方取茯苓健脾渗湿，俞氏方不用茯苓而加入麦冬（辰砂染）滋阴养液、宁神除烦，助人参、五味子益气敛阴生脉。全方回阳固阴，益气生脉，是对回阳救逆法的发展。

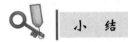 **小 结**

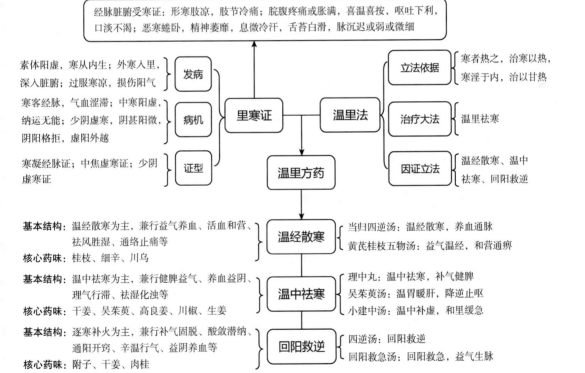

本章方剂概要：温里剂为里寒证而设，分为温经散寒、温中祛寒、回阳救逆三类。

（1）温经散寒：适用于寒滞经脉证。当归四逆汤为温经散寒、养血通脉之方，以当归配伍桂枝、白芍、细辛为特点，主治血虚寒凝经脉之手足厥冷，脉细欲绝等。黄芪桂枝五物汤益气温经，和营通痹，以黄芪配伍桂枝、白芍、生姜为特点，主治卫虚营弱，风寒客络，以肌肤麻木不仁为主症的血痹证。

（2）温中祛寒：适用于中焦虚寒证。理中丸中干姜、人参并用，温中祛寒与益气健脾并重，既可用丸，亦可用汤，是治疗中焦虚寒腹痛吐利之主方，兼可治疗阳虚失血、小儿慢惊风、病后喜唾涎沫、霍乱、胸痹等属中焦虚寒证者。吴茱萸汤主用吴茱萸温肝暖胃，重用生姜降逆止呕，善治以头痛呕吐为主症的肝胃虚寒，浊阴上逆证。小建中汤以温中补虚、调和阴阳、缓急止痛为功用特点，方中重用饴糖温中补虚、润燥缓急，合桂枝辛甘化阳、合白芍酸甘化阴，体现"五脏皆虚从中治"的立法思路，适用于中焦虚寒，兼阴血不足之虚劳里急腹痛证。

（3）回阳救逆：适用于心肾阳衰、阴寒内盛、阳气欲脱的危重证候。四逆汤以生附子配伍干姜回阳逐寒，佐以炙甘草，扶阳守中，为回阳救逆之主方，主治阴寒内盛，阳气衰微之四肢厥逆，恶寒蜷卧，或呕吐下利，脉来沉微等。陶氏回阳救急汤由四逆汤加六君子汤及肉桂、麝香、五味子而成，以回阳救急、益气生脉为功用特点，主治寒邪直中三阴，阴寒极盛，阳微欲脱之证。

 展 望

> 药理研究显示，温里剂对心肌有正性肌力作用，有扩张血管、改善循环、抗缺氧、抗休克的作用；对消化系统有刺激胃液分泌、增强胃肠蠕动、改善胃肠功能的作用；对于中枢神经系统有兴奋交感神经，使产热增加，起到温里祛寒功效的作用。此类方剂现代临床被广泛用于糖尿病、消化性溃疡、腹泻型肠易激综合征、慢性心力衰竭、原发性痛经、高血压等疾病。新近有学者从网络药理学角度，运用基因组-蛋白质组-代谢组学技术，探讨此类方剂作用的分子机制，运用 Meta 分析方法对温里剂的临床疗效进行评价，反映了此类方剂的研究进展。

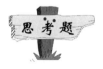 实 训 》》》

李某，女，43 岁。主诉：头痛头昏四月余。头痛以巅顶为甚，前医曾用九味羌活汤治疗罔效，乃转至本院诊治。检查血压偏低，腹部 B 超显示多发性子宫肌瘤，最大者 3.2cm×2.7cm，向宫腔内生长。平素月经过多，经色淡暗，伴小腹冷痛。刻下：巅顶头痛，遇寒痛甚，伴见肢冷喜温，头目眩晕，心悸失眠，神疲乏力，面白唇淡，舌淡苔薄白，脉沉细小紧。

分析要点：①案例中所提供的信息要点有哪些？②该患者当辨别为何证，其病机要点和治疗立法是什么？③可选用的方剂有哪些？依据是什么？④确定选方后，可用该方进行哪些加减？

综合上述分析，请写出你对该患者的辨证、立法、选方用药及制服交代。

思考题

1. 比较当归四逆汤与黄芪桂枝五物汤在主治、立法及用药配伍方面的异同。
2. 理中丸的主治范围涉及哪些病症？临证怎样据症对其进行加味化裁？
3. 吴茱萸汤主治阳明寒呕证时，方中的君药是什么？为什么方中大枣用量较大？
4. 吴茱萸汤与理中丸均有温中祛寒的功效，但两方所主病证有所不同，请予简述。
5. 小建中汤是由何方如何变化而来？主治何证？该方何以能用于虚劳病？
6. 成无己认为四逆汤以"甘草为君，干姜为臣，附子为使"，你是如何理解的？
7. 回阳救急汤由四逆汤演化而来，试结合其方证病机和立法，阐述其药法演变思路。
8. 四逆汤、当归四逆汤、四逆散三方均以"四逆"命名，其适应证及病机有何不同？

（李艳彦）

第十二章　表里双解剂

表里双解剂（formulas for relieving both superficial and internal disorders）是由解表药配伍泻下药或清热药、温里药为主组成，具有表里同治、内外分解等作用，主治表里同病的一类方剂。表里双解剂为八法中汗、下、清、温等法的结合运用。

表里双解的治法是由对伤寒六经表里传变的"合病并证"表里权宜治疗方法发展而来。伤寒六经辨证有先表后里的原则，即邪在肌表须用解表，邪已入里，当用下、温、清等法。一般表里同病而见表邪重但里邪轻者，治宜先解其表，后治其里，或以解表为主，兼治其里。但若表证未解，又见里证；或原有宿疾，又感新邪，其里证较急或偏重的表里同病之证，此时治疗若单用解表，则里邪不去；仅治其里，则外邪不解，需表里同治，内外分解，使病邪得以表里分消。正如汪昂所云"病在表者，宜汗宜散，病在里者，宜攻宜清，至于表证未除，里证又急者"，则当"合表里而兼治之"（《医方集解》）。

表里同病因表证与里证的性质不同而类型各异。表证有表寒和表热之异，里证则有里热、里寒、里虚、里实之别，因此表里同病的证候可见到表证兼里寒、表证兼里热、表证兼里实、表证兼里虚等几种证型。由于表证兼里虚证在解表剂中已有论及，故本章方剂分为解表清里、解表温里及解表攻里三类。表里同病证的病情复杂多变，但一般而言，表里双解剂多适用于表里邪气俱盛，或里邪偏盛的表里同病。

使用表里双解剂时，其一，要辨明证候，对于既有表证又有里证的表里同病者方可应用。其二，要详审其证，辨别表证与里证的寒、热、虚、实，选择适宜的方剂。其三，应权衡表、里病证的轻重缓急及主次，调整解表药与治里药的配伍比例，避免用药太过或不及。

第一节　解表清里

解表清里剂，适用于表证未解，里热已盛证。表证未解，里热已盛证的基本病机：表邪未解，卫阳被遏，故见恶寒发热。邪气化热入里，里热炽盛，则身热、苔黄、脉数；热邪扰神，则烦躁；热盛伤津，则口渴；热邪下迫大肠，则下利臭秽；热邪迫肺，则喘咳等。

本类方剂多以解表药配伍清热药为主组成。常用解表药如麻黄、防风、淡豆豉、葛根等。其中，麻黄辛温微苦，归肺、膀胱经，长于开泄腠理，发汗解表，被称为"发汗解表第一药"，多用于风寒表实证。防风辛甘微温，其性升散，长于祛风解表，微温不峻，故外感风寒、风湿或风热表证，均可配伍使用。葛根味甘辛凉，其性轻扬升散，故能解肌退热，透疹外出；且能鼓舞脾胃清阳之气上升，升阳止泻。淡豆豉味苦辛凉，功善解表除烦，宣发郁热，解表之力颇为和缓，风寒、风热表证均可配伍使用。

常用清热药多选用如黄芩、黄连、黄柏、栀子、石膏等。其中，黄芩苦寒，长于清热燥湿，尤善清泄中、上焦湿热，又能泻火解毒，用于肺热咳嗽、高热。黄连苦寒，长于清热燥湿，尤善清泄中焦湿热，且能泻火解毒，用于心经实热等。石膏甘辛大寒，长于清热泻火，除烦止渴，尤善清肺、胃两经实热。黄柏苦寒，主入下焦，清热燥湿，泻火除蒸，善清下焦湿热及泻肾火。栀子苦寒，主入心、肺及三焦，泻火除烦，上清心肺，中解肝脾郁热，下导湿热，兼能凉血止血。

此外，本类方剂还常选配理气行滞药（木香、槟榔）、降逆止呕药（半夏、生姜）等。代表方剂有葛根黄芩黄连汤等。

葛根黄芩黄连汤《伤寒论》

Gegen Huangqin Huanglian Tang
Kudzu，Scutellaria and Coptis Decoction

【组成】 葛根半斤（24g） 甘草二两，炙（6g） 黄芩三两（9g） 黄连三两（9g）

【用法】 上四味，以水八升，先煮葛根，减二升，内诸药，煮取二升，去滓，分温再服（现代用法：水煎服）。

【功效】 解表清里。

【主治】 表证未解，邪热入里证。身热，下利臭秽，胸脘烦热，口干作渴，或喘而汗出，舌红苔黄，脉数或促。

【制方原理】 太阳表证，理应解表，但误用下法，则表邪内陷阳明而致"协热下利"。表邪未解，里热已炽，表里俱热，故见身热、胸脘烦热、口渴、舌红、苔黄、脉数；热邪内陷阳明，大肠传化失司，故下利臭秽；肺与大肠相表里，阳明肠热上蒸于肺，肺气不降则喘，外蒸于肌表则汗出。本证如尤怡所述"邪陷于里者十之七，而留于表者十之三，其病为表里并受之病"（《伤寒贯珠集》）。病机为表邪未尽，阳明热盛，蒸肺迫肠。治当外解表邪，内清肠热。

协热下利

方中重用葛根，以其辛甘而凉，主入阳明经，外解肌表之邪，内清阳明之热，兼升发脾胃清阳而止泻，一药三用，使表解里和，为君药。柯琴谓其"气轻质重"，原方先煎葛根后纳诸药，则葛根"解肌之力优而清中之气锐"。黄芩、黄连苦寒清热，燥湿止利，为臣药。甘草和中，调和诸药，为佐使药。四药合用，外疏内清，表里同治，使表解里和，身热下利自愈。

制方特点：本方以清里热为主，兼以解表散邪；组方以辛凉配伍苦寒，寓"清热升阳止利"之法。

【临床应用】

1. 用方要点 本方为治疗阳明热利之要方，临床有无表证均可使用，但以身热下利，苔黄，脉数为使用依据。

2. 临证加减 里热壅遏大肠，腹痛者，加炒白芍以缓急止痛；里急后重者，加木香、槟榔以行气而除后重；兼呕者，加半夏、竹茹以降逆止呕；挟食滞者，加焦山楂、焦神曲以消食；表邪较重，恶寒发热者，可加麻黄、防风以解表。

3. 现代运用 主要用于急性肠炎、细菌性痢疾、肠伤寒、胃肠型感冒等证属表邪未尽，阳明里热甚者。

4. 使用注意 虚寒下利者禁用本方。

 附 方

石膏汤（《外台秘要》卷一引《深师方》方） 石膏 黄连 黄柏 黄芩各二两（各6g） 香豉一升，绵裹（9g） 栀子十枚，擘（9g） 麻黄三两，去节（9g） 用法：上七味，切。以水一斗，煮取三升，分为三服，一日并服，出汗。初服一剂，小汗，其后更合一剂，分二日服。常令微汗出，拘挛烦愦即差。得数行利，心开令语，毒折也。忌猪肉、冷水。功效：清热解毒，发汗解表。主治：伤寒表证未解，里热已炽证。壮热无汗，身体沉重拘急，鼻干口渴，烦躁不眠，神昏谵语，或发斑，脉滑数。

按 本方为伤寒表证未解，化热传里，三焦热盛之证而设。故用石膏解肌清热，麻黄、豆豉发汗解表，黄芩、黄连、黄柏、栀子泻三焦火毒，寓黄连解毒汤之意。本方与葛根芩连汤同属解表清里之剂，但本方所治之表证卫气郁闭较重，所治之里热较甚，涉及三焦，解表清热之力较强；彼方所治为表邪未尽，阳明里热正盛，以身热下利为主要表现，解表清热之力均不及本方。

 现代研究

1. 实验研究　采用"高糖高脂+高温高湿+白酒+冰水"复合因素法建立肠道湿热证泄泻小鼠模型，观察小鼠症状及肠道切片进行 P 物质（SP）含量和血生化检测，并灌胃葛根黄芩黄连汤治疗。结果与正常组比较，模型动物出现了泻下急迫、黄褐色稀便、肛温升高等症状，SP 含量显著升高，三酰甘油（TG）含量降低，空腹血糖水平（GLU）升高。与模型组比较，葛根黄芩黄连汤组小鼠恢复正常状态，SP、TG 和 GLU 含量明显下降。结果表明葛根芩连汤对肠道湿热证泄泻小鼠模型有较好疗效。

2. 临床报道　选取 2 型糖尿病（T2DM）合并非酒精性脂肪性肝病（NAFLD）患者 100 例，随即分为观察组（n=49）和对照组（n=51）。对照组给予常规治疗，观察组在对照组治疗基础上加用葛根黄芩黄连汤，两组疗程均为 8 周。结果显示观察组中医证候积分低于对照组；观察组空腹血糖、餐后 2 小时血糖、三酰甘油、低密度脂蛋白胆固醇、稳态模型评估胰岛素抵抗指数均低于对照组；肝脏超声评分低于对照组（$P<0.05$）。表明葛根黄芩黄连汤可有效改善 T2DM 合并 NAFLD 患者的糖脂代谢，减轻胰岛素抵抗，改善机体免疫功能。

第二节　解表温里

解表温里剂适用于表证未解，里有寒邪之证。表证未解，里有寒邪证的基本病机：表寒未解，腠理闭塞，故见恶寒发热，无汗。饮食生冷，或宿有积冷，中阳受损，运化失常，湿阻气滞，故见心腹冷痛、胸满恶食、苔白、脉迟等症。故治疗当以解表散邪、温里散寒为主，兼行温补阳气、理气行滞、祛湿化痰、活血行滞等。

本类方剂多以解表药配伍温里药为主组成。常用解表药如麻黄、桂枝、白芷等。其中，麻黄辛微苦而温，主入肺与膀胱，发汗散寒，宣肺平喘，利水消肿，为开肺散寒之要药，宜用于恶寒无汗、鼻塞咳喘、身肿尿少、风疹瘙痒等风寒郁表证。桂枝辛甘温，长于发汗解肌，发汗之力较缓，且能温经止痛、活血和营。白芷辛温，芳香走窜上达，长于"通窍行表"，功善解表散寒，祛风止痛，适用于外感风寒伴鼻塞、头痛等。常用温里药如肉桂、干姜等。其中，肉桂辛甘，大热，善补火助阳，引火归原，散寒止痛，温通经脉，多用于命门火衰及虚阳上浮等证。干姜辛热，功善温中散寒，回阳通脉，温肺化饮，乃温中散寒之要药，适用于脾胃虚寒或实寒等证。

此外，本类方剂还常选配温补肾阳药（熟附子、补骨脂）、温里散寒药（细辛、吴茱萸）、理气行滞药（陈皮、厚朴、枳壳）、活血行滞药（川芎、桃仁、五灵脂）、益气养血药（人参、白术、当归、白芍）等。

代表方有五积散等。

五积散 《仙授理伤续断秘方》
Wuji San
Five-accumulation Powder

【组成】　苍术　桔梗各二十两（各 600g）　枳壳　陈皮各六两（各 180g）　芍药　白芷　川芎　当归　甘草炙　肉桂　茯苓　半夏（汤泡）各三两（各 90g）　厚朴　干姜各四两（各 120g）　麻黄去根节，六两（180g）

【用法】　以上除枳壳、肉桂两药外，余剉细，用慢火炒令色变，摊冷，次入枳壳、肉桂令匀。每服三钱（9g），水一盏，加生姜三片，煎至半盏，热服；凡被伤头痛，伤风发寒，每服二钱（6g），加生姜、葱白煎，食后热服（现代用法：水煎服）。

【功效】　发表温里，顺气化痰，活血消积。

【主治】　外感风寒，内伤生冷。身热无汗，头痛身疼，项背拘急，胸满恶食，呕吐腹痛，以及妇女血气不调，心腹疼痛，月经不调等。

【制方原理】　本方为外感风寒，内伤生冷所致的寒、湿、气、血、痰五积之证而设。风寒束表，腠理闭塞，故见发热无汗，头痛身疼，项背拘急等。内伤生冷，或宿有积冷，脾阳受损，运化失常，湿聚成痰，痰阻气滞，故见胸满恶食、呕吐腹痛。若寒凝气滞，气血不和，可见心腹疼痛、女子月经不调。本方证为表里俱寒，寒、湿、气、血、痰相互结聚，其中寒积为"五积"之始。治疗当以解表温里以除内外之寒，兼以顺气化痰，活血消积。

方中麻黄、白芷辛温发汗，解表散外寒，干姜、肉桂大辛大热，温里祛内寒，四药合用，可除表里内外之寒。苍术、厚朴苦温燥湿，健脾助运，以除湿积，合陈皮、甘草，寓平胃散之意；陈皮、半夏、茯苓、甘草、生姜相伍，法取二陈汤，行气燥湿化痰，以消痰积；当归、川芎、芍药活血止痛，以化血积；桔梗、枳壳相伍，一升一降，宽胸利膈，善行气积，使得气行则血行，并可助化痰除湿；炙甘草和中健脾，调和诸药。诸药合用，共奏散寒温里、行气活血、化痰消积之功。由是脾健得运，痰消湿化，气机通畅，血脉调和，诸症可得解除。汪昂谓之"所以为解表温中除湿之剂，去痰消痞调经之方也。一方统治多病，惟活法者变而通之"（《医方集解·表里之剂》）。

制方特点：本方主以解表温里，兼以燥湿化痰，调气活血，五积并治。

【临床应用】

1. 用方要点　本方主要用于风寒湿痹或寒凝气滞，气血不和的心腹疼痛证。临床当以恶寒发热，无汗，胸腹胀满或疼痛，苔白腻，脉沉迟为使用依据。

2. 临证加减　根据表里之轻重，五积之偏颇随证加减。如表寒重，以桂枝易肉桂，加强解表之力；表证轻，减少麻黄、白芷用量以减轻发汗之力；里寒偏盛，加制附片以温里散寒；胃痛，呕吐清水，加吴茱萸以温中散寒，降逆止呕；饮食停积，加山楂、神曲、麦芽以消食导滞；无血瘀，去川芎；痛经，加延胡索、炒艾叶、乌药温经止痛。

3. 现代运用　主要用于急性胃肠炎、类风湿关节炎、胃肠型感冒、痛风、坐骨神经痛、慢性肾炎或妇女月经不调、不孕症、带下等证属风寒湿或寒湿者。

4. 使用注意　阴虚或湿热者禁用本方。

 现代研究

临床报道　将 80 例痰湿型多囊卵巢综合征不孕症患者随机分为对照组和治疗组，两组各 40 例。对照组予氯米芬治疗，研究组予五积散联合氯米芬治疗。结果显示两组患者 Th1 细胞与 Th1/Th2 值均降低；与对照组比较，治疗组排卵率和妊娠率升高，流产率降低；中医证候积分较治疗前明显降低，临床总有效率升高（$P<0.05$）。表明五积散联合氯米芬治疗痰湿型多囊卵巢综合征不孕症有较好疗效，能提高排卵率和妊娠率，降低流产率，改善中医临床症状。

第三节　解表攻里

解表攻里剂适用于表证未解，里有积滞证。表证未解，里有积滞证的基本病机：表证未解，邪郁肌表，故见恶寒发热；或邪在少阳半表半里，则见寒热往来，胸胁苦满。邪入阳明，与积滞相结，化热成实，腑气不通，则见腹满便秘、舌红苔黄等症。故治疗当以解表散邪、攻下积滞为主，兼行气止痛、清泄里热等。

本类方剂多以解表药配伍泻下药为主组成。常用解表药如荆芥、防风、柴胡、薄荷等。其中，荆芥辛微温，长于解表散风，透疹消疮，微温不燥，性较和平，无论外感风寒、风热表证，均可配伍应用。防风，辛甘微温，主入膀胱、肝、脾经，既能祛风寒而解表，又能祛风湿而止痛。其温而不燥，药性缓和，风寒与风热皆可选用。柴胡辛苦微寒，长于疏散退热，疏肝解郁，是临床治疗少阳证和肝气郁结证之要药。薄荷辛凉，轻浮上升，芳香通窍，功善疏散风热，清利头目，利咽透疹。

常用泻下药如大黄、芒硝等。其中，大黄苦寒，功善泻下攻积，清热泻火，为临床治疗热结便秘及胃肠积滞之要药。芒硝咸苦寒，长于泻下通便，润燥软坚，清火消肿，常与大黄相须为用，增强其泻下通腑之力。

此外，本类方剂还常选配行气导滞药（枳实、厚朴）、理气止痛药（川楝子、延胡索、郁金）、清泄里热药（黄芩、石膏、栀子）等。

代表方剂有大柴胡汤等。

大柴胡汤《金匮要略》 Da Chaihu Tang
Major Bupleurum Decoction

【组成】　柴胡半斤（24g）　黄芩三两（9g）　芍药三两（9g）　半夏半升，洗（9g）　枳实四枚，炙（9g）　大黄二两（6g）　大枣十二枚，擘（4枚）　生姜五两，切（15g）

【用法】　上八味，以水一斗二升，煮取六升，去渣再煎。温服一升，日三服（现代用法：水煎服）。

【功效】　和解少阳，内泻热结。

【主治】　少阳阳明合病。往来寒热，胸胁苦满，呕不止，郁郁微烦，心下满痛或心下痞硬，大便秘结或协热下利，舌苔黄，脉弦数有力。

【制方原理】　本方主治少阳证未解，邪入阳明化热成实之证。邪气未离少阳，正邪交争，经气不利，故见往来寒热，胸胁苦满等。邪入阳明，化热成实，腑气不通，见心下满痛或痞硬，大便秘结或协热下利；邪热内扰，胃气上逆，故心烦，呕不止；苔黄、脉弦数有力为正盛邪实之象。本方证病机为邪犯少阳、热结阳明之少阳阳明合病。伤寒少阳证当以和解，本应禁下，但兼阳明腑实，则又当下。故治从和解与泻下并行，即"双解"法。

本方由和解少阳的小柴胡汤与泻下阳明的小承气汤合方加减而成。方中柴胡专入少阳，疏散透达半表之邪；黄芩味苦性寒，擅清少阳半里之郁热；两味相合，和解少阳，共为君药。大黄入阳明，泻热通腑；枳实行气破结，与大黄配合，可内泻热结，行气消痞，共为臣药。又用芍药缓急止痛，配大黄治腹中实痛，伍枳实调和气血，以除心下满痛；半夏和胃降逆，重用生姜增强和胃止呕之力，并配制大黄、黄芩苦寒伤中，共为佐药。大枣和中益气，与生姜相配，调和营卫而和诸药，与芍药相伍，生津益阴而缓急，为佐使药。诸药合用，共奏和解少阳、内泻热结之功。本方含小承气汤的药法，但大黄用量减半，且去厚朴，更有芍药、大枣之酸甘配伍，故其泻下之力较缓。因此，全方以和解少阳为主，适用于少阳邪热初入阳明之证。

制方特点：疏透清解与行气通腑合用，乃和解与泻下两法并用之剂。

本方由小柴胡汤去人参、甘草，加大黄、枳实、芍药而成。两方中柴胡、黄芩、半夏、大枣剂量相同，但大柴胡汤重用生姜，因其所治之呕逆症较重；又因少阳之邪传阳明，已成热结，故不用人参、甘草，而加大黄、枳实以泻热破结，加芍药（合枳实）以调和肝脾，缓急止痛。

【临床应用】

1. 用方要点　本方为主治少阳不解，阳明热结的常用方。临床当以往来寒热，胸胁或心下满痛，呕吐，便秘，苔黄，脉弦数为使用依据。

2. 临证加减　根据少阳证与阳明热结证的轻重，调整方中柴胡、黄芩与大黄、枳实的用量比例。若胁脘痛剧者，加川楝子、延胡索、郁金等以行气止痛；恶心呕吐剧烈者，加姜竹茹、黄连、旋覆花等以降逆止呕；若见黄疸，加茵陈、栀子清热利湿退黄；胆结石，加金钱草、海金沙以清热利湿排石。

3. 现代运用　多用于胆囊炎、胆石症、胆道蛔虫病、急性胰腺炎、胃及十二指肠溃疡等急腹症，还可用于肝炎、急性扁桃体炎、腮腺炎、小儿高热等证属少阳阳明合病者。

4. 使用注意 少阳阳明合病热结尚未成实者，不宜使用本方。

 附 方

1. 厚朴七物汤（《金匮要略》） 厚朴半斤（24g） 甘草 大黄各三两（各9g） 大枣十枚（4个） 枳实五枚（9g） 桂枝二两（6g） 生姜五两（15g） 用法：上七味，以水一斗，煮取四升，温服八合，日三服。功效：解肌发表，行气通便。主治：外感表证未罢，里实已成。腹满身热，大便不通，脉浮而数。

2. 防风通圣散（《黄帝素问宣明论方》） 防风 川芎 当归 芍药 大黄 薄荷叶 麻黄 连翘 芒硝各半两（各6g） 石膏 黄芩 桔梗各一两（各12g） 滑石三两（20g） 甘草二两（10g） 荆芥 白术 栀子各一分（各3g） 用法：上为末，每服二钱（6g），水一大盏，生姜三片，煎至六分，温服。功效：疏风解表，泻热通便。主治：风热壅盛，表里俱实证。憎寒壮热，头目昏眩，目赤睛痛，口苦而干，咽喉不利，胸膈痞闷，咳呕喘满，涕唾稠黏，大便秘结，小便赤涩，舌苔黄腻，脉数有力，并治疮疡肿毒，肠风痔漏，丹斑瘾疹等。

按 厚朴七物汤、防风通圣散和大柴胡汤均为和解攻里之方。其中厚朴七物汤与大柴胡汤分别主治太阳阳明合病与少阳阳明合病，防风通圣散主治表里三焦俱实之证。厚朴七物汤由桂枝汤合小承气汤加减而成，方中重用厚朴，配伍枳实、大黄以通腑泻热；轻用桂枝，佐生姜、大枣、甘草以解肌散寒，调和营卫，适用于治太阳阳明合病而以阳明证为重者。大柴胡汤是以小柴胡汤合小承气汤加减而成，方中不用厚朴，但用枳实、大黄泻热通腑；主以柴胡、黄芩，配伍半夏、白芍、大枣，重用生姜，以和解少阳，适用于太阳阳明合病而以少阳证为主者。防风通圣散以发表、清热、通腑与调和气血药而成，方中麻黄、防风、荆芥、薄荷解表散邪，石膏、黄芩、连翘、桔梗清解里热，栀子、滑石清热利水，大黄、芒硝泻热通便，当归、白芍、川芎养血和血，白术、甘草益气和中，集汗、下、清、利、补五法于一方。王泰林谓之"此为表里、气血、三焦通治之剂"，"汗不伤表，下不伤里，名曰通圣，极言其用之效耳"。

 现代研究

1. 实验研究 将 6 周龄小鼠采用"内湿+外湿+高胆固醇致石饲料"造模建立胆固醇结石（cholesterol stone，CS）湿热证小鼠模型。造模成功后，分别给予加减大柴胡汤和熊去氧胆酸灌胃，共干预 4 周。结果与对照组相比，两用药组小鼠胆汁浑浊程度明显降低，肝脏、胆囊病变程度均明显降低；血清肝功能指标γ-谷氨酰基转移酶（GGT）、碱性磷酸酶（ALP）、总胆红素（TBIL），胆汁中总胆固醇（TC）、总胆汁酸（TBA）含量均显著降低（$P<0.01$），其中加减大柴胡汤组中医证候改善明显，ALP、TBIL 降低程度更为明显（$P<0.01$）。表明加减大柴胡汤有改善 CS 湿热证模型小鼠的肝脏功能，调节胆汁代谢及改善中医湿热证候的作用。

2. 临床报道 将慢性胆囊炎患者 110 例随机分为对照组和观察组，对照组给予消炎利胆片治疗，观察组在此基础上加用大柴胡汤治疗，比较两组患者治疗后的临床效果。结果显示观察组总有效率（90.91%）高于对照组（76.36%），6 个月后复发率低于对照组，差异具有统计学意义（$P<0.05$）。与对照组比较，观察组患者右上腹痛缓解时间、右上腹压痛缓解时间、发热缓解时间缩短；白细胞介素-2（IL-2）、白细胞介素-8（IL-8）水平升高，白细胞介素-1β（IL-1β）、β-内啡肽（β-EP）水平降低（$P<0.05$）。表明大柴胡汤与消炎利胆片合用可以提高慢性胆囊炎的疗效。

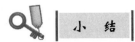

小 结

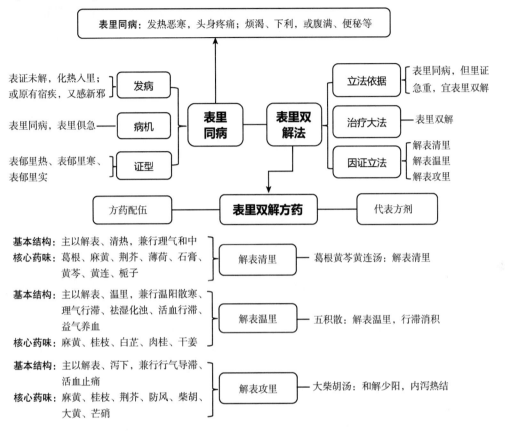

本章方剂概要：表里双解剂分为解表清里、解表温里、解表攻里三类。

（1）解表清里：适用于表证未解，里热已盛证。葛根黄芩黄连汤以辛凉升散之葛根与苦寒清热之黄芩、黄连配伍，具有清热止利、外散表邪之功，主治表证未解，热邪入里的协热下利证。

（2）解表温里：适用于表证未解，里有寒邪证。五积散具有发表温里、顺气化痰、活血消积的功效，主治外感风寒，内伤生冷所致的表里有寒兼有气郁湿停、痰阻血滞之五积证。

（3）解表攻里：适用于表证未解，里有积滞证。大柴胡汤由小柴胡汤合小承气汤加减而来，具有和解少阳、内泻热结之功，主治少阳阳明合病但阳明热结不甚者。

展 望

现代药理研究表明，表里双解剂具有解热、抗菌、抗病毒、促进胃肠运动、保护胃黏膜、保肝、改善脂质代谢、降血糖，以及抗心律失常、减肥等作用。现代临床常用于治疗消化系统、呼吸系统、内分泌系统及心脑血管系统等疾病，如急性胰腺炎、急慢性胃肠炎、细菌性痢疾、肠伤寒、胆囊炎及胆石症、肺炎及支气管炎、感冒、流感、肥胖、痛风、高脂血症、月经不调、高血压、偏头痛，以及结膜炎、荨麻疹、类风湿关节炎、坐骨神经痛、慢性肾炎等。

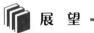

实 训 》》》

刘妇新连，性躁善怒，凡事不如意，即情绪索然，抑郁于心，因之肝气不舒，常见胸胁胀痛，噫气不休之证，但服芳香调气药即愈。今秋天候异常，应凉而反热，俨然炎夏，所谓当去不去，非时之候也。妇感时气，前病复作，胸胁益疼，心下痞硬欲呕。医用前药治之不效，邀往会诊。切脉弦数，口苦，舌干燥，胸胃痞胀，尿黄便结。（赵守真. 2008. 治验回忆录. 人民卫生出版社，2：28）

　　分析要点：①结合病史及目前临床表现，分析该患者当辨为何证？如何立法？②根据辨证和治法，选用何方？为什么？③确定选方后，根据具体病情如何对方剂进行适当加减？为什么？

　　请对分析结果进行整理，提出该患者的最终辨证、治法及选方用药。

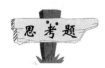

1. 结合协热下利的病因病机，阐述葛根黄芩黄连汤的组方思想。

2. 叙述五积散主治的"五积证"的病机及表现，如何理解该方"一方统治多病"？

3. 分析大柴胡汤中用生姜的配伍意义是什么？

4. 分析大柴胡汤与小柴胡汤在主证、功效和药物组成方面的异同。

（汪玉梅）

第十三章 补 益 剂

补益剂（tonifying and replenishing formulas）以补益药为主组成，具有补养人体气、血、阴、阳等作用，主治各种虚证。补益法属于八法中的"补法"。

虚证是对人体正气虚弱所产生的各种虚弱证候的概括。虚证可由先天禀赋不足引起，但主要是因后天失调或疾病耗损造成机体的正气不足或虚弱所致。人体正气包括阴阳、气血、津液、营卫等，因此虚证的范围较广。但不论何种类型的正气虚损，其病位均与五脏相关，因此常以气、血、阴、阳为纲，五脏为目，对虚证进行辨证论治。治疗遵"虚则补之"（《素问·三部九候论》），"损者益之"、"劳者温之"（《素问·至真要大论》），"因其衰而彰之"，"形不足者，温之以气；精不足者，补之以味"（《素问·阴阳应象大论》）等法则，使耗伤的气、血、精、津液得以恢复，从而维持人体脏腑经络的生理功能。

虚证所涉及的范围虽然很广，但可归纳为气虚、血虚、阴虚、阳虚四种基本类型。由于人体气、血、阴、阳之间在生理上相互依存、病理上相互影响，气血两虚与阴阳两虚证亦很常见。所以，补益剂相应地分为补气、补血、气血双补、补阴、补阳、阴阳并补六类。

补法及其组方有一定的规律。第一，有直接补益和间接补益的不同。前者针对的是人体脏腑气、血、阴、阳之不足，分别采用补气、补血、补阴、补阳之法，或针对虚损脏腑之所在，如《难经·十四难》中所述"损其肺者，益其气；损其心者，调其营卫；损其脾者，调其饮食，适其寒温；损其肝者，缓其中；损其肾者，益其精"。后者是根据气血、阴阳及脏腑相生的关系而间接地达到补益目的。第二，根据气血相生理论，血虚者补血时，酌伍补气之品以补气生血，甚至着重补气以生血。又如根据阴阳互根互用理论，补阳时佐以补阴之品，以使阳有所附，补阴时佐以补阳之品，以使阴有所化，即所谓"善补阳者，必于阴中求阳，则阳得阴助而生化无穷；善补阴者，必于阳中求阴，则阴得阳升而泉源不竭"（《类经》）；再如根据五行相生理论，采用"虚者补其母"之法，如"培土生金"、"滋水涵木"等。第三，根据先后天的关系，以补肾或补脾为切入点，通过补脾或补肾均可达到补虚的效果。因为肾为先天之本，五脏六腑阴阳之根；脾为后天之本，气血生化之源。具体以补脾或是补肾为主，则当因证制宜。第四，根据虚证病情的轻重缓急又有峻补、缓补及平补之分，大凡病势急迫，如暴脱之证，宜用峻补，以急救危亡；而病势较缓，病程较长的虚弱证，则宜用缓补；虚损较轻兼夹邪气，或虚不受补者，则宜用平补。

虚者补其母

应用补益剂，其一，应辨别证候的虚实真假。张介宾认为"至虚之病，反见盛势，大实之病，反有羸状"（《景岳全书》）。真虚假实，误用攻伐，则虚者更虚；真实假虚，误用补益，则实者更实。其二，补益之剂多滋腻碍胃，对于脾胃素弱，虚不受补者，宜先调理脾胃，或在补益方中佐以健脾和胃理气之品，以助运化。其三，若正气虚损又兼湿阻、痰滞、热扰、食积等实邪者，应视邪实与正虚的主次缓急，酌情采取先攻后补，或先补后攻，或攻补兼施等法，务使祛邪而不伤正，补虚而不助邪。其四，补益剂入汤剂宜文火久煎，服药时间以空腹或饭前为佳，若急证则不受此限。

第一节 补 气

补气剂适用于气虚证。人身之气乃先天之精与后天水谷之精所化并与吸入的自然界清气相合而成。因此，气虚与肺、脾及肾的关系最为紧密。气虚证的基本病机：气虚不足，脏腑功能减退，表现为倦怠乏力、语音低微、动则气促、容易感冒、面色萎白、舌淡苔白、脉虚弱等；若气虚而运化失健，水津停聚，湿盛下注大肠可见便溏，甚或泄泻等；若气虚而致气机阻滞，则脘腹胀满，或胸脘痞闷；若气虚无力升举，而反下陷，可见头晕眼花、少气懒言，或内脏下垂等；若气虚而使生化减少，血亦亏少，可见面色萎黄、心慌心悸等；若气虚以致气脱，则表现为汗出不止，气息微弱，昏迷，脉微欲绝等。治疗以补补气为主，兼以健脾化湿、行气通滞、升阳举陷、补血养血、养阴生津等。

本类方剂多以补气药为主组成，如人参、黄芪、白术、党参、山药、炙甘草等。其中人参甘微温，主入肺、脾、心、肾经，大补元气，补脾益肺，复脉固脱，生津养血，"凡脏腑之有气虚者，皆能补之"（《本草正》），治元气虚脱之气短神疲、脉微欲绝，或脾肺气虚之气短食少、咳嗽喘促，或气阴两伤之口舌干燥、消渴等，皆为首选。黄芪甘微温，主入脾、肺经，补中益气，升阳举陷，生津养血，且具固表止汗之功，为治疗气虚下陷之内脏下垂、久泻脱肛，或气不摄血之各类出血，或卫虚不固之自汗、易感外邪等首选之品。白术甘苦温，主入脾、胃经，健脾益气，兼可燥湿利水、止汗、安胎，善治脾气虚之食少腹胀、脾湿盛之便溏泄泻、表虚不固之自汗、脾虚气弱之胎动不安等。党参甘平，主入脾、肺经，补脾益肺，兼能养血生津，功似人参而药力缓和，常作为人参之代用品。山药甘平，主入脾、肺、肾经，补脾养胃，生津益肺，补肾涩精，因其既能补气又能益阴，对于脾虚泄泻、肺虚咳嗽、气阴两虚之消渴等皆可使用。甘草甘平，主入心、肺、脾、胃经，补脾益气，甘缓和中，治疗诸虚特别是脾肺气虚证多用。

此外，还常配伍健脾化湿药（茯苓、薏苡仁、扁豆）、理气行滞药（陈皮、木香、砂仁）、散风升阳药（升麻、柴胡、葛根）、补血养血药（当归、白芍、枸杞子）、养阴生津药（麦冬、沙参、五味子）等。

代表方剂有四君子汤、参苓白术散、补中益气汤、生脉散等。

四君子汤《太平惠民和剂局方》 Sijunzi Tang Four Gentlemen Decoction

【组成】 人参去芦 白术 茯苓去皮（各9g） 甘草炙（6g）各等分

【用法】 上为细末。每服二钱（15g），水一盏，煎至七分，通口服，不拘时；入盐少许，白汤点亦得（现代用法：水煎服）。

【功效】 益气健脾。

【主治】 脾胃气虚证。面色萎白，语声低微，四肢乏力，食少便溏，舌淡苔白，脉虚弱。

【制方原理】 本方为主治脾胃气虚证而设。脾主运化，胃主受纳。脾胃气虚，纳化失职，则食少便溏；气血生化不足，脏腑组织失养，故见面色萎白，语声低微，四肢乏力；舌淡，苔白，脉虚弱，均为脾胃气虚之象。《医方考》云："夫面色萎白，则望之而知其气虚矣；言语轻微，则闻之而知其气虚矣；四肢无力，则问之而知其气虚矣；脉来虚弱，则切之而知其气虚矣。"故治宜补益脾胃之气，以复其运化受纳之功。

方中人参甘温，补益脾胃之气，为君药。白术甘温而兼苦燥之性，甘温补气，苦燥健脾，与人参相伍，益气补脾之力益著，为臣药。茯苓甘淡，健脾渗湿，与白术相伍，前者补中健脾，守而不走，后者渗湿助运，走而不守，两者相辅相成，健脾助运相得益彰，为佐药。炙甘草甘温益气，合人参、白术可加强益气补中之力，又能调和方中诸药，为佐使药。四药相合，共奏益气健脾之功。本方作用冲和平淡，犹如宽厚平和之君子，故有"四君子汤"之名。

本方与理中丸中均有人参、白术、炙甘草三味，皆可益气补中，治疗脾虚之证。但四君子汤中配伍茯苓，以人参为君，重在益气健脾，主治脾胃气虚证；理中丸配伍干姜，且以干姜为君，重在温中祛寒，适用于中焦虚寒证。

制方特点：健脾养胃，用药甘温平和，甘柔与苦燥、渗利相伍，深合脾燥胃润之性。

【临床应用】

1. 用方要点 以面色萎白，食少神倦，四肢乏力，舌淡苔白，脉虚弱为使用依据。

2. 临证加减 胃气失和，恶心呕吐，加半夏、陈皮等，以增和胃降逆止呕之功；中虚气滞，胸膈痞满，加枳壳、陈皮等，以行气宽胸；畏寒腹痛，加干姜、附子等，以温里助阳，散寒止痛。

3. 现代运用 常用于慢性消化不良、慢性胃肠炎、消化性溃疡、乙型肝炎等疾病，还可用于先兆流产、小儿缺铁性贫血、小儿感染后期调理等证属脾胃气虚者。

4. 使用注意 湿困脾胃者不宜使用。

 附 方

1. 异功散（《小儿药证直诀》） 即四君子汤加陈皮剉，各等分（各6g） 用法：上为细末，每服二钱（6g），水一盏，加生姜五片、大枣二个，同煎至七分，食前温服，量多少予之。功效：益气健脾，行气化滞。主治：脾胃气虚兼气滞证。饮食减少，大便溏薄，胸脘痞闷不舒，或呕吐泄泻等。

2. 六君子汤（《医学正传》） 陈皮一钱（3g） 半夏一钱五分（4.5g） 茯苓一钱（3g） 甘草一钱（3g） 人参一钱（3g） 白术一钱五分（4.5g） 用法：上切细，作一服。加大枣二个，生姜三片，新汲水煎服。功效：益气健脾，燥湿化痰。主治：脾胃气虚兼痰湿证。面色萎白，语声低微，气短乏力，食少便溏，咳嗽痰多色白，恶心呕吐，胸脘痞闷，舌淡苔白腻，脉虚。

3. 香砂六君子汤（《古今名医方论》） 人参一钱（3g） 白术二钱（6g） 茯苓二钱（6g） 甘草七分（2g） 陈皮八分（2.5g） 半夏一钱（3g） 砂仁八分（2.5g） 木香七分（2g） 用法：上加生姜二钱（6g），水煎服。功效：益气化痰，行气温中。主治：脾胃气虚，湿阻气滞证。呕吐痞闷，不思饮食，脘腹胀痛，消瘦倦怠，或气虚肿满。

按 上三方均由四君子汤加味而成。其中异功散加陈皮行气化滞，较之四君子汤更增行气和胃之功，适用于脾胃气虚兼胸脘痞闷等气滞之证；六君子汤在四君子汤基础上重用白术，再加半夏、陈皮以燥湿化痰和胃，适用于脾胃气虚兼痰湿内阻、肺胃气逆之证；香砂六君子汤乃六君子汤加木香、砂仁而成，长于行气化湿，温中止痛，适用于脾胃气虚，寒湿气滞，脘腹胀痛之证。

 现代研究

1. 实验研究 观察四君子汤对大黄煎液制备的小鼠脾虚证模型的影响。小鼠造模成功后开始口服灌胃不同剂量的四君子汤（12.5g/kg、25.0g/kg、37.5g/kg），治疗13天。结果显示脾虚小鼠体重增长缓慢、体温降低、消化道内食糜平均滞留时间缩短、胃排空加快、促胃液素降低、胃动素升高、脾脏指数和胸腺指数降低；与模型组比较，四君子汤各剂量组小鼠以上各指标均有改善，其中以高剂量效果最佳。表明本方可以调节脾虚证小鼠消化功能及免疫功能紊乱，为该方益气健脾功效的认识提供了一定的药理学依据。

2. 临床报道 观察加味四君子汤（党参、白术、茯苓、甘草、黄芪、防风）结合西药治疗脾气虚型常年性变应性鼻炎患者的临床疗效。治疗组30例，口服加味四君子汤，每日1剂，早晚2次，同时口服盐酸西替利嗪片，每次10mg，每日1次；对照组30例，口服盐酸西替利嗪片。10天为1个疗程，连续3个疗程。结果发现，中西医结合治疗的总有效率为86.7%，明显高于对照组的63.3%（$P<0.01$）。在改善血清IL-4及IFN-γ方面治疗组也显著优于对照组（$P<0.01$）。

参苓白术散《太平惠民和剂局方》

Shenling Baizhu San
Ginseng，Poria and Atractylodes Macrocephala Powder

【组成】 莲子肉去皮，一斤（500g）　薏苡仁一斤（500g）　缩砂仁一斤（500g）　桔梗炒令深黄色，一斤（500g）
白扁豆姜汁浸，去皮，微炒，一斤半（750g）　白茯苓二斤（1kg）　人参去芦，二斤（1kg）　甘草炒，二斤（1kg）　白
术二斤（1kg）　山药二斤（1kg）

【用法】 上为细末。每服二钱（6g），枣汤调下。小儿量岁数加减（现代还用作水煎剂，用量
按原方比例酌情增减）。

【功效】 益气健脾，渗湿止泻。

【主治】 脾虚湿停证。面色萎黄，四肢乏力，形体消瘦，胸脘痞闷，纳差食少，或吐或泻，
或咳嗽痰多色白，舌淡苔白腻，脉虚缓。

【制方原理】 本方为脾胃气虚，纳运失司，湿邪内阻之证而设。脾胃虚弱，气血乏源，则见
面色萎黄，四肢乏力，形体消瘦，纳差食少；脾虚蕴湿，脾胃升降失调，胃气上逆而为呕吐，脾湿
下注则为泄泻；湿聚成痰，上贮于肺，则咳嗽痰多色白；湿遏气机，故胸闷不舒，脘痞失畅。舌淡
苔白腻，脉虚缓等皆为脾虚夹湿之象。治宜补益脾胃，兼以渗湿止泻。

方中人参健脾补气，山药健脾止泻，共为君药。白术健脾燥湿，茯苓健脾渗湿，莲子肉补脾涩
肠，共为臣药。扁豆健脾化湿，薏苡仁健脾利湿，砂仁化湿醒脾，行气和胃；桔梗宣肺理气化痰，
兼载诸药上行而成培土生金之功，共为佐药。甘草益气和中，调和诸药，为佐使药。大枣煎汤调药，
亦助补益脾胃之功。诸药配伍，有健脾止泻、祛湿行滞之功。《古今医鉴》收载本方时，多一味陈
皮，更增行气和胃之效。

制方特点：补脾与祛湿合用，正邪兼顾；脾肺兼调，主在补脾，寓"培土生金"之意。

【临床应用】

1. 用方要点 除见脾胃气虚基本表现外，以泄泻，或咳嗽痰多色白，舌苔白腻，脉虚缓为使用
依据。

2. 临证加减 兼中焦虚寒而腹痛喜得温按，加干姜、肉桂等以温中祛寒止痛；纳差食少者，加
炒麦芽、焦山楂、炒神曲等以消食和胃；咳痰色白量多，加半夏、陈皮等以燥湿化痰。

3. 现代运用 常用于慢性胃肠炎、慢性支气管炎、肺结核、慢性肾炎、妇女带下清稀量多等证
属脾虚湿盛者。

4. 使用注意 湿热泄泻或肺热咳嗽者不宜使用。

 附　方

1. 七味白术散（《小儿药证直诀》，原名"白术散"）　人参二钱五分（7g）　白茯苓五钱（15g）　白
术五钱（15g）　藿香叶五钱（15g）　木香二钱（6g）　甘草一钱（3g）　葛根五钱，渴者加至一两（15～30g）　用
法：上药为粗末。每服三钱（9g），水煎。功效：健脾止泻。主治：脾胃久虚，呕吐泄泻，频作不
止，津液枯竭，口渴烦躁，但欲饮水，乳食不进，羸瘦困劣。

2. 资生丸（《先醒斋医学广笔记》，原名"保胎资生丸"）　人参人乳浸，饭上蒸，烘干，三两（9g）　白
术三两（9g）　白茯苓为细末，水澄，蒸，晒干，入人乳再蒸，晒干，一两半（4.5g）　广陈皮去白，略蒸，二两（6g）　山
楂肉蒸，二两（6g）　甘草去皮，蜜炙，五钱（3g）　怀山药切片，炒，一两五钱（4.5g）　川黄连如法炒七次，三钱（1g）
薏苡仁炒三次，一两半（4.5g）　白扁豆炒，一两半（4.5g）　白豆蔻仁不可见火，三钱五分（1g）　藿香叶不见火，
五钱（1.5g）　莲肉去心，炒，一两五钱（4.5g）　泽泻切片，炒，三钱半（1g）　桔梗米泔浸，去芦，蒸，五钱（1.5g）
芡实粉炒黄，一两五钱（4.5g）　麦芽炒，研磨，取净面，一两（3g）　用法：上为细末，炼蜜为丸，如弹子大。
每次一丸，重二钱（6g），用白汤或清米汤、橘皮汤、炒砂仁汤嚼化下。功效：益气健脾，和胃渗
湿，消食理气。主治：妊娠三月，阳明脉衰，胎元不固，亦治脾胃虚弱，食少便溏，脘腹作胀，恶

心呕吐，消瘦乏力等症。

按 七味白术散与参苓白术散均有益气健脾、祛湿止泻的功效，但参苓白术散配伍有山药、扁豆、莲子、薏苡仁等，故补脾祛湿之力较强，兼能涩肠止泻，适用于脾虚湿停的慢性泄泻及便溏者；七味白术散配伍有藿香、葛根、木香，故偏重醒脾化浊，升阳止泻，适用于脾虚湿浊中阻的泄泻兼食少呕吐者。

资生丸乃参苓白术散去砂仁，加陈皮、白豆蔻、藿香叶、泽泻理气醒脾、祛湿化浊；山楂、麦芽化滞消食；芡实健脾固肾涩精；小量黄连清热健胃，故其健脾中侧重于醒脾助运，兼能益肾固元，适用于脾胃虚弱的胎元不固者。

 现代研究

1. 实验研究 将60%参苓白术散药液按10ml/kg给予小鼠灌胃，给药45分钟后，各组均给予阿托品0.5mg/kg或多巴胺0.3mg/kg，20分钟后给予半固体食糊0.8ml/只；20分钟后处死动物。结果显示参苓白术散组小鼠胃内残留量显著减少（$P<0.05$），表明该方能提高阿托品及多巴胺所致胃轻瘫小鼠的胃排空能力。另本方还能明显减少小鼠给予番泻叶后的腹泻次数及腹泻量（$P<0.01$ 或 $P<0.05$）。提示本方具有调节胃肠动力的作用。

2. 临床报道 将经确诊的125例脾虚泄泻患儿随机分为两组，对照组（60例）给予常规的蒙脱石散（3g/次，3次/天）联合双歧杆菌三联活菌散（2g/次，3次/天）治疗，观察组（65例）在对照组治疗基础上加用参苓白术散加减治疗（党参6g，白术9g，白茯苓9g，莲子肉9g，山药9g，白扁豆9g，薏苡仁12g，马齿苋9g，砂仁2g，桔梗6g，藕节炭9g，败酱草6g，焦神曲6g，甘草6g，制颗粒剂）。3~5岁，0.5~1袋/次，2次/天，水冲服；6~14岁，1袋/次，2次/天，水冲服），两组疗程均为1周。结果与对照组比较，观察组中医证候积分明显降低，胃电主频、正常慢波比例和胃电正常节律比例明显升高（$P<0.05$）。说明参苓白术散可缓解脾虚型泄泻患儿腹泻症状，有改善胃电节律紊乱和促进小儿胃动力恢复的作用。

补中益气汤 《内外伤辨惑论》 Buzhong Yiqi Tang
Tonifying the Middle and Augmenting Qi Decoction

【**组成**】 黄芪一钱（18g） 甘草炙，五分（9g） 人参去芦 升麻 柴胡 橘皮 当归身酒洗 白术各三分（各6g）

【**用法**】 上㕮咀，都作一服，水三盏，煎至一盏，去渣，早饭后温服。如伤之重者，二服而愈，量轻重治之（现代用法：水煎服）。

【**功效**】 补中益气，升阳举陷。

【**主治**】 ①脾虚不升证。头晕目眩，视物昏瞀，耳鸣耳聋，少气懒言，语声低微，面色萎黄，肢倦体软，纳差便溏，舌淡脉弱。②气虚发热证。身热，自汗，渴喜热饮，气短乏力，舌嫩红，脉大无力。③中气下陷证。脱肛，子宫脱垂，久泻久痢，崩漏等，伴气短乏力，纳差便溏，舌淡，脉虚软。

【**制方原理**】 本方为主治脾气虚衰，升举固摄无力之证而设。脾虚不运，生化乏源，脏腑组织失养，则面色萎黄，肢倦体软，纳少便溏，少气懒言，语声低微；中虚不升，水谷精微不能上输，清窍失养，则见头晕目眩，视物昏瞀，耳鸣耳聋；气虚易滞，郁遏不达则发热；气虚不能固表则汗易自出，升举无力则见脱肛、子宫脱垂、胃下垂、或久泻久痢及崩漏等。该证病机要点为脾虚较甚，中气下陷；治宜益气补脾，升阳举陷。

方中黄芪甘温质轻，入脾、肺二经，一则补中益气，升阳举陷；二则补肺实卫，固表止汗，重用为君药。人参、白术健脾益气，增强黄芪的药力，同为臣药。气虚日久，常损及血，故配伍当归养血和营；气虚易滞，故配陈皮理气行滞，兼以补气防壅，俱为佐药。佐使以小量升麻和柴胡，协助益气之品以升提下陷之气，所谓"胃中清气在下，必加升麻、柴胡以引之，引黄芪、人参、甘草甘温之气味上升"（《内外伤辨惑论》）；炙甘草健脾益气，调和诸药；此三味共为佐使。诸药配伍，使气虚得补，清阳得升，发热得除。本方为治疗中虚气陷证的要方，又为甘温除热之良剂。

制方特点：补中益气，兼行和血、行滞；甘温补气举陷，兼能实卫除热。

【临床应用】

1. 用方要点　本方为补气升阳、甘温除热的代表方。以体倦乏力，少气懒言，面色萎黄，脉虚软无力为使用依据。

2. 临证加减　兼头痛，加蔓荆子、川芎，以助升阳止痛之力；兼腹痛，加白芍以缓急止痛；兼气滞腹胀，加枳壳、木香、砂仁等，以行气消痞；久泻不愈，加莲子肉、诃子、肉豆蔻等，以涩肠止泻；烦热较甚，加黄柏、生地黄等，以泻下焦阴火。

3. 现代运用　多用于子宫脱垂，胃、肝、脾、肾等内脏下垂，胃黏膜脱垂，脱肛，疝气，膀胱肌麻痹，重症肌无力，不明原因的低热，慢性结肠炎，乳糜尿，功能失调性子宫出血，习惯性流产，慢性肝炎，原发性低血压等证属中虚气陷者。

4. 使用注意　阴虚火旺及实证发热者禁用。

 附　方

1. 举元煎（《景岳全书》）　人参　炙黄芪各三五钱（各9～15g）　甘草炙，一二钱　升麻炒，五七分（2～3g）　白术炒，一二钱（3～6g）　用法：水煎服。功效：益气举陷。主治：气虚下陷，血崩血脱，亡阳垂危等证。

2. 升陷汤（《医学衷中参西录》）　生黄芪六钱（18g）　知母三钱（9g）　柴胡一钱五分（5g）　桔梗一钱五分（4.5g）　升麻一钱（3g）　用法：水煎三次，一日服完。功效：益气升阳。主治：中气下陷，气短不足以息，或努力呼吸，有似乎喘，或气息将停，危在顷刻，脉沉迟微弱，或三五不调。

3. 升阳益胃汤（《内外伤辨惑论》）　黄芪二两（30g）　半夏汤洗　人参去芦　甘草炙，各一两（各15g）独活　防风　白芍　羌活各五钱（各9g）　橘皮四钱（6g）　茯苓　柴胡　泽泻　白术各三钱（各5g）　黄连一钱（1.5g）　用法：上㕮咀，每服三至五钱（15g），加生姜五片，大枣二枚，用水三盏，煎至一盏，去滓，早饭后温服。功效：益气升阳，清热除湿。主治：脾胃虚弱，湿热滞留中焦证。饮食无味，食不消化，脘腹胀满，面色㿠白，畏风恶寒，头眩耳鸣，怠惰嗜卧，肢体重痛，大便不调，小便赤涩，口干舌干。

4. 玉屏风散（《医方类聚》引《究原方》方）　防风一两（30g）　黄芪蜜炙　白术各二两（各60g）用法：上㕮咀，每服三钱（9g），水一盏半，加大枣1枚，煎七分，去滓，食后热服。功效：益气固表。主治肺卫气虚证。汗出恶风，面色白，易感风邪，舌淡苔薄白，脉虚浮。

5. 保元汤（《博爱心鉴》）　人参一钱（3g）　黄芪三钱（9g）　甘草一钱（3g）　肉桂五至七分（1.5～2g）用法：水煎服。功效：益气温阳。主治：虚损劳怯，元气不足。倦怠乏力，少气畏寒，以及小儿痘疮，阳虚顶陷，不能发起灌浆者。

按　前三方虽然主治证候各异，但均由气虚下陷所致，故组方皆以补中益气为法，即重用补气之药，配伍升阳举陷之品。其中举元煎用参、芪、术、草益气补中，辅以升麻升阳举陷，药简力专，适用于中气下陷，血失统摄之血崩血脱证；升陷汤重用一味黄芪补气升阳，佐以升麻、柴胡、桔梗升举下陷之清气，载药上达胸中，适用于中气下陷，气短喘促，脉微弱之证。升阳益胃汤乃在补中益气汤基础上以白芍易当归、防风易升麻，再加羌活、独活、茯苓、半夏、泽泻、黄连，故其补气升阳中兼能散风除湿清热，宜于脾胃虚弱，清阳不升，湿郁生热之证。玉屏风散以黄芪、白术补脾助运，补肺实表，配以少量防风以升阳祛风，功专益气固表止汗，兼能祛风，适用于肺卫气虚，易感风邪或自汗之证。保元汤以人参、黄芪、甘草补气，配以少量肉桂温助元阳，故温补阳气之功较著，适用于虚损劳怯、元气不足诸证。

 现代研究

1. 实验研究　以饮食失节+游泳疲劳+腹腔注射脂多糖（LPS）法复制脾虚发热大鼠模型，于第18天开始，补中益气汤组、补中益气汤去柴升组、补中益气汤大剂柴升组、大剂柴升组分别按剂量（6.83g/kg、6.30g/kg、8.70g/kg、2.52g/kg）灌胃，连续5日，于第22天造模组大鼠腹腔注射LPS。结果较之于对照组，补中益气汤组大鼠体温显著降低，血IL-6和下丘脑PGE$_2$、cAMP明显下降（$P<0.05$，$P<0.01$）；补中益气汤去柴升组和补中益气汤大剂柴升组体温及血IL-6、PGE$_2$和cAMP均无明显差异；大剂柴升组体温显著降低，下丘脑PGE$_2$、cAMP显著降低（$P<0.05$）。表明补中益气汤对脾虚发热模型大鼠的退热作用与方中升麻、柴胡及其用量有关，其退热作用可能与抑制内源性致热原及中枢热调节介质的生成有关。此研究为补中益气汤治疗"气虚发热证"宜选配小剂量升麻、柴胡提供了一定的药理学依据。

2. 临床报道 将100例气血亏虚型眩晕患者随机分为对照组和治疗组，每组50例，两组分别给予尼莫地平和补中益气汤治疗，连续治疗30天。结果：治疗组临床症状改善有效率为86.0%，显著高于对照组（68.0%）（$P<0.05$）；其椎动脉、颈总动脉左右侧的平均血流速度和症状改善及功能恢复评分也优于对照组（$P<0.05$）。表明该方辨证用于临床眩晕有较好的疗效，也为该方补中升阳功效的认识提供了一定的药理学依据。

生脉散 《医学启源》 Shengmai San Pulse-Generating Powder

【组成】 人参（9g） 麦冬（9g） 五味子（6g）（原著本方未标注用量）

【用法】 水煎服。

【功效】 益气生津，敛阴止汗。

【主治】 气阴两伤证。肢体倦怠，气短声低，汗多懒言，干咳少痰，口干舌燥，舌干红少苔，脉微细弱或虚大而数。

【制方原理】 本方所主为肺热久羁，或外感暑热而致气阴大伤，甚至元气虚脱证。肺气虚则倦怠乏力，语声低微，气短懒言；累及五脏，脉道失充，则脉来细弱或虚大而数；热灼阴液或汗泄津伤，心肺失养，则见心中悸烦，干咳痰少，口干舌燥，舌干红少苔；暑伤元气，气脱津泄，可出现"气促上喘，汗出而息不续，命在须臾"（《赤水玄珠全集》）等虚脱之象。故治以益气生津，敛阴止汗。

方中人参甘温大补元气，益肺生津，固脱止汗，为君药；麦冬甘寒，滋阴润燥，与人参相配，气阴双补，为臣药；五味子酸温，益气生津，敛阴止汗，与参、麦相伍，既可固气津之外泄，又能复气阴之耗损，为佐药。三药合用，使元气充，肺阴复，而脉归于平。气阴双补，但以人参补气为主，重在气复津生，汗止阴存，脉得气充，则可复生，故以"生脉"命之。

【临床应用】

1. 用方要点 本方为主治气阴两虚证的代表方剂。以体倦气短，自汗神疲，口燥咽干，舌红脉虚为使用依据。

2. 临证加减 久咳不愈，肺阴重损，可加生地、熟地、玄参等以滋肾润肺；阴虚内热，五心烦热，可加生地黄、知母、鳖甲等以清退虚热；汗出较多，可加山茱萸、麻黄根、煅龙骨、煅牡蛎等以增敛阴止汗之力；元阳虚脱，肢冷脉微，可加制附片、黄芪、龙骨等以回阳固脱。

3. 现代运用 用于冠心病、心绞痛、急性心肌梗死、心律不齐等心血管系统疾病，肺心病、肺结核、慢性支气管炎等呼吸系统疾病，以及各类休克、中暑等证属气阴两虚者。

4. 使用注意 兼实邪者不宜使用。

附 方

1. 人参蛤蚧散（蛤蚧散）（《博济方》） 蛤蚧一对，新好者，用汤洗十遍，慢火内炙令香，研细末 人参 茯苓 知母 贝母去心，煨过，汤洗 桑白皮各二两（各60g） 甘草炙，五两（150g） 大杏仁六两，汤洗，去皮、尖，烂煮令香，取出，研（180g） 用法：上为细末，入杏仁拌匀研细。每服半钱（6～9g），加生姜二片，酥少许，水八分，煎沸热服。如以汤点频服亦妙（现代多用作水煎剂，用量按原方比例酌减）。功效：补肺益肾，止咳定喘。主治肺肾气虚，痰热内蕴咳喘证。咳嗽气喘，呼多吸少，声音低怯，痰稠色黄，或咳吐脓血，胸中烦热，身体羸瘦，或遍身浮肿，脉浮虚。

2. 人参胡桃汤（《夷坚·己志》，录自《是斋百一选方》，原名"观音人参胡桃汤"） 新罗人参一寸许（9g） 胡桃肉一个（9g）去壳，不剥皮 用法：水煎服。功效：补肺肾，定喘逆。主治：肺肾两虚，气促痰喘者。

按 两方均有补虚定喘之效，同治虚喘证。但人参蛤蚧散补纳中兼清化痰热及肃肺降气，主治肺肾虚衰，兼有痰热之咳喘；人参胡桃汤单纯补纳，主治肺肾两虚，气喘不能平卧者。

 现代研究

1. 实验研究 用生脉散三个有效组分人参皂苷、麦冬皂苷、五味子木脂素，按 $7:2:6$ 得到新组方，采用亚硝酸钠（$NaNO_2$）和断头分别制备小鼠缺氧模型，生脉散组分配方分别按 50mg/kg 和 150mg/kg 剂量给予模型小鼠灌胃。结果显示两个剂量组均能明显延长小鼠断头呼吸时间（$P<0.05$ 或 $P<0.01$）；高剂量能显著减少模型小鼠脑内丙二醛（MDA）含量和提高超氧化物歧化酶（SOD）活性（$P<0.05$）。表明生脉散有效组分配方对脑缺血缺氧损伤具有保护作用。上述研究为该方益气养阴生脉的功效提供了一定的现代理解。

2. 临床报道 将 60 例心衰病例随机分为治疗组和对照组，两组各 30 例。对照组采用吲哚美辛片（10mg，每日 3 次）、地高辛片（0.125mg，每日 1 次）、培哚普利（4mg，每日 1 次）及对症治疗。治疗组在此基础上加用生脉散袋泡剂，每次 2 包，每日 2 次。4 周为 1 个疗程，持续 3 个疗程。结果显示生脉散对心衰患者的症状、体征及心脏功能均有明显改善作用，同时对血浆肾素活性、血管紧张素Ⅱ（AngⅡ）、内皮素（ET）、醛固酮等指标具有调整作用（$P<0.05$）；在提高生活质量方面明显优于对照组（$P<0.05$）。提示生脉散具有改善心功能及逆转心室重塑作用。

第二节 补 血

补血剂适用于血虚证。心主血，肝藏血，脾统血，血虚与心、肝、脾三脏关系密切。肾藏精，肝藏血，精血相互资生，精充则血足。大凡久病内耗，或失血过多，或气虚不能生血，或精亏不能化血，或津损不能充血等，皆可致血虚证。血虚不能濡养脏腑、经络及组织，以面色无华、头晕眼花、爪甲色淡、舌淡、脉细为主要表现。血不养神，故心悸不宁、眠差多梦；血海空虚，冲任失调，而见月经量少色淡，或前或后，甚至闭经不行等。血虚不荣，脉道涩滞，也可导致营血虚滞，甚则血瘀，伴见肌肤甲错，肢体痛楚，脉细涩等。故本证治疗以补血为主，兼以益气健脾、理气醒脾、养心安神、补肾益精、活血行滞等。

本类方剂以补血药为主组成，常选当归、熟地黄、白芍、阿胶、龙眼肉等。其中当归甘辛温，主入肝、心、脾经，功擅补血，兼能活血，润肠通便，补中有行，为养血之要品，又为调经之要药，常用于血虚及妇人月经不调、经闭痛经等证。熟地黄甘微温，主入肝、肾经，质地厚重，补血滋阴，是治血虚之要药，且能益精填髓助生精血，常与当归相须为用。白芍苦酸微寒，主入肝、脾经，长于养血调经，敛阴止汗，且具柔肝止痛、平抑肝阳之效，若为血虚证，或血虚所致筋脉失养之痛经、肢体挛急疼痛、肝阳上亢之眩晕头痛等最宜选用。阿胶甘平，主入肺、肝、肾经，补血滋阴，润燥止血，为血肉有情之品，多用于血虚、阴虚、出血之证。龙眼肉甘温，主入心、脾经，补益心脾，养血安心，补而不腻，为滋补良药，多用于气血两虚而致的心悸、怔忡、气短神疲、失眠健忘等。

此外，补血剂还常配伍益气健脾药（人参、黄芪、白术）、养心安神药（茯神、柏子仁、酸枣仁）、理气醒脾药（木香、陈皮）、活血行滞药（川芎、桃仁、红花）、补肾益精药（枸杞子、何首乌、桑椹）等。

代表方剂有四物汤、归脾汤等。

四物汤《仙授理伤续断秘方》 Siwu Tang Four-ingredient Decoction

【组成】 白芍（9g） 川当归（9g） 熟地黄（12g） 川芎（6g）各等分

【用法】 每服三钱（9g），水一盏半，煎至七分，空心热服（现代用法：水煎服）。

【功效】 补血和营。

【主治】 营血虚滞证。心悸失眠，头晕目眩，面色无华，形瘦乏力，妇人月经不调，量少或经闭不行，脐腹作痛，舌淡，脉细弦或细涩。

【制方原理】 本方原为外伤"重伤肠内有瘀血者"而设，后世多用于血虚血滞者。营血亏虚，脏腑组织失濡，则见头晕目眩，形瘦乏力，面色无华，唇甲色淡，舌淡；血不养心，则见心悸怔忡，失眠多梦；血海空虚，脉道涩滞，则见月经量少色淡，不能应时而至，甚至经闭，或脐腹作痛，脉细弦或细涩。其病机为营血虚滞，脏腑组织失养，故治宜补血行滞。

方中熟地黄味厚滋腻，补肾填精，为滋阴补血之要药，为君药。当归甘温质润，补血养肝，和血调经，既可助熟地黄补血之力，又可行脉道之滞，为臣药。白芍酸甘质柔，养血敛阴，与地黄、当归相配则滋阴养血之功益著，并可缓急而止腹痛；川芎辛散温通，上行头目，下行血海，中开郁结，旁通络脉，更助当归行营分之滞，两者同为佐药。四药配伍，可使血虚得补，血滞得散。本方补血取治肝肾，兼调冲任，为补血调血之良方。

制方特点：补血治从肝肾，精血互生；补中寓行，补血而不滞血。

【临床应用】

1. 用方要点 本方为补血与调经的代表方、基础方，临床运用以头晕心悸，面色无华，舌淡，脉细为使用依据。

2. 临证加减 若兼气虚，加人参、黄芪等以补气生血；瘀滞重，白芍易为赤芍，并加桃仁、红花，以加强活血祛瘀之力；血虚有寒，加肉桂、炮姜、吴茱萸等以温通血脉；血虚有热，加黄芩、牡丹皮，熟地黄易为生地黄，以清热凉血；妊娠胎漏，加阿胶、艾叶等以止血安胎。

3. 现代运用 主要用于月经不调、胎产等病，还可用于荨麻疹、扁平疣等慢性皮肤病，以及骨伤科疾病等证属营血虚滞者。

4. 使用注意 湿盛中满，大便溏泄者忌用。

📖 附 方

1. 胶艾汤（《金匮要略》，又名芎归胶艾汤） 川芎二两（6g） 阿胶二两（6g） 甘草二两（6g） 艾叶三两（9g） 当归三两（9g） 芍药四两（12g） 干地黄四两（12g） 用法：以水五升，清酒三升，合煮，取三升，去滓，内胶令消尽，温服一升，日三服。不瘥更作。功效：养血止血，调经安胎。主治：妇人冲任虚损，崩漏下血，月经过多，淋漓不止；产后或流产损伤冲任，下血不绝；或妊娠胞阻，胎漏下血，腹中疼痛。

2. 桃红四物汤（《玉机微义》） 即四物汤加桃仁（9g） 红花（6g） 用法：水煎服。功效：养血活血。主治：妇女经期超前，血多有块，色紫稠黏，腹痛等。

3. 圣愈汤（《医宗金鉴》） 熟地黄七钱一分（20g） 白芍酒拌,七钱五分（15g） 川芎七钱五分（9g） 人参七钱五分（15g） 当归酒洗,五钱（12g） 炙黄芪五钱（12g） 用法：水煎服。功效：益气，补血，摄血。主治：妇女月经先期而至，量多色淡，精神倦怠，四肢乏力。

4. 补肝汤（《医学六要》） 当归 生地黄 芍药 川芎 酸枣仁 木瓜 甘草各10g 用法：水煎服。功效：养血柔肝，活血调经。主治：肝血不足，头目眩晕，少寐，月经量少，以及血不养筋，肢体麻木，小腿转筋。

5. 养心汤（《古今医统大全》） 当归身 生地黄 熟地黄 茯神各一钱（各3g） 人参 麦冬各

一钱半（各4.5g）　五味子十五粒（4g）　柏子仁　酸枣仁各八分（各3g）　甘草炙，四分（1.5g）　功效：养血滋阴，宁心安神。主治：血虚神失所养，失眠心悸。

　　按　以上诸方均由含有四物汤的药味组成，胶艾汤配伍有阿胶、艾叶、甘草，有止血调经安胎之功，适宜于崩中漏下及胎漏者。圣愈汤加人参、黄芪，有气血双补之功，兼能补气摄血，主治气血两虚证及气虚失统的出血证。桃红四物汤加桃仁、红花，增其活血行血之力，适宜于血瘀兼有血虚之证。补肝汤加木瓜、酸枣仁、甘草，增柔肝舒筋，补血安神之力，适用于心肝营血不足，头晕少寐，肢体麻木，筋脉拘急证。养心汤中生地黄、熟地黄同用，合生脉散益气养阴，并加枣仁、柏子仁、茯神等养血安神，以补血养心、益气敛阴为主，适用于阴血不足，心神失养之失眠、心悸证。

 现代研究

　　1. 实验研究　将20只8周龄雌性SD大鼠随机分为4组，分别为空白组、模型组、四物汤大剂量组和四物汤小剂量组。除空白组外，其他三组按50mg/kg剂量灌胃雷公藤多苷片造模，连续给药14天，第15天停止造模，不同剂量四物汤（大剂量组按人临床日用量40g的3倍给药，小剂量组按人临床日用量的1.5倍给药）连续灌胃18天，模型组和空白组灌胃等体积生理盐水。结果与空白组比较，模型组黄体生成素（LH）水平高于空白组，雌二醇（E_2）水平低于空白组（$P<0.05$）。与模型组比较，四物汤大剂量和小剂量组的LH水平均降低、E_2水平升高（$P<0.05$）；不同程度扭转模型动物血清促卵泡激素（FSH）、LH水平升高，E_2和孕酮（P）水平降低。表明四物汤对雷公藤多苷片致卵巢功能低下模型大鼠有一定的改善作用。

　　2. 临床报道　将经确诊的51例原发性痛经患者随机分成治疗组（25例）和对照组（26例），治疗组口服加味四物汤，水煎150ml，每日3次；对照组给予布洛芬缓释胶囊口服300mg，每日3次；均用药3个月，分别观察治疗3个月和6个月的疗效。结果显示治疗组痛经症状评分的改善及远期疗效均显著优于对照组（$P<0.05$），表明加味四物汤治疗原发性痛经疗效显著。

归脾汤《正体类要》 Guipi Tang Decoction for Restoring Spleen

　　【组成】　白术　当归　白茯苓　炒黄芪　龙眼肉　远志　炒酸枣仁各一钱（3g）　木香五分（1.5g）甘草炙，三分（1g）　人参一钱（3g）

　　【用法】　加生姜、大枣，水煎服。

　　【功效】　益气补血，健脾养心。

　　【主治】　①心脾气血两虚证：心悸怔忡，健忘失眠，盗汗虚热，体倦食少，面色萎黄，舌淡，苔薄白，脉细弱。②脾不统血证：便血，皮下紫癜，妇女崩漏，月经超前，量多色淡，或淋漓不止，舌淡，脉细弱。

　　【制方原理】　本方为心脾两虚证而设。脾虚不运，则见食少；气血生化乏源，心神失养，则见心悸怔忡、健忘失眠；摄血无力，血溢脉外，则见便血、崩漏、皮下紫癜；阴血亏虚，虚阳外浮，可见盗汗虚热。气血不足，四肢百骸失养，则见体倦，面色萎黄，舌淡脉细弱等症。根据本证病机，治当益气健脾助统运，补血养心以安神。

　　方中人参"补五脏，安精神，定魂魄"（《神农本草经》），补气生血，养心益脾；龙眼肉、茯苓补益心脾，养血安神，共为君药。黄芪、白术助人参益气补脾，当归助龙眼肉养血补心，同为臣药。远志、酸枣仁宁心安神；木香理气醒脾，与补气养血药配伍，使补而不滞，俱为佐药。炙甘草益气补中，调和诸药，为佐使药。煎药时少加生姜、大枣调和脾胃，以资生化。

　　制方特点：心脾同治，重在补脾；气血并补，重在益气。

　　【临床应用】

　　1. 用方要点　本方为主治心脾两虚证的代表方、常用方，以心悸失眠，体倦食少，便血及崩漏，舌淡，脉细弱为使用依据。

2. 临证加减 若血虚较甚，面色无华，头晕心悸，可加熟地黄、阿胶等以加强补血之功。若崩漏下血兼少腹冷痛，四肢不温，可加艾叶炭、炮姜炭以温经止血；崩漏下血兼口干舌燥，虚热盗汗，可加生地炭、阿胶珠、棕榈炭以清热止血。

3. 现代运用 多用于神经衰弱、冠心病、胃及十二指肠溃疡出血、功能失调性子宫出血、再生障碍性贫血、血小板减少性紫癜等证属心脾气血两虚及脾不统血证者。

4. 使用注意 实火内扰、心肝阳亢者不宜使用。

 附 方

当归补血汤（《内外伤辨惑论》） 黄芪一两（30g） 当归酒洗，二钱（6g） 用法：上㕮咀。以水二盏，煎至一盏，去滓，空腹时温服（现代用法：水煎服）。功效：补气生血。主治：血虚发热证。肌热面赤，烦渴欲饮，舌淡，脉洪大而虚，重按无力，亦治妇人经期、产后血虚发热头痛，或疮疡溃后，久不愈合者。

按 本方与归脾汤均以黄芪、当归补益气血，可治气血不足之证。但本方重在补气生血，黄芪用量五倍于当归，取有形之血生于无形之气，使气旺血生之意。主治失血或劳倦内伤，血虚发热证；归脾汤中还有人参、白术、茯苓、龙眼肉、远志、酸枣仁、木香、炙甘草诸药，以补气养血、心脾同治为主，主治心脾气血两虚，神失所养及脾不统血证。

 现代研究

1. 实验研究

（1）采用苦寒泻下、饮食失节加劳倦过度法建立脾虚大鼠模型，给予归脾汤（生药 1g/ml）灌胃，每次 2ml，每天 1 次，连续 6 周。结果水迷宫和跳台实验显示，较之模型组，归脾汤组大鼠的游泳全程时间或潜伏期明显缩短，错误次数较少。表明归脾汤对脾虚大鼠学习记忆能力有一定改善作用。归脾汤（生药 2g/100g）灌胃处理慢性不可预见性应激抑郁模型大鼠，每次 2ml，每天 1 次，连续灌胃 22 天，结果较之于模型组，归脾汤组大鼠行为学得分、学习记忆能力及海马 CA3 区神经元数量均呈显著性增加（$P<0.05$）。提示归脾汤可能是通过保护海马 CA3 区神经元而发挥抗抑郁作用的。

（2）采用腹腔注射豚鼠抗小鼠血小板血清的方法，建立血小板减少性紫癜小鼠模型。造模第 5 天给予归脾汤，低、中、高剂量组分别按水煎液 50%、100%、200%给小鼠灌胃治疗，连续给药 10 天。结果显示，归脾汤有提高特发性血小板减少性紫癜小鼠外周血 T 细胞数量及 TGF-β1 表达的作用，高剂量作用明显。推测归脾汤有可能通过提高特发性血小板减少性紫癜小鼠外周血 T 细胞数量及 TGF-β1 表达，抑制自身反应性 T 细胞、B 细胞的活化与增殖，防止抗血小板抗体的生成。

以上研究为归脾汤健脾养心和益气摄血功效的理解提供了一定药理学基础。

2. 临床报道 将 107 例亚健康失眠心脾两虚型者随机分成 A 组（52 例）和 B 组（55 例），其中 A 组在睡眠卫生宣教基础上加服归脾汤，B 组单纯给予归脾汤治疗，每次口服 150ml，每天 2 次，1 周为 1 个疗程，共 4 个疗程。结果显示两组治疗前后的匹兹堡睡眠质量指数（PSQI）、医生总体印象（CGI）和 WHO 生活质量测量表（WHOQOL-BREF）评分均有明显差异（$P<0.01$），两组有效率均为 80%。表明该方治疗亚健康失眠有一定疗效。

第三节 气血双补

气血双补剂适用于气血两虚证。气血两虚证的基本病机：气虚血弱，脏腑形体失其濡养。多表现为面色无华，头晕目眩，心悸怔忡，食少倦怠，气短懒言，舌淡，脉虚无力等，治疗以气血双补为主。

本类方剂以补气药如人参、黄芪、白术、山药、党参、甘草、大枣等，与补血药如当归、熟地黄、白芍、阿胶、龙眼肉、何首乌等共同组成，配伍方法与补气方剂及补血方剂类似。

代表方剂为八珍汤、炙甘草汤等。

八珍汤《瑞竹堂经验方》 Bazhen Tang Eight-treasure Decoction

【组成】　当归去芦　川芎　熟地黄　白芍　人参　甘草炙　茯苓去皮　白术各一两（各9g）

【用法】　上㕮咀。每服三钱（9g），水一盏半（300ml），加生姜 5 片，大枣 1 枚，煎至七分（200ml），去滓，不拘时候，通口服。

【功效】　益气补血。

【主治】　气血两虚证。面色苍白或萎黄，头晕目眩，四肢倦怠，气短懒言，心悸怔忡，饮食减少，舌淡苔薄白，脉细弱或虚大无力。

【制方原理】　本方所主多系久病失治或病后失调，或失血过多引起的气血两虚证。气血两亏，不能上荣头面，则面色萎黄、头目眩晕；气虚则懒言乏力，血虚则心悸怔忡。治宜益气与补血并施。

方中人参与熟地黄相配，甘温益气补血，共为君药。白术助人参益气补脾，当归助熟地黄补益阴血，同为臣药。白芍养血敛阴，川芎活血行气，使补而不滞，助地、归以补血；茯苓健脾渗湿，炙甘草益气补中，助参、术以益脾，俱为佐药。甘草调和药性，兼作使药。煎加生姜、大枣，资助脾胃而和诸药。数药合用，共收气血双补之功。本方乃四君子汤与四物汤的合方，补气与补血合而为一，兼具两者功效，故以"八珍"名之。

制方特点：四君子汤与四物汤相合，益气与养血并重。

【临床应用】

1. 用方要点　本方为主治气血两虚证的代表方、常用方，以气短乏力，心悸失眠，头目眩晕，舌淡，脉细无力为使用依据。

2. 临证加减　心悸失眠，加酸枣仁、柏子仁等以养心安神；胃弱纳差，加砂仁、神曲以消食和胃。

3. 现代运用　病后虚弱、贫血、迁延性肝炎、神经衰弱等各种慢性病，以及妇女月经不调、胎萎不长、习惯性流产，溃疡久不愈合等证属气血不足者。

4. 使用注意　痰湿内阻者不宜使用。

 附　方

1. 十全大补汤（《太平惠民和剂局方》，又名十全散）　人参去芦　肉桂去粗皮，不见火　川芎　地黄洗，酒蒸，焙　茯苓焙　白术焙　甘草炙　黄芪去芦　当归去芦　白芍各等分（各9g）　用法：上㕮咀。每服三钱（9g），加生姜3片，大枣2个，擘破，水一盏半，煎至八分，去滓温服，不拘时候。功效：温补气血。主治：气血两虚证。面色萎黄，倦怠食少，头晕目眩，神疲气短，心悸怔忡，自汗盗汗，四肢不温，舌淡，脉细弱，以及妇女崩漏，月经不调，疮疡不敛等。

2. 人参养荣汤（养荣汤）（《三因极一病证方论》）　黄芪　当归　桂心　甘草炙　橘皮　白术　人参各一两（各30g）　白芍三两（90g）　熟地黄　五味子　茯苓各三分（各22g）　远志去心，炒，半两（15g）用法：上剉散。每服四钱（12g），水一盏半（300ml），加生姜3片，大枣2个，煎至七分（200ml），去滓，空腹服。功效：益气补血，养心安神。主治：心脾气血两虚证。倦怠无力，食少无味，惊悸健忘，夜寐不安，虚热自汗，咽干唇燥，形体消瘦，皮肤干枯，咳嗽气短，动则喘甚，或疮疡溃后气血不足，寒热不退，疮口久不收敛。

3. 泰山磐石散（《古今医统大全》）　人参　黄芪各一钱（各3g）　白术　甘草炙，各五分（各1.5g）

当归一钱（3g）　川芎　白芍　熟地黄各八分（各2.4g）　川续断一钱（3g）　糯米一撮　黄芩一钱（3g）　砂仁五分（1.5g）　**用法：** 水一盅半（300ml），煎八分（240ml），食远服。但觉有孕，三五日常用一服，四月之后方无虑也。**功效：** 益气健脾，养血安胎。**主治：** 气血虚弱，胎元不固证。胎动不安，堕胎，滑胎，面色淡白，倦怠乏力，不思饮食，舌淡苔薄白，脉滑无力。

　　按　以上三方皆由四君子汤合四物汤加减而成，均为气血双补之剂。其中十全大补汤较八珍汤多黄芪、肉桂，温补之力加强，宜于气血虚甚而偏寒之证；人参养荣汤较之十全大补汤少川芎，增五味子、远志、橘皮，且重用白芍，养血之力较强，且兼宁心安神之效，宜于气血两虚伴心神失宁之证者；泰山磐石散系八珍汤去茯苓，加黄芪、续断、砂仁、黄芩、糯米而成，其益气养血之力较强，兼能固冲益任而安胎，多用于气血虚弱、冲任不固之胎动不安及先兆流产者。

炙甘草汤《伤寒论》 Zhigancao Tang Prepared Licorice Decoction

【组成】　甘草四两，炙（12g）　生姜三两，切（9g）　人参二两（6g）　生地黄一斤（50g）　桂枝三两，去皮（9g）　阿胶二两（6g）　麦冬半升，去心（10g）　胡麻仁半升（10g）　大枣三十枚，擘（10枚）

【用法】　上以清酒七升，水八升，先煮八味，取三升，去滓，内胶烊消尽，温服一升，一日三次（现代用法：水煎服，阿胶烊化，冲服）。

【功效】　滋阴养血，益气通阳。

【主治】　①虚劳心悸。脉结代，心动悸，虚羸少气，舌光少苔，或质干而瘦小者。②虚劳肺痿。咳嗽，涎唾多，形瘦短气，虚烦不眠，自汗盗汗，咽干舌燥，大便干结，脉虚数。

【制方原理】　本方原治伤寒脉结代，心动悸，由阴血不足、阳气虚弱所致。阴血足，血脉无以充盈，加之阳气虚弱，无力鼓动血行，脉气不相接续，则脉来或结或代，至数不齐；气血俱虚，心失其养，则心悸不宁；形体失于充养，则虚羸少气，舌光少苔或质干瘦小。故治宜滋阴补血养心，温阳益气复脉。本方兼治之肺痿亦与气血阴阳不足有关。肺虚气逆，故咳嗽气短；阳气虚馁，津液失布，故多唾涎沫；肺卫气弱，腠理不密，故自汗不已；阴血不足，形神失养，故虚烦不眠，咽干舌燥，形体消瘦；阴虚热扰，津液被耗，则盗汗便结；脉来虚数，亦为正气虚弱之象。故治宜滋阴润燥，益气补肺。

　　方中重用生地黄滋阴补血，充脉养心，为君药。配伍炙甘草、人参健脾补气，兼能生津；麦冬、阿胶，滋阴养血，助生地黄养阴充脉，共为臣药。大枣、胡麻仁甘润而养血滋阴；桂枝、生姜辛温而温阳通脉，同为佐药。原方煎煮时加入清酒，取其辛热，温通血脉以行药力，为使药。诸药相伍，使阴血足而血脉充，阳气复而心脉通，则悸定脉复，故又名"复脉汤"。又本方中炙甘草、人参能培土生金，补益肺气；阿胶、麦冬滋养肺阴；生地黄、胡麻仁长于滋补肾水，与胶、麦相合有"金水相生"之功，故也可用于虚劳肺痿的治疗。

　　制方特点：气血阴阳并补，心脾肺肾兼调；寓通散于补养之中，补而不滞。

【临床应用】

　　1. 用方要点　本方为主治气（阴）血（阳）不足之证的代表方及常用方。以脉结代，心动悸，虚羸少气，舌红少苔为使用依据。

　　2. 临证加减　心悸怔忡较甚者，加酸枣仁、柏子仁以助养心定悸之效，或加龙齿、磁石以增重镇安神之功；肺痿阴伤肺燥较著者，酌减桂枝、生姜、酒，以防温药耗阴劫液之弊。

　　3. 现代运用　用于功能性心律不齐、期外收缩、冠心病、风湿性心脏病、病毒性心肌炎、甲状腺功能亢进，以及老年性慢性支气管炎、肺结核等证属阴阳气血之不足者。

　　4. 使用注意　阴虚内热者慎用；中虚湿阻者不宜。

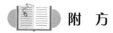 **附　方**

加减复脉汤（《温病条辨》）　甘草炙，六钱（18g）　干地黄六钱（18g）　生白芍六钱（18g）　麦冬不去心，五钱（15g）　阿胶三钱（9g）　胡麻仁三钱（9g）　用法：上以水八杯，煮取三杯，分三次服。功效：滋阴养血，生津润燥。主治：温热病后期，邪热久羁，阴液亏虚证。身热面赤，口干舌燥，脉虚大，手足心热甚于手足背者。

按　本方由复脉汤（炙甘草汤）加减而成。温病后期，热灼阴伤，故去原方中甘温之人参、大枣及辛温之桂枝、生姜等；加白芍酸寒敛阴，合甘草酸甘化阴，并能和中缓急。本方寓酸敛于甘凉滋养之中，重在滋液敛阴而复脉，故与炙甘草汤同一"复脉"中而有温凉通敛之异。

 现代研究

1. 实验研究　炙甘草汤按不同剂量（13g/kg、39g/kg、78g/kg）给予氯仿致心律失常小鼠灌胃，或按不同剂量（7g/kg、21g/kg、42g/kg）给予氯化钙、乌头碱及冠状动脉结扎再灌注致心律失常大鼠灌胃，连续5天。结果：炙甘草汤3个剂量均能降低氯仿致小鼠心室颤动发生率，高剂量组作用更为明显（$P<0.05$）；3个剂量均能推迟模型大鼠室性期前收缩、室性心动过速、心室颤动和死亡时间，缩短心律失常持续时间，并能促使氯化钙致大鼠心律失常的心律恢复及对抗大鼠冠脉结扎再灌注所致心律失常（$P<0.05$ 或 $P<0.01$），效应呈剂量依赖性。此研究为本方复脉定悸功效的理解提供了一定的药效学依据。

2. 临床报道　将经确诊的80例冠心病心律失常患者随机分为对照组及研究组，两组各40例，对照组给予盐酸胺碘酮对症治疗（3次/天，0.4g/次，剂量控制在1.2g/d；2周后维持0.2～0.4g/d，情况好转患者维持0.2g/d，持续5天/周）治疗；研究组在对照组基础上给予炙甘草汤（基本方：生地黄30g，炙甘草30g，丹参15g，葛根15g，麦冬10g，阿胶10g，党参15g，枣仁15g；伴有出汗、心悸不宁、夜寐不安等加牡蛎30g，炙远志15g，气阴两伤者加百合15g，五味子15g，心脾不足者加黄芪20g，白术15g，心阳不足者加桂枝10g，生姜4g；每日1剂）治疗。结果与对照组比较，研究组患者的左室射血分数显著增加，左室舒张末期内径、左室收缩末期内径显著减小；研究组治疗总有效率为95.0%，高于对照组的70.0%；主症评分均显著低于对照组（$P<0.05$）。表明炙甘草汤能有效改善冠心病心律失常患者的心功能，提高治疗总有效率和改善中医证候。

第四节　补　阴

补阴剂适用于阴虚证。阴虚证与五脏均有密切关系，因肾为先天之本，受诸脏腑之精而藏之，其他脏腑阴精亏虚亦会累及于肾。阴虚而失其濡养，可见形体消瘦、腰膝酸软、口燥咽干、头晕耳鸣、舌红少苔、脉细数等；阴虚则不能制阳，可见潮热颧红、五心烦热、盗汗失眠，或遗精、咯血等。肾主水，肾阴亏虚，气化不行，开合失常，水湿停留不能外泄，而成"肾浊"，以致肾虚不足或兼水湿内停，而见小便不利或身肿者。阴与血关系密切，不仅血虚可发展至阴虚，而阴虚常兼有血虚，所谓阴虚血少证。阴阳互根，阴亏日久，阴损及阳，也为阴虚证的潜在病机。故阴虚证的治疗以滋阴为主，兼行清热降火、利水渗湿、养血补血、补肾助阳等。

本类方剂多以补阴药为主组成，如熟地黄、山茱萸、枸杞子、旱莲草、女贞子、北沙参、麦冬、石斛、龟甲、鳖甲等。熟地黄甘微温，主入肝、肾经，滋肾水，补真阴，填骨髓，生精血，"治一切肝肾阴亏，虚损百病"（《本草分经》），为治疗肝肾亏虚证之首选药物。山茱萸肉酸涩微温，主入肝、肾经，其味酸质润，温而不燥，补而不峻，既能益精，又可助阳，为平补肝肾阴阳之要药。枸杞子甘平，主入肝、肾经，滋而不腻，补而不峻，为滋补肝肾之良药，且具益精明目之效，治疗肝肾阴虚之两目昏花、视物模糊、眼睛干涩等宜首选。墨旱莲甘酸寒，主入肝、肾经，滋补肝肾，常与甘苦凉之女贞子相须为用以加强益肝肾、乌须发之功，治肝肾阴虚所致的腰膝酸软、须发早白、眩晕耳鸣等尤为适宜。北沙参甘微苦微寒，主入肺、胃经，清而不腻，养阴清肺，益胃生津；麦冬甘微苦微寒，主入肺、胃、心经，养阴生津，润肺清心；石斛甘微寒，主入胃、肾经，益胃生津，滋阴清热；此三味常配伍合用，以滋阴润肺或益胃生津，宜于阴虚肺燥之咳嗽、口咽干燥，或胃阴不足之胃痛、纳呆、干呕等。龟甲咸甘微寒，主入肝、肾、心经；鳖甲咸微寒，主入肝、肾经；此两者均具滋阴潜阳之功，相须配伍尤能壮肾水、退骨蒸、潜虚阳，凡肝肾阴虚所致的阳亢、内热、风动诸证皆可用之。

此外，本类方剂还常选配清热药（知母、黄柏、牡丹皮）、利水渗湿药（泽泻、茯苓、车前子）、补血养血药（当归、生地、白芍）、补阳药（鹿角胶、菟丝子、锁阳）等。

代表方剂有六味地黄丸、左归丸、大补阴丸、一贯煎等。

六味地黄丸（原名地黄丸）《小儿药证直诀》 Liuwei Dihuang Wan Six-ingredient Rehmannia Pill

【组成】 熟地黄炒，八钱（24g） 山萸肉 干山药各四钱（各12g） 泽泻 牡丹皮 白茯苓去皮，各三钱（各9g）

【用法】 上为末，炼蜜丸，如梧桐子大，空心，温水化下3丸（现代用法：水煎服）。

【功效】 滋阴补肾。

【主治】 肾阴虚证。腰膝酸软，头晕目眩，耳鸣耳聋，盗汗，遗精，消渴，骨蒸潮热，手足心热，口燥咽干，牙齿动摇，足跟作痛，以及小儿囟门不合，舌红少苔，脉沉细数。

【制方原理】 本方为肾虚精亏，虚热内扰之证而设。肾阴不足，精亏髓少，骨失所养，故见腰膝酸软无力，牙齿动摇，小儿囟门久不闭合；脑为髓海，髓海不足，故见头晕目眩；肾开窍于耳，精不上承，则耳鸣耳聋；肾为封藏之本，阴虚内热，火扰精室，则遗精；虚火内灼外蒸，则消渴，骨蒸潮热，盗汗，手足心热，口燥咽干等；舌红少苔，脉沉细数为阴虚内热之象。治宜滋阴补肾为主，兼清虚热。

方中重用熟地黄味甘纯阴，主入肾经，长于滋阴补肾，填精益髓，为君药。山萸肉酸温，主入肝经，滋补肝肾，并能涩精；山药甘平，主入脾经，"健脾补虚，涩精固肾"（《景岳全书》），补后天以充先天，同为臣药。君臣相伍，肝脾肾兼补，滋阴益肾之力相得益彰，即所谓"三补"。肾为水脏，肾虚每致水浊内停，故又以泽泻利湿泄浊，并防熟地黄之滋腻恋邪；阴虚阳旺，故以牡丹皮清泻相火，并制山萸肉之温；茯苓淡渗脾湿，既助泽泻以泄肾浊，又助山药健脾以充养后天，俱为佐药。此三药相配，即所谓"三泻"，泻湿浊而降相火。全方补泻兼施，泻浊有利于生精，降火有利于养阴，即王冰所谓"壮水之主，以制阳光"。六味相合，为平补肾阴之要方。

制方特点：肾肝脾三阴并补，以滋补肾阴为主；"三补"配伍"三泻"，以补为主。

【临床应用】

1. 用方要点 本方为治疗肾阴虚证的基本方。以腰膝酸软，头晕目眩，口燥咽干，舌红少苔，脉沉细数为使用依据。

2. 临证加减 阴虚火盛，骨蒸潮热者，可加知母、黄柏以加强清热降火之功；阴虚血热，崩漏下血者，可合二至丸以凉血止血；阴虚阳亢，头晕目眩者，可加石决明、龟甲以平肝潜阳；肾府失养，腰膝酸软者，可加怀牛膝、桑寄生益肾壮骨；肾虚不摄，遗精滑泄者，可加覆盆子、芡实、五味子以涩精止遗；阴虚肠燥，大便干结者，可加玄参、火麻仁以润肠通便；脾虚不运，纳差腹胀者，可加白术、陈皮等以理气健脾。

3. 现代运用 主要用于慢性肾炎、高血压、糖尿病、肺结核、肾结核、甲状腺功能亢进、视神经炎、中心性视网膜炎，以及无排卵功能失调性子宫出血、围绝经期综合征、前列腺炎等证属肾阴不足者。

4. 使用注意 脾虚食少便溏者不宜使用。

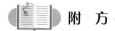 **附　方**

1. 知柏地黄丸（《医方考》）　即六味地黄丸加知母_{盐炒}　黄柏_{盐炒，各二钱（各6g）}　用法：上为细末，炼蜜为丸，如梧桐子大。每服二钱（6g），温开水送下。功效：滋阴降火。主治：阴虚火旺证。骨蒸潮热，虚烦盗汗，腰脊酸痛，遗精等。

2. 杞菊地黄丸（《麻疹全书》）　即六味地黄丸加枸杞子　菊花各三钱（各9g）　用法：上为细末，炼蜜为丸，如梧桐子大。每服三钱（9g），空腹服。功效：滋肾养肝明目。主治：肝肾阴虚证。两目昏花，视物模糊，或眼睛干涩，迎风流泪等。

3. 都气丸（《症因脉治》）　即六味地黄丸加五味子二钱（6g）　用法：同上。功效：滋肾纳气。主治：肾虚咳喘证。咳嗽气喘，呃逆，滑精，腰痛等。

4. 麦味地黄丸（《医部全录》）　熟地黄_{酒蒸}　山茱萸_{酒浸，去核，取净肉，各八钱（各24g）}　牡丹皮　泽泻各二钱（各6g）　白茯神_{去皮}　木山药_{蒸，各四钱（各12g）}　五味_{去梗}　麦冬心各五钱（各15g）　用法：上为细末，炼蜜为丸，如梧桐子大，每服三钱（9g），空腹，白汤送下。功效：滋补肺肾。主治：肺肾阴虚证。咳嗽吐血，虚劳烦热，潮热盗汗。

5. 耳聋左慈丸（《重订广温热论》）　即六味地黄丸加磁石_{三两（90g）}　石菖蒲一两半（45g）　北五味五钱（15g）　用法：上为细末，炼蜜为丸，每服三钱（9g），淡盐汤送下。功效：滋阴益肾，潜阳通窍。主治：肝肾阴亏，虚阳上扰，头晕目眩，耳鸣耳聋。

按　以上五方均由六味地黄丸加味而成，都有滋阴补肾之功。其中知柏地黄丸在六味地黄丸基础上加知母、黄柏以滋阴降火，适用于肾阴虚火旺之骨蒸潮热，遗精盗汗等；杞菊地黄丸在六味地黄丸基础上加枸杞子、菊花以养肝明目，适用于肝肾阴虚之两目昏花、视物模糊等；都气丸在六味地黄丸基础上加五味子以补肾纳气，适用于肾阴亏损，肾不纳气之喘咳气逆等；麦味地黄丸在六味地黄丸基础上加麦冬、五味子，有滋补肺肾、纳气平喘之功，适用于肺肾阴虚之喘嗽等；耳聋左慈丸在六味地黄丸基础上加磁石、五味子、石菖蒲，有滋肾潜阳、通窍聪耳之功，适用于阴亏阳扰之头晕目眩，耳鸣耳聋等。

 现代研究

1. 实验研究　以氢化可的松20mg/kg肌内注射造成大鼠早衰（POF）模型，给予不同剂量（2g/kg、4g/kg）六味地黄丸灌胃，连续2周。结果显示六味地黄丸能够显著提高早衰大鼠β-内啡肽含量和雌激素水平，增加其阴道脱落细胞涂片内角化上皮细胞和表层细胞，改善下丘脑-垂体-性腺轴的功能，促进卵巢功能恢复，作用呈剂量依赖性。另以D-半乳糖（D-gal）75mg/（kg·d）皮下注射，连续8周，复制亚急性衰老大鼠模型，分别给予六味地黄丸（3.24g/kg、1.62g/kg）灌胃，治疗8周。结果与模型组相比，六味地黄汤两个剂量组的大鼠潜伏期和搜索路径缩短，诱导次数及诱导百分比减少（$P<0.05$，$P<0.01$）；跨越平台的次数增加（$P<0.05$）；脑组织单胺氧化酶（MAO）和乙酰胆碱酯酶（AChE）含量降低。表明本方能够改善D-gal引起的早衰大鼠学习记忆障碍。以上研究为本方滋阴补肾的功效提供了一定的现代理解。

2. 临床报道　参照《中国高血压防治指南2010》的诊断标准，将94例肝肾阴虚型高血压眩晕患者随机分为对照组与观察组，每组47例。对照组用马来酸依那普利片治疗（初始剂量为10mg/次，1次/天；根据血压情况调整用药，最大剂量不超过20mg/d），观察组在对照组基础上应用六味地黄丸加减治疗（熟地黄20g，山茱萸、山药、茯苓、泽泻、牡丹皮、女贞子、旱莲草、丹参、牛膝、夏枯草、山楂各10g，钩藤9g，每日1剂）治疗，疗程均为8周。结果显示观察组总有效率高于对照组，观察组的全血黏度、血浆黏度、纤维蛋白原、红细胞聚集指数、血小板膜蛋白140、血栓素B2、纤溶酶原激活物抑制剂、内皮素-1、丙二醛均低于对照组，高密度脂蛋白胆固醇、组织纤溶酶原激活物、超氧化物歧化酶水平均高于对照组（$P<0.05$）。提示六味地黄丸加减治疗肝肾阴虚型高血压性眩晕疗效确切。

左归丸《景岳全书》 Zuogui Wan Left-Restoring Pill

【组成】 大怀熟地黄八两（240g） 山药炒，四两（120g） 枸杞子四两（120g） 山萸肉四两（120g） 川牛膝酒洗，蒸熟，三两（90g），滑精者不用 菟丝子制，四两（120g） 鹿角胶敲碎，炒珠，四两（120g） 龟甲胶切碎，炒珠，四两（120g）

【用法】 上先将熟地黄蒸烂，杵膏，炼蜜为丸，如梧桐子大。每服百余丸，食前用滚汤或淡盐汤送下，亦可水煎服，用量按原方比例酌减。

【功效】 滋阴补肾，填精益髓。

【主治】 真阴不足证。腰酸腿软，头晕眼花，耳聋失眠，遗精滑泄，自汗盗汗，口燥舌干，舌红少苔，脉细。

【制方原理】 本方证为真阴不足，精亏髓乏所致。肾阴亏损，精髓不充，骨失所养，故见腰酸腿软，头晕眼花，耳聋；肾虚封藏失职，故见遗精滑泄；肾阴亏虚，阳失所制，故自汗盗汗，失眠；阴亏失濡，则口燥舌干；舌红少苔，脉细等亦为阴虚之象。治宜滋阴补肾，填精益髓。

方中重用熟地黄滋阴补肾，填精益髓，为君药。臣以龟甲胶、鹿角胶血肉有情之品，峻补精髓，其中龟甲胶甘咸而寒，善补肝肾，又能潜阳；鹿角胶甘咸微温，益精补血，又能温助肾阳，与诸滋补肾阴之品相伍有"阳中求阴"之效，所谓"善补阴者，必于阳中求阴，则阴得阳升而泉源不竭"，炒珠服用以缓其滋腻碍胃之弊。山萸肉养肝滋肾，涩精敛汗；山药补脾益阴，滋肾固精；枸杞子补肾益精，养肝明目；菟丝子平补阴阳，固肾涩精；川牛膝益肾补肝，强筋壮骨，俱为佐药。方中诸药配伍，共奏益肾滋阴、填精补髓之功。

本方乃六味地黄丸基础上减去"三泻"之泽泻、牡丹皮、茯苓，再加龟甲胶、鹿角胶、枸杞子、菟丝子、川牛膝而成。因其"壮水之主，以培左肾之元阴"（《景岳全书》），故以"左归"命之。

制方特点：补阴药中配伍补阳之品；"阳中求阴"；纯补无泻，峻补真阴。

【临床应用】

1. 用方要点 本方为治疗真阴不足、精髓亏虚之证的常用方。以腰酸腿软，头晕眼花，舌红少苔，脉细为使用依据。

2. 临证加减 若肾失封藏而遗精滑泄，方中川牛膝宜改用怀牛膝，加五味子、沙苑子以固肾涩精；真阴不足，虚火上炎，骨蒸潮热，去菟丝子、鹿角胶，加女贞子、麦冬以养阴清热；火灼肺金，干枯多嗽者，加百合以养阴润肺止咳；肠道失濡，大便燥结，去菟丝子，加肉苁蓉以润肠通便；汗出多，可加黄芪、浮小麦以益气固表。

3. 现代运用 主要用于老年性慢性支气管炎、高血压、老年性痴呆、慢性肾炎、腰肌劳损、不孕症等证属真阴亏损者。

4. 使用注意 脾虚便溏者慎用；长期服用，宜加醒脾助运之品。

附 方

1. 左归饮（《景岳全书》） 熟地黄二三钱或加至一二两（9~30g） 山药二钱（6g） 枸杞子二钱（6g） 甘草炙，一钱（3g） 茯苓一钱半（4.5g） 山茱萸一二钱（3~6g）畏酸者少用之 用法：以水二盅，煎至七分，空腹服。功效：补益肾阴。主治：真阴不足证。腰酸遗泄，盗汗，口燥咽干，口渴欲饮，舌尖红，脉细数。

2. 石斛夜光丸（夜光丸）（《瑞竹堂经验方》） 天冬去心，焙 麦冬去心，焙 生地黄怀州道地 熟地黄怀州道地 新罗参去芦 白茯苓去黑皮 干山药各一两（各30g） 枸杞子拣净 牛膝酒浸，另捣 金钗石斛酒浸，焙干，另捣 草决明炒 杏仁去皮、尖，炒甘菊拣净 菟丝子酒浸，焙干，另捣 羚羊角镑，各七钱半（各21g） 肉苁蓉酒浸，焙干，另捣 五味子炒 防风去芦 甘草炙，赤色，剉 沙苑蒺藜炒 黄连去须 枳壳去瓤，麸炒 川芎 生乌犀镑 青葙子各半两（各15g） 用法：上除另捣外，为极细末，炼蜜为丸，如梧桐子大。每服三五十丸（10~15g），空心温酒送下，盐汤亦可（现代用法：如上法和为蜜丸，每丸重 10g，早、晚各服 1 丸，淡盐汤送服）。功效：滋补肝肾，清热明目。主治：肝肾不足，虚火上扰证。瞳神散大，视物昏花，羞明流泪，头晕目眩，以及内障等症。

按　左归丸、左归饮和石斛夜光丸均有滋补肝肾之功。其中左归饮药味较少，补力较缓，适宜于肾阴不足较轻之证，故用汤以急治；左归丸中加配血肉有情之味及助阳之品，补力较峻，适用于肾阴亏损较重者，故用丸以缓图。石斛夜光丸中以大队滋补肝肾，配伍清热疏风明目之品，寓清散于滋补之中，适用于肝肾精血不足，虚火上扰之瞳神散大，视物昏花等症。

 现代研究

1. 实验研究　左归丸按 11.34g/kg 给予去卵巢致骨质疏松症大鼠灌胃，连续 12 周。结果显示左归丸可显著上调大鼠股骨中 G 蛋白偶联受体 48 和 cAMP 应答元件结合蛋白表达水平（$P<0.01$）纠正其骨代谢异常，提示左归丸对骨质疏松症有一定的防治作用。此研究为本方补肾填精益髓的功用提供了一定的药效学依据。

2. 临床报道　左归丸治疗原发性骨质疏松症 2 年的应时评价。应时治疗组患者 25 例，采用立冬至大寒服用左归丸，非应时治疗组 21 例，于非冬季时段服用左归丸，西药对照组 22 例，服用阿仑膦酸钠（福善美），连续治疗 3 个月。结果显示当年各组治疗后的证候积分均见下降，其中应时治疗组优于非应时治疗组（$P<0.05$），与西药对照组无显著差异，骨密度改善不及西药对照组（$P<0.05$）。第 2 年按照原方案又治疗 3 个月后，应时治疗组证候积分显著下降（$P<0.05$），平均骨密度较非应时治疗组显著增加（$P<0.05$），与西药对照组无明显差异。表明采用左归丸应时（冬三月）治疗原发性骨质疏松症并维持 2 年以上，有一定的疗效优势。

大补阴丸《丹溪心法》　Dabuyin Wan　Great Replenishing Yin Pill

【组成】　黄柏炒褐色　知母酒浸，炒，各四两（各120g）　熟地黄酒蒸　龟甲酥炙，各六两（各180g）

【用法】　上为末，猪脊髓、蜜为丸。每服 70 丸（6～9g），空心盐白汤送下（现代还用作水煎剂）。

【功效】　滋阴降火。

【主治】　阴虚火旺证。骨蒸潮热，盗汗遗精，咳嗽咯血，心烦易怒，足膝疼热，舌红少苔，尺脉数而有力。

【制方原理】　本方证为阴精亏损、阴不制阳所致。真阴亏损，火盛而内扰外蒸，则见骨蒸潮热，盗汗遗精，足膝疼热，舌红少苔，尺脉数而有力等。肝肾同源，水虚不能涵木，肝阳偏亢，疏泄失职，则心烦易怒；虚火上灼，损伤肺络，可见咳嗽咯血。此证以阴虚为本，火旺为标，且阴越虚而火越炽，火越炽而阴越损，两者互为因果。治宜滋阴与降火并行。

方中熟地黄滋补肾阴，益髓填精；龟甲为血肉有情之品，擅补精血，又可潜阳；两药重用，意在大补真阴，壮水制火以培其本，共为君药。黄柏、知母相伍清虚热，退相火，泻火保阴以治其标，并助君药滋润之功，同为臣药。以猪脊髓、蜂蜜为丸，取其血肉甘润，助君药滋补精髓，兼制黄柏之苦燥，用为佐使。诸药合用，共收滋阴降火之功。

制方特点：滋阴与降火兼行，培本清源，标本兼顾，以滋阴培本为主。

【临床应用】

1. 用方要点　本方为治疗阴虚火旺者之常用方，以骨蒸潮热，舌红少苔，尺脉数而有力为使用依据。

2. 临证加减　骨蒸潮热较著者，加地骨皮、银柴胡以退热除蒸；咯血、吐血量多者，加仙鹤草、墨旱莲、白茅根以凉血止血；肺中燥热，咳痰不爽者，可加麦冬、贝母以润肺化痰；火甚烁津见消渴者，加天花粉以清热生津；足膝疼热者，加怀牛膝、桑寄生以补肾强筋壮骨；盗汗甚者，加山茱萸、煅龙骨、煅牡蛎以敛汗固表；遗精较甚者，加金樱子、芡实、沙苑蒺藜以固精止遗。

3. 现代运用　主要用于围绝经期综合征、肺结核、肾结核、甲状腺功能亢进、儿童真性性早熟、糖尿病等证属阴虚火旺者。

4. 使用注意 脾胃虚弱，食少便溏者不宜使用。

 附 方

1. 虎潜丸（《丹溪心法》） 黄柏酒炒，半斤（240g） 龟甲酒炙，四两（120g） 知母酒炒，二两（60g） 熟地黄 陈皮 白芍各二两（各60g） 锁阳一两半（45g） 炙虎骨一两（30g）（现临床用狗骨或人工虎骨替代） 干姜半两（15g）（一方加金箔一片，一方用生地，一方无干姜） 用法：上为末，酒糊丸或粥丸，每丸重9g，每次1丸，日服2次，淡盐汤或温开水送下。亦可水煎服，用量按原方比例酌减。功效：滋阴降火，强壮筋骨。主治：肝肾不足，阴虚内热之痿证。腰膝酸软，筋骨痿弱，步履乏力，或眩晕，耳鸣，遗精，遗尿，舌红少苔，脉细弱。

2. 二至丸（女贞丹）（《扶寿精方》） 冬青子（即女贞子）去梗叶，酒浸一昼夜，粗布袋擦去皮，晒干为末 旱莲草待时，采数担捣汁熬浓 用法：两药为丸，如梧桐子大。每夜酒送下100丸（现代用法：女贞子500g，碎成细粉，过筛。墨旱莲500g，加水煎煮两次，合并煎液，滤过，滤液浓缩至适量，加炼蜜60g及适量的水，与上述粉末泛丸，干燥，即得。每服9g，温开水送下，一日2次）。功效：补肝益肾，滋阴止血。主治：肝肾阴虚证。眩晕耳鸣，失眠多梦，口苦咽干，腰膝酸软，下肢痿软，须发早白，月经量多，舌红苔少，脉细或细数。

按 虎潜丸与大补阴丸均用熟地黄、龟甲、黄柏、知母以滋补肝肾，清降虚火，但大补阴丸以猪脊髓、蜂蜜为丸，故滋补清降之功略胜；虎潜丸尚有白芍、锁阳、虎骨、干姜、陈皮，故强筋壮骨之效较佳，兼能理气和中，使补而不滞，为治痿证的专方。二至丸药少力专，补而不滞，润而不腻，为平补肝肾之方，久服不碍脾胃。方中女贞子和墨旱莲分别于冬至日和夏至日采收为佳，二至之时采撷二药，制成丸剂，故得其名。

 现代研究

1. 实验研究 将50只db/db小鼠随机分为4组，分别为模型组，阳性药组[阿司匹林，0.013g/（kg·d）]，大补阴丸高[4.68g/（kg·d）]、低[2.34g/（kg·d）]剂量组，连续给药4周。结果显示大补阴丸可显著降低模型小鼠的血糖，尿液中蛋白排泄率（UAE）、肌酐（Scr）及尿素氮（BUN）含量，血清中胱抑素C（Cys-c）、视黄醇结合蛋白（RBP）水平（$P<0.01$，$P<0.05$）；明显减缓肾脏病理损害和发展进程，提示大补阴丸对糖尿病肾病的肾脏具有保护作用。

2. 临床报道 将经确诊的80例女童性早熟患者随机分为对照组和治疗组，两组各40例。对照组采用曲普瑞林（90μg/kg）治疗，治疗组在此基础上联合使用大补阴丸（6g，3次/天）治疗，均治疗3个月。结果显示两组治疗后乳核直径、子宫容积、卵巢大小及血清卵泡刺激素（FSH）、黄体生成素（LH）、雌二醇（E_2）水平均较治疗前降低；与对照组比较，治疗组的乳核直径、子宫容积、卵巢大小及血清FSH、LH、E_2水平均降低（$P<0.05$）；治疗组总有效率为95.00%，高于对照组的80.00%，两组不良反应发生率无明显差异。提示大补阴丸联合曲普瑞林治疗女童性早熟症有较好疗效，且有调节性腺功能的作用和较好的安全性。

一贯煎《续名医类案》
Yiguan Jian
Linking Decoction

【组成】 北沙参 麦冬 当归身（各9g） 生地黄（18~30g） 枸杞子（9~18g） 川楝子（4.5g）（原著本方未标注用量）

【用法】 水煎服。

【功效】 滋阴疏肝。

【主治】 阴虚肝郁证。胸脘胁痛，吞酸吐苦，咽干口燥，舌红少津，脉细弱或虚弦；亦治疝气瘕聚。

【制方原理】 本方证为肝阴不足，肝气郁滞所致。若情志不遂，气火内郁，或肝病久延不愈，每致肝阴日渐耗损。肝阴亏虚，失于条达，气郁而滞，故见胸胁肋痛，绵绵不休；或久而结为疝气、瘕聚；或横逆犯胃，致胃气失和，故见吞酸吐苦；阴虚津少，故见咽干口燥，舌红少津；脉细弱或虚弦，也为肝阴不足之象。治宜滋养肝阴为主，兼以疏肝行气。

方中重用生地黄，益肾养肝，滋水涵木，为君药。枸杞子补肝肾，益精血；当归养血补肝，且养血而能活血，同为臣药。佐以北沙参、麦冬滋养肺胃，养阴生津，润燥止渴，寓佐金平木、培土抑木之意；川楝子苦寒，疏肝泻热，行气止痛，配入大队甘寒滋养之中，既无苦燥伤阴之弊，又可泄肝火而平横逆，为佐使药。方中诸药合用，使肝体得养，肝气得疏，则诸痛自除。

本方与逍遥散均能疏肝理气，均可用于肝郁不舒之胁痛。但逍遥散养血健脾与疏肝理气药相伍，宜于肝郁血虚之胁痛，伴有神疲食少，头痛目眩等；本方滋补肝肾药与疏肝理气药相伍，宜于阴虚肝郁之胁痛，并伴有咽干口燥，舌红少津等。

制方特点：在大量滋阴养血药中，少佐疏肝理气，寓疏于养，疏肝不耗阴。

【临床应用】

1. 用方要点 本方为治疗肝肾阴虚，肝气郁滞证之常用方。以胸脘胁痛，吞酸吐苦，舌红少津，脉虚弦为用方要点。

2. 临证加减 气滞不舒，胁痛较甚，加合欢花、玫瑰花以助疏肝调气之功；肝强乘脾，脘腹痛甚，加芍药、甘草以缓急止痛；肝郁络滞，胁中积聚，加鳖甲、牡蛎以软坚散结；阴虚肝旺，头昏晕，加石决明、天麻以平肝潜阳；胃阴亏甚，舌红少苔，加石斛、天花粉以滋阴生津。

3. 现代运用 多用于慢性肝炎、慢性胃炎、胃及十二指肠溃疡、肋间神经痛、神经衰弱症、肺结核、糖尿病、高血压、慢性睾丸炎等证属阴虚气滞者。

4. 使用注意 肝郁脾虚停湿者不宜使用。

 现代研究

1. 实验研究 小鼠用一贯煎（12.6g/kg）灌胃，1次/天，连续1周，第8天腹腔注射给予肿瘤坏死因子-α（TNF-α）致肝炎小鼠模型，次日取材测定各项指标。结果：与模型组比较，一贯煎组小鼠血清丙氨酸氨基转移酶（ALT）、门冬氨酸氨基转移酶（AST）显著降低（$P<0.01$）；肝组织病理损伤减轻，肝脏凋亡调控因子 cIAP1 蛋白的表达增强（$P<0.05$）。提示本方对炎性损伤的肝脏具有保肝降酶等作用。

2. 临床报道 将80例无结石慢性胆囊炎患者分为治疗组和对照组，每组40例。对照组和治疗组分别用广谱抗生素加甲硝唑和中药汤剂一贯煎治疗，10天为1个疗程，连服3～5个疗程。以症状改善作为疗效判定标准。结果显示治疗组总有效率为95%，显著高于对照组的87.5%（$P<0.05$）。

第五节 补 阳

补阳剂适用于肾阳虚证。肾阳虚证的基本病机：肾阳为人体阳气之根本，肾阳虚多见腰膝酸软、下肢软弱。若温煦失职，则畏寒肢冷等；气化不利，水液内停，则见口淡不渴、小便不利、浮肿、舌胖大等；若精室或胞宫虚寒，则男子阳痿不育、女子不孕等。"肾者主蛰，封藏之本"，肾阳不足，封藏不固，常可见小便频数，遗尿失禁或夜尿增多，遗精早泄等。另阳虚与气虚密切相关，气虚者进一步可发展至阳虚，因此肾阳虚亦多兼夹气虚。故本证治疗宜以温补肾阳为主，兼行滋阴填精、利水渗湿、涩精止遗、益气养血等。

本类方剂多以补阳温肾药组成，如附子、肉桂、肉苁蓉、锁阳、巴戟天、淫羊藿、仙茅、鹿角胶、紫河车等。附子辛热，主入心、肾、脾经，补火助阳，益火消阴，上助心阳以通脉，中温脾阳以散寒，下补肾阳以益火，为补火助阳之常用配伍，凡诸脏阳虚之证均可用之。肉桂辛甘大热，入肾、心、脾、肝经，补火助阳，为治命门火衰之要药，常与附子相须为用；又能引火归原，最宜于元阳亏虚所致虚阳上浮之眩晕、面赤、虚喘等。肉苁蓉甘咸温，主入肾、大肠经；锁阳甘温，主入肝、肾、大肠经；此两药均可补肾阳而益精血，主治肾阳不足、精血亏虚之阳痿早泄或肠燥便秘。巴戟天甘辛微温，淫羊藿辛甘温，仙茅辛热，均主入肝、肾经，此三药均可补肝肾、强筋骨、祛风湿，多用于肾阳不足、命门火衰，以及寒湿入侵之腰膝冷痛、筋骨痿软等。鹿角胶咸温，主入肝、肾经，温肾阳、强筋骨、行血消肿，宜于肾阳不足之阳痿遗精、腰脊酸冷、虚劳羸弱等虚损较重者。紫河车甘咸温，主入肺、肝、肾经，为血肉有情之品，温肾补精，益气养血，作用平和，为平补气血阴阳之品，可治一切虚劳损极。需要指出的是，肾藏精，为水火之脏，内舍真阴真阳，阴生于阳，阳根于阴，故补肾阳往往需要配伍填精补阴之品，使精充化气，阳有所依，阳有所藏，以收补阳之功，常选配的填精滋阴药主要有熟地黄、山萸肉、枸杞子、龟甲胶等。而在补阳药的选用上，也应以药性温和，不燥不烈者为宜，如肉苁蓉、巴戟天、锁阳、菟丝子之类，尤其是长期服用时更应注意。

此外，本类方剂还常选配利水渗湿药（泽泻、茯苓、车前子）、涩精止遗药（桑螵蛸、覆盆子、芡实）、益气养血药（人参、黄芪、当归、何首乌）等。

代表方剂有肾气丸、右归丸等。

肾气丸《金匮要略》　Shenqi Wan　Kidney-qi Pills

【组成】　干地黄八两（240g）　山药四两（120g）　山茱萸四两（120g）　泽泻三两（90g）　茯苓三两（90g）　牡丹皮三两（90g）　桂枝　附子炮，各一两（各30g）

【用法】　为末，炼蜜为丸，如梧桐子大。每服15丸（6g），加至25丸（10g），日再服。亦可作汤剂，用量按原方比例酌减。

【功效】　补肾助阳。

【主治】　肾阳不足证。腰痛脚软，身半以下常有冷感，少腹拘急，小便不利，或小便反多，入夜尤甚，阳痿早泄，舌淡而胖，脉虚弱，尺部沉细或沉弱而迟，以及痰饮、水肿、消渴、脚气、转胞等病证。

【制方原理】　本方证为肾阳不足，气化失司所致。肾阳虚衰，筋骨失养，则腰脊膝胫酸痛乏力；下焦失煦，故见身半以下常有冷感，或阳痿早泄；气化失司，津不上承，则口渴不已；水液内停，则小便不利，少腹拘急不舒，甚则发为水肿；液聚成痰，发为痰饮。肾阳虚馁，膀胱失于约束，则小便反多，入夜阳消阴长，故夜尿尤频。脚气和转胞诸证亦为水液代谢失司所致。舌质淡而胖，尺脉沉细或沉弱而迟，皆为肾阳虚弱之象。治宜补肾助阳，辅以化气行水，所谓"益火之源，以消阴翳"。

方中附子大辛大热，温阳补火；桂枝辛甘而温，温通阳气，两药相合，温补肾阳，微微生火，鼓舞肾气，以复气化，共为君药。肾主精，为水火之脏，内舍真阴真阳，阳气无阴则不化，所谓"善补阳者，必于阴中求阳，则阳得阴助而生化无穷"（《类经》），故配伍干地黄补肾填精，山茱萸、山药补益肝脾之精，共为臣药。君臣相使为用，以收蒸精化气、阴生阳长之效。泽泻、茯苓利水渗湿，配桂枝又善温化痰饮；牡丹皮活血散瘀，伍桂枝可调血分之滞，又助祛除水湿，此三味合为佐药，寓泻于补，俾邪去而补药得力，并制诸滋阴药之滋腻助湿。诸药合用，补精之虚以生气，助阳之弱以化水，使肾阳振奋，气化复常，诸症自除。方中补阳药少而滋阴药多，非峻补元阳，而在温助肾气，即"少火生气"之意。

少火生气

制方特点：少量温热助阳药与大量滋阴益精药为伍，旨在精中求气，阴中求阳；主以补虚，兼行通利，补而不滞。

【临床应用】

1. 用方要点　本方为补肾助阳的常用方剂。以腰痛脚软，小便不利或反多，舌淡而胖，尺脉沉弱或沉细而迟为使用依据。

2. 临证加减　若畏寒肢冷较甚，可将桂枝改为肉桂，并加重桂、附之量，以增温补肾阳之力；若兼痰饮咳喘，加干姜、细辛、五味子等以温肺化饮；夜尿多，可加巴戟天、益智仁、金樱子等以助温阳固摄之功；阳痿不举，可加巴戟天、锁阳、淫羊藿等以扶阳振痿。

3. 现代运用　主要用于慢性肾炎、糖尿病、醛固酮增多症、甲状腺功能低下、肾上腺皮质功能减退、慢性支气管炎、支气管哮喘、围绝经期综合征、慢性前列腺增生、营养不良性水肿等证属肾阳不足者。

4. 使用注意　阴虚火旺之遗精滑泄者，忌用本方。

　附　方

1. 八味丸（《太平惠民和剂局方》）　牡丹皮　白茯苓　泽泻各三两　熟干地黄八两　山茱萸　山药各四两　附子炮，去皮脐　肉桂去粗皮，各二两　用法：上为末，炼蜜丸如梧桐子大。每服十五丸至二十五丸，温酒下，空心，食前，日二服。功效：温补肾阳。主治：肾气虚乏，下元冷惫，脐腹疼痛，夜多漩溺，脚膝缓弱，肢体倦怠，面色黧黑，不思饮食。又治脚气上冲，少腹不仁，以及虚劳不足，渴欲饮水，腰重疼痛，少腹拘急，小便不利；或男子消渴，小便反多；妇人转胞，小便不通，并宜服之。

2. 加味肾气丸（《严氏济生方》，又名"济生肾气丸"）　炮附子两个（15g）　白茯苓　泽泻　山茱萸取肉　炒山药　车前子酒蒸　牡丹皮去木，各一两（各30g）　官桂不见火　川牛膝去芦，酒浸　熟地黄各半两（各15g）　用法：上为细末，炼蜜为丸，如梧桐子大。每服70丸（9g），空心米饮送下。亦可水煎服，用量按原方比例酌减。功效：温补肾阳，利水消肿。主治：肾阳虚水肿。腰重脚肿，小便不利。

3. 十补丸（《严氏济生方》）　附子炮，去皮、脐　五味子各二两（各60g）　山茱萸取肉　山药剉，炒　牡丹皮去木　鹿茸去毛，酒蒸　熟地黄洗，酒蒸　肉桂去皮，不见火　白茯苓去皮　泽泻各一两（各30g）　用法：上为细末，炼蜜为丸，如梧桐子大，每服70丸（9g），空心盐酒、盐汤任下。功效：补肾阳，益精血。主治：肾阳虚损，精血不足证。面色黧黑，足冷足肿，耳鸣耳聋，肢体羸瘦，足膝软弱，小便不利，腰脊疼痛，或阳痿遗精，舌淡苔白，脉沉迟，尺脉弱。

按　八味丸、加味肾气丸与十补丸均由肾气丸加减而成，同有温补肾阳的作用。八味丸于肾气丸中增加附子与肉桂用量至各二两，重在温阳补火，主治肾阳虚衰，下焦虚冷较甚者；加味肾气丸重用附子助阳破阴，并减滋阴药之量，加川牛膝、车前子以导下利水，故专于温阳利水，宜于水湿泛溢，阴盛阳微之证；十补丸亦重用附子，并将桂枝易为肉桂，温肾壮阳之功更著，且加配鹿茸填精益髓，五味子敛气固精，故温补之力强，适宜于肾阴阳两虚较甚者。

　现代研究

1. 实验研究　将SPF级SD雄性大鼠随机分为4组，分别为青年对照组（2月龄）、衰老模型组（17月龄）及肾气丸低、高剂量（0.1g/kg、0.4g/kg）组，分别给予普通饲料或含药饲料持续喂养4个月。结果显示肾气丸能提高睾丸生精上皮厚度和生精小管直径（$P<0.05$），改善支持细胞紧密连接超微结构，上调睾丸组织中波形蛋白、闭合蛋白、紧密连接蛋白-1和β-连环蛋白的表达水平（$P<0.01$）。提示肾气丸可减轻自然衰老大鼠睾丸支持细胞紧密连接损伤，为肾气丸补肾助阳功效的认识提供了一定的药理学证据。

2. 临床报道　将124例骨质疏松性椎体压缩骨折（OVCF）患者随机分为观察组和对照组。每组62例。对照组给予经皮椎体后凸成形术（PKP）及术后常规治疗3个月，观察组在此基础上加用金匮肾气丸，疗程4周。结果显示观察组术后3个月、1年活动功能恢复（EVOS）评分高于对照组，Oswestry功能障碍指数（ODI）评分低于对照组（$P<0.05$）；术后1年，观察组骨密度值较术前、术后3个月明显升高，且高于对照组（$P<0.05$）。观察组术后骨钙蛋白/Ⅰ型前胶原氨基端前肽（BGP/PINP）、骨碱性磷酸酶（BALP）、β胶联降解产物（β-CTX）水平高于/低于对照组（$P<0.05$）。结论金匮肾气丸辅助PKP治疗OVCF的临床疗效显著。

右归丸 《景岳全书》
Yougui Wan
Right-restoring Pill

【组成】 大怀熟地黄八两（240g） 山药炒，四两（120g） 山茱萸微炒，三两（90g） 枸杞微炒，四两（120g） 鹿角胶炒珠，四两（120g） 菟丝子制，四两（120g） 杜仲姜汤炒，四两（120g） 当归三两（90g） 肉桂二两，渐可加至四两（60～120g） 制附子二两，渐可加至五六两（60～180g）

【用法】 上先将熟地蒸烂杵膏，加炼蜜为丸，如梧桐子大。每服百余丸，食前用滚烫或淡盐汤送下；或丸如弹子大，每嚼服二三丸，以滚白汤送下。亦可水煎服，用量按原方比例酌减。

【功效】 温补肾阳，填精益髓。

【主治】 肾阳不足，命门火衰证。年老或久病，气衰神疲，畏寒肢冷，腰膝软弱，阳痿遗精，或阳衰无子，或饮食减少，大便不实，或小便自遗，舌淡苔白，脉沉而迟。

【制方原理】 肾阳亏虚，火不生土，则气衰神疲，畏寒肢冷，饮食减少，大便不实；命门火衰，温煦无力，则腰膝酸冷；精气虚冷，则阳痿无子；封藏失职，则遗精尿频，或小便清长，甚而自遗；舌淡苔白，脉沉而迟亦为肾阳虚衰之象。本证精亏阳衰较甚，治宜温补肾阳，填精益髓。

方中附子、肉桂温壮元阳，补命门之火；鹿角胶补肾温阳，益精养血；三药相辅相成，培补肾中元阳，共为君药。熟地黄、枸杞子滋肾填精，与桂、附、鹿角胶相伍有"阴中求阳"之功，同为臣药。菟丝子、杜仲温补肝肾，强壮腰膝；山茱萸、山药养肝补脾；当归养血和血，助鹿角胶以补养精血，以使精血互化，俱为佐药。诸药合用，补肾之中兼顾养肝益脾，使肾精得充而虚损易复；温阳之中参以滋阴填精，则阳得阴助而生化无穷。本方立法在于"益火之源，以培右肾之元阳"（《景岳全书》），故以"右归丸"命之。

右归丸乃肾气丸去"三泻"之品，再加温肾益精之鹿角胶、菟丝子、杜仲、枸杞子、当归而成，由于集补肾诸药，纯补无泻，故益肾壮阳之力颇著，为填精温阳之峻剂，宜于精气俱亏，命门火衰证。肾气丸立意在于"少火生气"，且补中寓泻，补力平和，宜于肾阳不足而兼水湿、痰饮内停之证。

制方特点：补阳药中配伍补阴之品，以"阴中求阳"；纯补无泻，以温壮元阳。

【临床应用】

1. 用方要点 本方为治疗肾阳不足、命门火衰证的代表方，以气怯神疲，畏寒肢冷，腰膝酸软，脉沉迟为使用依据。

2. 临证加减 气衰神疲较甚，加人参以大补元气；阳虚精滑或带下，加补骨脂、金樱子、芡实等以补肾固精；阳痿，加巴戟天、肉苁蓉、海狗肾等以暖肾壮阳；腰膝冷痛，加胡芦巴、仙茅、怀牛膝以温肾强筋止痛。

3. 现代运用 多用于肾病综合征、老年骨质疏松症、精少不育症，以及贫血、白细胞减少症等证属肾阳不足者。

4. 使用注意 证夹湿浊见苔腻者，不宜服用。

附 方

右归饮（《景岳全书》） 熟地黄二三钱或加至一二两（9～30g） 山药炒，二钱（6g） 山茱萸一钱（3g） 枸杞二钱（6g） 甘草炙，一二钱（3～6g） 杜仲姜制，二钱（6g） 肉桂一二钱（3～6g） 制附子一至三钱（3～9g） 用法：上以水二盅，煎至七分，空腹温服。功效：温补肾阳，填精补血。主治：肾阳不足证。气怯神疲，腹痛腰酸，手足不温，阳痿遗精，大便溏薄，小便频多，舌淡苔薄，脉来虚细者，或阴盛格阳，真寒假热之证。

按 本方与右归丸均为温补肾阳之方，二方中均含有附子、肉桂、杜仲、熟地黄、山茱萸、枸杞子、山药，右归饮尚有甘草，兼能补脾和中，且用汤救急；右归丸增鹿角胶、菟丝子、当归，填精温补之功较著，且取丸图缓，故二方所治肾阳虚衰证当有轻重缓急之别。

现代研究

　　临床报道　观察右归丸及其拆方对老年肾阳虚证患者基因表达的影响。将 8 例 60 岁以上肾阳虚证患者分为右归丸组和温肾阳组方（由鹿角胶、菟丝子、杜仲、肉桂、制附子组成），两组各 4 例；连续用药 8 周。另设正常对照组 4 例，为 60 岁以下健康人，不用药物。结果显示右归丸与温肾阳方两组治疗前后的症状总积分均有统计学差异（P＜0.01）；右归丸组治疗后总积分明显低于温肾阳方组（P＜0.01）；表明两方均能使低水平的 SYPL1 等基因上调，温肾阳方的作用不及右归丸。提示右归丸和温肾阳方对老年肾阳虚患者的基因表达可能有调节作用，右归丸作用或优于温肾阳方。

第六节　阴阳并补

　　阴阳并补剂适用于阴阳两虚证。阴阳两虚证的基本病机：肾精亏虚，髓海不足则头晕目眩，腰膝酸软；阳虚则阴寒内盛，可见阳痿遗精，畏寒肢冷，自汗等；阴虚则虚热内生，可见盗汗，午后潮热等。治疗宜阴阳并补。

　　本类方剂以补阴药如熟地黄、山茱萸、龟甲、何首乌、枸杞子、麦冬、石斛等，与补阳药如肉苁蓉、巴戟天、附子、肉桂、紫河车、鹿茸、鹿角胶等为主共同组成。阴阳并补剂是补阴法与补阳法的结合运用，其配伍方法与前两类方剂类似。组方时应根据阴阳虚损的偏颇，分辨轻重主次，调整补阴及补阳两类药物的配伍比例。

　　代表方剂有地黄饮子等。

地黄饮子 《圣济总录》
Dihuang Yinzi
Rehmannia Decoction

　　【组成】　熟干地黄焙　巴戟天去心　炒山茱萸　肉苁蓉酒浸,切,焙　附子炮裂,去皮,脐　石斛去根　炒五味子　肉桂去粗皮　白茯苓去黑皮,各一两（各30g）　麦冬去心,焙　远志去心　菖蒲各半两（各15g）

　　【用法】　上剉，如麻豆大。每服三钱匕（9g），水一盏，加生姜三片，大枣二枚（擘破），同煎七分，去滓，食前温服。亦可水煎服，用量按原方比例酌减。

　　【功效】　滋肾阴，补肾阳，化痰开窍。

　　【主治】　瘖痱。舌强不能言，足废不能用，口干不欲饮，足冷面赤，脉沉细弱。

　　【制方原理】　瘖者，舌强不能言语也；痱者，足废不能行走也。下元虚衰，则筋骨痿软无力，甚至足废不用；足少阴肾脉夹舌本，肾虚精气不能上承，舌本失荣，加之虚阳上浮，痰浊随之上泛，阻塞心之窍道，故见舌强不语；口干不欲饮，足冷面赤，脉沉细弱，均属肾阴不足，虚阳浮越之象。本证病机为下元衰惫，阴阳两虚，痰浊上泛，机窍不利。治宜温补下元，兼以化痰开窍。

　　方中熟地黄、山茱萸滋肾填精，肉苁蓉、巴戟天温壮肾阳，四药合用以治下元虚衰之本，共为君药。附子、肉桂助阳益火，协肉苁蓉、巴戟天温暖下元，并可摄纳浮阳，引火归原；石斛、麦冬滋阴益胃，补后天以充养先天，合为臣药。五味子酸涩收敛，合山茱萸固肾涩精，伍肉桂能摄纳浮阳，纳气归肾；石菖蒲、远志、茯苓化痰开窍，以治痰浊阻窍之标，且与诸补肾药相伍，又可交通心肾，俱为佐药。煎药时少加姜、枣以和胃补中，调和药性；稍加薄荷，借其轻清疏散之性，以助宣窍之力，用为佐使。诸药相配，共奏滋肾阴、补肾阳、化痰开窍之功。

　　制方特点：阴阳并补，上下兼治，尤以补虚治下、治本为主。

　　【临床应用】

　　1. 用方要点　本方为治疗阴阳两虚之瘖痱的常用方。以舌瘖不语、足废不用及脉沉细弱为使用依据。

2. 临证加减 肾虚痱证，减石菖蒲、远志等宣通开窍之品；痱痹以阴虚为主，痰火盛者，去桂、附，酌加浙贝母、竹沥、胆南星等以清热化痰；兼气虚神疲倦息，酌加黄芪、人参益气补虚。

3. 现代运用 主要用于中风后遗症、脑动脉硬化、脑萎缩、脊髓炎、阿尔茨海默病等证属肾阴阳两虚者。

4. 使用注意 痱痹属于气火升逆，肝阳偏亢者禁用。

附 方

1. 龟鹿二仙胶（《医便》） 鹿角 用新鲜麋鹿杀取角，解的不用，马鹿角不用；去角脑梢，角二寸绝断，劈开，净用，十斤（5000g） 龟甲 去弦，洗净，捶碎，五斤（2500g） 人参 十五两（450g） 枸杞子 三十两（900g） 用法：前二味袋盛，放长流水内浸三日，用铅坛一只，如无铅坛，底下放铅一大片亦可，将角并甲放入坛内，用水浸，高三五寸，黄蜡三两封口，放大锅内，桑柴火煮七昼夜，煮时坛内一日添热水一次，勿令沸起，锅内一日夜添水五次；候角酥取出，洗，滤净取滓，其滓即鹿角霜、龟甲霜也。将清汁另放，另将人参、枸杞子用铜锅以水三十六碗，熬至药面无水，以新布绞取清汁，将滓置石臼水捶捣细，用水二十四碗又熬如前；又滤又捣又熬，如此三次，以滓无味为度。将前龟、鹿汁并参、杞汁和入锅内，文火熬至滴水成珠不散，乃成胶也。候至初十日起，日晒夜露至十七日，七日夜满，采日精月华之气，如本月阴雨缺几日，下月补晒如数，放阴凉处风干。每服初起一钱五分，十日加五分，加至三钱止，空心酒化下，常服乃可。功效：滋阴填精，益气壮阳。主治：真元虚损，精血不足证。腰膝酸软，形体瘦削，两目昏花，发脱齿摇，阳痿遗精，久不孕育。

2. 七宝美髯丹（《本草纲目》引《积善堂方》） 赤、白何首乌 米泔水浸三四日，瓷片刮去皮，用淘净黑豆二升，以砂锅木甑，铺豆与首乌，重重铺盖，蒸之，豆熟取出，去豆晒干，换豆再蒸，如此九次，晒干，为末，各一斤（各500g） 赤、白茯苓 去皮，研末，以水淘去筋膜及浮者，取沉者捻块，以人乳十碗浸匀，晒干，研末，各一斤（各500g） 牛膝 去苗，酒浸一日，同何首乌第七次蒸之，至第九次止，晒干，八两（240g） 当归 酒浸，晒，八两（240g） 枸杞子 酒浸，晒，八两（240g） 菟丝子 酒浸生芽，研烂，晒，八两（240g） 补骨脂 以黑脂麻炒香，四两（120g） 用法：上为末，炼蜜为丸，如弹子大，共150丸。每次1丸（5g），一日三次，清晨温酒送下，午时姜汤送下，卧时盐汤送下。功效：补益肝肾，乌发壮骨。主治：肝肾不足证。须发早白，脱发，齿牙动摇，腰膝酸软，梦遗滑精，肾虚不育等。

按 两方均为阴阳并补、养生防衰之剂。其中七宝美髯丹滋补之力稍逊，但重用何首乌，配伍补血固精及渗利之品，补而不滞，为平补肝肾精血之剂；龟鹿二仙胶重用血肉有情之龟甲胶、鹿角胶，并配人参大补元气，属峻补阴阳精气之剂。

现代研究

1. 实验研究 采用大鼠侧脑室注射Aβ1-42寡聚体法建立阿尔茨海默病（AD）动物模型，随机分为正常组、模型组、微小核糖核酸-34a-5p（miR-34a-5p）抑制剂组（80mg/kg）、地黄饮子高剂量组（86.49g/kg）、地黄饮子低剂量组（21.6g/kg），连续给药4周。结果与模型组比较，miR-34a-5p抑制剂组和地黄饮子高、低剂量组大鼠的逃避潜伏期时间均缩短，穿越平台次数增加，目标象限时间比升高，海马细胞凋亡率下降（$P<0.05$），海马神经元病变程度减轻。提示地黄饮子能够减轻AD大鼠神经细胞凋亡，抑制海马胶质细胞炎性反应，为地黄饮子防治阿尔茨海默病提供了一定的药理学依据。

2. 临床报道 将64例肾虚髓减型2型糖尿病（T2DM）合并轻度认知功能障碍（MCI）患者随机分为地黄饮子组和多奈哌齐组，每组32例。多奈哌齐组给予口服盐酸多奈哌齐片治疗（5mg/d，7日为1个疗程）；地黄饮子辅助组在此基础上予以地黄饮子（熟地黄、巴戟天、山茱萸、石斛、肉苁蓉、附子、远志、五味子、茯苓、麦冬、石菖蒲各15g，薄荷10g，生姜5g，每日1剂，4周为1个疗程），两组均治疗2个疗程。结果显示两组血糖相关指标与治疗前比较明显降低，简易精神状况检查（MMSE）、蒙特利尔认识评估量表（MoCA）评分均明显改善（$P<0.05$），地黄饮子组中医证候积分显著降低（$P<0.01$），其总有效率为90.63%，高于多

奈哌齐组的 71.88%（$P<0.05$）。提示地黄饮子联合多奈哌齐治疗肾虚髓减型 2 型糖尿病合并轻度认知功能障碍的临床疗效优于多奈哌齐单用。

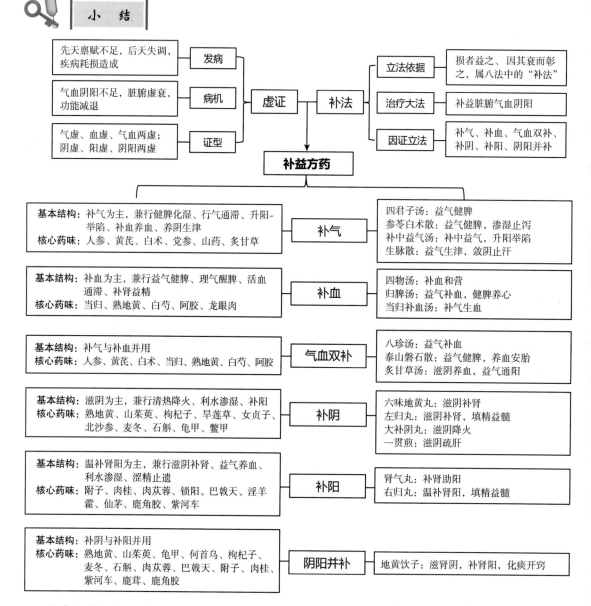

小 结

本章方剂概要：补益剂分为补气、补血、气血双补、补阴、补阳、阴阳并补六类。

（1）补气：四君子汤、参苓白术散、补中益气汤、生脉散均有补气作用，主治气虚诸证。其中四君子汤为益气健脾的基本方；参苓白术散益气健脾，兼有渗湿化痰补肺之功，用治脾虚夹湿之证；补中益气汤长于益气升阳，适用于脾胃气虚，清阳不升之发热或气陷之脱肛、子宫下垂等症；生脉散气阴双补，又可敛汗生脉，凡是气阴两虚之证，无论病情轻重、病势缓急，均可以本方加减治之。

（2）补血：四物汤、归脾汤均有补血作用，主治血虚诸症。其中四物汤补血和营活血，既为补血的常用方，也是妇女调经的基本方，最宜于营血虚滞，冲任虚损，月经不调之证；归脾汤以益气补血，健脾养心为主，善治心脾气血两虚之心悸失眠健忘和脾不统血证。

（3）气血双补：八珍汤、炙甘草汤均有气血双补作用，主治气血两虚证。其中八珍汤为四君子汤和四物汤的合方，补气与补血并重，是气血双补的代表方，适用于久病失治或病后失调的气血两虚之证；炙甘草汤滋阴养血，益气温阳，善治阴血不足，阳气虚弱，脉气不相接续之心动悸，脉结代，亦可治肺痿之证。

（4）补阴：六味地黄丸、左归丸、大补阴丸、一贯煎均有滋阴作用，主治阴虚诸症。其中六味地黄丸为滋阴补肾的代表方，该方寓泻于补，适用于肾阴不足而致的多种疾病；左归丸纯补而无泻，滋补之力强，宜于真阴不足，精髓亏损之证；大补阴丸侧重于滋阴降火，常用于肝肾阴亏，相火亢盛之证；一贯煎长于滋阴疏肝止痛，适用于肝肾阴虚，肝气不舒之脘胁疼痛，吞酸吐苦等。

（5）补阳：肾气丸和右归丸均有温补肾阳的作用，主治肾阳不足诸症。其中肾气丸寓泻于补，为少火生气之剂，适用于肾阳不足而兼水湿痰饮之证；右归丸纯补无泻，温肾填精，大补元阳，适用于肾阳不足、命门火衰及火不生土等证。

（6）阴阳并补：地黄饮子滋阴补阳，开窍化痰，用于下元阴阳俱虚，痰浊上泛之瘖痱。

 展 望

现代药理研究表明，补益剂具有调节免疫与内分泌功能、改善物质代谢、促进造血功能、保护胃肠黏膜、提高生殖功能、抗疲劳、抗衰老、抗肿瘤等多方面作用。现代临床此类方剂被广泛运用于多个系统的多种慢性疾病，以及代谢性疾病与老年病。其中最多用于慢性支气管炎、支气管哮喘、冠心病等疾病缓解期，以及免疫功能失调、慢性疲劳综合征、贫血、代谢性疾病、不孕不育症等；还常用于恶性肿瘤患者放化疗后不良反应、围绝经期综合征、功能失调性子宫出血、骨折延迟愈合等疾病。随着经济的不断发展和人口老龄化的日益加剧，维持健康、延年益寿的需求越来越大，补益剂在老年性疾病、代谢系统疾病、内分泌系统疾病，以及抗衰老、抗肿瘤等方面将会有更广泛的运用和研究。

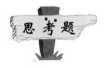 **实 训** ▶▶▶

张某，男，86 岁，住某院。1960 年 4 月 25 日会诊。患者腰背酸痛，足冷，小便短而频，不畅利，大便难，口干口苦，饮水不解，舌淡少津无苔，脉象右洪大无力，左沉细无力。（高远辉. 2005. 蒲辅周医案[M]. 北京：人民卫生出版社.）

分析要点：①该患者一般信息对诊断能够提供哪些提示？②根据当前患者的表现应诊为何种病证？③其病机要点和治疗立法为何？④可以考虑的被选方剂有哪些？⑤确定选方后，可以对该方哪些方面进行加减？

写出你对该患者的辨证立法、选方用药及制服要求。

思考题

1. 补益剂的分类依据是什么？其与脏腑分补立论有何联系？
2. 比较参苓白术散与补中益气汤两方在主治、组成及功效方面的异同，临床如何区别使用？
3. 叙述补中益气汤治疗气虚发热证的机理。
4. 结合方证病机，简述四物汤临床运用中的加减思路。
5. 基于血虚证的病机和常用补血方，总结补血剂的组方配伍规律。
6. 怎么理解炙甘草汤既主治心脉病变，又可用于虚劳肺痿证？
7. 联系方证病机，试述六味地黄丸临床加减变化思路。
8. 肾气丸原主治哪些病证？怎么理解这种一方主治多症的现象？
9. 比较肾气丸与右归丸在主治、配伍、功效等方面的异同。
10. 谈谈你对右归丸现代研究（见右归丸下）中右归丸拆方研究报道的认识。

（张卫华）

第十四章　固　涩　剂

固涩剂（astringent formulas）是由收涩药为主组成，具有收敛固涩作用，主治气、血、精、津耗散滑脱证的一类方剂。固涩剂属于"十剂"中"涩可固脱"的范畴。

气、血、精、津液是构成人体和维持人体生命活动的基本物质，"人之血气精神者，所以奉生而周于性命者也"（《灵枢·本脏》）。在正常情况下，气、血、精、津液既不断被消耗，又不断由脏腑所化生，如此盈亏消长，周而复始。一旦脏腑失调，正气亏虚，每致滑脱不禁，散失不收，轻者有碍健康，重者危及生命。此时谨遵"散者收之"之法（《素问·至真要大论》），当以固涩为先，及时制止气、血、精、津液的滑脱散失，体现了"急则治标"的治则。

气、血、精、津液耗散滑脱之证，由于病因和病变部位的不同，临床可表现为自汗盗汗、久咳不已、久泻久痢、遗精滑泄、小便失禁和崩漏带下等不同类型。根据所治病证的不同，本章方剂分为固表止汗、敛肺止咳、涩肠固脱、涩精止遗、固崩止带五类。

固涩剂所治的耗散滑脱之证，多由正气亏虚所致，故应根据气、血、精、津耗伤程度的不同，选配相应的补益药物，以标本兼顾。若病证由实转虚，但外邪未尽者，不宜过早使用，以免"闭门留寇"。对于实邪所致之热病多汗、痰饮咳嗽、湿热或伤食泻痢、火扰精泄、血热或瘀阻崩漏者，均非本类方剂所宜。

第一节　固　表　止　汗

固表止汗剂适用于表虚卫外不固，腠理疏松，或心阳不潜，阴液不守而致的自汗、盗汗。自汗、盗汗的基本病机：素体气虚，或病后体虚，腠理不固，不能摄津约束，汗液外泄，见自汗出；烦劳过度，亡血失精，或热邪伤津，以致阴虚火旺，阴津被扰，入夜时阳入于阴，阴虚阳扰，热迫津出，而为盗汗。虽然自汗多为气虚，盗汗多为阴虚，但自汗日久则伤阴，盗汗久延则伤阳，故可演变为自汗与盗汗并见的气阴两虚或阴阳两虚之候。腠理不密，又易感外邪。故治疗当在收涩固表止汗的基础上，兼顾其他环节。组方中应根据病机中的因果主次，权衡不同类药物的配伍比重，做到方证合拍。

本类方剂多以收涩止汗药为主组成，如麻黄根、浮小麦、煅牡蛎、五味子等。其中麻黄根甘涩性平，入肺经，功专敛肺固表止汗，为治自汗或盗汗迁延日久之要药。浮小麦甘凉，入心经，为养心敛液、固表止汗之佳品，无论气虚自汗、阴虚盗汗均可适用。牡蛎咸而微寒，归肝、肾经，煅后长于收敛固涩，有止汗之功，兼能敛阴潜阳，尤其适用于自汗、盗汗而致心阳不潜，惊悸失眠者。五味子酸温，入肺、心、肾经，补肺益肾，生津敛汗，多用于气阴两虚的自汗、盗汗。

此外，本类方剂还常选配益气健脾药（黄芪、白术、人参）、疏风解表药（防风、桂枝）、养心清热药（麦冬、生地黄）等。

代表方剂有牡蛎散等。

牡蛎散《太平惠民和剂局方》
Muli San
Oyster Shell Powder

【组成】　生黄芪去苗、土　麻黄根洗　牡蛎米泔浸，刷去土，火烧通赤，各一两（各30g）

【用法】　上三味为粗散，每服三钱（9g），水一盏半，小麦百余粒（30g），同煎至八分，去渣热服，日二服，不拘时候（现代用法：为粗末，每服9g，用小麦30g，水煎温服。亦可按原方比例酌减用量，加小麦30g，水煎服）。

【功效】　敛阴止汗，益气固表。

【主治】　体虚自汗、盗汗证。常自汗出，夜卧尤甚，心悸惊惕，短气烦倦，舌淡红，脉细弱。

【制方原理】　本方为体虚卫外不固，又复阴伤心阳不潜之自汗、盗汗而设。《素问·阴阳应象大论》曰："阴在内，阳之守也；阳在外，阴之使也。"若气虚卫外不固，腠理疏松，阴液外泄，则为自汗；汗为心之液，汗出过多，心阴受损，阳不潜藏，津液外泄，故夜卧汗出尤甚，此即盗汗；汗出久而不止，耗伤心之气阴，心神失养，则心悸惊惕，短气烦倦；舌淡红，脉虚弱，也为气阴耗伤之象。本证属气虚卫外不固，阴伤心阳不潜，治当敛阴止汗、益气固表为法。

方中煅牡蛎咸涩微寒而质重，长于收敛固涩止汗，又能敛阴潜阳，镇惊安神，为君药。生黄芪益气实卫，固表止汗，与牡蛎相配，益气固表，敛阴止汗之力尤著，为臣药。麻黄根功专收敛止汗；小麦味甘性凉，主入心经，养心气，益心阴，退虚热，二药共为佐药。诸药合用，敛阴止汗，益气固表，使表固汗止，气阴可复。

制方特点：主以收涩，敛中寓补，标本兼顾；甘温合甘凉，气阴兼顾。

本方与玉屏风散均可治疗卫外虚弱、腠理不固之自汗证。但本方敛补并用而以固涩为主，善治诸虚不足，身常汗出者，凡属卫外不固，又复心阳不潜之自汗、盗汗均可用之。玉屏风散则以补气为主，以补为固，且补中寓散，故宜于表虚自汗，或虚人易感风邪之证。

【临床应用】

1. 用方要点　本方适用于气虚卫外不固，阴伤心阳不潜之自汗、盗汗证。临床以汗多，心悸，短气，舌淡，脉细弱为使用依据。

2. 临证加减　若偏于阳虚而见汗出、畏寒肢冷，可加附子、桂枝；气虚甚而见气短神疲、自汗甚，可重用黄芪，酌加人参、白术；兼阴虚而见潮热、舌红少苔，宜加生地黄、白芍、麦冬；盗汗甚，可加入糯稻根、山萸肉、女贞子等。

3. 现代运用　多用于病后、术后或产后体虚、自主神经功能失调、肺结核等自汗、盗汗属卫外不固，又复阴伤，心阳不潜者。

4. 使用注意　阴虚火旺之盗汗，不宜使用。亡阳汗出，非本方所宜。

 附　方

孙氏牡蛎散（《备急千金要方》）　牡蛎　防风　白术各三两（各9g）　用法：上三味，研末下筛，酒服方寸匕（3g），日两次。功效：固涩止汗，兼能疏风。主治：自汗、盗汗，以及体虚外感风邪引起的头痛等症。

按　本方与《太平惠民和剂局方》牡蛎散均有益气固表、敛阴止汗之功，用治体虚之自汗、盗汗。但本方以牡蛎、白术配伍防风，兼能疏风御邪，补涩之中兼以疏散，故亦可用于体虚外感风邪之头痛证；《太平惠民和剂局方》牡蛎散则以牡蛎、黄芪配伍麻黄根、小麦，收涩止汗之力较强，并能养心阴而潜阳除烦，故适用于兼有气阴两伤、心阳不潜之多汗，夜卧尤甚，日久不愈，心悸烦倦者。

 现代研究

1. 实验研究　用卵核蛋白（1∶20）作为抗原给正常小鼠腹股沟皮下注射作基础免疫后，实验组和对照组从当日起每日分别灌服牡蛎散和 5%葡萄糖，7 天后再用卵核蛋白（1：100）作为抗原进行加强免疫，再 7 天后检测血清抗体水平。结果显示实验组小鼠的抗体水平较对照组显著下降（$P<0.05$），提示牡蛎散有免疫调节作用。

2. 临床报道

（1）以生脉散合牡蛎散加黄芪为基本方（太子参 20g，麦冬 20g，五味子 20g，浮小麦 30g，麻黄根 20g，牡蛎 20g，黄芪 30g）随证加减，治疗晚期恶性肿瘤盗汗患者 32 例，治疗 1 周后，84.30%的患者汗出有不同程度地减轻。另在常规抗结核治疗的基础上加用牡蛎散合生脉散加味方（人参 6g，麦冬 20g，五味子 10g，百部 15g，黄芩 10g，浮小麦 18g，百合 20g，黄芪 30g，麻黄根 9g，煅牡蛎先煎 30g）治疗 104 例肺结核盗汗患者，每 7 天为 1 个疗程，治疗 2 个疗程。结果显示该方能明显缩短盗汗发生时间，缓解盗汗症状，减轻患者痛苦。

（2）将符合《中医病证诊断疗效标准》中肺卫不固、营卫不和的原发性手汗症 57 例患者，以牡蛎散加味（由黄芪 30g，麻黄根 10g，炙牡蛎 30g，浮小麦 20g，白芍 15g，五味子 10g 组成）治疗，7 天为 1 个疗程，治疗 2 个疗程。结果显示治愈（汗止，其他症状消失）20 例，好转（出汗明显减少，其他症状改善）34 例，无效（出汗及其他症状均无改善）3 例，总有效率为 94.7%。

第二节　敛 肺 止 咳

敛肺止咳剂适用于久咳肺虚，气阴耗伤而致的咳喘不止。咳嗽日久不愈，耗散肺气，损伤肺阴，而致肺之气阴俱虚，肺虚气逆，愈加咳喘不止；肺气耗伤，卫外不固，腠理开泄，故见自汗；肺阴耗损，虚热内生，炼津为痰，见痰少而黏；或虚火灼伤肺络，而见咳血或痰中带血。故久咳肺虚之咳喘不止证，治疗当以敛肺止咳为主，兼行益气生津、宣肺祛痰、滋阴凉血等。

本类方剂多以收涩敛肺止咳药为主而组成，如五味子、乌梅、罂粟壳、诃子、白果等。其中五味子酸甘温，入肺、肾、心经，其味酸收敛，温润滋阴，上能敛肺止汗，下能滋肾固精，为治疗久咳虚喘之要药，凡肺虚久咳及肺肾俱虚之虚喘久咳皆为适宜。乌梅酸涩性平，敛肺气，止咳嗽，兼能生津润肺，适用于肺虚久咳少痰或干咳无痰之证。罂粟壳酸涩性平，主入肺经，功专收敛固气，敛肺止咳之力强，常用于肺气虚损，肃降失职之久咳不已。诃子苦酸涩平，入肺经，既降且收，生用既能敛肺降气止咳，又能清肺利咽开音，最用于肺虚久咳伴失音或咽喉肿痛者。白果甘苦涩平，主入肺经，涩敛苦降，敛肺定喘，兼有祛浊化痰之功，对肺虚喘咳日久夹痰者尤为常用。

此外，本类方剂还常选配益气养血药（人参、蛤蚧、阿胶）、清热化痰药（瓜蒌、川贝母、天花粉）、宣利肺气药（桔梗、杏仁、牛蒡子）、滋阴凉血药（麦冬、生地黄、天冬）等。

代表方剂有九仙散等。

九仙散 王子昭方，录自《卫生宝鉴》　Jiuxian San　Nine-immortal Powder

【组成】　人参　款冬花　桑白皮　桔梗　五味子　阿胶　乌梅各一两（各 30g）　贝母半两（15g）　罂粟壳去顶，蜜炒黄，八两（240g）

【用法】　上为细末，每服三钱（9g），白汤点服。嗽住，止后服（现代用法：共研细末，每服 9g，温开水送下。亦可水煎服，用量按原方比例酌定）。

【功效】　敛肺止咳，益气养阴。

【主治】　久咳肺虚，气阴两伤证。久咳不已，咳甚则气喘自汗，痰少而黏，脉虚数。

【制方原理】　本方主治久咳伤肺，肺气耗散，肺阴亏损之证。肺为娇脏，主气属卫，以润而用事。久咳不已，每致肺气虚损，肺阴耗伤，见咳嗽不愈，甚则气喘；肺气虚弱，卫表不固，则见自汗；肺阴亏虚，虚热内生，炼液成痰，而见痰少而黏，脉来虚数。本证病机为久咳肺虚，气阴两伤，兼夹痰热。治宜敛肺止咳，益气养阴，降气化痰之法。

方中罂粟壳味酸性涩，善能敛肺止咳，蜜制兼以润肺化痰，故重用为君药。五味子、乌梅亦为酸涩之品，收敛肺气，止咳生津，助君药敛肺止咳，共为臣药。人参益气补肺，阿胶滋阴润肺，合用则两补肺之气阴，使气阴得复，肺主治节；更以款冬花、桑白皮化痰止咳，降气平喘；贝母润肺化痰，清热止咳，共为佐药。桔梗宣肺祛痰，兼能载药上行，为佐使药。诸药合用，共奏敛肺止咳、益气养阴之功。

制方特点：收敛固涩与益气养阴合法，重在敛涩；寓宣散于敛降之中，以敛降为主。

【临床应用】

1. 用方要点　本方适用于久咳肺虚，气阴两伤之证。临床以久咳不止，喘而自汗，脉虚数为使用依据。

2. 临证加减　肺肾亏虚而见喘甚，呼多吸少者，宜加蛤蚧、胡桃肉；气虚明显而见气短乏力，可加黄芪、西洋参；阴虚而见口燥咽干，舌红苔干，酌加麦冬、沙参；燥热伤肺而见痰中带血，可加白及、白茅根、仙鹤草。

3. 现代运用　多用于慢性支气管炎、支气管哮喘、肺气肿等证属久咳肺虚，气阴两亏者。

4. 使用注意　本方不宜久服；久咳兼有表邪者忌用。

 现代研究

临床报道　将符合中华医学会呼吸病学分会哮喘学学组《咳嗽的诊断与治疗指南（2009 年版）》和中医咳嗽气阴两虚型诊断标准的 118 例咳嗽变异性哮喘患者随机分为治疗组和对照组，其中治疗组 60 例以九仙散加减治疗，基本方为罂粟壳 6g，乌梅、款冬花、桔梗、五味子、浙贝母各 10g，党参、阿胶各 9g，桑白皮 12g；咳痰色黄者加黄芩 10g，嗳气腹胀者加旋覆花、厚朴各 9g。每日 1 剂，水煎取汁 400ml，分 2 次服。对照组 58 例给予沙美特罗替卡松粉（支气管扩张剂和吸入皮质激素复合制剂）吸入剂（50/250μg），每次 1 吸，每天 2 次，药后漱口，均治疗 14 天。结果显示治疗组总有效率为 90.0%，显著高于对照组的 75.9%（$P < 0.05$）；肺功能改善程度方面与对照组无明显差异，改善咳嗽症状方面优于对照组。另将糖尿病合并肺结核患者分为两组，实验组在应用降糖药和抗结核药的基础上使用九仙散，对照组仅应用降糖药和抗结核药，两组均治疗 12 周。结果显示实验组空腹血糖、餐后血糖控制及痰菌阴转率均好于对照组（$P < 0.01$），且未见发生抗结核药物耐药的患者。

第三节　涩肠固脱

涩肠固脱剂适用于脾肾虚寒之久泻、久痢。脾主运化，肾司二便，久泻不止，必伤及脾肾。脾肾阳虚，摄纳无权，关门不固，以致泻痢无度，滑脱不禁；泻痢日久，精微外泄，气血受损，故神疲乏力，面色无华；脾气虚寒，中气下陷，可见脱肛不收；或肾阳不足，火不生土，脾肾阳虚，阴寒内生，则五更泄泻。因此，久泻久痢之患，虽以脾肾虚寒为本，但病已致滑脱不禁，治当"急则治标"，当以涩肠固脱辅以温补脾肾之法，标本兼顾。故组方宜在收涩固脱的基础上，兼行温肾健脾、益气养血等。阳虚寒凝，最易致气机不畅，而涩补之品又易壅滞气机，故也常兼行理气行滞。

本类方剂多以涩肠止泻药为主而组成，如补骨脂、赤石脂、肉豆蔻、诃子、罂粟壳、禹余粮等。其中补骨脂辛苦性温兼有涩性，归肾、脾经，长于壮肾阳，暖脾阳以止泻，为"治肾泄，通命门，暖丹田，敛精神"（《本草纲目》）之良药，"得肉果（肉豆蔻），治脾肾虚泄；得粟壳，治洞泄久利"（《得宜本草》）。赤石脂甘涩性温，入肠胃，善于涩肠固脱止泻，兼能止血，为治久泻久痢，尤为下痢脓血之佳品。肉豆蔻辛温而涩，入脾、胃、大肠经，能暖脾胃，固大肠，止泻痢，为治虚寒性泻痢之要药。诃子酸涩性收，入大肠，煨用善能涩肠止泻，为治久泻、久痢所常用。罂粟壳味酸涩性平，收涩之力强，能固肠收涩止滑脱，"为涩肠止泻之圣药"（《本草纲目》），又能止痛，尤宜于久泻久痢而有腹痛者。禹余粮质重甘涩性平，既能涩肠止泻，又可收敛止血，"功与赤石脂相同，而禹余粮之质重于石脂，石脂之温过于余粮"（《本草求真》）。

此外，本类方剂还常选配助阳散寒药（干姜、肉桂、吴茱萸）、健脾益气药（人参、白术、炒山药）、滋阴养血药（当归、阿胶、白芍）、升阳药（升麻、葛根、防风）、理气行滞药（陈皮、广木香、砂仁）等。

代表方剂有四神丸、真人养脏汤等。

四神丸 《内科摘要》　Sishen Wan
Four-miracle Pills

【组成】　肉豆蔻　五味子各二两（各60g）　补骨脂四两（120g）　吴茱萸浸，炒，一两（30g）

【用法】　上为末，用水一碗，煮生姜四两（120g），红枣五十枚，水干，取枣肉为丸，如桐子大。每服五七十丸（6~9g），空心食前服（现代用法：临睡时用淡盐汤或温开水送服。亦作汤剂，用量按原方比例酌减）。

【功效】　温肾暖脾，涩肠止泻。

【主治】　脾肾阳虚之肾泄证。五更泄泻，不思饮食，食不消化，或久泻不愈，或腹痛喜温，腰酸肢冷，神疲乏力，舌淡，苔薄白，脉沉迟无力。

【制方原理】　本方主治之肾泄为命门火衰、火不暖土所致。肾泄，又称五更泄、鸡鸣泄。"鸡鸣至平旦，天之阴，阴中之阳也，故人亦应之"（《素问·金匮真言论》）。五更正是阴气极盛，阳气萌发之际，因命门火衰，阴寒内生，阳气当至而不至，阴气极而下行，故而泄泻；肾阳虚衰，命火不能温煦脾土，脾失健运，故不思饮食，食不消化；阳虚寒凝，则腹痛喜温，腰酸肢冷；若泻久不愈，关门不固可致大肠滑泄。舌淡苔薄白，脉沉迟无力，皆为脾肾阳虚之候。本证病机为脾肾虚寒，肠失固涩；治宜温肾暖脾，涩肠止泻。

方中重用补骨脂，辛苦温又兼涩性，善补命门之火以温暖脾土而止泻，为治肾虚泄泻之要药，《本草纲目》谓其"治肾泄，通命门，暖丹田，敛精神"，为君药。肉豆蔻辛温性涩，温中涩肠，与补骨脂相伍，既可助温肾暖脾之力，又能涩肠止泻，用为臣药。吴茱萸温脾暖胃以散阴寒；五味子固肾益气而止泻，同为佐药。用法中姜、枣同煮，枣肉为丸，意在温养脾胃，以助运化。诸药合用，"大补下焦元阳，使火旺土强，则能制水而不复妄行矣"（《医方集解》）。

制方特点：温热与酸涩并用，以温补治本为主；脾肾兼顾，重在补火以暖土。

本方由《普济本事方》之二神丸与五味子散组合而成。二神丸（补骨脂、肉豆蔻）能温补脾肾，涩肠止泻；五味子散（五味子、吴茱萸）可温中涩肠。今合二为一，温补固涩之功益佳，故有"四神"之名。

补火暖土

【临床应用】

1. 用方要点　本方适用于脾肾虚寒，火不暖土，肠失固摄之证。临床以五更泄泻，不思饮食，舌淡苔白，脉沉迟无力为使用依据。

2. 临证加减　久泻中气下陷而见脱肛者，可加炙黄芪、升麻；肾阳虚甚而见洞泄无度，畏寒肢冷者，酌加肉桂、附子；泻下如水者，可加乌梅、诃子。

3. 现代运用　多用于慢性结肠炎、溃疡性结肠炎、过敏性结肠炎、功能性腹泻、肠易激综合征及糖尿病性肠结核、大肠癌手术后腹泻等证属脾肾虚寒者。

4. 使用注意　肠胃积滞的泄泻禁用；服药期间忌食生冷、油腻之物。

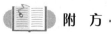 附 方

桃花汤（《伤寒论》）　赤石脂一斤，一半全用，一半筛末（30g）　干姜一两（6g）　粳米一斤（30g）　用法：上三味，以水七升，煮米令熟，去滓，温服七合，内赤石脂末方寸匕（3~5g），日三服。若一

服愈，余勿服。功效：温中涩肠止痢。主治：虚寒痢。下痢不止，便脓血，色暗不鲜，日久不愈，腹痛喜温喜按，舌淡苔白，脉迟弱或微细。

　　按　本方与四神丸均具温涩之性，有涩肠固脱之功。但本方重用赤石脂为君，重在温中涩肠止痢，适用于脾胃虚寒之下痢脓血者；四神丸重用补骨脂为君，温肾为主，补命门以暖脾土，兼以酸涩固肠，适用于肾阳虚衰，火不暖土之五更泄。

 现代研究

1. 实验研究

（1）四神丸 2.5g/kg 灌胃可有效改善葡聚糖硫酸钠诱导的结肠炎小鼠的一般情况和结肠组织病理损伤，可通过调节 ATP 浓度、ATP 酶活力和 ATP 相关的 mRNA 表达量以改善线粒体能量代谢水平，结果为四神丸用于治疗溃疡性结肠炎提供了一定的药理学依据。

（2）用 DNBS/乙醇溶液灌肠+皮下注射氢化可的松+番泻叶灌胃法诱导脾肾阳虚型结肠炎大鼠模型，按高、中、低剂量（3.2g/kg、1.6g/kg、0.8g/kg）给予四神丸灌胃，每日 1 次，连续 21 天。结果发现，四神丸中剂量组对模型大鼠结肠组织病理损伤的改善效果最佳；高、中剂量组大鼠 PI3K、Akt、mTOR mRNA 及低剂量组 Akt mRNA 表达均明显下调（$P<0.05$，$P<0.01$），高、中剂量组 IL-1β/IL-10 含量明显降低/升高（$P<0.05$，$P<0.01$），提示四神丸可能通过抑制 PI3K/Akt/mTOR 信号通路改善脾肾阳虚型溃疡性结肠炎模型大鼠的肠黏膜损伤。

（3）按 40mg/kg 给予 1, 2-二甲基肼（DMH）腹腔注射或 20g/L 右旋葡聚糖硫酸钠饮用水诱导小鼠结肠癌模型，分别给予 0.2ml 四神丸浸膏剂（生药浓度 2g/ml）口服或灌肠 21 周。结果显示，四神丸可以明显改善模型小鼠腺体等组织的改变和恶病质状态，降低成瘤率和肿瘤数量，减少 CD133 蛋白表达量及降低成癌率。上述研究表明，四神丸具有肠黏膜保护、抗炎、免疫调节及抑癌等作用。

2. 临床报道　将 68 例肾阳虚衰型泄泻患者随机分为治疗组和对照组，治疗组应用四神丸（吴茱萸 6g，补骨脂 10g，肉豆蔻 6g，五味子 10g，生姜 6g，大枣 6g）合中药吴茱萸粉敷脐治疗（自制吴茱萸粉 2g，调盐水制成糊状，敷于脐部，敷贴范围 3～4cm，外用纱布覆盖固定，每日换药一次），对照组应用蒙脱散剂每次 3g，3 次/日，双歧杆菌活菌制剂 2 粒/次，2 次/日治疗，10 天为 1 个疗程，连续治疗 3 个疗程。结果显示治疗组总有效率为 91.7%，明显高于对照组 68.8%（$P<0.05$）。

真人养脏汤《太平惠民和剂局方》

Zhenren Yangzang Tang
Trueman's Decoction to Nourish the Organs

　　【组成】　人参　当归去芦　白术焙，各六钱（各 18g）　肉豆蔻面裹，煨，半两（15g）　肉桂去粗皮　甘草炙，各八钱（各 24g）　白芍一两六钱（48g）　木香不见火，一两四钱（42g）　诃子去核，一两二钱（36g）　罂粟壳去蒂萼，蜜炙，三两六钱（108g）

　　【用法】　上剉为粗末，每服二大钱（6g），水一盏半，煎至八分，去渣，食前温服（现代用法：共为粗末，每服 6g，水煎去渣，饭前温服；亦作汤剂，用量按原方比例酌减）。

　　【功效】　涩肠固脱，温补脾肾。

　　【主治】　久泻久痢，脾肾虚寒证。泻痢无度，大便滑脱不禁，甚则脱肛坠下，或便下脓血，下痢赤白，里急后重，脐腹疼痛，喜温喜按，倦怠食少，舌淡苔白，脉迟细。

　　【制方原理】　本方为久泻久痢，滑脱不禁而设。脾主运化，须赖肾中阳气之温煦。若泻痢日久，损伤脾肾，脾虚中气下陷，肾虚关门不固，故见泻下无度，甚则滑脱不禁，脱肛坠下；脾肾阳虚，阴寒内生，气血不和，则下痢赤白，或便下脓血，脐腹疼痛而喜温喜按；舌淡苔白，脉迟细，皆为脾肾虚寒及气血两虚之象。本方证虽以脾肾虚寒为本，但泻痢滑脱不禁，精微外泄，脏气已虚，当"滑者涩之"，急则治标，故治以涩肠固脱为主，温补脾肾为辅，调养气血为佐。

　　方中重用罂粟壳涩肠固脱而止泻，并能止痛，李时珍谓其能"止泄痢，固脱肛"（《本草纲目》），用为君药。诃子苦酸温涩，功专涩肠止泻；肉豆蔻温中涩肠，并能散寒止痛，合君药则固脱止泻力强，以治标急，共为臣药。肉桂益火壮阳，温肾暖脾，以消阴寒；人参、白术益气健脾，四药温肾健脾，使固摄有权；当归、白芍养血和血；木香芳香醒脾，行气止痛，既合归、芍调和气血，又使全方涩补不滞，俱为佐药。炙甘草调和诸药，且合参、术补中益气，合芍药缓急止痛，用为佐使。诸药相合，共奏涩肠固脱，温补脾肾，调气和血之效。

制方特点：涩补并用，以涩为主，重在治标。涩中寓通，补而不滞；脾肾兼补，补脾为主，气血兼调。

本方与四神丸同为涩肠固脱之剂，但所治各异。本方以罂粟壳为君，以固涩为主，兼以温补脾肾、调和气血，涩肠固脱之力强，主治泻痢日久，脾肾虚寒，气血不足的滑脱不禁证；四神丸重用补骨脂为君，以温肾为主，配伍暖脾涩肠之品，主治命门火衰，火不暖土，水谷不化所致的肾泄。

【临床应用】

1. 用方要点　本方适用于久泻久痢，脾肾虚寒证。临床以泻痢滑脱不禁，腹痛喜温喜按，食少神疲，舌淡苔白，脉迟细为使用依据。

2. 临证加减　若中气下陷而兼脱肛，可加炙黄芪、升麻、柴胡；脾肾虚寒较甚，而见洞泄无度，完谷不化，宜加炮附子、干姜、补骨脂。

3. 现代运用　多用于慢性痢疾、慢性肠炎、溃疡性结肠炎等证属脾肾虚寒者。

4. 使用注意　不宜久服；积滞热毒泻痢者，禁用。服药期间忌食生冷、油腻、鱼腥之物。

 现代研究

1. 实验研究　真人养脏汤高、低剂量（30.4g/kg 和 15.2g/kg）灌胃，能显著延长三硝基苯磺酸（TNBS）诱导的溃疡性结肠炎（UC）模型大鼠的结肠长度，降低结肠重量、形态损伤评分和病变活动指数评分，降低肠道黏膜通透性、结肠组织髓过氧化物酶（MPO）活性、血清二胺氧化酶（DAO）及 D-乳酸（D-LA）水平，升高杯状细胞数量，表明真人养脏汤具有保护溃疡性结肠炎大鼠肠道上皮细胞黏膜屏障功能的作用，其机制可能与升高紧密连接蛋白（ZO-1）和封闭蛋白（occludin）表达有关。

2. 临床报道　用真人养脏汤合四逆汤治疗 40 例脾肾阳虚型溃疡性结肠炎患者，对照组 40 例给予柳氮磺吡啶肠溶片，治疗 4 周后治疗组总有效率为 85.0%，明显高于对照组的 70.0%（$P<0.05$）。表明真人养脏汤合四逆汤能有效改善脾肾阳虚型溃疡性结肠炎的临床症状。另有用真人养脏汤加减治疗结直肠癌术后腹泻，设西药盐酸洛哌丁胺为对照组，每组 30 例。疗效以徐忠法 5 项 10 分制标准进行排便功能的综合分析评价。结果显示中药组治疗后的排便功能较治疗前有明显改善，且显著优于对照组（$P<0.05$）。表明真人养脏汤加减可治疗结直肠癌术后腹泻，且疗效优于盐酸洛哌丁胺。

第四节　涩精止遗

涩精止遗剂适用于肾虚不固所致遗精、滑泄、尿频、遗尿。肾藏精，主封藏，与膀胱相表里。先天不足，或房事过度，致肾虚封藏失职，精关不固，则遗精、滑泄；肾虚气化无力，膀胱失约，则小便频数，甚或遗尿不禁。若遗滑日久，精损阴亏，阴虚火旺，可见潮热盗汗；或阴损及阳，命门火衰，可见形寒肢冷，阳痿早泄；精亏无以化气生血，则可见面色无华，身倦形疲、心悸健忘。肾藏精，心藏神，"神生于气，气生于精，精化气，气化神"（《类证治裁》），心肾相交，方能水火既济，精神互用。肾虚不固，遗精滑泄，精气外泄，不能奉心养神；心神不藏，则不能控精驭气，精气愈加不能内守而外泄，以致精亏神逸。故本证治疗宜在涩精止遗的基础上，兼行滋阴清热、益肾温阳、益气养血、交通心肾等。

本类方剂多以补肾涩精止遗药为主而组成，如莲子、沙苑子、覆盆子、桑螵蛸、金樱子、芡实、益智仁等。其中莲子甘涩性平，入心、脾、肾经，功善补涩，既能益肾固精，又能健脾养心，尤能交通心肾而安神宁志。沙苑子甘温补益，兼具涩性，"能补肾固精，强阳有子，不烈不燥，兼止小便遗沥，乃和平柔润之剂也"（《本草汇言》）。覆盆子甘酸微温，主入肝、肾经，"既有补益之功，复多收敛之义，益肾脏而固精缩小便，专治肾伤精竭流滑，用之强阴固涩，以助闭蛰封藏"（《冯氏锦囊秘录》）。桑螵蛸甘咸性平，能补肾气，固精关，缩小便，为治肾虚不固之滑精、遗尿及白浊之良药，尤以肾虚遗尿所常用。金樱子酸涩性平，主入肾、膀胱、大肠经，长于"固秘精气，治梦泄遗精，泄痢便数"（《本草备要》）。芡实甘平而涩，入脾、肾经，能补脾固肾，助气涩精，善治梦遗滑精，常与金樱子同用，治疗肾虚不固之遗精滑泄。益智仁辛温，入脾、肾经，长于暖肾固精缩尿，宜于肾气虚寒之遗精虚漏、小便数多及余沥之证。另外，潜阳安神固脱之龙骨、交通心肾涩精之莲须等也常被选用。

此外，本类方剂还常选配滋阴补肾药（熟地黄、山萸肉、女贞子、龟甲）、益肾温阳药（菟丝子、韭菜子、补骨脂）、益气养血药（人参、山药、当归、白芍）、交通心肾药（石菖蒲、远志、茯神）。

代表方剂有金锁固精丸、桑螵蛸散等。

金锁固精丸 《医方集解》 Jinsuo Gujing Wan / Golden Lock Pills to stabilize Essence

【组成】 沙苑蒺藜去皮，炒　芡实蒸　莲须各二两（各60g）　龙骨酥炙　牡蛎盐水煮一日一夜，煅粉，各一两（各30g）

【用法】 莲子粉糊为丸，盐汤下（现代用法：莲子粉糊丸，每服9g，每日2～3次，淡盐汤或开水送服。亦可加入莲子肉，水煎服，用量按原方比例酌减）。

【主治】 肾虚不固之遗精。遗精滑泄，腰痛耳鸣，四肢酸软，神疲乏力，舌淡苔白，脉细弱。

【功效】 涩精补肾。

【制方原理】 本方所治为肾虚精关不固之遗精滑泄。《素问·六节藏象论》云："肾者主蛰，封藏之本，精之处也。"肾主藏精，肾虚封藏失司，精关不固，见遗精滑泄；腰为肾之府，耳为肾之窍，肾虚精亏，府窍失养，故腰痛耳鸣；精伤气弱神衰，则四肢酸软，神疲乏力，舌淡苔白，脉细弱。针对本证肾虚精关不固之病机，治宜补肾涩精。

方中沙苑子甘温，补肾固精，《本经逢原》谓其"为泄精虚劳要药，最能固精"，用为君药。莲子、芡实补肾涩精，益脾养心，与君药相须为用，交通心肾，以加强固肾涩精之力，同为臣药。佐以煅龙骨、煅牡蛎、莲须，增强涩精止遗之功。诸药合用，共奏补肾固精、涩精止遗之功。因本方能秘肾气，固精关，效如"金锁"，故名"金锁固精丸"。

制方特点：集诸补肾涩精之品于一方，重在固涩精关，兼调补心肾，标本兼顾。

【临床应用】

1. 用方要点　本方适用于肾虚精关不固之证。临床以遗精滑泄，腰痛耳鸣，寐差神疲，舌嫩苔白，脉细弱为使用依据。

2. 临证加减　偏于肾阳虚而见腰膝冷痛，酌加菟丝子、补骨脂、附子；偏于肾阴虚而见梦遗腰酸，手足心热者，可加龟甲、女贞子、熟地黄；心肾不交而见不寐梦遗者，酌加茯神、远志、五味子；肾虚精亏而腰痛明显，加杜仲、川续断、桑寄生；遗精滑泄日久不愈者，宜加五味子、山萸肉、金樱子。

3. 现代运用　多用于慢性前列腺炎、乳糜尿、重症肌无力、神经衰弱、慢性肾炎、男性功能障碍等证属肾虚精关不固者。

4. 使用注意　湿热下注，或相火内炽之遗精者，本方均不宜。

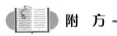 附　方

水陆二仙丹（《洪氏集验方》）　金樱子　鸡头实各等分（各12g）　用法：鸡头（即芡实）去外皮取实，连壳杂捣令碎，晒干为末。复取糖樱子，去外刺并其中子，捣碎，入甑中蒸令熟，却用所蒸

汤淋三两过，取所淋糖樱汁入银铫，慢火熬成稀膏，用以和鸡头末为丸，如梧桐子大，每服五十丸（6g），盐汤送下。功效：补肾涩精。主治：男子遗精白浊，小便频数，女子带下，纯属肾虚不摄者。

按　芡实、金樱子，一生于水，一生于山，故以"水陆"名之。本方与金锁固精丸均有补肾涩精之功，但本方补涩之力不及金锁固精丸，《医方论》言其"亦能涩精固气，但力量甚薄，尚须加味"。

 现代研究

1. 实验研究　采用口服腺嘌呤（150g/kg，连续4周）复制肾虚多尿大鼠模型，分别给予金锁固精丸高、中、低三个不同剂量[1.170g/（kg·d）、0.585g/（kg·d）、0.293g/（kg·d）]灌胃4周。结果显示，金锁固精丸高剂量可显著增加模型大鼠的血中皮质醇（Cort）、醛固酮（ALD）含量，上调肾脏CYP11B2 mRNA的表达，增加血中促肾上腺皮质激素释放激素（CRH）、肾上腺皮质激素（ACTH）、cAMP含量。提示金锁固精丸治疗肾虚不固所致多尿、尿频的作用机制可能涉及对HPA系统的调节。

2. 临床报道　将80例遗精患者随机分为观察组和对照组，每组40例。观察组口服金锁固精丸加味方（沙苑子15g，芡实15g，莲须15g，煅龙骨30g，煅牡蛎30g，莲子15g）联合654-2穴位注射（第1组：关元，三阴交；第2组：肾俞，命门；每3天穴位注射，1组、2组交替使用，每天0.2ml），对照组给予艾司唑仑片（2ml/次，每晚1次）和谷维素片（10mg/次，每日3次）口服，治疗30天。结果显示观察组总有效率为90.0%，显著高于对照组的72.5%（P<0.05），表明金锁固精丸加味口服联合654-2穴位注射治疗遗精有较好疗效。

桑螵蛸散《本草衍义》
Sangpiaoxiao San
Mantis Egg-case Powder

【组成】　桑螵蛸　远志　菖蒲　龙骨　人参　茯神　当归　龟甲酥炙，各一两（各30g）

【用法】　上为末，夜卧人参汤调下二钱（6g）（现代用法：研末，睡前以党参汤调下6g；亦可白开水冲服）。

【功效】　调补心肾，涩精止遗。

【主治】　心肾两虚证。小便频数，或尿如米泔，或遗尿，或遗精，心神恍惚，健忘，舌淡苔白，脉细弱。

【制方原理】　本方证由心肾两虚，水火不交而致。肾藏精，与膀胱相表里，肾虚不摄则膀胱失约，而见小便频数，或尿如米泔，甚至遗尿；肾虚精关不固，则致遗精滑泄。心藏神，心气不足，神失所养，且肾精不足，脑髓失充，故见心神恍惚，健忘；舌淡苔白，脉细弱，也为气精不足之象。本证病机为肾虚不摄，心气不足，水火失交，精神失治；治宜调补心肾，涩精止遗。

方中以桑螵蛸补肾助阳，固精缩尿，为君药。龙骨镇心安神，收涩固精；龟甲滋阴益肾，潜阳养心，桑螵蛸得龙骨则固涩止遗之力增，得龟甲则补肾益精之功著，两味共为臣药。人参大补元气，当归养血补心，两药双补气血；茯神宁心安神，菖蒲宣窍宁心，远志安神定志，且通肾气上达于心，此三味协交心肾而调神，俱为佐药。诸药相合，共奏调补心肾，补益气血，涩精止遗之功。

制方特点：涩补并行，心肾同调，精神兼治。

本方含孔圣枕中丹（龟甲、龙骨、菖蒲、远志）与定志丸（菖蒲、远志、茯苓、人参），前方有交通心肾之功，后方有养心定志之效。合而用之，则调补心肾，交通上下之功尤著。

本方与金锁固精丸均为涩精止遗之方，用治肾虚遗精。但金锁固精丸纯用补肾涩精之品，专治肾虚精关不固之遗精滑泄；本方则在涩精止遗的基础上配伍调补心肾之药，使心肾相交，宁神固精，主治心肾两虚、水火不交所致的遗尿遗精等。

【临床运用】

1. 用方要点　本方适用于肾虚不摄，心气不足，水火不交之证。临床以尿频或遗尿，遗精，心神恍惚，舌淡苔白，脉细弱为使用依据。

2. 临证加减　肾虚膀胱虚冷见小便频数，遗尿甚者，宜配合缩泉丸（益智仁、乌药、山药）；肾虚遗精滑泄为主，酌加莲子、山茱萸、沙苑蒺藜；心神不安以心悸失眠为主，可加五味子、酸枣仁等。

3. 现代运用　多用于小儿遗尿、糖尿病、神经衰弱、尿道综合征、阳痿等证属心肾两虚，水火不交者。

4. 使用注意　下焦湿热或相火妄动之尿频遗尿、遗精滑泄者忌用。

附　方

缩泉丸（《校注妇人良方》）　乌药　益智仁各等分（各 9g）　用法：上为末，酒煎山药末为糊，丸桐子大，每服七十丸，盐、酒或米饮下。功效：温肾祛寒，缩尿止遗。主治：下元虚寒证。小便频数，或遗尿不止，舌淡，脉沉弱。

按　本方与桑螵蛸散皆有固涩止遗之功，用治小便频数或遗尿。本方以益智仁配伍乌药，重在温肾祛寒，适用于下元虚冷者；桑螵蛸散以桑螵蛸与龟甲、龙骨、茯神等为伍，偏于调补心肾，适用于心肾两虚者。

现代研究

临床报道　将符合《中医病证诊断疗效标准》的肾气不足遗尿症患儿 50 例全部采用桑螵蛸散加味（桑螵蛸、远志、石菖蒲、龙骨、党参、茯神、当归、龟甲，另加补骨脂、益智仁、麻黄，具体药量根据患儿年龄酌情增减）治疗，停止服用所有的其他中西药物。每日 1 剂，分早、中、晚 3 次口服。1 个月为 1 个疗程。结果显示痊愈（治疗后遗尿消失，随访半年无复发）46 例，显效（经治疗遗尿次数减少，睡眠中能叫醒排尿，但偶出现遗尿）3 例，无效（治疗前后遗尿无改善）1 例，总有效率为 98%。表明桑螵蛸散加味治疗小儿遗尿症疗效显著。

第五节　固崩止带

固崩止带剂适用于妇女崩中漏下或带下日久不止。"崩漏"是指非经期的阴道大量出血，或持续下血，或淋漓不断。一般来势急，出血量大者称为"崩"，来势缓而量少者，称为"漏"。两者由于病势的变化可以互相转化，漏久不愈可成崩，崩势转缓可成漏。"带下"是指妇女阴道流出过多的黏腻液体，绵绵不止。妇人以血为本，冲为血海，任主胞胎，肾藏精，肝藏血，脾统血，冲任二脉起于胞中，带脉下系胞宫，冲任带皆系于肝肾。崩漏、带下多由冲任损伤、带脉不固所致，与肝、脾、肾三脏失调最为密切。

肾虚不固，脾虚不摄，冲脉失养而滑脱，则猝然血崩或漏下不止，色淡质稀；或肝肾阴虚，虚热内扰，损伤冲任，血热妄行，可见崩漏，血色深红或紫黑稠黏；若下元虚冷，冲任不固，血行不利，瘀阻胞宫，则见崩漏而血色紫黑。失血过多，易致气随血脱，可见肢冷脉微；或阴血亏虚，虚热内生，可伴潮热心烦，舌红少苔。故血崩或久漏不止，治疗急当固崩止血。若止血过于收涩，则易于凝瘀，加之离经之血不散，最易留瘀。故崩漏之治，又当兼行补脾益肾或益气固脱，滋阴清热，活血化瘀等。

带下过多，多因脾虚气陷，脾精不守，带脉不固，或肾虚不固，封藏失职，任带失约，阴液滑脱所致，常见带下色白清稀，绵绵不断。若脾虚失健，肝郁不舒，内生湿浊；或湿蕴化热，湿热流注带脉，则可见带下量多黏稠，色黄味浊。故止带之法当以固涩止带为主，兼行补脾益肾，疏肝理气，利湿清热等。

本类方剂多以收敛固涩、固崩止带药为主而组成，如山茱萸、棕榈炭、赤石脂、海螵蛸、白果、芡实、煅龙骨、煅牡蛎、鹿角霜等。其中山茱萸甘酸微温，入肝、肾经，既能补益肝肾，又可收敛固涩，《医学衷中参西录》谓其"大能收敛元气，振作精神，固涩滑脱"，"救脱之功较参术更胜……凡人身之阴阳气血将散者，皆能敛之"，但需大剂使用。棕榈炭苦涩性平，无寒热之偏，为收敛止血之要药，尤多用于崩漏。赤石脂温涩质重，入下焦，收敛止血，以崩漏、便血者多用。海螵蛸温涩收敛，既能固精止带，又可收敛止血，"主女子赤白漏下经汁"（《神农本草经》）。白果苦涩性寒，既可清热燥湿，又能收敛止带，为止带常用药，湿热带下者尤宜。芡实甘涩性平，长于益肾健脾、固精止带，为治脾肾不足、带下过多之佳品。煅龙骨、煅牡蛎，皆为收敛固涩要药，用于治疗多种滑脱证，常相须为用治崩漏带下。鹿角霜，温督助阳，收敛止血，常用于脾肾阳弱之崩漏、带下者。

此外，本类方剂还常选配益气健脾药（黄芪、人参、白术、山药）、清热凉血药（黄芩、黄柏、生地黄、牡丹皮）、益任敛阴或潜阳药（白芍、续断、龟甲）、祛湿化浊药（苍术、茯苓、陈皮）、清利湿热药（车前子、泽泻、萆薢）、调肝舒郁药（柴胡、香附、川楝子）、祛瘀止血药（五灵脂、茜草、乳香、没药）、温里祛寒药（炮姜、肉桂、艾叶）等。

代表方剂有固冲汤、完带汤等。

固冲汤《医学衷中参西录》 Guchong Tang
Decoction for Strengthening the Thoroughfare Vessel

【组成】 白术炒，一两（30g） 生黄芪六钱（18g） 龙骨煅，捣细，八钱（24g） 牡蛎煅，捣细，八钱（24g） 萸肉去净核，八钱（24g） 生杭芍四钱（12g） 海螵蛸捣细，四钱（12g） 茜草三钱（9g） 棕榈炭二钱（6g） 五倍子轧细，药汁送服，五分（1.5g）

【用法】 原方未标注用法（现代用法：水煎服）。

【功效】 固冲摄血，补脾益肾。

【主治】 脾肾两虚，冲脉不固证。猝然血崩或月经过多，或漏下不止，色淡质稀，头晕肢冷，心悸气短，神疲乏力，腰膝酸软，舌淡，脉细弱。

【制方原理】 本方是为肾虚不固，脾虚不摄，冲脉滑脱之崩漏证而设。肾为先天之本，肾气健固，则封藏有司；脾为后天之本，脾气健旺，则统血有权。若肾虚不固，脾虚失摄，以致冲脉滑脱，遂致血下如崩，或漏下难止；气随血脱，故见头晕肢冷，心悸气短；脾肾亏虚，气血不足，则见腰膝酸软，神疲乏力，舌淡，脉细弱。证属脾肾两虚，冲脉不固，当急则治其标，以固冲摄血为主，辅以补脾益肾为法。

方中山茱萸甘酸而温，既能收敛固涩，又可补益肝肾，两擅其功，故重用为君药。龙骨味甘而涩，牡蛎咸涩，均为煅用，收涩之力更强，合之能"收敛元气"，"治女子崩带"（《医学衷中参西录》），共助君药固涩滑脱，均为臣药。白术益气健脾以固冲，黄芪补气之中又善升举，"尤善治流产崩滞"（《医学衷中参西录》），两药合用，令脾气健旺而统摄有权；生白芍味酸收敛，养血敛阴；棕榈炭、五倍子收敛止血；海螵蛸、茜草固涩止血，兼能化瘀，使血止而无留瘀之弊；以上俱为佐药。全方诸味相合，共奏固冲摄血，补脾益肾之功。

制方特点：集众多敛涩之品，辅佐以补脾益肾，涩补相兼，重在固冲止血；寓散瘀于收涩止血之中，使血止而不留瘀。

【临床应用】

1. 用方要点 本方适用于脾肾两虚，冲脉不固之血崩或月经过多。临床以猝然下血不止，量多色淡质稀，头晕肢冷，腰膝酸软，舌淡，脉细弱为使用依据。

2. 临证加减 阳衰欲脱而见肢冷脉微者，可重用黄芪，并加炮附子、高丽参以益气回阳；气虚下陷而致出血不止，体倦乏力甚者，加升麻、柴胡以升阳举陷。

3. 现代运用 多用于功能失调性子宫出血、产后出血过多等属脾肾两虚，冲脉失固者。

4. 使用注意 血热妄行及血瘀崩漏者忌用。

 附 方

1. 固经丸（《丹溪心法》） 炒黄芩 炒白芍 炙龟甲各一两（各30g） 黄柏炒，三钱（9g） 椿根皮七钱半（22.5g） 香附二钱半（7.5g） 用法：上为末，酒糊丸，如梧桐大。每服五十丸（6g），空心温酒或白汤下。功效：滋阴清热，固经止血。主治：阴虚血热之崩漏。经水过期不止，或下血量过多，血色深红或紫黑稠黏，手足心热，腰膝酸软，舌红，脉弦数。

2. 震灵丹（《太平惠民和剂局方》）　禹余粮火煅，醋淬不计遍，以手捻得碎为度　紫石英　赤石脂　代赭石如禹余粮炮制，各四两（各120g）　用法：以上四味，并作小块，入坩埚内，盐泥固济，候干，用炭十斤煅通红，火尽为度，入地坑埋二宿，出火毒。滴乳香（别研）、五灵脂（去沙石，研）、没药（去沙石，研）各二两（各60g），朱砂水飞过，一两（30g），上为细末，以糯米粉煮糊为圆，如小鸡头大，晒干出光，每服一粒（6g），空腹温酒下，冷水亦可。忌猪、羊血，恐减药力。妇人醋汤下，孕妇不可服。功效：固崩止带，暖宫化瘀。主治：冲任虚寒，瘀阻胞宫证。妇人崩漏或白带延久不止，精神恍惚，头昏眼花，少腹疼痛，脉沉细弦。

按　固冲汤、固经丸与震灵丹均有固涩止血作用，可治疗月经过多、崩漏下血之证。固冲汤集大队收敛止血药于一方，涩补并用，以涩为主，兼以补脾益肾，适用于脾肾两虚，冲脉不固之崩漏，血色偏淡，腰酸乏力，舌淡脉弱等症。固经丸清补并用，功善滋阴清热，收敛止血之力较弱，适用于阴虚火旺，迫血妄行之崩漏，血色紫黑，心烦口苦，舌红脉数等症。震灵丹则重用金石药固脱镇怯，配伍少量活血化瘀之品，涩中寓通，以涩为主，适用于下元虚寒，瘀阻胞宫之崩漏或带下经久不愈，脐腹冷痛，舌质瘀暗，脉细涩等症。

 现代研究

临床报道　在米非司酮的基础上加用固冲汤加减方治疗围绝经期功能失调性子宫出血（简称功血），疗程3个月，总有效率达89.3%，效果优于单用西药米非司酮治疗。另有对无放环禁忌证的围绝经期功血患者置左炔诺孕酮宫内缓释系统（曼月乐），于放环后的前3个月的月经期口服固冲汤7天，分别检测治疗前后的不规则出血率、子宫内膜厚度、月经量评分、血红蛋白水平，6个月后行内膜活检。结果显示，曼月乐配合固冲汤治疗围绝经期功血，能有效减少月经量，控制子宫内膜增生，纠正贫血，降低不规则出血率，临床疗效满意。

完带汤《傅青女主科》
Wandai Tang
Ending Leukorrhea Decoction

【组成】　白术土炒，一两（30g）　山药炒，一两（30g）　人参二钱（6g）　白芍酒炒，五钱（15g）　车前子酒炒，三钱（9g）　苍术制，三钱（9g）　甘草一钱（3g）　陈皮五分（2g）　黑芥穗五分（2g）　柴胡六分（2g）

【用法】　水煎服。

【功效】　补脾疏肝，化湿止带。

【主治】　脾虚肝郁，湿浊带下证。带下色白，清稀无臭，面色㿠白，肢体倦怠，大便溏薄，舌淡苔白，脉缓或濡弱。

【制方原理】　本方所治为脾虚肝郁，带脉失约，湿浊下注之白带。缪希雍认为："白带多是脾虚，肝气郁则脾受伤，脾伤则湿土之气下陷，是脾精不守，不能输为荣血，而下白滑之物，皆由风木郁于地中使然耳"（引自《女科经纶》）。脾虚肝郁，湿浊下注，带脉不固，故见带下色白量多，清稀无臭；脾虚失运，化源不足，则面白肢倦；脾虚湿停，清阳不升，见大便溏薄；舌淡苔白，脉缓或濡弱，亦为脾虚湿盛之象。本证病机为脾虚失运，肝气不舒，湿浊下注；治宜补脾疏肝，化湿止带。

方中重用白术、山药补脾益气，白术土炒尤善入脾胃，以增健脾燥湿化浊之功；山药并能补肾固精，使带脉约束有权，带下可止；两味合为君药。臣以人参益气补中，以资君药补脾之力；苍术燥湿运脾，以助君药祛湿化浊之功；白芍柔肝理脾，使肝木条达而脾土自强；车前子利湿清热，令湿浊从小便分利。佐以陈皮理气燥湿，既可使人参、白术补而不滞，又能行气而化湿；柴胡、荆芥穗辛散条达，配白术则升发脾胃清阳，伍白芍则疏肝解郁，荆芥穗炒黑又可助收涩止带。甘草益气补中，调和诸药，用为佐使药。诸药合用，共奏补脾疏肝，化湿止带之功。

制方特点：健脾祛湿止带，补涩与消散兼行；扶土畅木，肝脾同治。

【临床应用】

1. 用方要点 本方适用于脾虚肝郁，湿浊下注之白带证。临床以带下清稀色白，倦乏便溏，舌淡苔白，脉濡缓为使用依据。

2. 临证加减 带下日久，肾气亏虚见腰膝酸痛，宜加菟丝子、杜仲、川续断；肝气郁结见胸胁胀痛，酌加香附、青皮、川芎；肝脉寒凝见少腹疼痛，加小茴香、乌药、肉桂；肾经虚寒见带下清稀，色白量多者，宜加鹿角霜、巴戟天、补骨脂。另外，可据病情选加煅龙骨、煅牡蛎、海螵蛸、芡实等收涩之品，以加强其止带之力。

3. 现代运用 多用于阴道炎、宫颈炎、盆腔炎等证属脾虚肝郁，湿浊下注者。

4. 使用注意 湿热带下，非本方所宜。

 附 方

1. 易黄汤（《傅青主女科》） 山药炒，一两（30g） 芡实炒，一两（30g） 黄柏盐水炒，二钱（6g） 车前子酒炒，一钱（3g） 白果碎，十枚（12g） 用法：水煎，连服四剂。功效：补脾益肾，清热祛湿。主治：脾肾两虚，湿热带下证。症见带下黏稠量多，色黄如浓茶汁，其气腥秽，食少体倦，腰膝酸软，舌红，苔黄腻，脉濡滑。

2. 清带汤（《医学衷中参西录》） 生山药一两（30g） 生龙骨捣细，六钱（18g） 生牡蛎捣细，六钱（18g） 海螵蛸去净甲捣，四钱（12g） 茜草三钱（9g） 功效：收涩止带。主治：赤白带下。症见带下赤白，质稀量多，连绵不断，腰酸乏力，舌淡苔白，脉沉细者。

3. 收涩止带汤（《古今名方》） 怀山药 芡实 白鸡冠花各15g 菟丝子 杜仲 续断 白术各12g 椿根白皮30g 用法：水煎服。功效：收涩止带。主治：妇女带下，日久不止。

按 完带汤、易黄汤、清带汤与收涩止带汤均治带下证。完带汤重用白术、山药为君，在大量补脾药物的基础上，配伍少量疏肝之品，补散并用，适宜于脾虚肝郁，湿浊下注之白带。易黄汤重用山药、芡实为君，伍以收涩止带之白果和清热祛湿之黄柏、车前子，重在补涩，辅以清利，主治肾虚不固，湿热下注之黄带。清带汤重用山药，配伍收敛之龙骨、牡蛎与止血散瘀之海螵蛸、茜草，主治滑脱不禁而兼有出血之赤白带下。收涩止带汤重用椿根白皮，配鸡冠花，收敛以止带止血，又以健脾补肾之山药、白术、芡实和菟丝子、杜仲、续断，补涩并用，适宜于脾肾两虚，缠绵日久之带下。

 现代研究

临床报道

（1）将316例脾虚肝郁型顽固性阴道炎患者随机分为对照组（156例）和观察组（160例）。对照组针对检查的病原体予以阴道纳药（每晚1次），连用7天后，改为2天一次，巩固7天停药。观察组在对照组基础上给予中药完带汤加减口服（每日1剂，分3次服；带下及阴痒症消退后，改为每两日1剂，日2次服）+除湿止痒中药坐浴（每日2~3次，阴道纳药停药后坐浴1个月），巩固1~2个月。结果显示观察组临床总有效率为100%，高于对照组的92.3%；远期疗效复发率为1.3%，低于对照组的14.7%。表明完带汤加减口服配合除湿止痒中药坐浴及西药抗病原体阴道纳药对顽固性阴道炎具有较好的治疗作用，且远期疗效优于单纯阴道纳药。

（2）将110例肠易激综合征患者随机分为治疗组（60例）和对照组（58例），治疗组采用完带汤加味（白术、山药、党参各30g，白芍15g，防风炭、木香、柴胡各10g，车前子、苍术各9g，陈皮、荆芥穗炭各6g，甘草3g）水煎服，每日1剂；对照组口服黄连素0.4g和谷维素20mg，均每日3次，帕罗西汀20mg，每日1次。两组均以4周为1个疗程。结果显示治疗组在腹痛、排便次数、大便性状及证候积分的改善方面均明显优于对照组（$P < 0.01$），表明完带汤治疗以腹泻、腹痛为主症的肠易激综合征有较好疗效。

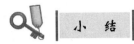

小 结

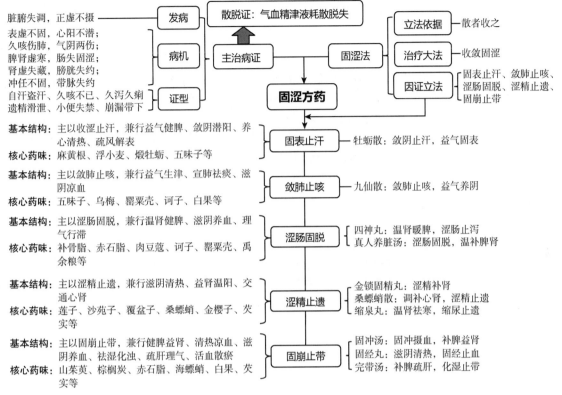

本章方剂概要：固涩剂一般分为固表止汗、敛肺止咳、涩肠固脱、涩精止遗、固崩止带5类。

（1）固表止汗：适用于表虚不固之汗出过多证。牡蛎散敛阴潜阳，益气固表，兼能养心除烦，适用于气虚不固，心阳不潜之自汗、盗汗，伴有神疲，心烦者。

（2）敛肺止咳：适用于久咳肺虚证。九仙散敛肺止咳力强，配伍益气养阴、化痰止咳之品，善治肺虚气阴两伤之久咳不已，短气自汗证。

（3）涩肠固脱：适用于久泻久痢，滑脱不禁证。四神丸长于温肾暖脾而涩肠止泻，宜于命门火衰，火不暖土之五更泄泻；真人养脏汤长于涩肠固脱，兼温补脾肾，调和气血，适宜于脾肾阳虚，气血不和的久泻久痢，以及脱肛滑泄者。

（4）涩精止遗：适用于遗精滑泄或尿频遗尿。金锁固精丸功专涩精补肾，善治肾虚精关不固之遗精、滑泄之证；桑螵蛸散于固精止遗之中能调补心肾，协交水火，适宜于心肾两虚，水火不交之尿频遗尿，心神恍惚之证。缩泉丸温肾固摄与调气散寒同用，适用于下元虚寒之尿频或遗尿。

（5）固崩止带：适用于崩中漏下或带下不止证。固冲汤重在益气固冲而摄血止血，适宜于脾肾两虚，冲脉不固之崩漏。固经丸滋养辅以清泄，收涩佐以行散，适用于阴虚血热之崩漏。完带汤重在健脾，兼能调肝、化湿止带，适宜于脾虚肝郁，湿浊下注之白带。

展 望

药理研究表明，固涩剂多有调节免疫、增强垂体-肾上腺皮质功能、促进组织器官病理损伤的修复等作用，故本类方剂现代临床多用于治疗内分泌系统、呼吸系统、消化系统、生殖系统及神经系统等多种疾病，如甲状腺功能亢进、慢性支气管炎、支气管哮喘、肺结核、肺气肿、慢性肠炎、溃疡性结肠炎、肠易激综合征、慢性痢疾、糖尿病顽固性腹泻、慢性前列腺炎、精囊炎、神经衰弱、神经性尿频、应力性尿失禁，以及功能失调性子宫出血、阴道炎、宫颈炎等。近年来围绕慢性溃疡性结肠炎的防治，对涩肠止泻方的研究较为深入，除了基于循证角度开展的临床疗效的评估外，实验方面在探索复制各种动物模型的基础上，运用分子生物学技术，探查方药机制及其作用靶点，取得了一定的成果。涩精止遗方用于糖尿病肾病、固崩止带方用于多囊卵巢综合征等临床报道反映了本类方剂适用范围的拓展。

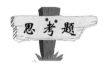

实 训 》》》

　　患者，女，25 岁。1 年前人工流产后，出现自汗恶风，偶尔怕冷，形体逐渐消瘦。刻下周身乏力，纳食尚可，面色萎黄，月经量少，色淡质稀，舌质红，苔薄白略腻，脉沉细。治予处方：煅牡蛎 30g，麻黄根 20g，黄芪 30g，防风 9g，白术 9g，丹参 15g，当归 12g，陈皮 9g，浮小麦 30g，炙甘草 3g。水煎温服，每日 1 剂。患者连服 10 剂后诸证皆愈。（仝示雨. 1982. 悬壶集[M]. 郑州：河南科学技术出版社，（6）：169-171）

　　分析要点：①对案情进行中医辨证分析；②案中的处方是由哪几首方剂合并而成？结合病机指出数方相合的理由；③简述所涉方剂在组成、功效、主治的异同及其选用要点；④你对案中的组方用药有何看法？

思考题

1. 何谓固涩剂？与补益剂有何不同？为何固涩方中多配伍补益之品？
2. 牡蛎散、玉屏风散均可用于表虚自汗证，临证如何区别应用？
3. 试述真人养脏汤与四神丸在主治、功用及组成等方面的异同。
4. 比较金锁固精丸和桑螵蛸散两方在主治、功用及配伍方面的异同。
5. 固冲汤与归脾汤均可用治脾不统血之崩漏证，临床如何区别应用？
6. 完带汤治疗何种带下？指出本方的组方思路及配伍柴胡、黑芥穗的意义。

（张　林）

第十五章　安　神　剂

安神剂（sedative formulas）是以安神药为主组成，具有安神定志作用，主治神志不安一类病证的方剂。

心藏神，肝藏魂，肾藏志，神志不安与心、肝、肾三脏关系最为密切，临床多表现为心悸、失眠、多梦、烦躁、惊狂等症。本证的基本病机：在心多为阴血不足，心神失养或火热上炎，扰动心神；在肝为藏血不足，血不养心，魂不守舍；在肾为水不济火，心阳偏亢。神志不安病证的范围甚广，病情变化亦较复杂，常是虚实夹杂，互为因果，如火盛每致阴伤，阴虚易致阳亢等。临床若见惊狂善怒，烦躁不安者，多属实证；若见心悸健忘，虚烦失眠者，多属虚证；若见心烦不寐，多梦及遗精者，多属心肾不交，水火失济。

根据《素问·至真要大论》"惊者平之"，《本草拾遗》"重可去怯"及《灵枢·邪客》"补其不足，泻其有余，调其虚实"的原则，结合本证的病机要点，治疗上实证宜重镇安神，虚证宜补养安神，心肾不交则宜交通心肾。故本章方剂分为重镇安神、补养安神、交通心肾三类。此外，神志不安的病证又有因火、因痰、因瘀等而致者，临证应分别采取泻火、化痰、祛瘀等相应治法，可与有关章节互参。

使用此类方剂，第一，需辨明病证之虚实，正确选择相应类别的方剂。第二，因重镇安神剂多用金石类药物，补养安神剂多伍滋腻补虚之品，均有碍脾胃运化，不宜久服。第三，方中涉及金石介壳类等质地坚硬的药物，宜打碎先煎或久煎，以保证其充分发挥药力。第四，服药期间忌服茶叶、咖啡等兴奋性饮料，饮食宜清淡；必要时辅助心理治疗，调畅情志，以提高疗效。最后，某些安神药，如朱砂等具有一定毒性，久服可能引起慢性中毒，亦予注意。

第一节　重镇安神

重镇安神剂常用于治疗心火偏旺或心肝阳亢所致之神志不安。本类病证的基本病机：心为火脏而藏神，心火上炎，扰及心神，或灼伤阴血，心神失养，则失眠多梦，惊悸怔忡；肝为风木之脏，心乃火热之源，肝阳上亢化风，风阳升动，心阳不潜，则心烦失眠，头目眩晕；心肝火旺，每夹痰浊，痰热扰及心脑，神情逆乱，则狂躁不安，或发为癫痫；水不济火，火不下潜，心肾不交，则心神不宁，心悸失眠。然火盛易致阴伤，阴虚易致阳亢，火热又能炼液成痰或致瘀，故病机往往虚实夹杂，互为因果。另外，重镇安神方中多为金石介壳类药物，质重性寒有碍脾胃的运化；加之心肾不交所致神志不安之证，其病机除心肾两脏失调外，中焦脾胃失其斡旋亦为病之关键，所谓"婴儿姹女，藉中土以既济耳"（《成方便读》）。因此，治疗当以重镇安神为主，兼行清热泻火、滋阴养血、涤痰开窍、活血祛瘀、平肝息风、健脾养胃等。

本类方剂多以重镇安神药和平肝潜阳药为主组成，如朱砂、磁石、琥珀、珍珠母、紫石英、龙骨、牡蛎等。其中朱砂甘寒，入心经，为镇心清火，定惊安神要药，适用于心火亢盛之心烦多梦、怔忡、惊悸等症。磁石辛咸微寒，入心、肝、肾经，能益精护阴，潜阳纳气，镇惊安神，宜于阴虚阳亢或惊恐气乱所致惊悸怔忡、头目眩晕、耳鸣耳聋及惊痫等。琥珀甘平质重，入心、肝经，专入血分，镇惊安神，兼能祛瘀活血，宜于心神不潜夹瘀的惊悸失眠及健忘等。珍珠母咸寒，主入心、肝经，安神定惊，长于平肝潜阳，兼能清肝明目，适宜于肝阴不足，肝阳上亢之心悸失眠，头痛眩晕，或癫狂惊痫。紫石英甘温，入心、肾经，为温润镇怯之品，镇心安神，暖肝降冲，多用于下焦虚寒，冲脉气逆的怔忡心悸者，但阴虚火旺者不宜。龙骨甘涩性平，入心、肝经，质重沉降，既能镇惊安神，又可平肝潜阳，《本草经读》称其"能敛火安神，逐痰降逆，故为惊痫颠痉之圣药"，多用于心气浮越，心神耗散的惊悸怔忡、失眠多梦及癫狂者。牡蛎味咸性微寒，主入肝、肾经，有镇惊安神之效，兼能育阴潜阳，化痰清热，尤宜于阴虚阳亢或夹痰之心神不安，惊悸怔忡，失眠多梦，常与龙骨相须为用。

此外，本类方剂还常选配清热泻火药（黄连、黄芩、莲子心）、滋阴养血药（生地黄、当归、熟地黄、麦冬、天冬）、祛浊化痰药（贝母、胆南星、天竺黄、半夏、远志）、活血祛瘀药（丹参、乳香、血竭）、平肝息风药（羚羊角、天麻、钩藤、僵蚕）、芳香开窍药（麝香、冰片、石菖蒲）、健脾养胃药（神曲、麦芽、白术、人参）等。

代表方剂有朱砂安神丸、珍珠母丸等。

朱砂安神丸《内外伤辨惑论》 Zhusha Anshen Wan Cinnabar Pills to Calm the Mind

【组成】　朱砂五钱（15g）　黄连六钱（18g）　甘草五钱五分（16g）　生地黄一钱五分（5g）　当归二钱五分（8g）

【用法】　上四味为细末，另研朱砂，水飞如尘，阴干，为衣，汤浸蒸饼为丸，如黍米大，每服十五丸，食后津唾咽之（现代用法：上药为丸，每次服6～9g，睡前开水送下）。

【功效】　镇心安神，泻火养阴。

【主治】　心火偏亢，阴血不足证。心神烦乱，失眠多梦，惊悸怔忡，舌红，脉细数。

【制方原理】　本方证由心火偏亢、灼伤阴血而致。心藏神，主血脉。五志过极，化火扰心，心神不宁，则失眠多梦，心神烦乱；心火偏亢，灼伤阴血，心神失养，神无所主，则惊悸怔忡，舌红，脉细数。治宜镇心安神，泻火养阴。

方中朱砂质重味甘性寒，主入心经，既可镇心定惊，又能清降心火，《药性论》谓其"为清镇少阴君火之上药"，为君药。因心火偏亢，扰乱心神，恐朱砂清心之力不足，故配伍苦寒入心之黄连清心泻火除烦，为臣药。君臣相合，镇潜浮阳以安神定悸，清泻心火而除烦宁心。当归、生地黄滋养阴血，以补火热灼伤之阴血，使阴血充而心神得养，同为佐药；其中生地黄又能滋肾阴，使肾水上济于心，令心火不亢。甘草健脾和中，调和诸药，既可制黄连苦寒太过之性，又能防朱砂质重碍胃之弊，是使药而兼佐药之用。五药合用，使心火得清，阴血得补，神志得安，则诸症可解，故以"安神"命之。

制方特点：镇清并用，清中兼补，相得益彰。

【临床应用】

1. **用方要点**　本方适用于心火偏亢，灼伤阴血的神志不安疾病，临床以心神烦乱，失眠，惊悸，舌红，脉细数为使用依据。

2. **临证加减**　若心火较重，烦热不寐较甚者，加栀子或莲子心；若神乱而魂魄不宁，兼有惊恐或易惊者，加龙骨、牡蛎、磁石。

3. **现代运用**　多用于神经衰弱、睡行症、抑郁症及心动过速等证属心火偏亢，阴血不足者。

4. **使用注意**　朱砂有毒，不宜多服或久服；不宜与碘化物或溴化物同用，以防发生医源性肠炎。

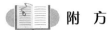 **附　方**

1. 生铁落饮（《医学心悟》）　天冬_{去心}　麦冬_{去心}　贝母_{各三钱}（各 9g）　胆南星　橘红　远志肉　石菖蒲　连翘　茯苓　茯神_{各一钱}（各 3g）　玄参　钩藤　丹参_{各一钱五分}（各 4.5g）　辰砂_{三分}（1g）　用法：先煎生铁落（30g）45 分钟，以此汤代清水煎药。功效：镇心安神，清热涤痰。主治：痰火上扰之癫狂证。症见狂躁不安，喜怒无常，骂詈叫号，不识亲疏，舌红绛，苔黄腻，脉弦滑数等。

2. 磁朱丸（《备急千金要方》）　磁石_{二两}（60g）　朱砂_{一两}（30g）　神曲_{四两}（120g）　用法：上药研末，炼蜜为丸，如梧子大，饮服三丸（2g），日三服。功效：重镇安神，潜阳明目。主治：心肾不交证。症见视物昏花，耳鸣耳聋，心悸失眠，亦治癫痫等。

3. 珍珠母丸（《普济本事方》）　珍珠母_{三分，研如粉}（22.5g）　当归　熟地黄_{各一两半}（各 45g）　人参_{去芦}　酸枣仁　柏子仁_{各一两，研}（各 30g）　犀角_{（水牛角代）镑为细末}　茯神　沉香　龙齿_{各半两}（15g）　用法：上药研细末，炼蜜为丸，如梧桐子大，辰砂为衣，每服四五十丸，金银薄荷汤下，日午、夜卧服。亦可作汤剂。功效：镇心安神，平肝潜阳，滋阴养血。主治：心肝阳亢，阴血不足，神志不宁证。症见入夜少寐，时而惊悸，头目眩晕，脉细弦。

按　朱砂安神丸、生铁落饮、磁朱丸、珍珠母丸均具有重镇安神之功，皆治心神不安之证。朱砂安神丸以重镇安神药与清心养阴药并投，使心火降，阴血充，主治心火偏亢，阴血不足之惊悸失眠，心神烦乱。生铁落饮为镇心安神药与涤痰清热药配伍，使热清神宁，痰化窍开，主治痰热上扰之癫狂。磁朱丸中重镇安神药与平肝潜阳药、聪耳明目药相配，有交通心肾，明目聪耳之用，主治心肾不交之失眠伴视物昏花，耳鸣耳聋等症。珍珠母丸用镇心安神药、平肝潜阳药与养血滋阴益气药相配，使阴血充，亢阳潜，神魂宁，主治心肝阳亢，阴血不足所致夜难成寐，时而惊悸，伴头目眩晕等症。

 现代研究

1. 实验研究

（1）在恒温、恒湿、自动光控及电磁屏蔽条件下，采用电刺激复制大鼠失眠模型，给予不同剂量的朱砂安神丸水煎剂，描记给药前后大鼠脑电图的变化。结果显示朱砂安神丸中、高剂量组大鼠的觉醒时间明显减少，总睡眠时间延长；朱砂安神丸中剂量组大鼠睡眠周期中的慢波睡眠 1 期（SWS1 期）和高剂量组的慢波睡眠 2 期（SWS2 期）明显延长。说明朱砂安神丸水煎剂对失眠大鼠的睡眠有改善作用。拆方研究显示，单味朱砂、朱砂安神丸、去除朱砂之安神丸均能不同程度地缩短氯仿-肾上腺素和草乌注射液引起的心律失常持续时间，其中单味朱砂组与朱砂安神丸组的作用相当，均强于去除朱砂之安神丸组（$P < 0.05$），表明三组均有一定的抗心律失常作用，朱砂在该方中配伍的重要性。

（2）以朱砂安神丸混悬液按 0.9ml/100g 给予大鼠灌胃，连续 7 天，复制条件性恐惧模型，观察该方对模型大鼠恐惧记忆的影响。结果显示，朱砂安神丸可以促进条件性恐惧大鼠恐惧记忆消退，使恐惧记忆习得阶段及消退阶段僵直反应时间明显减少，运动时间、运动距离明显增加，诱发海马部位 LTP 其 PS 幅值明显减少（$P < 0.05$，$P < 0.01$）；海马神经元突触数目较多，突触各部分结构完好、界限清晰，海马突触活性区长度及 PSD 厚度明显增大，突触间隙宽度明显减小（$P < 0.05$，$P < 0.01$）；海马神经元细胞结构清晰，形态较好。说明朱砂安神丸具有促进恐惧记忆消退的作用，其作用机制与保护海马神经元、调节海马突触结构和功能的可塑性有关。

上述研究表明，朱砂安神丸具有催眠、抗心律失常、消退恐惧记忆的作用，为其镇心安神的功效提供了一定的现代药理学依据。

2. 临床报道　朱砂安神丸加减治疗室性心律失常 45 例。方药：朱砂拌茯神 10～15g，生地黄 12g，当归 5～10g，炙甘草 3～5g，煎汁 500ml，每日 1 剂；黄连 3～6g 研粉末，装入胶囊，每日两次。4 周为 1 个疗程。结果显示患者治疗后较治疗前的室性期前收缩次数明显减少（$P < 0.01$），有效率为 60%，显效率为 40%。表明

朱砂安神丸对室性心律失常具有一定的疗效。

第二节 补养安神

补养安神剂常用于阴血不足，神魂失养之神志不安。本证基本病机：心藏神，肝藏魂，心肝阴血不足，心失其濡养，肝魂不得敛藏，故心悸失眠；阴血不足，易生内热，虚热扰神，见虚烦不眠，手足心热；心肝失养，神魂不安，则精神恍惚，悲伤欲哭。然气血是神志活动的物质基础，若心气不足，心阳不振，或血虚日久，气亦渐耗，致气衰阳弱，无以维持血脉的正常运行，以致心神不能敛守，可见惊悸不眠等症。心肾相交，水火既济，心神乃治。如若心肾水火不交，又可见心烦不寐等神志不安症。故本证治疗当以补养安神为主，兼行滋阴养血、益气温阳、协交心肾等。

本类方剂多以养心安神药为主组成，如酸枣仁、柏子仁、五味子、小麦、龙眼肉、百合、茯神、合欢皮等。其中酸枣仁酸甘性平，入心、肝经，能养心阴，益肝血，安心神，为养心安神要药，多用于心肝血虚，心神失养之心悸怔忡，健忘，失眠多梦者。柏子仁甘润平和，清香润滑，主入心、肾经，长于养心安神，尤能滋阴养血，兼能舒脾滋肾，适用于心肾阴血不足，心神失养之惊悸怔忡、虚烦不眠、头晕健忘等。小麦甘凉，入心经，能益心气，养心阴，除虚烦，兼能健脾润肺，宜于气阴不足之心神不宁，烦热脏躁证。龙眼肉甘温，入心、脾经，能补益心脾，养血安神，宜于心脾两虚，气血不足之心悸怔忡，神疲健忘及失眠者。百合甘微苦而凉，长于养阴清心安神，兼能润肺益中，宜于热性病后余热不清，热扰心神之虚烦不眠，神志恍惚，常配地黄。茯神甘淡性平，主入心、脾经，能宁心安神，宜于心脾气怯之惊悸怔忡，健忘失眠。合欢皮甘平，入心、肝经，舒郁和血，善解郁而除烦，怡悦心志而安神，宜于情志不遂而致的烦躁失眠，心神不宁。

此外，本类方剂还常选配滋阴养血药（生地黄、熟地黄、麦冬、当归、制首乌）、益气助阳药（人参、黄芪、白术、桂枝、益智仁、炙甘草）、协交心肾药（黄连-肉桂、石菖蒲-远志、龙骨-牡蛎、朱砂-磁石）及清热泻火药（黄连、知母、莲子心）、重镇安神药（朱砂、龙齿、紫石英）等。由于滋养安神方多为质润或酸敛之品，加之选配滋阴养血药与补气助阳药，每有滋腻脾胃或滞涩气机之弊，故此类方剂也常佐以调畅气机药（木香、沉香、桔梗），使补而不滞。

代表方剂有天王补心丹、酸枣仁汤等。

天王补心丹《校注妇人良方》 Tianwang Buxin Dan
Emperor of Heaven's Pills to Tonify the Heart

【组成】 生地黄酒洗，四两（120g） 人参去芦 丹参微炒 玄参微炒 白茯苓去皮 远志去心 五味子 桔梗各五钱（各15g） 当归身酒洗 天冬去心 麦冬去心 炒柏子仁 酸枣仁各二两（各60g）

【用法】 上为末，炼蜜为丸，如梧桐子大，用朱砂为衣。每服二三十丸，临卧竹叶煎汤送下。忌胡荽、大蒜、萝卜、鱼腥、烧酒（现代用法：为末，炼蜜为小丸，朱砂为衣，每服9g，温开水送下）。

【功效】 补心安神，滋阴清热。

【主治】 阴虚内热，心神不宁证。虚烦少寐，心悸神疲，梦遗健忘，大便干结，手足心热，口舌生疮，舌红少苔，脉细数。

【制方原理】 心属火藏神，肾主水藏精，精血充足，水火互济，则神志安宁。若劳心过度，损及心肾，阴亏血少，心神失养，则心悸不眠；阴虚内热，心神被扰，故虚烦不寐；虚火上炎，则舌红及口舌生疮；虚火下扰，封蛰不固，则遗精；津液受灼，则大便干结；肾阴不足，髓海空虚，则神疲健忘。本证病机关键以心肾阴亏为本，虚热内扰为标，神志不宁为其变。故治宜滋阴养血，清热安神。

方中重用生地黄，上养心血，下滋肾水，并清虚火，使心神不为虚火所扰而宁静，精关不为虚火所动而固秘，为君药。天冬、麦冬助生地黄滋阴清热，壮水制火；酸枣仁、柏子仁补血养心，安神定志。此四味合为臣药。玄参滋阴降火，助滋肾清心；远志通心达肾，五味子收敛心气，助安神定志；丹参、当归补血以养心神，行血使诸药补而不滞；人参、茯苓补心宁神，使气旺而阴血生；合为佐药。桔梗载药上行，宣畅上焦；朱砂为衣，清心镇惊安神，并为佐使。诸药合用，共达补肾养心，滋阴清热，安神宁志之效。

制方特点：以滋补安神为主，滋中寓清，标本兼顾；心肾两顾，上下兼治。

【临床应用】

1. 用方要点　本方适用于心肾阴血亏耗，虚热内扰的神志不安疾病。临床以心悸失眠，舌红少苔，脉细数为使用依据。

2. 临证加减　虚热不甚者，去玄参、天冬、麦冬；失眠较重者，酌加龙齿、夜交藤；精关不固，遗精滑泄较甚者，加金樱子、芡实、牡蛎等。

3. 现代运用　多用于神经衰弱、精神分裂症、心脏病、甲状腺功能亢进等证属心肾阴亏，心神不宁者。

4. 使用注意　脾胃虚寒及湿痰留滞者，本方不宜使用。服药期间忌食辛辣之物。

附　方

1. 柏子养心丸（《体仁汇编》）　柏子仁四两（12g）　枸杞子三两（9g）　麦冬　当归　石菖蒲　茯神各一两（各3g）　玄参　熟地黄各二两（各6g）　甘草五钱（2g）　用法：蜜丸，梧桐子大，每服四五十丸（9g）。功效：养心安神，滋阴补肾。主治：阴血亏虚，心肾失调，神志不安证。症见精神恍惚，惊悸怔忡，夜寐多梦，健忘盗汗，舌红少苔，脉细而数。

2. 孔圣枕中丹（《备急千金要方》）　龟甲　龙骨　远志　菖蒲各等分为末　用法：酒服一方寸匕（3g）日三服，常服令人大聪。亦可蜜丸，每服二钱（6g）黄酒送服。功效：补肾宁心，益智安神。主治：心肾不足证。症见健忘失眠，心神不安。

3. 安神定志丸（《医学心悟》）　茯苓、茯神、人参、远志各一两（各30g）　石菖蒲、龙齿各五钱（各15g）　用法：炼蜜为丸，如梧桐子大，辰砂为衣，每服二钱，开水下。功效：安神定志，益气镇惊。主治：心胆气虚，心神不宁证。症见精神烦乱，失眠，梦中惊跳、怵惕，心悸胆怯，舌质淡，脉细弱者。亦治癫痫及遗精。

按　上述四方均可养心安神，治疗心神失养之心悸失眠，其中天王补心丹与柏子养心丸均有滋补心肾之功，均治心肾阴血不足之证。但柏子养心丸以滋补心肾为主，清虚火之力不如天王补心丹；孔圣枕中丹主治肾精不足、心肾不交之失眠，是益智宁心之剂；安神定志丸重在益气安神，主治心胆气虚而神志不安之心怯善恐，夜寐不安。

现代研究

1. 实验研究　分别用东莨菪碱、亚硝酸钠、乙醇建立小鼠记忆获得障碍、巩固障碍和再现障碍模型，跳台法观察天王补心丹对小鼠记忆障碍的影响。结果显示天王补心丹对小鼠记忆获得性障碍、巩固障碍、再现障碍均有明显改善作用。表明该方具有提高学习记忆能力的作用。另用新加天王补心口服液（天王补心丹去朱砂，加葛根）按22.5g/kg剂量给予腹腔注射，结果显示该方能提高正常和脑垂体后叶素心肌缺血模型兔的心肌血流量，还可增加脑缺血模型动物低灌注期的脑组织局部血流量，有效阻止脑组织兴奋性氨基酸（EAA）的释放，降低EAA的兴奋性；增加脑组织中一氧化氮合成酶（NOS）活性和血清中一氧化氮（NO）含量。表明新加天王补心口服液有抗心脑缺血的作用。上述研究结果为天王补心丹临床治疗心悸失眠、神疲健忘证提供了一定的药理学依据。

2. 临床报道　选出符合《中国精神障碍诊断分类与标准第3版》中关于失眠症诊断标准的失眠症患者46例，用天王补心丹加减方（炒酸枣仁20g，生地黄、玄参、茯神、柏子仁各15g，丹参12g，知母、麦冬各 10g，远志、五味子各 6g）治疗，每日 1 剂，分早晚 2 次服用，疗程为 15 天。采用匹兹堡睡眠质量指数量表（PSQI）结合睡眠情况对临床疗效进行综合评价。结果显示，患者经天王补心丹加减方治疗后的 PSQI 评分显著低于治疗前（P＜0.05）。显效 40 例，有效 4 例，无效 2 例，总有效率为 95.65%。表明天王补心丹加减方可以改善失眠症患者的睡眠质量。

酸枣仁汤《金匮要略》 Suanzaoren Tang Sour Jujube Decoction

【组成】 酸枣仁炒，二升（30g）　茯苓二两（6g）　知母二两（6g）　川芎二两（6g）　甘草一两（3g）

【用法】 上五味，以水八升，煮酸枣仁，得六升，内诸药，煮取三升，分温三服。

【功效】 养血安神，清热除烦。

【主治】 肝血不足，虚热扰神证。虚烦失眠，心悸不安，头目眩晕，咽干口燥，舌红，脉弦细。

【制方原理】 本方证为肝血不足、虚热扰心所致。尤怡认为"人寤则魂寓于目，寐则归于肝"（《金匮要略心典》）。若肝血不足，血不养心，魂不守舍，加之虚热扰神，则虚烦不眠，心悸不安；肝阳偏旺，阴伤液乏，则头目眩晕，咽干口燥；舌红，脉细弦也为阴虚内热之象。治宜养血补肝，清热除烦，使肝血足，心神宁，虚烦除，诸症得解。

方中酸枣仁性平味甘酸，入心、肝经，能养血补肝，宁心安神，重用为君药。茯苓宁心安神，知母滋阴清热，两药可助君药安神除烦，共为臣药。川芎疏达肝气，与君药相配，酸收辛散，相反相成，有养血调肝之妙，为佐药。甘草和中缓急，调和药性，为佐使药。五药相伍，共奏养血安神、清热除烦之效。

制方特点：滋养安神，心肝兼调；主以酸收，辅佐以辛散、甘缓，为调肝配伍之要法。

本方与天王补心丹均治阴血不足，虚热扰心之虚烦失眠。本方重用酸枣仁养血安神，配伍调气疏肝之川芎，酸收辛散并用，有养血调肝之妙，主治心肝血虚，虚烦不眠，伴头目眩晕，脉弦细者；天王补心丹重用生地黄，并与大队滋阴清热、养血安神药相配，主治心肾阴亏血少，虚火上扰之心烦失眠，手足心热，舌红少苔，脉细数者。

【临床应用】

1. 用方要点 本方为养血调肝安神的代表方剂，临床以虚烦失眠，咽干口燥，舌红，脉弦细为使用依据。

2. 临证加减 阴虚热扰而兼见盗汗者，可加牡蛎、浮小麦、五味子；心胆气虚而心悸易惊甚者，加龙齿、人参；虚火内扰较甚，烦躁不安者，加生地黄、栀子；头目眩晕者，加珍珠母、杭菊花。

3. 现代运用 多用于神经衰弱、心脏神经症、焦虑症、抑郁症、围绝经期综合征等证属血虚热扰者。

4. 使用注意 酸枣仁宜捣碎先煎。

 附 方

甘麦大枣汤（《金匮要略》）　甘草三两（9g）　小麦一斤（30g）　大枣十枚（10 枚）　用法：上三味，以水六升，煮取三升，温分三服。功效：养心安神，柔肝缓急。主治：心阴受损，肝气失和之脏躁。症见精神恍惚，常悲伤欲哭，不能自主，心中烦乱，睡眠不安，甚则言行失常，哈欠频作，舌淡红苔少，脉细微数等。

按 本方与酸枣仁汤均可安神。但本方所治的脏躁（神情不安）由脏阴不足，心肝失调所致，组方重用甘草、小麦等甘润之品，以滋养脏阴，柔肝缓急；酸枣仁汤所治的失眠为肝血不足，血不养心所致，组方重用酸枣仁以补血安神，兼行疏郁清热。

现代研究

1. 实验研究 酸枣仁汤低、中剂量对失眠大鼠 SWS1 睡眠时相有显著延长作用（$P<0.01$），酸枣仁汤中、高剂量能明显延长失眠大鼠 SWS2 睡眠时相（$P<0.01$），且能调节失眠大鼠大脑内 c-fos 和 c-jun 的表达。酸枣仁汤还能明显抑制电脉冲强刺激引起大鼠应激后的心率加快，减少小鼠自主活动的次数；对中枢神经系统异常兴奋具有类似氯丙嗪样的安定作用；能减少老年血亏阴虚失眠大鼠脑内氨基酸毒性作用，下调大脑皮质及海马部位 GABA_A R α1 和 γ2 亚单位的表达。另有研究表明，酸枣仁汤能升高 EPM 焦虑模型大鼠血清 NO 水平，改善模型大鼠血清 IL-1β、TNF-α 水平的降低；提高十字迷宫焦虑模型大鼠血浆神经肽 Y 水平和脑组织 GABA_A 受体 mRNA 的表达；降低其海马中去甲肾上腺素（NE）和 5-羟色胺（5-HT）的水平。体外含药血清能减少肾上腺髓质细胞 Ca^{2+}-CaM 复合物的产生和 Caspase-3 的表达，拮抗皮质酮诱导的 PC12 细胞凋亡。酸枣仁汤还可改善抑郁模型大鼠的行为学异常，增加其脑内单胺类神经递质含量，且呈一定的量效关系。上述研究表明酸枣仁汤有催眠、镇静、抗焦虑和抗抑郁等作用，对中枢递质和免疫功能也有一定的调节作用。

2. 临床报道 将 120 例失眠（肝血亏虚证）患者分为西医对照组和中药治疗组，两组各 60 例，西医对照组服用艾司唑仑片，中药治疗组口服加味酸枣仁汤（酸枣仁汤加夜交藤、龙骨、牡蛎）。两组均治疗 2 周。结果显示治疗组睡眠状态自评量表（SRSS）和匹兹堡睡眠指数量表（PSQI）评分均明显低于对照组（$P<0.05$），临床总有效率（86.67%）高于对照组（75.00%）。与对照组相比，治疗组患者血清 5-羟色胺（5-HT）、β-内啡肽（β-EP）水平明显升高，5-羟吲哚乙酸（5-HIAA）水平明显降低（$P<0.05$ 或 $P<0.01$）。结果表明加味酸枣仁汤能调节失眠患者的神经递质水平，有改善睡眠的作用，且效果优于艾司唑仑。

第三节 交 通 心 肾

交通心肾剂常用于心肾不交、水火不济所致的神志不安。心主火位上，肾主水居下，正常情况下，心火下降，肾水上升，则寤寐如常，此即心肾相交，水火既济。相反，则见心烦不寐等神志不安病证。临床心肾不交的原因较为复杂，或因肾阳虚弱，不能蒸腾肾水，或肾水不足，肾水无以上济心火，使心火独亢，或因心火炎上，不能下交于肾，皆可致心肾不交，"心不交于肾，则日不能寐，肾不交于心，则夜不能寐矣"（《本草新编》），故治疗当以交通心肾，升水降火为法。

本类方剂多以具有交通心肾作用的宁心安神药或特殊药对如莲子、远志-石菖蒲、黄连-肉桂等为主组成。其中莲子甘涩性平，入心、肾、脾经，健脾补中，协交心肾，清心除烦，兼能固精，宜于心肾不足，精神失治的夜寐多梦、遗精滑泄。远志苦辛温，主入心、肾经，性善宣泄通达，上开心气而宁心安神，下启肾气而强志不忘，为交通心肾、安神益智之佳品；石菖蒲辛苦微温，主入心、脾、肝经，其气香而清爽，畅神怡情，善开心窍，宁心益智，常与远志相配，相得益彰，为治惊悸健忘不眠之优选。黄连苦寒入心，善清心降火除烦，肉桂辛热入肾，蒸腾肾水，引火归原。黄连-肉桂组合，升水降火，协交心肾，宜于心火独亢，扰乱心神之怔忡惊悸及夜不成寐者。

此外，本类方剂还常选配滋补肾阴药（熟地黄、山萸肉、天冬）、补养心血药（生地黄、鸡子黄、当归）、健脾益气药（人参、白术、炙甘草）等。

代表方剂有交泰丸等。

交泰丸《韩氏医通》 Jiaotai Wan Keeping Communication Pills

【组成】 黄连五钱（15g） 肉桂五分（1.5g）

【用法】 上为末，炼蜜为丸，空心淡盐汤送下（现代用法：研为细末，炼蜜为丸。每服 1 丸，日两次）。

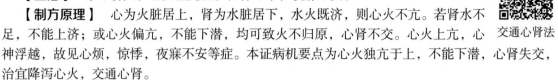

【功效】　交通心肾。

【主治】　水不济火，心火上亢证。怔忡不宁，夜寐不安。

【制方原理】　心为火脏居上，肾为水脏居下，水火既济，则心火不亢。若肾水不足，不能上济；或心火偏亢，不能下潜，均可致火不归原，心肾不交。心火上亢，心神浮越，故见心烦、惊悸、夜寐不安等症。本证病机要点为心火独亢于上，不能下潜，心肾失交，治宜降泻心火，交通心肾。

交通心肾法

方中黄连大苦大寒，主入心经，擅泻心火以挫热势，十倍于肉桂，意在清心降火除烦，为君药；肉桂辛甘大热，主入肾经，引火归原，用量为黄连的1/10，既能制约黄连苦寒伤阳，又能引火归原以助心火下潜。两药一清一温，重在清心降火，但寒而不遏，相反相成，可使心肾相交，水火既济，心神得安，不寐自除。本方温助下焦气化而使水津升，清降心火而使心火不亢，犹如自然界地气上升与天气下降，天地交泰之理，故名为"交泰"。

制方特点：黄连十倍于肉桂，清降心火，温肾启水，协交心肾以安神。

【临床运用】

1. 用方要点　本方适用于心肾不交、心火偏亢之证，临床以心悸怔忡，失眠，脉细数为使用依据。

2. 临证加减　兼心阴不足，口干舌燥，舌红少苔者，加生地黄、麦冬；肾阳不足，腰膝足冷者，加重肉桂用量或加补骨脂、菟丝子等。

3. 现代运用　多用于神经衰弱症、心律失常、围绝经期抑郁症及多种口腔疾病等证属心肾不交，心火偏亢者。

4. 使用注意　肾虚不寐者，本方不宜。

　附　方

黄连阿胶汤（《伤寒论》）　黄连四两（12g）　黄芩二两（6g）　芍药二两（6g）　鸡子黄二枚　阿胶三两（9g）　用法：上五味，以水六升，先煮三物，取二升，去滓，内胶烊尽，小冷，内鸡子黄，搅令相得，温服七合，日三服。功效：滋阴降火，交通心肾，除烦安神。主治：阴虚火旺，心肾不交之失眠证。心烦失眠，口燥咽干，舌尖红，脉细数。

按　本方与黄连阿胶汤二方均有交通心肾安神之功，但本方主降心火兼温肾阳，适用于心火亢盛，肾阳偏弱，心肾不交之失眠，或见下肢不温等症；黄连阿胶汤养阴与降火并重，适用于阴虚火旺，心肾不交之失眠，伴见口燥咽干等症。

　现代研究

1. 实验研究　交泰丸对失眠模型大鼠有镇静催眠作用，可显著增加模型大鼠下丘脑γ-氨基丁酸（GABA）含量及γ-氨基丁酸受体（GABARal）表达，调节下丘脑-垂体-肾上腺（HPA）轴的功能，抑制下丘脑促觉醒神经递质 Orexin A。本方可明显抑制小鼠的自发活动，在黄连与肉桂不同剂量配方中以原方配伍的作用最好。研究发现，方中黄连生物碱含量随肉桂剂量增加而减少，推测该方镇静催眠的成分可能主要是黄连生物碱。此外，酒制黄连组成的交泰丸镇静催眠作用较强，且具有起效快、维持时间短的特点。在小鼠悬尾实验中，交泰丸大、中剂量均能明显缩短抑郁模型小鼠悬尾的不动时间；大剂量能明显缩短模型小鼠强迫游泳中的不动时间；大、中剂量能明显抑制利血平诱导的模型小鼠体温下降。上述研究表明，交泰丸有镇静、催眠、抗抑郁作用，为其交通心肾内涵的认识提供了一定的现代依据。

2. 临床报道　参考《中国精神障碍分类与诊断标准》、《中医内科常见病诊疗指南·中医病证部分》及《中医临床诊疗术语·证候部分》选择100例心肾不交型老年失眠患者，随机分为治疗组和对照组，两组各50例。对照组给予艾司唑仑片1~2mg，睡前口服，治疗8周。治疗组在对照组基础上给予交泰丸（黄连12g，肉桂2g）水煎剂治疗，1剂/天，分午、晚2次口服，治疗8周。用匹兹堡睡眠质量指数（PSQI）量表评价主观睡眠质量，多导睡眠监测系统检测客观睡眠质量。结果表明，与对照组比较，治疗组PSQI评分降低，总睡眠时间延长，睡眠潜伏期和觉醒时间缩短，睡眠效率较高。治疗组 NREM2 睡眠时间和比例明显改善，NREM3 睡眠时间较长，比例较高。表明交泰丸可以改善心肾不交型老年失眠患者的睡眠进程和睡眠质量。

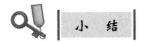

小 结

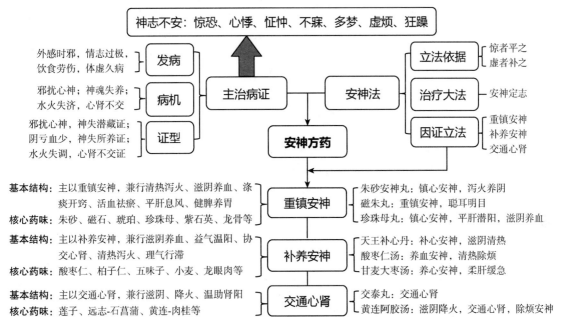

本章方剂概要：安神剂分为重镇安神、补养安神、交通心肾三类。

（1）重镇安神：适用于心火亢盛或心肝阳亢，火热扰心证。朱砂安神丸具有镇心神、泻心火、养心阴之功，适用于心火亢盛而致阴血不足之惊悸、多梦、不眠等症。磁朱丸主以重镇安神，交通心肾，辅佐以健脾和胃，适用于心肾不交之失眠心悸、耳鸣耳聋、视物昏花，兼治癫痫。珍珠母丸镇心平肝与滋阴养血安神并用，适用于心肝阳亢、阴血不足之神志不宁。

（2）补养安神：适用于阴亏血少，心肝失养证。天王补心丹和酸枣仁汤均具有补心安神之功，适用于虚烦少寐、心悸盗汗、健忘梦遗证。其中天王补心丹侧重于滋阴养心、清心安神，适用于阴虚血少，虚火上炎之虚烦不寐、心悸神疲；酸枣仁汤则长于养血调肝，清热除烦，适用于肝血不足，阴虚内热所致虚烦不寐、头目眩晕等症。甘麦大枣汤甘润平补，养心缓肝，和中安神，适用于心肝失调之脏躁。

（3）交通心肾：适用于心肾不交证。交泰丸降火交肾而安神，适用于心火上亢之心悸、夜寐不安。黄连阿胶汤滋阴与泻火并用，补中寓泻，适用于阴虚火旺，心肾不交之失眠。

展 望

现代药理研究表明，安神剂主要有镇静、催眠、抗心律失常、抗心脑缺血、抗惊厥、增强记忆功能、抗焦虑、抗抑郁、抗氧化、提高机体免疫力及降血脂等作用。此类方剂现代临床广泛应用于内分泌系统、循环系统、精神神经系统疾病，其中较多用于围绝经期综合征、甲状腺功能亢进、室性心律失常、心绞痛、心脏神经症、心肌梗死后睡眠及情绪障碍、高血压、脑出血急性期狂躁精神障碍、癫痫、阿尔茨海默病、焦虑症、抑郁症等疾病以心悸失眠为主要表现者。新近的研究发现，本类方剂具有一定的降血糖和抗肿瘤等作用，其药效发挥与方中所含的某些有效成分相关联，提示其潜在的多种药理作用和临床拓展运用的可能性。

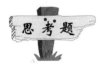 实 训 》》》

某女，48 岁，已婚，干部，1960 年 9 月 24 日初诊。患者素有头晕目眩及汗多。曾经针灸治疗 2 月余，并服用归脾汤加川续断、巴戟天、牡蛎、浮小麦、枸杞子、小茴香等，未见显效。1 周前突然昏倒，不省人事，血压 80/20mmHg。经医务所急救旋即苏醒。刻下心慌气短，头晕目眩，嗜睡汗多，尤以夜间汗出明显，食欲尚佳，二便及月经正常。舌质正常无苔，脉左右寸尺沉细有力，两关弦数。（中医研究院. 1972. 蒲辅周医案 [M]. 北京：人民卫生出版社：50-51）

分析要点：①该案既往病史和治疗经过中蕴含有哪些重要信息？②当前患者涉及神情异常的症状是什么？该病证的病机要点和治疗立法是什么？③可以选用的方剂有哪些？为什么？④确定选方后，可以对该方做哪些变化？

写出你对该患者的辨证立法、选方用药及制服要求。

思考题

1. 重镇安神剂与补养安神剂有何异同？临证如何区别使用？
2. 试述朱砂安神丸的主治及功效，简述该方的组方思路。
3. 天王补心丹、酸枣仁汤的功效、主治有何异同？简述两方配伍活血药的意义。
4. 试述天王补心丹与归脾汤在组成、功效和主治方面的异同。
5. 试述本章设立"交通心肾方"的意义及交泰丸交通心肾的作用机制与适应证。

（张　林）

第十六章 开 窍 剂

开窍剂（formulas for resuscitation）是以芳香开窍药为主组成，具有开窍醒神等作用，主治神昏窍闭证的一类方剂。

神昏之证有虚实之分。开窍剂适用于神昏之实证，亦称闭证。心主神明，为君主之官，邪气壅盛，蒙蔽心窍，必致神明被扰，主要表现为神志昏迷，牙关紧闭，口噤不开，两手握固，脉实有力等，甚则危及生命。根据"开之发之"、"客者除之"（《素问·至真要大论》）的原则，当以芳香开窍之法治疗，使通窍开神醒。

根据闭证之临床表现，可分为热闭证和寒闭证。热闭证由温热毒邪内陷心包，或痰热蒙蔽心窍所致，治宜清热开窍，简称凉开；寒闭证由寒邪或气郁、痰浊蒙蔽心窍所致，治宜温通开窍，简称温开。本章方剂分为凉开和温开两类。

开窍剂的运用应注意：第一，辨虚实。开窍剂只适用于神昏窍闭之实证，对于虚证或脱证见汗出肢冷，呼吸气微，脉微欲脱者则忌用。阳明腑实证见神昏谵语者，应以寒下为主；若兼有邪陷心包，则应根据病情缓急之需，先予开窍，或先投寒下，或开窍与寒下并用。第二，辨寒热。根据热闭与寒闭，正确地选用凉开或温开之剂。第三，开窍剂多由辛香走窜之品为主组成，临床多用于急救，中病即止，不宜久服。此类药易伤胎元，孕妇应慎用。第四，多为丸剂或散剂，使用时宜温开水化服或鼻饲，不宜煎煮，以免药性挥发，影响疗效。

第一节 凉 开

凉开剂适用于温热毒邪内陷心包之热闭证。其他如中风、痰厥、脑部外伤及感触秽浊之气，猝然昏倒，不省人事等证属热闭者，亦可选用。热闭证的基本病机：热毒炽盛，伤及营阴，故见心烦躁扰；邪陷心包，扰乱神明，见高热烦躁，神昏谵语；里热炽盛，炼液为痰，清窍被蒙，见昏睡昏迷；邪热炽盛，引动肝风，见抽搐痉厥、小儿惊厥等；若兼阳明腑闭，见便秘腹满。此外，瘀血攻心亦可引起神昏窍闭；若因失治误治，闭证未开而正气先脱，又可形成闭脱证候兼见或外闭内脱之证。故热闭证治疗当以芳香开窍为主，兼行泻火解毒、清营凉血、清热化痰、凉肝息风、镇心安神、泻下通腑、活血祛瘀、益气固脱等。

本类方剂常以芳香开窍药如麝香、苏合香、牛黄、冰片、安息香等为主组成。其中麝香辛温，入心、脾经，温通走窜力极强，通达十二经脉，善通全身诸窍，为开窍通闭、醒神回苏之要药。苏合香辛温，入心、脾经，开窍醒神，辟秽豁痰，作用与麝香相似而力稍逊，亦为治窍闭神昏的要药。牛黄味苦性凉气香，主入心、肝经，清心豁痰开窍，凉肝息风止痉，为治热闭神昏常用药，常与麝香同用而清心开窍，为治热闭心包证常用配伍。冰片辛苦气香微寒，入心、脾、肺经，其辛苦气香而开窍醒神，性微寒以清热，善通诸窍，兼散郁火，尤宜于热毒或痰热所致的神昏者。安息香辛苦平，入心、脾经，开窍醒神，辟秽祛痰，尤能宣行气血，也为治疗窍闭神昏常用药。

此外，本类方剂还常选配泻火解毒药（黄芩、黄连、栀子、石膏）、清热凉营药（犀角、生地黄、玄参）、清热化痰药（胆南星、贝母、竹沥）、凉肝息风药（羚羊角、钩藤）、镇心安神药（朱砂、磁石、珍珠、琥珀)、泻下通腑药(大黄、芒硝、硝石)、活血祛瘀药(桃仁、红花、血竭、赤芍)、益气固脱药(人参)、甘缓和中药(蜂蜜、炙甘草)等。

代表方有安宫牛黄丸、紫雪、至宝丹等。

安宫牛黄丸《温病条辨》 Angong Niuhuang Wan
Bezoar Pill to Calm the Palace

【组成】 牛黄一两(100g) 郁金一两(100g) 犀角一两(水牛角浓缩粉代200g) 黄连一两(100g) 黄芩一两(100g) 栀子一两(100g) 朱砂一两(100g) 雄黄一两(100g) 梅片二钱五分(25g) 麝香二钱五分(或人工麝香25g) 珍珠五钱(50g) 金箔衣

【用法】 为极细末,炼老蜜为丸,每丸一钱(3g),金箔为衣,蜡护。脉虚者,人参汤下,脉实者,银花、薄荷汤下,每服一丸。大人病重体实者,日再服,甚至日三服;小儿服半丸,不知,再服半丸[现代用法:口服,1次1丸(3g),1日1次;小儿3岁以内1次1/4丸,4~6岁,1次1/2丸,1日1次,或遵医嘱]。

安宫牛黄丸的现代剂型

【功效】 清热开窍,豁痰解毒。

【主治】 温热病,邪热内陷心包证。高热烦躁,神昏谵语,口干舌燥,舌红或绛,脉数。亦治中风神昏,小儿惊厥,属邪热内闭者。

【制方原理】 本方证为温病热毒炽盛,内陷心包所致。热毒炽盛,内陷心包,必扰神明,故高热烦躁,神昏谵语;里热炽盛,灼津炼液为痰,痰热蒙蔽清窍,势必加重神昏;热盛伤津,故见口干舌燥。治宜芳香开窍,清热解毒,佐以安神、豁痰,以加强清热开窍之功。

方中牛黄味苦而凉,清心解毒,息风定惊,豁痰开窍;麝香辛温,通行十二经,长于开窍醒神;犀角咸寒,清心凉血解毒;三药相配,清心开窍,凉血解毒,共为君药。臣以苦寒之黄连、黄芩、栀子清热泻火解毒,助牛黄、犀角(现用水牛角)清心包之热毒之力;冰片、郁金芳香辟秽,通窍开闭,加强麝香开窍醒神之功。佐以朱砂、珍珠镇心安神;金箔为衣,重镇以除烦躁;雄黄助牛黄豁痰解毒。炼蜜为丸,和胃调中,为使药。

原书在用法中指出"脉虚者,人参汤下",为热毒炽盛,正气受损,故取人参补气固正。"脉实者,银花、薄荷汤下",是增强其清热透解之效。

制方特点:清热解毒与芳香开窍相伍,清热开窍醒神,相辅相成,正所谓"使邪火随诸香一齐俱散也"(《温病条辨》)。

【临床应用】

1. 用方要点 本方为凉开法的代表方,也是治疗热陷心包的常用方。临床当以神昏谵语,高热烦躁,舌红或绛,脉数有力为使用依据。

2. 临证加减 用《温病条辨》清宫汤(玄参心、莲子心、竹叶卷心、连翘心、犀角或用水牛角代、连心麦冬)煎汤送服本方,可增强清心解毒之力;若邪陷心包,兼有腑实,见大便秘结,饮不解渴者,可以本方2粒化开,调大黄末9g内服,可先服一半,不效再服。

3. 现代运用 主要用于乙型脑炎、流行性脑脊髓膜炎、中毒性痢疾、尿毒症、脑血管意外、肝性脑病、小儿高热惊厥及感染或中毒引起的高热神昏等证属热闭心包者。

4. 使用注意 中病即止,不宜过服、久服;寒闭证及脱证者禁用;孕妇慎用。

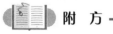 **附 方**

牛黄清心丸(《痘疹世医心法》) 牛黄二分五厘(0.75g) 朱砂一钱五分(4.5g) 黄连五钱(15g) 黄芩 栀子各三钱(各9g) 郁金二钱(6g) 用法:共为细末,腊雪调面糊为丸,如粟米大。每服七八丸,灯心汤送下(现代用法:以上六味,将牛黄研细,朱砂水飞或粉碎成极细粉,其余黄连等四味粉碎

成细粉，与上述细粉配研，过筛，混匀，加炼蜜适量，制成大蜜丸，每丸重 1.5g，每次 2 丸，一日 2～3 次，小儿酌减）。功效：清热解毒，开窍醒神。主治：温热之邪内陷心包证。症见身热烦躁，神昏谵语，及小儿高热惊厥，中风昏迷等属热闭心包证者。

按 牛黄清心丸与安宫牛黄丸同为凉开之剂，均可用于热陷心包之神昏谵语或小儿急惊风等。但安宫牛黄丸是在牛黄清心丸的基础上加清心解毒的犀角，镇心安神的珍珠，芳香开窍的麝香、冰片，豁痰解毒的雄黄而成，故其清热解毒及芳香开窍之力大，常用于温热之邪内陷心包及痰热蒙蔽清窍之重证；牛黄清心丸清心开窍之力稍逊，常用于小儿高热惊厥，或热闭神昏之轻证。

 现代研究

1. 实验研究

（1）以伤寒菌苗致家兔发热、戊巴比妥钠诱导小鼠睡眠、NaNO$_2$ 诱导小鼠缺氧死亡、硝酸士的宁及戊四唑诱发小鼠惊厥模型，观察口服安宫牛黄丸的药效学作用。结果显示安宫牛黄丸有明显的解热作用；与戊巴比妥钠有明显的协同镇静作用；对 NaNO$_2$ 诱导的小鼠缺氧死亡有明显的保护作用；对硝酸士的宁及戊四唑诱发小鼠惊厥无明显的保护作用。提示安宫牛黄丸的效用重点在于其清热、解毒、镇静及脑组织保护等方面。

（2）皮下注射异丙肾上腺素（ISO）5mg/kg 3 周复制小鼠心力衰竭模型，按 450mg/kg 剂量灌胃给予安宫牛黄丸 1 周，结果较之于模型组，给药组小鼠心脏的射血分数（EF）、左心室短轴缩短率（FS）和心排血量（CO）均显著升高，提示安宫牛黄丸可显著改善 ISO 诱导心力衰竭小鼠的心脏功能，有一定抗心衰作用。

2. 临床报道 将 225 例病毒性脑炎以高热、昏迷、抽搐为主要临床表现的患儿随机分为对照组 125 例和观察组 100 例，对照组予以吸氧、降温、镇静、静脉滴注更昔洛韦等抗病毒常规治疗，观察组在对照组处理的基础上加用安宫牛黄丸保留灌肠。结果显示观察组患儿的发热、抽搐、意识障碍等症状的改善均明显优于对照组（$P<0.05$）；观察组总体有效率为 95.0%，明显高于对照组的 87.2%（$P<0.05$）。结果表明西医常规治疗基础上加用安宫牛黄丸可以提高小儿病毒性脑炎的临床疗效及安宫牛黄丸改用灌肠给药的有效性。

紫雪 苏恭方，录自《外台秘要》 Zixue Purple Snow

【组成】 寒水石 三斤（144g） 石膏 三斤（144g） 滑石 三斤（144g） 磁石 三斤（144g） 玄参 一斤（48g） 升麻 一斤（48g） 羚羊角屑 五两（4.5g） 犀角屑 五两（水牛角浓缩粉代 9g） 沉香 五两（5g） 青木香 五两（15g） 丁香 一两（3g） 甘草 炙，八两（24g） 芒硝 制，十斤（480g） 硝石 精制，四升（96g） 麝香 五分（3.6g） 朱砂 三两（9g） 黄金 一百两（300g）（现代配方多不用）

【用法】 以水一斛，先煮五种金石药，得四斗，去滓后，内八物，煮取一斗五升，去滓。取硝石四升，芒硝亦可，用朴硝精者十斤投汁中，微炭火上煮，柳木篦搅，勿住手，有七升，投入木盆中，半日欲凝，内成研朱砂三两，细研麝香五分，内中搅调，寒之二日成霜雪紫色。患者强壮者，一服二分，当利热毒；老弱人或热毒微者，一服一分，以意节之（现代用法：口服。一次 1.5～3g，一日 2 次；周岁小儿一次 0.3g，5 岁以内小儿每增一岁递增 0.3g，一日 1 次，5 岁以上小儿酌情服用，或遵医嘱）。

【功效】 清热开窍，息风止痉。

【主治】 温热病，热邪内陷心包，热盛动风证。高热烦躁，神昏谵语，痉厥，口渴引饮，唇焦齿燥，尿赤便秘，舌红绛，苔干黄，脉弦数有力或弦数；以及小儿热盛惊厥。

【制方原理】 本方证为邪热炽盛，内陷心包，热盛动风所致。邪热炽盛，内陷心包则高热烦躁，神昏谵语；热灼津伤，故口渴引饮，唇焦齿燥，尿赤便秘；热极动风则发为痉厥。小儿热盛惊厥，当属急惊风，亦为邪热炽盛，内陷心包，引动肝风所致。本证病机为热闭心包，热盛动风；治宜清热开窍，息风止痉。

方中犀角咸寒，善清心凉血解毒；羚羊角为凉肝息风止痉之要药；麝香芳香开窍醒神；三药合用，清心凉肝，开窍息风，共为君药。生石膏清热泻火，除烦止渴；寒水石、滑石甘寒清热，兼可利窍，引邪热下行；玄参清热泻火而养阴，升麻清热透邪，共为臣药。木香、丁香、沉香行气通窍，可助麝香开窍醒神；朱砂清心解毒，磁石镇潜肝阳，与黄金皆能重镇安神；硝石、芒硝泻热通便，釜底抽薪，使邪热从肠腑下行而解，上八味共为佐药。炙甘草益胃和中，调和诸药，并防寒凉碍胃之弊，为使药。诸药合用，共奏清热解毒，开窍醒神，息风止痉，安神除烦之效。徐大椿说："邪火毒火，穿经入脏，无药可治，此能消解，其效如神。"

制方特点：以芳香开窍与甘咸寒凉、金石重镇之品配伍，清热开窍，兼能护阴凉肝止痉。

紫雪原出《苏恭方》，《外台秘要》转载，《千金翼方》卷十八亦载此方，方中只少滑石一味，余皆相同，主治脚气及解诸石草药热毒等。宋以后，本方逐渐应用于热病神昏，伤寒发斑，小儿惊痫等病症。《普济本事方》所载紫雪，较《苏恭方》少黄金、犀角、沉香。《温病条辨》所载方即《普济本事方》去黄金。

【临床应用】

1. 用方要点 本方为清热开窍镇痉的常用方。临床以高热烦躁，神昏痉厥，舌红绛，苔干黄，脉数有力为使用依据。

2. 临证加减 本方为成药，临床常根据主治证的变化配合汤剂使用。如兼见发斑出血，可配合犀角地黄汤；心经热盛见神昏谵语，可配合清宫汤；热盛动风见痉厥，可配合羚角钩藤汤；兼气阴两伤见苔少脉弱，可配合生脉散。

3. 现代运用 主要用于各种发热性感染性疾病，如流行性脑脊髓膜炎、流行性乙型脑炎、重症肺炎、化脓性感染等证属热陷心包，热极生风者。对于肝性脑病及小儿高热惊厥、小儿麻疹热毒炽盛等以高热神昏抽搐为主症者，亦可据情用之。

4. 使用注意 中病即止；脱证、虚风者、小儿慢惊风及孕妇禁用。

 现代研究

1. 实验研究 紫雪丹给予五联疫苗所致的发热模型家兔 2 小时后，其解热效果与复方阿司匹林组相当，但 4 小时的解热效果显著优于复方阿司匹林；紫雪散还能明显对抗戊四氮及硝酸士的宁引起的小鼠惊厥，延长发生惊厥的时间，降低惊厥率和死亡率。结果表明，本方具有解热、抗惊厥等作用。

2. 临床报道 选取流行性乙型脑炎以高热、痉厥、嗜睡为主症的患者 55 例，采用紫雪、抱龙丸加金银花、连翘，或与银翘散、白虎汤合用进行治疗。结果显示 52 例发热逐步下降，嗜睡、痉厥缓解，3 例无效。将 82 例小儿感染性休克患者随机分为观察组 41 例和对照组 41 例。对照组采用退热、吸氧、抗生素等常规治疗，观察组在对照组基础上每天口服紫雪散 2 次，每次 1.5g，静脉滴注参芪扶正注射液，每天 1 次。两组均连续治疗 7 天。结果显示观察组治疗第 3 天和第 7 天的白细胞、呼吸频率、心率及健康状况评分均显著低于对照组（$P<0.05$）。表明紫雪配合中药清热汤药治疗流行性乙型脑炎有较好的疗效，配合西医常规疗法及中医益气扶正药可提高感染性休克的疗效。

至宝丹 《灵苑方》引郑感方，录自《苏沈良方》卷五

Zhibao Dan
Supreme Treasure Pellets

【组成】 生乌犀水牛角代 朱砂 雄黄 生玳瑁 琥珀各一两（各 30g） 牛黄 麝香 龙脑各一分（各 0.3g） 安息香一两半（45g）酒浸，重汤煮令化，滤去滓，约取一两净（30g） 金、银箔各五十片

【用法】 上药丸如皂子大，人参汤下一丸，小儿量减（现代用法：研末为丸，每丸重 3g。每服 1 丸，一日 1 次，小儿减量）。

【功效】 清热开窍，化浊解毒。

【主治】 痰热内闭心包证。神昏谵语，身热烦躁，痰盛气粗，舌红苔黄垢腻，脉滑数。中风、

中暑、温病及小儿惊厥证属痰热内闭者。

【制方原理】 本方证为痰热壅盛，内闭心包所致。痰热扰心，蒙蔽神明，则神昏谵语，身热烦躁；痰涎壅盛，阻塞气道，故痰盛气粗，喉中痰鸣；舌红，苔黄垢腻，脉滑数均为痰热之征。至于小儿惊厥，亦为痰热内闭所致。治宜清热开窍，化浊解毒。

方中麝香芳香开窍醒神，牛黄清心豁痰开窍。两药相配，涤痰清热，开窍醒神，合为君药。安息香、龙脑（冰片）均可芳香开窍，辟秽化浊，宣通气血，力助麝香开窍醒神；犀牛角清心凉血解毒，以助牛黄清心解毒，三药合为臣药。雄黄燥湿祛痰解毒，玳瑁息风平肝定惊，朱砂、琥珀、金箔、银箔镇心安神定搐，共助君臣化浊解毒、镇惊定搐，合为佐药。诸药合用，共奏清热开窍、化浊解毒之功。

制方特点：重用芳香开窍，辅以清热化浊，佐以重镇安神，开窍醒神之功尤强。

至宝丹为宋代医生郑感所传，首经沈括编入《灵苑方》，后亦见于《苏沈良方》和《幼幼新书》。《苏沈良方》卷五载"至宝丹，出《灵苑》"；《幼幼新书》卷八载"《灵苑》至宝"。《太平惠民和剂局方》卷一亦载至宝丹，但无出处。《中国药典》，1977 年至今，将方中的金箔、银箔去掉，水牛角浓缩粉代替犀角，用量加倍，改为散剂，名为局方至宝散。

安宫牛黄丸、紫雪、至宝丹均为凉开剂的常用代表方，合称"凉开三宝"。此三方均可清热开窍，治疗热闭之证。但安宫牛黄丸长于清热解毒，尤宜于热毒炽盛之高热神昏谵语者；紫雪长于息风止痉，尤宜于热盛动风之高热痉厥者；至宝丹长于芳香开窍，尤宜于痰热内闭之神昏较重，痰盛气粗者。就其寒凉程度而言，以"安宫牛黄丸最凉，紫雪次之，至宝又次之"（《温病条辨》）。

【临床应用】

1. 用方要点 本方适用于痰热内闭心包证。临床当以神昏谵语，身热烦躁，痰盛气粗，舌红苔黄垢腻，脉滑数为使用依据。

2. 临证加减 原书用人参汤化服，对于正气虚弱者，借人参益气养心之力，合诸药祛邪开窍；又有"生姜、小便化下"一法，意取童尿滋阴降火行瘀，生姜辛散通滞，以加强凉降开散之力。热重者，可用清宫汤送服。

3. 现代运用 主要用于流行性脑脊髓膜炎、流行性乙型脑炎、脑血管意外、肝性脑病、中毒性痢疾、尿毒症、小儿惊风等证属痰热内闭者。

4. 使用注意 阳盛阴虚者，本方不宜用；孕妇慎用。

附 方

1. 犀珀至宝丹（《重定广温热论》） 白犀角五钱（15g） 羚羊角五钱（15g） 广郁金三钱（9g） 琥珀三钱（9g） 炒川甲二钱（6g） 连翘心三钱（9g） 石菖蒲三钱（9g） 蟾酥五分（1.5g） 飞辰砂五钱（15g） 真玳瑁三钱（9g） 当门子一钱（3g） 血竭三钱（9g） 藏红花五钱（15g） 桂枝尖二钱（6g） 粉丹皮三钱（9g） 用法：上药研细，猪心血为丸，金箔为衣，每丸计重五分（1.5g）。大人每服一丸，小儿每服半丸，婴孩每服半丸之半。功效：清热解毒，祛瘀化痰，开窍醒神。主治：邪热内陷，毒瘀蒙心之证。温毒时疫，邪深入血，不省人事，昏厥如尸，目瞪口呆，热深厥深，四肢厥冷等。又治妇人热结血室，以及产后瘀血攻心，小儿痘疹内陷，急惊暴厥，中风中恶等。

2. 行军散（《霍乱论》） 西牛黄 麝香 珍珠 冰片 硼砂各一钱（各3g） 明雄黄飞净，八钱（24g） 硝石精制，三分（0.9g） 飞金二十页 用法：上各研极细如粉，再合研匀，瓷瓶密收，以蜡封之，每服三至五分（0.9~1.5g），凉开水调下，或点眼，搐鼻。功效：清热开窍，辟秽解毒。主治：暑秽蒙心之痧胀。吐泻腹痛，烦闷欲绝，头目昏晕，不省人事。或治口疮咽痛。点眼去风热障翳，搐鼻可避时疫之气。

按 犀珀至宝丹、行军散与至宝丹均有清热解毒开窍之功，均治温邪热毒内陷所致的神昏之证。但至宝丹长于豁痰化浊，适宜痰热内闭之证；犀珀至宝丹用犀角、羚羊角、连翘心与琥珀、川山甲、郁金、红花、血竭、牡丹皮等药配伍，长于活血化瘀，适宜于热邪深入血分，热结成瘀，蒙蔽心窍之证。行军散长于辟秽化浊，清心解毒之力稍逊，适宜于暑秽之证，吐泻腹痛，烦闷欲绝等。此外，因方中含有牛黄、冰片、硼砂、珍珠等清热解毒，防腐消翳之品，亦常用于治疗口疮、咽痛、风热障翳等疾病。

第二节 温 开

温开剂适用于寒湿痰浊或秽浊之邪闭阻机窍之闭证。其他如中风、中气、中寒、中恶等所致突然昏倒，不省人事属寒闭者，亦可选用。寒闭证的基本病机：寒湿秽浊之气，郁阻壅滞，蒙蔽心窍，故见突然昏倒，牙关紧闭，不省人事；寒凝气滞，阻滞胸腹，故见心腹猝痛；甚则闭塞气机，则神昏肢厥；阴寒内盛，则见面白唇青，苔白，脉迟。故寒闭证治疗当以芳香开窍为主，兼行温通散寒、辛香理气等。因本类方剂所用药物多为芳香辛散之品，易耗伤正气，故亦常少佐益气固涩之品。

本类方剂多以芳香开窍药为主而组成，如麝香、苏合香、安息香等。其中麝香开窍醒神，活血通经，消肿止痛，善通诸窍之不利，开经络之壅遏，尤为治寒闭神昏要药。苏合香辛香气烈，长于温通辟秽，为治寒闭神昏要药，兼能止痛，常与冰片、檀香等通窍理气止痛之品配伍；亦可治寒凝气滞、心脉不通之胸痹心痛。安息香辟秽化浊，开窍醒神，行气活血，也善止痛，常与苏合香配伍治疗感恶之卒中暴厥、痰积气厥之神昏、寒闭之心腹诸痛。

此外，本类方剂还常选配温通散寒药（丁香、荜茇、细辛）、辛香理气药（木香、檀香、沉香、香附）、益气固涩药（白术、诃子、五倍子）等。

代表方剂为苏合香丸等。

苏合香丸《太平惠民和剂局方》 Suhexiang Wan Liquid Storax Pill

【组成】 苏合香 冰片龙脑，各一两（各50g） 麝香（人工麝香代75g） 安息香用无灰酒一升熬膏 青木香 香附 白檀香 丁香 沉香 荜茇各二两（各100g） 乳香（熏陆香）制，一两（100g） 白术 煨诃黎勒诃子肉 朱砂各二两（各100g） 乌犀屑水牛角代，二两（200g）

【用法】 上为细末，入研药匀，用安息香膏并炼白蜜和剂，每服旋丸如梧桐子大，取井华水化服[现代用法：口服，1次1丸（3g），1日1～2次，温开水送服，小儿酌减。昏迷者，可鼻饲给药]。

【功效】 温通开窍，行气止痛。

【主治】 寒闭证。突然昏倒，牙关紧闭，不省人事，苔白，脉迟。或心腹猝痛，甚则昏厥。亦治中风、中气及感受时行瘴疠之气，属于寒闭证者。

【制方原理】 本方主治诸证，多因寒痰或秽浊闭阻气机，蒙蔽清窍所致。阴寒秽浊之气，郁阻壅滞，蒙蔽心神，故见突然昏倒，牙关紧闭，不省人事；寒痰秽浊，阻滞胸中，气滞血瘀，则心胸疼痛；壅滞中焦，气滞不通，故脘腹胀痛难忍；甚则闭塞气机，则神昏肢厥。苔白、脉迟均属阴寒之象。闭者宜开，滞者宜通，故治宜芳香开窍为主，辅以温里散寒、行气活血及辟秽化浊。

方中苏合香、麝香、冰片、安息香芳香开窍，辟秽化浊，四味合用，温通开窍之力尤强，共为君药。木香、香附、丁香、沉香、白檀香、乳香辛散温通，行气解郁，散寒止痛，兼能活血，合用以开通气机，并助君药开窍之力，共为臣药。君臣"十香"合用，使气机宣通，升降复常，气畅血行，则痰浊化而窍闭开。荜茇辛热，温中散寒，增强"十香"散寒止痛开郁之功；白术补气健脾、燥湿化浊，诃子肉收涩敛气，两药合用，既助脾运以增药力，又防诸香辛散走窜太过，耗散正气。犀角清心解毒，朱砂重镇安神，两药性虽寒，但配伍于大队温热药之中，兼制诸香辛散温热太过。

此五药俱为佐药。全方诸药合用，共奏辟秽化浊，温通开窍，行气止痛之功。

制方特点：集诸芳香药于一方，相须为用，辟秽化浊、温通开窍之力强；佐以少量补气与收敛之品，兼制辛温香散太过。

本方原载《外台秘要》引《广济方》，名为吃力伽丸（吃力伽即白术），《苏沈良方》更名为苏合香丸，后被收载于《太平惠民和剂局方》中。原方以白术命名，提示开窍行气之方，不忘补气扶正之意。

【临床应用】

1. 用方要点 本方为温开法的代表方，适用于寒闭证及心腹猝痛证属寒凝气滞者，临床以突然昏倒，不省人事，牙关紧闭，苔白，脉迟为使用依据。

2. 临证加减 可根据病情配以不同汤药送服。脉弱体虚者，可用人参汤送服，以扶正防脱；中风痰涎壅盛者，可用姜汁、竹沥送服，以助化痰；癫痫痰迷心窍者，可用菖蒲、远志、郁金煎汤送服，以助开窍。

3. 现代运用 主要用于流行性乙型脑炎、脑血管意外、肝性脑病、冠心病心绞痛、心肌梗死等证属寒闭或寒凝气滞者。

4. 使用注意 中病即止，不宜久服；脱证、热闭证者忌用；孕妇慎用。

 附 方

1. 冠心苏合丸（《中国药典》） 苏合香 50g 冰片 105g 乳香（制）105g 檀香 210g 土木香 210g 用法：以上 5 味，除苏合香、冰片外，其余乳香（制）等 3 味粉碎成细粉，过筛；冰片研细，与上述粉末配研，过筛、混匀。另取炼蜜适量，微温后加入苏合香，搅匀，再与上述粉末混匀，制成 1000 丸即得。或冰片研细，与乳香（制）等三味的部分细粉混匀，制成丸心，剩余的细粉用苏合香和适量的炼蜜泛在丸心外层，制成 1000 丸即得。嚼碎服，每次 1 丸，一日 1~3 次；或遵医嘱。功效：理气散寒，宽胸止痛。主治：寒凝气滞，心脉不通所致的胸痹，见胸闷、心前区疼痛；冠心病心绞痛见上述证候者。

2. 紫金锭（《万氏秘传片玉痘诊》） 山慈菇三两（90g） 红大戟一两半（45g） 千金子霜一两（30g） 五倍子三两（90g） 麝香三钱（9g） 雄黄一两（30g） 朱砂一两（30g） 用法：上为细末，糯米糊作锭子，阴干。口服，每次 0.6~1.5g，每日 2 次，外用醋磨，调敷患处。功效：辟秽解毒，消肿止痛。主治：秽恶痰浊之时疫。脘腹胀闷疼痛，恶心呕吐，泄泻及小儿痰厥。外敷治疗疮疖肿、虫咬损伤、无名肿毒，以及痄腮、丹毒、喉风等。

按 冠心苏合丸由苏合香丸药味筛选而成，药仅 5 味，功善温通行气，宽胸止痛，尤适宜于气血涩滞的心绞痛及胸闷憋气者。紫金锭与苏合香丸均有开窍之功，但紫金锭长于化痰开窍，辟秽解毒，消肿止痛，宜用于感触时疫，秽浊痰毒阻闭，气机不通的脘腹胀闷疼痛，呕吐泄泻之证，亦可外敷疗疮痛肿。

 现代研究

临床报道

（1）将 216 例急性中风患者随机分为试验组 108 例（脑出血 64 例，脑梗死 44 例）和对照组 108 例（脑出血 52 例，脑梗死 56 例）。对照组予以西医常规治疗，试验组在对照组的基础上加用苏合香丸口服，每次 1 丸，每日 2 次，疗程 33 天。参照《常见中风脑病临床研究指导原则》进行疗效评定。结果显示试验组总有效率为 84.26%，显著高于对照组的 59.26%（$P<0.05$）。表明西医常规疗法基础上加用中药苏合香丸能提高急性中风的临床疗效。

（2）将 128 例冠心病心绞痛患者随机分为对照组和联合组，两组各 64 例。对照组口服富马酸比索洛尔片，联合组在对照组基础上给予口服苏合香丸（3 克/丸）治疗，每次 1 丸，每日 2 次，共治疗 4 周。依据心绞痛症状和心功能改善状况进行疗效判定。结果显示联合组有效率为98.44%，明显高于对照组的79.69%（$P<0.05$）。表明苏合香丸联合比索洛尔能明显提高冠心病心绞痛临床疗效。

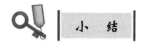 **小 结**

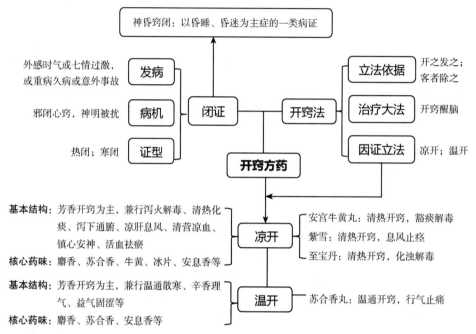

本章方剂概要：开窍剂分为凉开和温开两类。

（1）凉开：适用于热闭证。凉开"三宝"是凉开剂的常用代表方剂，均具有芳香开窍、清热解毒、镇惊安神之功，用于身热烦躁，神昏谵语，舌红苔黄，脉数之热闭证。其中安宫牛黄丸药性最凉，长于清热解毒，镇静安神，宜用于热盛毒重、热陷心包所致的高热烦躁，神昏谵语，舌红苔黄，脉数等；紫雪凉性次之，长于清热凉肝，息风止痉，宜于热陷厥阴，热极动风所致的神昏烦躁，抽搐痉厥，口渴唇焦，舌绛，脉弦数等；至宝丹凉性最次，长于芳香开窍，辟秽化浊，宜于痰热内闭之昏迷较重，痰盛气粗，舌苔垢腻，脉滑数等。

（2）温开：适用于寒闭证。苏合香丸为温开剂的常用代表方剂，集诸芳香药于一方，温通开窍，辟秽化浊，并兼散寒行气止痛，既主一切寒闭证，又治寒凝气滞所致的心腹疼痛。

 展 望

神昏窍闭证见于多种急危重病，其病情变化颇为复杂，开窍方专为此类病证而设立，充分体现了中医治疗急症的特色。开窍剂现代临床已被广泛用于流行性乙型脑炎、流行性脑脊髓膜炎、病毒性脑炎、中毒性细菌性痢疾、脑血管意外、肝性脑病及热病昏迷的救治，同时还用于急性肾炎、尿毒症、冠心病心绞痛、癫痫、癔症等病的治疗；部分方剂外敷可治疗毛囊炎、蜂窝织炎、急性乳腺炎、急性淋巴结炎，以及带状疱疹、流行性腮腺炎、急性睾丸炎等。药理研究表明，开窍剂具有镇静、抗惊厥、改善脑循环、保护脑细胞及神经功能、改善学习记忆能力，以及解热、抗炎、抗心衰等作用，提示其临床更为广阔的运用空间。近些年，在开窍方药效用物质基础研究基础上，通过剂型改革，促成注射剂和滴鼻剂等新剂型的问世，标志着开窍方进入一个新的发展阶段。

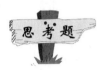

实 训

某男，52 岁，1989 年 1 月 18 日初诊。患乙型肝炎 6 年，常服保肝药物。十几天前，右胁肋及胃脘部刺痛，腹大坚满，全身黄染，神疲乏力，持续加重。B 超与 CT 诊断：肝癌，脾大，肝硬化腹水。2 月 14 日住院，呕血、便血 1200ml，生命体征尚正常，精神萎靡，皮肤黄染，腹部膨隆，双下肢浮肿。15 日患者出现神志不清、躁动，二便失禁，瞳孔对光反射不明显，舌质红绛，苔灰而干，脉弦数。其病情急重，西医先后鼻饲 20%甘露醇 250ml，静脉滴注精氨酸、新鲜血、止血剂、能量合剂、抗生素等，同时安宫牛黄丸每日 2 丸，生理盐水稀释 150ml，保留灌肠。经过 11 天抢救，患者逐渐神志清楚，口渴欲饮，尿量增加，27 日可取半卧位，进全流食，病情稳定。（王幼奇. 1990. 安宫牛黄丸为主抢救肝性昏迷一例报告[J]. 天津中医，（2）：41）

分析要点：①根据病史和检查报告，该患者属于西医何病？②根据患者当前的中医脉症，当辨为何证？病机要点和治疗立法为何？③根据立法，可选方剂有哪些？最佳选方是哪首？为什么？④最佳选方在具体运用中应注意哪些方面？

就上述分析，提交总结报告，重点交代辨证立法、选方及其制服要点。

思 考 题

1. 安宫牛黄丸、紫雪、至宝丹均能治疗热闭心包证，临床上如何区别应用？
2. 凉开剂中常配伍清热药，试分析安宫牛黄丸、紫雪中选配清热药的不同思路及原因。
3. 比较凉开剂与温开剂在组方思路上的异同。
4. 苏合香丸为温开方剂，方中为何配伍补气收敛的白术、诃子？

（张红梅）

第十七章 理 气 剂

理气剂（qi-regulating formulas）是以理气药为主组成，具有行气或降气作用，用以疏通气机，调整脏腑功能，治疗气机异常病证的一类方剂。理气属于"八法"中的消法。

气为人体一身之主，五脏六腑生理功能皆有赖气机的升降出入有序，正如《素问·六微旨大论》所说："出入废则神机化灭，升降息则气立孤危。非出入则无以生长壮老已，非升降则无以生长化收藏。"若情志失常，或寒温失调，或饮食失节，或劳倦太过等，均可使气机升降出入失常，或壅滞不行，或升降失序，以致脏腑功能失调而发生疾病。所以《素问·举痛论》说："百病生于气也。"气机的升降失调主要分为气虚、气陷、气滞、气逆四类，气虚证和气陷证的治法与方剂已在补益剂中介绍，本章主要论述气滞证和气逆证的治法与方剂。理气剂是依据《素问·至真要大论》中"逸者行之"、"结者散之"、"高者抑之"及《素问·六元正纪大论》中"木郁达之"等理论而立法。气机郁滞为主者，宜行气以调之；气逆上冲为主者，当降气以平之，故理气剂一般分为行气与降气两类。

气滞多见于肝气郁滞及脾胃气滞；气逆多见于肺气上逆与胃气上逆；气郁日久，可以化火，而成气滞火郁证；素体寒盛，寒凝气结，而成寒疝气痛；郁结之气又常与痰浊相搏，而成痰气郁结证，或为梅核气，或为胸痹而痛，诸般气郁变证，皆属理气剂之适应范围。

使用理气剂应注意以下几个方面：其一，由于气滞与气逆常相兼并见，治疗时要注意辨清其轻重主次，斟酌方中行气药与降气药的配伍比重。其二，导致气滞与气逆的原因比较复杂，使用理气剂时应审证析因，注意标本兼顾，遣药制方才能丝丝入扣。其三，理气药物大多辛温香燥，易于耗气伤津，助热生火，使用时应中病即止，慎勿过剂，尤其对年老体弱、素体气虚阴亏者，用之更须谨慎；理气药辛散走窜，有动血及动胎之弊，素有崩漏吐衄者或孕妇亦应慎用。

第一节 行 气

行气剂适用于气机郁滞的病证。气滞所涉脏腑，以肝、胆、脾、胃为主，所谓"脾者，升降所由之径；肝者，升降发始之根也"（《读医随笔》）。故临床以脾胃气滞证和肝胆气郁证为常见。脾胃气滞多因饮食不节，或寒凝中焦，或热壅脾胃，致气机不畅，见脘腹胀满；胃失和降，见嗳气吞酸，呕恶食少；纳运失常，则饮食少思，或食不消化，大便失调。肝胆气郁多因情志不畅，郁怒伤肝，肝失疏泄，经气不利，故见乳房或胸胁或少腹胀痛，或疝气疼痛；肝郁血滞，冲任失调，则见月经不调，痛经等。肝体阴用阳，肝血不足，肝体失养易致气滞；而肝郁气滞，也易耗伤阴血，日久还可伤气。肝木脾土，疏运乘侮，关系密切，脾胃气滞与肝胆气郁又常相互影响，互为因果。另外，气与血及津液的关系密切，气机郁滞不仅易致血行不畅，甚则血瘀不行，还可致津液失于输布，凝聚为痰；气郁日久，又可生热化火。因此，气滞证的治疗需在畅脾疏肝的基础上，兼行活血祛瘀、清热泻火、温里散寒、祛湿化痰、消食导滞、补气养血等。

本类方剂以行气理脾药（如陈皮、厚朴、枳实、枳壳、木香、砂仁、薤白等）或行气疏肝药（如柴胡、香附、乌药、川楝子、青皮、川芎、小茴香等）为主而组成。其中，陈皮辛温，主入脾、胃经，药性和缓，长于理气调中，兼能燥湿化痰止呕，尤其适用于寒湿阻滞所致脾胃气滞之脘腹胀满、呕恶呃逆等。厚朴苦辛温，长于宽中消胀，兼能燥湿下气；枳实苦辛微寒，功善破气除痞，消积导滞，此两味配伍，开降气机，消痞除满，尤宜于胃肠积滞，气机痞阻者。枳壳辛散苦降，入脾、胃两经气分，作用较枳实缓和，长于理气宽中，常与桔梗相配，升降胸胁气机，多用于气滞胸脘胁肋的胀痛等证。木香辛苦温，芳香气烈，主入脾、胃经，长于行气温中止痛，兼能疏理三焦，善治寒湿阻滞之脘胁胀痛及疝气疼痛等。砂仁辛温气香，入脾、胃经，长于化湿醒脾，行气温中，寒湿气滞者最为适宜。薤白辛苦温，其体滑辛散，长于通阳散结，为治阴寒痹阻胸阳之胸痹要药；又能行气导滞，常用于胃肠气滞之泻痢后重等。柴胡辛散苦泄，入肝、胆经，善于条达肝气，疏肝解郁，为治肝气郁结所致的胸胁少腹胀痛之要药。香附辛苦平，长于疏肝开郁，调经止痛，为妇科调经要药，善治肝气郁结之胁肋、乳房胀痛及月经不调等；兼能入脾，行气宽中消食，亦常用治脾胃气滞证。乌药辛温，主入肾、脾、膀胱经，宣通开郁，散寒止痛，善治寒凝气滞所致胸腹胁肋疼痛、脘腹胀痛、疝痛及痛经等。川楝子苦寒，主入肝、胃、小肠经，善于清降肝火，开泄郁热，散结止痛，常用治肝郁气滞疼痛，尤善治肝郁化火诸痛。青皮苦辛温，主入肝、胆经，药性峻烈，疏肝破气，尤宜于肝气结滞之胁肋胀痛、疝气疼痛、乳房胀痛或结块等。川芎辛散温通，入肝、胆经，能"上行头目，下调经水，中开郁结，血中气药也"（《本草汇言》），宜于肝郁气血不利之胁肋胀痛、月经失调及痛经等。小茴香辛温，芳香行散，入肝、肾经，长于温肾散寒，疏肝止痛，宜于下焦寒凝气滞之寒疝腹痛、睾丸偏坠、肾寒腰痛及肝郁胁痛等。

此外，本类方剂还常选配活血祛瘀药（桃仁、赤芍、丹参、延胡索、三棱、莪术）、温里祛寒药（肉桂、干姜、高良姜、草豆蔻）、清热泻火药（栀子、黄连、青黛）、祛湿化痰药（苍术、茯苓、半夏、胆南星、瓜蒌、贝母）、消食化滞药（神曲、麦芽、炒莱菔子）、活血调经药（月季花、乳香、没药）、养血滋阴药（白芍、当归、枸杞子、生地黄、麦冬、北沙参）、益气健脾药（人参、白术、炙甘草）等。

代表方剂有越鞠丸、瓜蒌薤白白酒汤、半夏厚朴汤、厚朴温中汤、天台乌药散等。

越鞠丸《丹溪心法》 Yueju Wan Escape-restraint Pill

【组成】 香附 川芎 苍术 神曲 栀子各等分（各6～10g）

【用法】 上为细末，水泛为丸，如绿豆大（现代用法：共研细末，水丸，每服6～9g，温开水送服；亦可用作水煎剂）。

【功效】 行气解郁。

【主治】 六郁证。胸膈痞闷，脘腹胀满或疼痛，嗳腐吞酸，恶心呕吐，饮食不消。

【制方原理】 本方所治为气、血、痰、火、湿、食六郁之证。情志不畅、忧思过度、饮食失节、寒温不适等因素，往往导致肝脾之气郁而不畅，进而变生诸证。气滞影响血行可致血郁，影响津液敷布可致湿郁、痰郁，影响脾胃受纳运化可致食郁，气郁不解又易生热化火而致火郁，故朱震亨认为"气血冲和，万病不生，一有怫郁，诸病生焉。故人生诸病多生于郁"（《丹溪心法》）。六郁既成，故见胸膈痞闷，脘腹胀痛，吞酸呕吐，饮食不消等症。其病机为肝脾气郁血滞化热，停食蕴湿生痰。由于六郁以气郁为先，故治宜行气解郁为主，兼解其他诸郁，使气行血行，痰、湿、食、火诸郁可消。

方中香附辛微苦甘平，归肝、三焦经，疏肝行气解郁，以治气郁，为君。川芎辛温，归肝、胆经，乃血中气药，既可活血祛瘀以治血郁，又可助香附以增行气解郁之功；栀子苦寒，归心、肺、胃、三焦经，清热泻火，以治火郁；苍术辛苦温，归脾、胃经，燥湿运脾，以治湿郁；神曲甘辛温，归脾、胃经，消食和胃，以治食郁，合为臣佐药。诸药配伍，使气畅血行，湿祛热清，食消脾健，气、血、湿、火、食五郁得解。至于痰

六郁证之病位

郁，或因气滞湿聚而生，或因饮食积滞而致，或因火邪炼液而成，今五郁得解，则痰郁亦随之而消，故方中未用祛痰药，此亦治病求本之意。

制方特点：五药治六郁，贵在治病求本；行气、活血、清热、燥湿、消食诸法并用，重在理气行滞。

【临床应用】

1. 用方要点　本方是治疗六郁证的代表方。临床以胸膈痞闷，脘腹胀痛，饮食不消为使用依据。

2. 临证加减　气郁偏重，可重用香附；肝郁偏重见胁肋胀痛，加青皮、川楝子以疏肝行气；脾胃气滞见脘腹胀满，加木香、枳壳、厚朴等以宽中行气；血郁偏重见胁肋刺痛，舌质瘀暗，重用川芎，并酌加桃仁、红花、赤芍等以助活血祛瘀；湿郁偏重见舌苔白腻，重用苍术，酌加茯苓、泽泻等以助健脾祛湿；食郁偏重见恶心厌食，脘痞嗳腐，重用神曲，酌加山楂、麦芽等以助消食化滞；火郁偏重见心烦口渴，舌红苔黄，重用栀子，酌加黄芩、黄连等以助清热泻火；痰郁偏重见咳嗽吐痰，苔腻脉滑，酌加半夏、瓜蒌、陈皮等以化痰行滞；兼见脾胃气虚者，可酌加健脾益气之品。

3. 现代运用　常用于胃神经症、消化性溃疡、慢性胃炎、胆石症、胆囊炎、肝炎、肋间神经痛、偏头痛、抑郁症、神经失调症，以及妇女痛经、月经不调等证属气血痰火湿食诸邪郁滞者。

4. 使用注意　本方偏于辛香燥散，阴液不足者慎用。

 附 方

柴胡疏肝散（《医学统旨》，录自《证治准绳·类方》）　陈皮醋炒　柴胡各二钱（各6g）　川芎　香附　枳壳麸炒　芍药各一钱半（各5g）　甘草炙，五分（3g）　用法：水二盅，煎八分，食前服。功效：疏肝解郁，行气止痛。主治：肝气郁滞证。胁肋疼痛，胸闷善太息，情志抑郁或易怒，或嗳气，脘腹胀满，脉弦。

按　本方与越鞠丸均具行气解郁之功，但本方长于疏肝行气止痛，适用于肝气郁滞或肝郁脾滞证；越鞠丸主以行气，辅佐以活血、清热、燥湿、消食等，重在调气行滞及分解诸郁，主治气、血、痰、火、湿、食六郁证。

 现代研究

1. 实验研究　采用小鼠悬尾实验和小鼠强迫游泳试验两种行为绝望抑郁模型，对越鞠丸醇提物和水提物的抗抑郁作用进行比较。连续灌胃给药7天。结果显示越鞠丸醇提物能不同程度地缩短小鼠悬尾不动时间和小鼠强迫游泳不动时间，具有较强的抗抑郁作用，而水提物作用不明显。越鞠丸提取物 YJ-XCC1Z3 可以改善小鼠抑郁状态的行为，通过增加脑内 5-羟色胺、去甲肾上腺素（NE）含量而发挥抗抑郁作用，无精神运动兴奋作用。另有研究发现，越鞠丸全方抗抑郁效果明显，单味川芎、栀子、香附仅有作用趋势，苍术和川芎分别对小鼠悬尾和强迫游泳模型作用明显，提示越鞠丸全方配伍的抗抑郁作用优于单味药。处方筛选结合小鼠悬尾行为绝望测试发现，栀子-川芎组合为该方发挥抗抑郁作用的活性基础药对，能明显升高小鼠糖水消耗，降低悬尾实验及强迫游泳实验的不动时间，并能显著降低栀子抗抑郁作用所需剂量，其作用机制可能与调节海马组织中炎症因子 IL-6、TNF-α、p-NF-κB p65、p-IκBα，以及 BDNF 及其受体 TrkB 的表达有关。此外，越鞠丸（10g/kg、5g/kg、2.5g/kg）可明显降低垂体后叶素诱导心肌缺血模型大鼠心电图 ST 段 T 波的抬高幅度，降低血清乳酸脱氢酶（LDH）、肌酸激酶（CK）的活性，升高超氧化物歧化酶（SOD）及谷胱甘肽过氧化物酶（GSH-Px）活性。表明越鞠丸对大鼠急性心肌缺血损伤具有保护作用，其机理可能与抗氧化作用有关。上述研究可为理解本方"行气解郁"功效及组方配伍提供一定的药理学依据。

2. 临床报道　将100例抑郁症患者随机分为对照组和观察组，两组各50例，对照组给予帕罗西汀治疗，观察组在对照组基础上给予越鞠丸加味（香附、神曲、苍术各12g，川芎、栀子各9g，茯苓12g，合欢皮、炒酸枣仁各20g），每日1剂。两组均治疗4周。结果显示观察组总有效率为94%，明显高于对照组的76%（$P<0.05$）；

观察组汉密尔顿抑郁量表（HAMD）、贝克抑郁量表（BDI）评分均明显低于对照组（$P<0.05$），不良反应程度明显低于对照组（$P<0.05$）。表明越鞠丸联合帕罗西汀治疗抑郁症可提高疗效，且不良反应较轻。

瓜蒌薤白白酒汤《金匮要略》
Gualou Xiebai Baijiu Tang
Trichosanthes Fruit, Fistular Onion Stalk and White Spirit Decoction

【组成】 瓜蒌实一枚（24g），捣 薤白半升（12g） 白酒七升（适量）

【用法】 三味同煮，取二升，分温再服（现代用法：加酒适量，水煎服）。

【功效】 通阳散结，行气祛痰。

【主治】 胸阳不振，痰阻气结之胸痹。胸中闷痛，甚至胸痛彻背，喘息咳唾，短气，舌苔白腻，脉沉弦或紧。

【制方原理】 本方证乃由胸阳不振，痰阻气结所致。诸阳受气于胸中而转行于背，胸阳不振，阳不化阴，津液不得输布，凝聚为痰，痰阻气机，故胸中闷痛，甚至胸痛彻背；痰浊阻滞，肺失宣降，则见咳唾喘息，短气；舌苔白腻，脉沉弦或紧，皆为痰阻气滞之象。本证以胸阳不振为本，痰阻气滞为标；遵"急则治标"之旨，治以通阳散结，行气祛痰为法。

方中瓜蒌甘微苦寒，功擅涤痰散结，理气宽胸，为君药。臣以薤白辛苦性温，通阳散结，行气止痛。两药相合，散胸中凝滞之阴寒，化上焦结聚之痰浊，宣胸中阳气以宽胸，为治疗胸痹的要药。佐以白酒辛散温通，行气活血，以增薤白行气通阳之功。本方药仅三味，配伍精当，俾胸阳振，使痰浊化，阴寒消，气机畅，则胸痛喘息诸症可除。

制方特点：全方苦辛温通，行气与祛痰并行，宽胸与通阳相协，药简力专。

【临床应用】

1. 用方要点 本方是治疗胸阳不振、气滞痰阻之胸痹的常用方剂。临床以胸中闷痛，喘息短气，舌苔白腻，脉弦紧为使用依据。

2. 临证加减 阳虚寒阻见畏寒肢厥，酌加干姜、桂枝、附子以助温阳散寒；痰浊较甚见胸闷痛甚，舌苔厚腻，加半夏、石菖蒲、厚朴以燥湿化痰；气滞较著见胸满而胀，或兼逆气上冲，加厚朴、枳实、桂枝以下气除满；兼血瘀见舌质暗红或有瘀斑，加丹参、赤芍、川芎以活血祛瘀。

3. 现代运用 常用于冠心病心绞痛、非化脓性肋软骨炎、肋间神经痛、陈旧性胸内伤、慢性支气管炎等证属胸阳不振，痰阻气结者。

附 方

1. 瓜蒌薤白半夏汤（《金匮要略》） 瓜蒌实一枚（24g），捣 薤白三两（9g） 半夏半升（12g） 白酒一斗（适量） 用法：四味同煮，取四升，温服一升，日三服。功效：通阳散结，祛痰宽胸。主治：痰壅气结之胸痹。胸中满痛彻背，背痛彻胸，不能安卧者。

2. 枳实薤白桂枝汤（《金匮要略》） 枳实四枚（12g） 厚朴四两（12g） 薤白半升（9g） 桂枝一两（6g） 瓜蒌实一枚（24g），捣 用法：上五味，以水五升，先煎枳实、厚朴，取二升，去滓，纳诸药，煮数沸，分温三服。功效：通阳散结，下气祛痰。主治：胸阳不振，痰结气逆之胸痹。胸满而痛，甚至胸痛彻背，喘息咳唾，短气，气从胁下上逆抢心，舌苔白腻，脉沉弦或紧。

按 以上三方均有瓜蒌、薤白，皆具通阳散结，行气祛痰作用，同治胸阳不振，痰阻气结之胸痹。但瓜蒌薤白白酒汤是通阳散结，行气祛痰的基本方，适用于胸痹而痰浊气滞较轻者；瓜蒌薤白半夏汤加入半夏，祛痰散结之力较大，适用于胸痹而痰浊较盛，胸痛彻背，背痛彻胸，不能安卧者；枳实薤白桂枝汤不用白酒，复增桂枝、枳实、厚朴三味，善于下气降逆，行气除满，适用于胸痹而痰结气逆较甚，见胸痛痞满，气从胁下上逆抢心者。

现代研究

1. 实验研究　瓜蒌薤白汤及其单味药瓜蒌均有明显扩张冠状动脉血管和外周血管的作用；能明显延长正常小鼠和异丙肾上腺素致心肌缺氧小鼠的常压缺氧生存时间；对家兔心肌缺血再灌注损伤的心肌有保护作用，其机制可能与抑制一氧化氮合成酶的活性有关。本方还能明显降低心肌缺血再灌注后大鼠心电图 ST 段的抬高，降低全血黏度，抑制心肌乳酸脱氢酶（LDH）、肌酸激酶（CK）和肌酸激酶同工酶（CK-MB）的释放，提高超氧化物歧化酶（SOD）水平，降低丙二醛（MDA）水平，减小心肌梗死面积，减轻心肌纤维的炎性浸润及水肿，表明该方对大鼠实验性心肌缺血再灌注损伤具有保护作用。另有研究显示，瓜蒌薤白白酒汤大、中、小剂量（55.53g/kg、28.27g/kg、13.13g/kg）均能减小模型大鼠硬膜下血肿面积，降低血浆中凝血酶水平，升高纤维蛋白原和凝血酶原水平；升高血清炎症因子 IL-2、IL-6、IL-8、TNF-α 水平。表明瓜蒌薤白白酒汤通过抑制凝血系统功能和调节炎症因子释放来发挥其对硬膜下血肿的治疗作用。上述研究为瓜蒌薤白白酒汤的功效及临床应用提供了一定的药理学依据。

2. 临床报道　将 86 例冠心病合并血脂异常患者随机分为对照组和观察组，两组各 43 例，对照组给予辛伐他汀片常规治疗，观察组在此基础上给予瓜蒌薤白白酒汤加桂枝、丹参、甘草方，治疗 4 周后检测患者血脂水平、心绞痛发作次数、心电图及胸闷胸痛等症状改变情况。结果显示两组血脂各项指标均较治疗前有所改善，但观察组改善程度优于对照组；观察组显效 25 例，总有效率为 58.14%，分别高于对照组显效 18 例和总有效率 41.86%（P＜0.05）。表明冠心病合并血脂异常患者在常规治疗基础上使用瓜蒌薤白白酒汤加味方可以提高疗效。

半夏厚朴汤《金匮要略》　Banxia Houpo Tang
Pinellia and Magnolia Bark Decoction

【组成】　半夏一升（12g）　厚朴三两（9g）　茯苓四两（12g）　生姜五两（15g）　苏叶二两（6g）

【用法】　上五味，以水七升，煮取四升，分温四服，日三夜一服（现代用法：水煎服）。

【功效】　行气散结，降逆化痰。

【主治】　痰气郁结之梅核气。咽中如有物阻，咯吐不出，吞咽不下，胸膈满闷，或咳或呕，舌苔白润或白滑，脉弦滑。

【制方原理】　梅核气多由七情郁结，痰气凝滞而致。肝主疏泄而喜条达，脾胃主运化转输水津，肺主宣降司通调水道。若情志不遂，肝气郁结，肺胃宣降失司，津液不得正常输布，聚而成痰，痰气相搏，阻于咽喉，则咽中如有物阻，吐之不出，吞之不下；气机郁滞，故胸膈满闷；痰气上逆，肺失宣降，则见咳嗽；胃失和降，则见呕吐；苔白润或白滑，脉弦缓或弦滑，均为气滞痰凝之征。本证病机是痰气郁结咽喉，肺胃气逆；治当行气与化痰兼顾，散结与降逆并施。

方中半夏辛温，功擅化痰散结，降逆和胃；厚朴苦辛温，长于行气开郁，下气除满。两者相配，一化痰结，一行气滞，痰气并治，共为君药。茯苓甘淡平，渗湿健脾，俾脾运湿去，痰无由生，以助半夏化痰之力；苏叶辛温，理肺疏肝，协厚朴开郁散结，同为臣药。生姜辛温，宣散水气，降逆止呕，助半夏化痰散结，和胃止呕，并解半夏之毒，用为佐药。苏叶质轻入肺，尚能引药上行以达咽喉，兼为使药。诸药相合，辛可行气散结，苦能燥湿降逆，共奏行气散结、降逆化痰之功。

制方特点：理气化痰，痰气并治；辛苦同用，开降气机，行中有降。

【临床应用】

1. 用方要点　本方为治疗痰气郁结之梅核气的常用方。临床以咽中如有物阻，吞吐不得，苔白润或白滑，脉弦滑为使用依据。

2. 临证加减　气郁较甚者，酌加香附、郁金等以增强行气解郁之功；肝气郁结见胁肋疼痛者，酌加川楝子、延胡索以疏肝散结止痛；肺燥见咽痛者，加玄参、桔梗、沙参以润燥利咽；痰气郁结化热，见心烦失眠者，加栀子、黄芩、连翘以清热除烦。

3. 现代运用 常用于咽异感症、癔症、焦虑性神经症、抑郁症、顽固性失眠、慢性咽喉炎、慢性支气管炎、慢性胃炎、食管痉挛、胃轻瘫综合征、化疗或放疗所致恶心呕吐，以及反流性食管炎等证属痰气郁结者。

4. 使用注意 阴虚津亏或火旺者，不宜使用。

 现代研究

1. 实验研究 半夏厚朴汤能显著降低卒中后抑郁（PSD）大鼠海马组织 TNF-α、IL-1β、IL-18 水平，改善卒中后抑郁大鼠的抑郁症状，减少脑梗死面积，其作用机制可能与半夏厚朴汤促进细胞因子网络达到稳态有关。该方加陈皮、柴胡对抑郁模型大鼠也有一定改善作用，可显著缩短抑郁大鼠强迫游泳不动时间、悬尾实验不动时间，提高 SOD 活力、MDA 水平。拆方研究发现，半夏厚朴汤全方及半夏与厚朴配伍可以抑制或逆转单味半夏对肝脏 CYP 酶系 Cyp2el 或 Cyp3all 活性和表达增加，提示其能减缓肝脏过氧化和中毒等损伤或弥补药物在肝脏代谢太快的不足；全方配伍还能平衡半夏、厚朴单独使用所引起的肾脏有机阴离子转运子 OAT1/3 和有机阳离子转运子 OGT1/2 mRNA 或蛋白表达的异常增加。上述研究为半夏厚朴汤组方配伍的合理性提供了一定的药理学依据。

2. 临床报道 将 118 例胃食管反流性咽异感症患者分为治疗组 60 例和对照组 58 例，治疗组用半夏厚朴汤加陈皮、沉香为主方，随证加减；对照组服用西药西咪替丁与多潘立酮。2 周为 1 个疗程，共治 2 个疗程。结果显示治疗组总有效率为 91.67%，明显高于对照组的 82.76%（$P<0.05$）；烧心反酸、胸痛、嗳气胃胀等证候积分也低于对照组，停药 30 天后咽异感症复发也较对照组减轻。表明加减半夏厚朴汤对胃食管反流性咽异感症的疗效优于西咪替丁联合多潘立酮。

厚朴温中汤《内外伤辨惑论》
Houpo Wenzhong Tang
Magnolia Bark Decoction to Warm the Middle

【组成】 厚朴姜制 陈皮去白，各一两（各30g） 甘草炙 茯苓去皮 草豆蔻仁 木香各五钱（各15g） 干姜七分（2g）

【用法】 上为粗散，每服五钱匕（15g），水二盏，生姜三片，煮至一盏，去滓，温服，食前。忌一切冷物（现代用法：上药研为粗散，每次 10g；或为汤剂，水煎服）。

【功效】 行气除满，温中燥湿。

【主治】 中焦寒湿气滞证。脘腹胀满或疼痛，不思饮食，四肢倦怠，舌苔白腻，脉沉弦。

【制方原理】 脾胃位于中焦，主受纳、腐熟与运化，脾升胃降。若"饮食失常，寒温不适，则脾胃乃伤"（《内外伤辨惑论》）。如寒湿困中，脾胃气滞，则脘腹胀满或疼痛；脾胃受病，纳运失常，故食欲不振；脾主肌肉四肢，湿滞气机，则肢倦无力；舌苔白腻，脉沉弦，皆为脾胃寒湿，气机不畅之象。本证病机为寒湿困阻，脾胃气机壅滞；治宜行气除满为主，辅以温中燥湿。

方中重用厚朴苦辛而温，行气消胀，燥湿除满，《本草汇言》称其"温可以燥湿，辛可以清痰，苦可以下气"，故为君药。草豆蔻辛温芳香，温中散寒，燥湿醒脾，为臣药。陈皮苦辛温，理气燥湿；木香辛苦温，行气醒脾；合助厚朴行气宽中以消胀满。干姜辛热，温中散寒；生姜辛温，温胃止呕；合助草豆蔻温胃暖脾以止疼痛。茯苓甘淡平，渗湿健脾和中。以上俱为佐药。炙甘草甘温，益气和中，调和药性，为佐使药。诸药合用，共奏行气除满、温中燥湿之功。

制方特点：虽名"温中"，实以行气为重，兼顾散寒、燥湿；辛苦温合法，佐以甘淡，升降气机，温中燥湿而醒脾除胀。

【临床应用】

1. 用方要点 本方为脾胃寒湿气滞证而设。临床以脘腹胀满或疼痛，舌苔白腻，脉沉弦为使用要点。

2. 临证加减 若湿盛而见身重肢浮，加大腹皮、泽泻以增下气利水之效；骤感寒邪而脘腹痛甚，加高良姜、肉桂以加强温中散寒止痛之力；饮食不慎，兼夹食滞见嗳腐苔腻，加神曲、山楂以消食导滞；肝气郁滞见脘腹胀痛连胁，泛酸，酌加香附、海螵蛸之类以疏肝制酸；胃气上逆见恶心呕吐，加半夏、姜竹茹以和胃降逆。

3. 现代运用　常用于急性胃炎、慢性胃炎、胃潴留、急性胃扩张和胃肠道功能紊乱等证属脾胃寒湿气滞者。

 附 方

1. 良附丸（《良方集腋》）　高良姜酒洗七次，焙，研　香附子醋洗七次，焙，研，各等分（各9g）　用法：上药各焙，各研，各贮，用时以米饮加生姜汁一匙，盐一撮为丸，服之立止。功效：行气疏肝，祛寒止痛。主治：肝胃气滞寒凝证。胃脘冷痛，畏寒喜温，胸胁胀闷，苔白脉弦。亦治妇女痛经等。

2. 匀气散（《太平惠民和剂局方》）　丁香　檀香　木香　白豆蔻仁各二两（各6g）　藿香叶　甘草炮，各八两（各24g）　缩砂仁四两（12g）　用法：上为末，每服一钱（3g），加盐末一字，用沸汤点服，不拘时候。功效：行气化湿，降气和胃。主治：气滞不匀，胸膈虚痞，宿冷不消，心腹刺痛，胀满噎塞，呕吐恶心。

按　此二方和厚朴温中汤均有行气止痛之功。但厚朴温中汤行气宽中，祛寒温里并燥湿化浊，适用于脾胃寒湿气滞，脘腹胀满疼痛，舌苔白腻等证；良附丸行气疏肝，温中祛寒，适用于气滞寒凝，胸脘胁痛，畏寒喜温等证；匀气散诸香合用，理气止痛，化湿和胃，适用于湿浊伤中，脾胃气滞之胸膈痞满，呕恶噎塞，心腹刺痛等证。

 现代研究

1. 实验研究　以4℃冷食醋+精炼猪油连续10天灌胃建立大鼠脾胃虚寒模型，厚朴温中汤合煎组和单煎组分别按1.8g/kg剂量（按生药量计）给予煎液灌胃，每天1次，连续7天，质谱技术分析尿液中的小分子内源代谢物，通过主成分分析（PCA）和正交偏最小二乘法-判别分析比较厚朴温中汤合煎组与单煎组之间差异性代谢物的变化，分析其代谢通路。结果显示，与模型组相比，厚朴温中汤合煎组与单煎合液组均能使模型大鼠的体质指数、胃动素和促胃液素含量基本恢复至正常水平，皆可调节包括磷脂酰胆碱（PC）、溶血磷脂酸（LysoPA）和胆酸等在内的13个潜在生物标志物，推测其可能通过影响甘油磷脂与三酰甘油、磷脂酰肌醇信号通路、酪氨酸代谢和甾体激素生物合成等代谢通路发挥治疗作用。厚朴温中汤合煎与单煎的药效无明显差异，但代谢组学调节方面合煎似比单煎效果优，提示临床该方单煎配方颗粒代替传统汤剂具有一定的可行性。

2. 临床报道　对36例功能性消化不良患者给予厚朴温中汤并随证加减，另设对照组30例给予多潘立酮，28天后比较两组疗效。判断标准：上腹胀满、疼痛、纳呆食少、嗳气、恶心等症状消失为治愈，上述症状均明显减轻为好转，无明显减轻为无效。结果显示治疗组总有效率为97.2%，明显高于对照组的70.0%（$P<0.05$）。提示厚朴温中汤治疗功能性消化不良的疗效优于多潘立酮。

天台乌药散（原名乌药散）《圣济总录》 Tiantai Wuyao San Tiantai Lindera Powder

【组成】　乌药（12g）　木香（6g）　茴香子微炒（6g）　青皮汤浸，去白，焙（6g）　高良姜炒，各半两（9g）槟榔锉，二个（9g）　楝实十个（12g）　巴豆七十枚（12g），微炒，敲破，同楝实二味用麸一升炒，候麸黑色，拣去巴豆及麸不用

【用法】　上八味，除炒巴豆不用外，捣罗为散。每服一钱匕（3g），空腹食前温酒送下。疼甚，炒生姜、热酒调下（现代用法：为散，每服3～5g，食前温服；亦可用作水煎剂）。

【功效】　行气疏肝，散寒止痛。

【主治】　肝经寒凝气滞证。小肠疝气，少腹引控睾丸作痛，偏坠肿胀，苔白，脉弦。亦治妇女痛经，瘕聚等。

【制方原理】 足厥阴肝经抵少腹，绕阴器。若寒客肝经，气机阻滞，可见少腹疼痛，痛引睾丸，偏坠肿胀，发为小肠疝气，故有"诸疝皆归肝经"（《儒门事亲》）之说。本证病机为寒凝肝脉，气机阻滞；治宜行气疏肝，散寒止痛。

方中乌药辛温，入厥阴肝经，行气疏肝，散寒止痛，《药品化义》云其"气雄性温，故快气宣通，疏散凝滞，甚于香附"，故为君药。青皮疏肝破气，散结消滞；木香理气止痛；小茴香暖肝散寒，理气止痛；高良姜辛热，散寒止痛，四药合用，以加强乌药行气散寒之功，共为臣药。槟榔质重下坠，下气导滞，直达下焦而破坚；川楝子疏肝行气止痛，虽性味苦寒，但与辛热之巴豆同炒后去巴豆不用，则寒性得减而行气散结之力增强，为佐药。诸药配伍，使气结得破，寒凝得散，肝脉调和，则疝气、痛经、瘕聚可除。

制方特点：辛香疏肝破气，温行并举，散结止痛之力著。

【临床应用】

1. 用方要点 本方为治疗肝经寒凝气滞之小肠疝气的常用方。临床以少腹痛引睾丸，舌淡苔白，脉沉弦为使用依据。

2. 临证加减 睾丸痛而偏坠肿胀，酌加荔枝核、橘核、延胡索以行气散结止痛；寒甚而下身冷痛，酌加肉桂、吴茱萸、小茴香以散寒止痛；痛经者，加当归、川芎、香附以活血调经；瘕聚者，加枳实、厚朴、莪术以破气消瘕。

3. 现代运用 常用于腹股沟斜疝和直疝、睾丸炎、附睾炎、胃肠功能紊乱、肠痉挛、慢性阑尾炎，以及妇女痛经等证属肝经寒凝气滞者。

4. 使用注意 疝痛属肝肾阴虚气滞或兼热者忌用。

附 方

1. 导气汤（《医方集解》） 川楝子四钱（12g） 木香三钱（9g） 茴香二钱（6g） 吴茱萸一钱，汤泡（3g） 用法：长流水煎服。功效：行气疏肝，散寒止痛。主治：寒疝疼痛。

2. 暖肝煎（《景岳全书》） 当归二钱（6g） 枸杞子三钱（9g） 小茴香二钱（6g） 肉桂一钱（3g） 乌药二钱（6g） 沉香一钱（木香亦可）（3g） 茯苓二钱（6g） 用法：水一盅半，加生姜三五片，煎七分，食远温服。功效：暖肝温肾，行气止痛。主治：肝肾不足，寒滞肝脉证。睾丸冷痛，或小腹疼痛，畏寒喜暖，舌淡苔白，脉弦细。

3. 加味乌药汤（原名加味乌沉汤）（《奇效良方》） 乌药 缩砂 木香 延胡索各一两（各6g） 香附炒，去毛，二两（12g） 甘草一两半（5g） 用法：上剉细，每服七钱（20g），水一盏半，生姜三片，煎至七分，不拘时温服。功效：行气疏肝，调经止痛。主治：肝郁气滞之痛经。月经前或月经初行时少腹胀痛，胀甚于痛，或胸胁乳房胀痛，舌淡苔薄白，脉弦紧。

4. 金铃子散（《太平圣惠方》，录自《袖珍方》） 川楝子 延胡索各一两（各30g） 用法：上为末，每服二三钱（6～9g），酒调下，温汤亦可。功效：疏肝泄热，活血止痛。主治：肝郁化火证。胸腹、胁肋、脘腹诸痛，时发时止，口苦，舌红苔黄，脉弦数。

5. 延胡索汤（《济生方》） 当归去芦，浸酒，剉炒 延胡索炒，去皮 炒蒲黄 赤芍 官桂不见火，各半两（各15g） 片子姜黄洗 乳香 没药 木香不见火，各三两（各90g） 甘草炙，二钱半（8g） 用法：上㕮咀，每服四钱（12g），水一盏半，生姜七片，煎至七分，去滓，食前温服。功效：行气活血，调经止痛。主治：妇人室女，七情伤感，遂使气与血并，心腹作痛，或连腰胁，或连背膂，上下攻刺，经候不调，一切血气疼痛。

按 上述诸方均能行气疏肝止痛。其中天台乌药散与导气汤皆能疏肝行气，散寒止痛，主治寒疝疼痛，但前者作用较强，后者药简力缓。暖肝煎在行气散寒的同时，兼以温补肝肾，适用于肝肾不足，寒滞肝脉之睾丸冷痛，或小腹疼痛，是标本兼顾之方。加味乌药汤行气疏肝，调经止痛，尤宜于肝气郁滞之痛经。金铃子散与延胡索汤均可行气活血止痛，但金铃子散药少力单，且性偏凉，兼可泄热，适用于气血郁滞疼痛之偏于热证者；延胡索汤血分药偏多，活血止痛力强，且配肉桂，适用于气滞血瘀作痛偏于寒证者。

 现代研究

临床报道 将 79 例慢性阑尾炎患者分为治疗组 40 例和对照组 39 例，治疗组以天台乌药散为基本方（其中川楝子 6g，巴豆 7 个，炮制方法同原方。3 服后川楝子改为单用麸皮炒），气虚较甚加白术、减巴豆用量，疼痛较甚加延胡索，积热明显去巴豆，加大黄。二煎混合，顿服。对照组给予抗感染（头孢噻肟钠+阿米卡星+甲硝唑）治疗。疗效标准：以症状体征消失，随访 1 年无复发者为治愈；症状体征减轻，或症状体征消失，但未满 1 年又复发者为好转；症状体征无明显改变为无效。结果显示治疗组总有效率为 95%，明显高于对照组的 69.23%（$P<0.05$）。表明天台乌药散加减方治疗慢性阑尾炎的效果优于西药常规治疗。

第二节 降 气

降气剂适用于气机上逆的病证。所涉脏腑临床以肺、胃为主。肺主肃降，肾助肺降；胃以下行为顺，冲胃相通。脏腑寒热偏颇，邪扰气机，或情志过激，扰乱气机，可致津液布散失常，津液留着，蕴湿生痰。肺司呼气，肾主纳气，咳喘时久，耗散肺气，必伤及肾，或肾虚在先，而兼肾不纳气。故寒、热、痰、湿、虚是气逆证的常见病机。同时，降气药性多辛香苦燥，易耗气伤阴，而气逆之证也可兼有气血不足。因此，气逆不降证的治疗应在降逆下气的基础上，兼顾其不同病机环节，即以肃降肺气或降逆和胃为主，兼行清热泻火、祛痰化饮、疏肝调气、温肾纳气、益气养阴等。

肃降肺气方多以苏子、杏仁、款冬花、桑白皮、旋覆花、葶苈子等为主组成。其中，苏子辛温，性降质润，主入肺经，功善降气化痰，止咳平喘，适宜于痰壅气逆之咳喘痰多者。杏仁苦而微温，入肺、大肠经，长于降气止咳平喘，又兼宣发肺气，降中兼宣，无论新久寒热之咳喘，皆为常用。款冬花辛散而润，长于润肺下气，止咳化痰，无论外感内伤，寒热虚实之咳喘皆可选用，尤宜于肺寒咳喘者。桑白皮甘寒降泄，主入肺经，能清肺泻热，兼泻肺中水气而降气平喘，"肺中有水气及肺火有余者宜之"（《本草纲目》），常用于肺热喘咳，痰饮喘急等证。旋覆花味苦辛咸，性微温，入肺、胃经，长于降肺气，消痰涎，止咳喘，适宜于痰浊阻肺，肺气上逆之咳喘痰黏、胸闷不舒者。葶苈子苦辛大寒，入肺、膀胱经，药力较峻，专泻肺中水饮及痰火而降逆平喘，泄肺气壅闭而通调水道，利水消肿，为治痰涎壅肺之胸闷痰多、喘逆倚息不能平卧之要药，兼水肿尿少者，尤为相宜。此外，本类方剂还常选配理肺化痰药（前胡、紫菀、半夏、贝母）、敛肺止咳药（白果、五味子、罂粟壳）、益气补虚药（人参、蛤蚧、当归、炙甘草）、补肾纳气药（肉桂、沉香、补骨脂、冬虫夏草）等。

降逆和胃方多以旋覆花、代赭石、枇杷叶、半夏、生姜、竹茹、丁香、柿蒂、沉香等为主组成。其中，旋覆花辛苦咸微温，开结下气，善降胃气以止呕止噫。代赭石苦寒，入肺、胃经，重镇降逆，兼能平肝降冲、化痰涤浊，长于降胃气，最宜于肝胃气逆夹痰之呕呃、噎膈。枇杷叶味苦微寒，性凉清肺，味甘和胃，长于苦降下气，善治胃热呕哕及肺热咳嗽。半夏辛温，主入脾、胃经，燥湿化痰，降逆止呕，消痞散结，最宜于痰湿痞满呕逆者。生姜辛温，温胃散寒，和中降逆，有"呕家圣药"之称，可用治多种呕吐。半夏有毒，生姜则专解此毒，两味常相合为用。竹茹味甘微寒，主入胆、胃经，清热化痰，除烦止呕，适宜于胃热或夹痰之气逆之烦呕、吐酸及妊娠恶阻。丁香辛温气香，暖脾胃而行气滞，尤善降逆，为温中散寒、降逆止呃之要药，常用于胃寒呃逆、呕吐及脘腹冷痛等证。柿蒂苦涩性平，专入胃经，长于降气止呃，无寒热偏颇之性，无论胃寒或胃热所致呃逆，皆可选用。沉香芳香温散，降多升少，入脾、胃经，善行气止痛，温中降逆，常用于脘腹胀闷冷痛，胃寒呕吐呃逆；兼入肾经，温肾纳气，降逆平喘，又宜于下元虚寒，肾不纳气之虚喘，《本经逢原》

谓其"温而不燥，行而不泄，扶脾达肾，摄火归原"。

此外，本类方剂还常选配温里祛寒药（干姜、吴茱萸、川椒）、清热泻火药（黄连、黄芩、石膏）、理气行滞药（陈皮、枳壳、佛手）、健脾补中药（人参、炙甘草、大枣）等。

代表方剂有苏子降气汤、定喘汤、旋覆代赭汤、橘皮竹茹汤、四磨汤等。

苏子降气汤 《太平惠民和剂局方》
Suzi Jiangqi Tang
Perilla Fruit Decoction to Direct Qi Downward

【组成】 紫苏子 半夏汤洗七次，各二两半（各9g） 川当归去芦，两半（6g） 甘草炙，二两（6g） 前胡去芦 厚朴去粗皮，姜汁拌炒，各一两（各6g） 肉桂去皮，一两半（3g）

【用法】 上为细末，每服二大钱（6g），水一盏半，入生姜二片，枣子一个，苏叶五片，同煮至八分，去滓热服，不拘时候（现代用法：加生姜3g，大枣1枚，苏叶2g，水煎服）。

【功效】 降气平喘，祛痰止咳。

【主治】 上实下虚之喘咳。喘咳痰多，胸膈满闷，短气，呼多吸少，或腰疼脚软，或肢体浮肿，舌苔白滑或白腻，脉弦滑。

【制方原理】 本证中的"上实"指痰浊壅肺，肺失宣降，症见喘咳痰多，胸膈满闷，舌苔白滑或白腻，脉弦滑；"下虚"指肾阳虚衰，或肾不纳气，气短不足以息；或肾不主水，水泛为痰，外溢肢体而见浮肿；或肾不主骨，而见腰疼脚软。其病机为本虚标实，即以痰涎壅肺为标，肾阳虚馁为本；气逆痰盛，标急本缓，遵"急则治标"，治以降气祛痰，止咳平喘治标为主，以温补下元治本为辅。

方中紫苏子辛温而润，归肺、大肠经，其性主降，降气祛痰，为治疗痰壅气逆喘咳之要药，所谓"除喘定嗽，消痰顺气之良剂"（《本经逢原》），故为君药。半夏辛温而燥，燥湿化痰降逆；厚朴辛温苦降，下气消痰平喘，两者可助君药降气祛痰之力，同为臣药。前胡降气祛痰，兼能辛散宣通，与诸药相伍，既增降逆化痰之效，又使降中寓宣，以复肺气宣降之职；肉桂辛甘大热，温助元阳，纳气平喘；当归辛苦温润，养血补虚，既助肉桂温补下元以治下虚，又治"咳逆上气"（《神农本草经》），兼制半夏、厚朴之辛燥；用法中略加生姜、苏叶以散寒宣肺，俱为佐药。大枣、甘草和中调药，为佐使药。诸药相合，共奏降气祛痰、温肾补虚之功。

制方特点：降肺祛痰稍佐温肾补虚，标本兼顾，上下兼治，以治上实之标为主；寓辛润于苦温之中，宣降相宜，温而不燥。

【临床应用】

1. 用方要点 本方是治疗上实下虚喘咳的常用方。临床以咳喘气急，痰多稀白，胸膈满闷，舌苔白滑或白腻，脉弦滑为使用依据。

2. 临证加减 原书方后注"一方有陈皮去白一两半"，其意在于加强燥湿化痰之力。若痰涎壅盛，喘咳气逆难卧者，加葶苈子、沉香以增强降气平喘之力；兼有表证者，加麻黄、杏仁等以宣肺平喘，疏散外邪；兼气虚者，加人参、黄芪以益气补虚；肾阳虚甚见腰冷气短者，可加附子、补骨脂以助温肾纳气；无明显腰酸腿软、气短浮肿等下虚之象者，可去肉桂。

3. 现代运用 常用于慢性支气管炎、肺气肿、支气管哮喘等证属痰壅于肺或兼肾阳不足者。

4. 使用注意 肺肾阴虚，或肺热壅盛，或下元虚甚之喘逆者，本方不宜使用。

 现代研究

1. 实验研究 苏子降气汤对组胺、乙酰胆碱所致痉挛状态的豚鼠离体气管均有显著的松弛作用，但对正常气管及普萘洛尔所致的气管痉挛无明显影响；苏子降气汤以25g/kg剂量给大鼠连续灌胃3天后，能显著抑制大鼠Ⅰ型被动皮肤过敏反应。原方水煎醇沉液（1g/ml）Ⅰ和原方去肉桂、甘草制成的煎液Ⅱ，按40g/kg剂量分别给大鼠灌胃，结果显示方Ⅰ能显著降低大鼠肾上腺维生素C的含量，方Ⅱ无此作用；方Ⅰ以40g/kg剂量给药能使小鼠胸腺萎缩（$P<0.05$），外周血中的碳粒清除速率和淋巴细胞的转化率提高，提示方中配伍肉桂、甘草的必要性。原方加味（桃仁、红花、陈皮）能减轻OVA-氢氧化铝混悬液致敏并雾化吸入法诱发的支气管哮喘模型大鼠气道炎性反应，减缓其气道重塑发展进程，该作用与其调节TGF-β1/Smads通路，下调基质金属蛋白酶9（MMP-9）及部分炎症因子表达有关。上述研究表明，苏子降气汤有平喘、抗炎、抗敏及免疫调节等作用。

2. 临床报道　将慢性阻塞性肺疾病痰浊型160例患者随机分为治疗组88例和对照组72例，对照组给予常规抗感染、化痰止咳、平喘、吸氧治疗，治疗组在常规治疗的基础上加用苏子降气汤合三子养亲汤加减（苏子、陈皮、法半夏、当归、前胡、肉桂、厚朴、苏叶、甘草、莱菔子、白芥子、补骨脂），2周为1个疗程。结果显示治疗组治愈（咳嗽、咳痰基本消失，血常规正常）42例，显效（咳嗽、咳痰明显减少）28例，有效率为79.5%；对照组治愈21例，显效19例，有效率为55.6%；治疗组的有效率和对呼气峰流速的改善均优于对照组（$P<0.05$）。表明苏子降气汤加减方合用可以提高西医常规疗法对痰浊型慢性阻塞性肺疾病的疗效。

定喘汤《摄生众妙方》　Dingchuan Tang
Wheezing -arresting Decoction

【组成】　白果去壳，砸碎，炒黄色，二十一枚（9g）　麻黄三钱（9g）　苏子二钱（6g）　甘草一钱（3g）　款冬花三钱（9g）　杏仁去皮、尖，一钱五分（9g）　桑白皮蜜炙，三钱（9g）　黄芩微炒，一钱五分（6g）　法制半夏三钱（9g），如无，用甘草汤泡七次，去脐用

【用法】　上用水三盅，煎二盅，作二服。每服一盅，不用姜，不拘时候，徐徐服（现代用法：水煎服）。

【功效】　宣肺降气，清热化痰。

【主治】　风寒外束，痰热内蕴之哮喘。哮喘咳嗽，痰多气急，痰稠色黄，或微恶风寒，舌苔黄腻，脉滑数。

定喘汤的
主治证候

【制方原理】　本方所治哮喘，系由素体痰热内蕴，又复外感风寒，肺气壅闭，不得宣降，痰气郁阻，郁而化热所致。痰热蕴肺，宣降失常，故哮喘，咳嗽，痰多气急，痰稠色黄；风寒外束，卫阳被遏，故微恶风寒；舌苔黄腻，脉滑数，乃痰热之征。本证病位虽涉表里，但以痰热内蕴，肺失清肃为主要病机；故治当宣肺降气，清热化痰。

方中麻黄辛温，宣肺平喘，疏风散寒；白果甘涩，敛肺定喘，祛痰止咳；两药合用，一散一收，正合肺司开阖之职，既可增强止咳平喘之效，又可使开肺而不耗气，敛肺而不留邪，相反相成，共为君药。桑白皮甘寒，泻肺平喘；黄芩苦寒，清肺泻热；两者合用清降肺逆，同为臣药。苏子降气化痰，止咳平喘；杏仁肃降肺气，止咳平喘；半夏燥湿化痰，降逆消痞；款冬花润肺下气，止咳化痰，四味共助君、臣降气祛痰，平喘止咳，俱为佐药。甘草调和诸药，且能止咳，为佐使药。诸药配伍，能外散风寒，内清痰热，宣降肺气，使喘哮得解。

制方特点：宣开与清降并用，发散与收涩兼收，定喘止咳之力颇著。

本方与苏子降气汤均为降气平喘之剂。本方以宣肺之麻黄配伍敛肺之白果，更加降气化痰及清肺泻热之药，有宣肺降气、清热化痰之功，主治风寒外束，痰热蕴肺之哮喘；苏子降气汤以苏子降气平喘为主，配下气祛痰、温肾纳气之品，有降气化痰、温肾纳气之功，主治痰壅肺实兼下元不足之喘咳痰多证。

本方与小青龙汤均有宣肺解表、祛痰平喘之功，皆可治疗外感风寒，内有痰浊之喘咳。但小青龙汤用麻黄、桂枝配伍干姜、细辛、半夏等，重在解表散寒，温化寒饮，适宜于表寒较重，内有寒饮之证；本方以麻黄、白果与苏子、半夏、黄芩、桑白皮等配伍，虽可解表散寒，但重在宣肺降气，

清热化痰，适用于痰热内蕴较重，而表寒不甚之喘咳。

【临床应用】

1. 用方要点 本方主要用于痰热内蕴，肺失宣肃之喘咳。临床以咳喘气急，痰稠色黄，苔黄腻，脉滑数为使用依据。

2. 临证加减 无表证者，麻黄用量可减，或用炙麻黄，取其宣肺定喘之功；痰稠难出，可加全瓜蒌、胆南星等以助清热化痰之力；胸闷较甚，可加枳壳、厚朴以理气宽胸；肺热较甚，宜加石膏、金荞麦、鱼腥草等以增清泄肺热之效。

3. 现代运用 常用于支气管哮喘、慢性支气管炎等证属痰热蕴肺或兼表寒者。

4. 使用注意 新感风寒之咳喘与肺肾不足之虚喘，本方均不宜使用。

 附 方

葶苈大枣泻肺汤（《金匮要略》） 葶苈熬令色黄，捣丸，如弹子大（9g） 大枣十二枚（4枚） 用法：先以水三升，煮枣取二升，去枣，纳葶苈，煮取一升，顿服。功效：泻肺平喘，祛痰利水。主治：痰热壅肺之肺痈。喘不得卧，胸满胀；或一身面目浮肿，鼻塞，清涕出，不闻香臭酸辛；或咳逆上气，喘鸣迫塞；或支饮胸满者。

按 本方和定喘汤均能平喘，但定喘汤宣散外邪，敛降肺气，祛痰清热，主治风寒束表，痰热内蕴之喘哮咳嗽，痰稠色黄者；本方则专取苦辛性寒之葶苈子，泻肺平喘，祛痰利水，适用于痰热壅肺之肺痈，喘息不得卧，胸满胀，以及支饮胸满等。

 现代研究

1. 实验研究 定喘汤能显著抑制2，4-二硝基氯苯所致小鼠迟发型超敏反应，提示该方对Ⅳ型变态反应具有抑制作用；对卵清蛋白（OVA）致敏的支气管哮喘（哮喘）小鼠模型肺组织中STAT1、STAT6的表达具有抑制作用，促进IFN-γ生成，减轻哮喘时的气道黏膜炎症；能降低小鼠免疫器官胸腺的重量，但对小鼠尾静脉注射碳粒廓清速率和腹腔巨噬细胞吞噬功能无明显影响；当剂量为30g/kg时，可显著抑制小鼠脾脏空斑形成细胞数和溶血素生成；定喘汤雾化吸入可延长支气管哮喘动物模型豚鼠的致喘潜伏期，对其免疫功能及呼吸道微生态菌群有调节作用。定喘汤加陈皮、桔梗、浙贝母、紫菀、僵蚕能显著抑制以卵清蛋白（OVA）、氢氧化铝腹腔注射致敏、OVA溶液雾化吸入激发，以及被动吸烟8周所致哮喘大鼠肺泡灌洗液中T17、T2淋巴细胞数量及肺组织中转录因子RORγt mRNA、GATA3 mRNA表达，联合激素治疗要优于单纯使用中药或激素，表明定喘汤加减方能抑制气道炎症反应，联合激素可从多靶点发挥作用治疗吸烟哮喘患者。上述研究表明，定喘汤具有平喘、抗炎、抗过敏及免疫调节等作用。

2. 临床报道 根据随机双盲法将72例哮喘慢性持续期中度患者（热哮型）分为观察组和对照组，每组36例。对照组采用沙美特罗替卡松粉吸入，观察组在对照组基础上加用定喘汤，共治疗4周。结果显示两组肺功能主要指标用力肺活量（FVC）、第1秒用力呼气量（FEV$_1$）及呼吸流量峰值（PEF）均较治疗前明显改善，观察组的总有效率为94.44%，明显高于对照组（77.78%），治疗后的咳嗽、喘息、哮鸣音等症状积分明显低于对照组（$P<0.05$）。表明定喘汤合用西药能提高对哮喘（慢性持续期中度）热哮型的疗效。

旋覆代赭汤《伤寒论》
Xuanfu Daizhe Tang
Inula and Hematite Decoction

【组成】 旋覆花三两（9g） 人参二两（6g） 生姜五两（15g） 代赭石一两（6g） 甘草炙，三两（6g） 半夏洗，半升（9g） 大枣十二枚，擘（4枚）

【用法】 以水一斗，煮取六升，去滓再煎，取三升，温服一升，日三服（现代用法：水煎服）。

【功效】 降逆化痰，益气和胃。

【主治】 中虚痰阻气逆证。心下痞硬，噫气不除，或纳差，呃逆、恶心，甚或呕吐，舌淡苔白腻，脉缓或滑。

【制方原理】 本方原治伤寒发汗后，又误用吐、下，表证虽解，但中气受损，痰浊内生，阻于中焦，胃气上逆之证。痰浊中阻，气机闭塞，故见心下痞硬；脾胃虚弱，痰气交阻，胃气上逆，故噫气频作，或纳差或呃逆、恶心或呕吐；舌淡苔白腻，脉缓或滑，为中虚痰阻之征。本证病机为脾胃气虚，痰浊中阻，胃气上逆，本虚标实，以痰阻气逆标实为主；治宜降逆化痰以治标，兼益气和胃以治本。

方中旋覆花苦辛咸温，归肺、胃及大肠经，下气化痰，降逆止噫，重用为君药。代赭石苦寒，重坠降逆，长于镇降冲胃之逆，与君药相配，降逆化痰止呕，为臣药。半夏辛温，化痰散结，降逆和胃；生姜用量独重，温胃化痰，散寒止呕，与半夏共助君臣降逆化痰除噫，又取其辛温以制约代赭石寒凉之性；人参、大枣、炙甘草甘温益气，健脾养胃，复中虚气弱之本，又可防金石伤胃，俱为佐药。炙甘草调和药性，兼作使药。诸药相合，标本兼顾，共奏降逆化痰，益气和胃之功，使脾健胃和，痰消气降，诸症得除。

制方特点：降逆消痰与益气补虚并行，标本兼顾，镇降不伤胃，补虚不助邪。

本方与半夏泻心汤组成中均含有半夏、人参、甘草、大枣，均可治疗虚实夹杂之痞证。但半夏泻心汤以黄芩、黄连之苦寒泻热配伍干姜、半夏之辛温开结为主，温清苦辛并用，适用于中虚寒热错杂之痞证；本方以旋覆花、代赭石之降逆下气，配伍半夏、生姜之化痰和胃为主，适用于中虚痰阻气逆之痞证。

【临床应用】

1. 用方要点 本方为中虚痰阻气逆不降之证而设。临床以心下痞硬，噫气频作或呕呃，苔白腻，脉缓或滑为使用依据。

2. 临证加减 气逆较著，胃虚不甚，可重用代赭石以增重镇降逆之功；痰多苔腻，可加茯苓、陈皮等以化痰和胃；腹胀较甚，可加枳实、厚朴以行气除满；脾寒见腹痛喜温，加干姜、吴茱萸以温中祛寒；内有蕴热见舌红苔黄，加黄连、竹茹以清泄胃热。

3. 现代运用 主要用于胃神经症、慢性胃炎、胃扩张、消化性溃疡、幽门不全梗阻、神经性呃逆及肿瘤放化疗之呕吐等证属中虚痰阻气逆者。

4. 使用注意 代赭石性寒沉降，有碍胃气，故胃虚较著者，其用量不可过重。

 现代研究

1. 实验研究 健康家鸽分别以旋覆代赭汤水煎液、甲氧氯普胺及冷开水灌胃，药后 1 小时，灌服硫酸铜，记录第一次呕吐时间（呕吐潜伏期）和 1 小时内呕吐次数（呕吐频率）。结果显示旋覆代赭汤、甲氧氯普胺均能显著延长硫酸铜所致家鸽的呕吐潜伏期和减少其呕吐次数，两组无显著性差异，表明旋覆代赭汤有较好的止呕作用。本方还能促进正常小鼠胃排空，对芬氟拉明、左旋麻黄碱诱导的小鼠胃排空抑制有明显的拮抗作用，但对吗啡所致者无明显影响，其作用机制可能与 5-羟色胺和肾上腺素受体有关。本方还可明显降低混合性反流性食管炎食管黏膜组织细胞周期蛋白 D1（Cyclin D1）的表达。拆方研究显示，旋覆代赭汤全方组和咸降药物配伍组均可抑制反流性食管炎模型大鼠细胞环氧合酶-2 中的表达，逆转食管黏膜组织形态学病变，作用优于方中的辛开药组和甘补药组。上述研究可为理解本方"降逆和胃"功效及组方配伍提供一定的药理学依据。

2. 临床报道 将 120 例肝胃郁热型反流性食管炎（RE）患者随机分为旋覆代赭汤加味治疗组和奥美拉唑镁肠溶片治疗组，每组 60 例，均治疗 8 周，观察中医证候疗效；胃镜下变化、治疗前后症状积分变化及血清胃动素（MTL）含量。结果显示两组治疗后症状积分和血清 MTL 水平均分别较治疗前降低或升高（$P < 0.05$），其中治疗组烧心、胸痛症状积分低于对照组（$P < 0.05$），血清 MTL 水平高于对照组（$P < 0.05$），中医证候和胃镜疗效均优于对照组（$P < 0.05$）。表明旋覆代赭汤加味治疗肝胃郁热型反流性食管炎疗效优于奥美拉唑镁肠溶片。

橘皮竹茹汤《金匮要略》

Jupi Zhuru Tang
Tangerine Peel and Bamboo Shaving Decoction

【组成】　橘皮二升（15g）　竹茹二升（15g）　生姜半斤（9g）　甘草五两（6g）　人参一两（3g）　大枣三十枚（5枚）

【用法】　上六味，以水一斗，煮取三升，温服一升，日三服（现代用法：水煎服）。

【功效】　降逆止呃，益气清热。

【主治】　胃虚有热之呃逆。呃逆或干呕，虚烦少气，口干，舌红嫩，脉虚数。

【制方原理】　本方所治乃久病或吐利伤中，气阴不足，虚热内生，胃失和降，气机上逆所致。胃中有热，气逆不降，见呃逆或干呕；虚烦少气，口干，舌红嫩，脉虚数皆为胃中气阴受伤之征。针对本证胃虚有热，气逆不降的病机，治宜补、清、降合法，降逆止呃，益气清热。

方中橘皮辛苦而温，行气和胃以止呃；竹茹甘寒，清热安胃以止呕，两药相伍，既能降逆止呕，又可清热安胃，且用量俱重，共为君药。生姜辛温，为呕家之圣药，和胃止呕，助君药以降胃逆；人参甘微苦微温，益气补中，与橘皮相合，则行中有补，同为臣药。甘草、大枣甘温入脾胃，益气健脾养胃，合人参补中以复胃气之虚，俱为佐药。甘草调和药性，兼作使药。诸药合用，补胃虚，清胃热，降胃逆，共成降逆止呃，益气清热之功。

制方特点：甘寒配伍辛温，清而不寒；益气配伍行气，补而不滞。

【临床应用】

1. 用方要点　本方为治胃虚有热，气逆不降之证而设。临床以呃逆或干呕，舌质红嫩，脉虚数为使用依据。

2. 加减运用　胃阴不足较甚者，见口干，舌红少苔，加石斛、麦冬等以滋阴养胃，或合麦门冬汤加减；胃热较甚，见口渴欲饮，舌红苔黄者，加黄连以清泄胃热；气虚不甚者，可去人参、大枣、甘草，加枇杷叶、柿蒂以降逆止呃。

3. 现代运用　常用于治疗妊娠、幽门不全梗阻、膈肌痉挛、腹部手术后的呕吐或呃逆不止等证属胃虚有热气逆者。

4. 使用注意　呃逆或呕吐属虚寒或实热者，不宜使用。

附　方

1. 济生橘皮竹茹汤（《重订严氏济生方》）　赤茯苓去皮　橘皮去白　枇杷叶拭去毛　麦冬去心　青竹茹　半夏汤洗七次，各一两（各30g）　人参　甘草炙，各半两（各15g）　用法：上吹咀，每服四钱，水一盏半，姜五片，煎至八分，去滓温服，不拘时候。功效：降逆止呕，和胃清热。主治：胃热多渴，呕哕不食。

2. 新制橘皮竹茹汤（《温病条辨》）　橘皮三钱（9g）　竹茹三钱（9g）　柿蒂七枚（9g）　姜汁三茶匙，冲　用法：水五杯，煮取二杯，分二次温服；不知，再作服。功效：理气降逆，清热止呃。主治：胃热呃逆，胃气不虚者。

3. 丁香柿蒂汤（《症因脉治》）　丁香（6g）　柿蒂（9g）　人参（3g）　生姜（6g）（原书未标注药量）　用法：水煎服。功效：降逆止呃，温中益气。主治：胃气虚寒之呃逆。呃逆不已，胸脘痞闷，舌淡苔白，脉沉迟。

按　《金匮要略》橘皮竹茹汤与此三方均能理气和胃，降逆止呃，用治胃气上逆之呃逆证。但《金匮要略》橘皮竹茹汤和《重订严氏济生方》橘皮竹茹汤均主治胃中虚热之呃逆者，后方兼能养阴化痰，适宜于胃热呕逆而胃阴不足夹痰者；新制橘皮竹茹汤无补虚之功，适宜于胃热呃逆而胃气不虚者；丁香柿蒂汤降逆止呃，温中益气，主治胃虚呃逆偏寒者。

现代研究

1. 实验研究 用自制胆汁反流液灌胃法建立胆汁反流性胃炎（BRG）大鼠模型，给予橘皮竹茹汤灌胃，共 3 周。结果：与模型组比较，橘皮竹茹汤高、低剂量组大鼠胃黏膜破损、脱落较轻，炎性细胞浸润较少，肠上皮化生和不典型增生较少见，大鼠血清促胃液素和胃黏膜前列腺素 E_2（PGE_2）含量均明显升高，其高剂量组效果为佳。提示橘皮竹茹汤对胆汁反流性胃炎模型大鼠胃黏膜具有保护作用，其作用机理可能与升高血清促胃液素和胃黏膜 PGE_2 含量相关。

2. 临床报道 将 96 例胃虚有热、痰气交杂型反流性食管炎患者随机分为治疗组和对照组，每组 48 例。治疗组予以橘皮竹茹汤加减治疗，对照组用泮托拉唑胶囊加多潘立酮片口服，疗程 12 周。结果显示治疗组总有效率为 95.80%，显著高于对照组的 79.17%（$P < 0.05$）；胃镜下总有效率为 72.92%，高于对照组的 60.41%（$P > 0.05$）。表明辨证运用橘皮竹茹汤治疗反流性食管炎在改善症状及预防复发方面优于泮托拉唑胶囊加多潘立酮片。

四磨汤《济生方》 Simo Tang Four Milled-Herb Decoction

【组成】 人参（6g） 槟榔（9g） 沉香（6g） 天台乌药（6g）（原著本方未标注用量）

【用法】 上各浓磨水，和作七分盏，煎三五沸，放温服。或下养正丹尤佳（现代用法：水煎服）。

【功效】 行气降逆，宽胸散结。

【主治】 肝郁气逆证。胸膈胀闷，上气喘急，心下痞满，不思饮食，苔白，脉弦。

【制方原理】 肝主疏泄，喜条达而恶抑郁。若情志不遂，或恼怒伤肝，或突然遭受强烈的精神刺激等，均可导致肝失疏泄，气机不畅，甚而累及他脏。肝气郁结，横逆胸膈之间，则胸膈胀闷；上犯于肺，肺气上逆，则气急而喘；横逆犯胃，胃失和降，则心下痞满，不思饮食；苔白、脉弦均为肝郁之征。本证病机为肝郁气滞而致肺胃气逆；治宜行气降逆，宽胸散结为法。

方中乌药辛温香窜，疏肝行气散结，"理七情郁结，气血凝停"（《本草通玄》），为君药。沉香辛苦温，下气降逆，古人谓其"纯阳而升，体重而沉，味辛走散，气雄横行，故有通天彻地之功"（《药品化义》），"与乌药磨服，走散滞气"（《本草衍义》），为臣药。佐以槟榔辛苦降泄，下气降逆，消积导滞，与君臣相伍，既可疏肝畅中而消痞满，又可下气降逆而平喘急。破气之品易戕伐正气，故又佐人参甘温益气，使理气开郁而不伤正。四药配伍，可使郁畅逆平，则满闷、喘急诸症得解。

制方特点：行气与降气同用，以行气开郁为主；破气与补气相合，开郁降逆不伤正；磨汁煎沸，味气俱全，效速力峻。

【临床应用】

1. 用方要点 本方为肝气郁结较甚兼有气逆之证而设。临床以胸膈胀闷，上气喘急，脉弦为使用依据。

2. 临证加减 体壮气实而气结较甚，大怒暴厥，心腹胀痛者，可去人参，加木香、枳实以增其行气破结之力；兼大便秘结，腹满或腹痛，脉弦者，可加枳实、大黄以通便导滞。

3. 现代运用 常用于支气管哮喘、肺气肿、功能性消化不良、糖尿病性胃轻瘫、肠易激综合征、顽固性呃逆、胃肠道肿瘤术后等证属气滞兼有气逆者。

4. 使用注意 气血不足及肾虚气逆者，本方忌用。

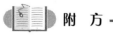 **附 方**

五磨饮子（《医便》） 木香 乌角沉香 槟榔 枳实 天台乌药各等分（各6g） 用法：白酒磨服。

功效：行气降逆，宽胸散结。主治：七情郁结，脘腹胀痛，或走注攻冲，以及暴怒暴死之气厥证。

按　本方与四磨汤皆能行气降逆，同治气郁气逆之证。本方乃四磨汤去人参，加木香、枳实而成，药专力猛，宜于体壮气实，气结较甚之证；四磨饮子降逆散结中兼以益气扶正，治实防虚，邪正兼顾，适用于肝郁气逆稍轻或兼体弱者。

 现代研究

1. 实验研究　四磨汤对正常小鼠胃排空和肠推进有促进作用，可不同程度地拮抗阿托品导致的胃肠抑制和新斯的明所致的胃肠亢进。采用饥饱失常、明暗颠倒及束缚夹尾等多法诱导小鼠模型，分别给予蒸馏水、多潘立酮、四磨汤治疗。结果显示模型组小鼠胃排空和小肠推进功能降低，脑组织中神经降压素（NT）和降钙素基因相关肽（CGRP）含量升高；四磨汤组胃肠运动功能恢复正常，脑组织中 NT 和 CGRP 含量显著降低。提示调节脑内 NT、CGRP 的表达可能是该方治疗功能性胃肠疾病的作用机制之一。另有研究显示，四磨汤还能提高慢性应激小鼠的食量及体重指数降低血清瘦素（leptin）及升高胃动素（MTL）水平，提示其治疗功能性消化不良的机制与调节瘦素和胃动素有关。

2. 临床报道　糖尿病性胃轻瘫患者 51 例予四磨汤口服液治疗，每次 20ml，每天 3 次，餐前 30 分钟服用，另设多潘立酮组 50 例、红霉素组 49 例。三组均连续用药 30 天。疗效标准：治愈为原有症状完全消失，X 线检查示吞钡条 6 小时完全排空；好转为原有症状减轻，X 线检查示吞钡条 6 小时大部分排空；无效为原有症状没有改善，X 线检查示吞钡条 6 小时大部分残留。结果显示四磨汤治疗组、多潘立酮组和红霉素组的总有效率分别为 94.1%、60.0% 和 97.9%，四磨汤组和红霉素组的总有效率均显著高于多潘立酮组（$P<0.05$），四磨汤组与红霉素组间无明显差异。表明四磨汤口服液对糖尿病性胃轻瘫具有较好疗效，且疗效与红霉素相当。

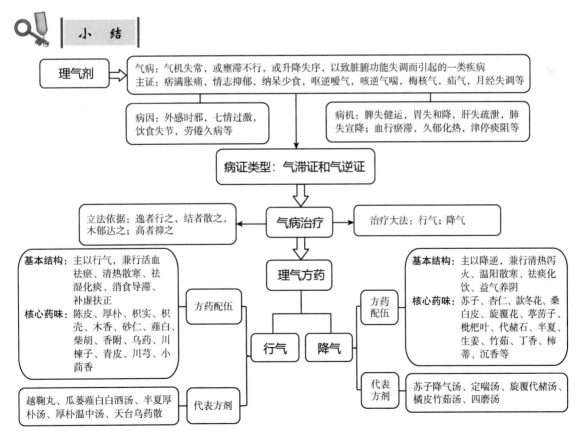

本章方剂概要：理气剂分为行气和降气两类。

（1）行气：适用于气滞诸证。越鞠丸功专行气解郁，适用于六郁证。瓜蒌薤白白酒汤通阳散结，行气祛痰，适用于胸阳不振，痰阻气滞之胸痹。半夏厚朴汤行气散结，降逆化痰，适用于痰气郁结咽喉之梅核气。厚朴温中汤行气化湿兼温中祛寒，适用于寒湿气滞之脘腹胀满疼痛。天台乌药散行气疏肝，散寒止痛，适用于寒凝气滞之小肠疝气。

（2）降气：适用于气逆诸证。苏子降气汤与定喘汤均有降气祛痰平喘作用，前者兼能温补下元，适用于痰壅肺实而兼肾阳不足之喘咳短气，痰多胸闷等；后者兼能清热宣肺解表，适用于风寒外束，痰热内蕴之哮喘咳嗽，痰稠色黄等。旋覆代赭汤化痰降气并益气补中，适用于胃虚痰阻之心下痞硬，噫气不除等。橘皮竹茹汤和胃清热兼益气补虚，适用于胃虚有热之呃逆，干呕等。四磨汤行气兼有降逆作用，适用于肝气郁滞而兼有肺胃气逆之证。

 展 望

现代药理研究表明，理气剂主要有抗抑郁、抗应激、解痉、镇痛、保肝利胆、促进胃肠蠕动、抗炎等多种作用，涉及对神经、内分泌、免疫、循环等多个系统的调节。现代临床被广泛用于消化系统、呼吸系统、神经精神系统、内分泌系统的多种疾病，其中最多用于胃神经症、胃及十二指肠溃疡、慢性胃炎、慢性肠炎、胃肠功能紊乱、慢性支气管炎、支气管哮喘、幽门不完全性梗阻、神经性呃逆、膈肌痉挛；还常用于癔症、经前期紧张综合征、痛经、月经不调等。近年来有临床报道理气剂与西药联合用于卒中后抑郁症、糖尿病性胃轻瘫、咽异感症等疾病有较好疗效，提示此类方剂在相关疾病中的运用价值。结合复方化学和围绕主治，对理气名方药理作用物质基础的探查，或引用网络药理学方法对其作用靶点分子的预测，成为当前研究的热点之一。另有研究发现，理气剂的药味合煎药效较单煎合用的效果好，提示单煎配方颗粒与传统汤剂的药效可能存在差异，均有待跟进研究。

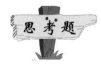 实 训 ≫

括苍吴球治一宦者，年七十，少年患虚损，素好服补剂。一日事不遂意，头目眩晕，精神短少，请医调治，遂以前症告之，谓常服人参养荣汤、补中益气汤等，每贴用人参三五钱，其效甚速，若小可服之，茶汤耳。医者不察，遂以前方，倍以人参、熟地黄，弗效。都以为年高，气血两虚，当合固本丸，与汤丸并进，可以速效。服之数服，反加以气急，吴诊其脉大力薄，问其病情，因得之曰：先生归休意切，当道欲留，岂无抑郁而致者乎？况公有年，气之所郁，医者不审同病异名、同脉异经之说，概行补药，所以病日加也。（明清中医名著丛刊《名医类案·正续编》）

分析要点：①该患者一般信息和治疗经过含有哪些重要信息？②当前患者的主要表现是什么？应辨为何种病证？③其病机要点和治法是什么？④可以考虑选用的方剂有哪些？⑤确定选方后，可对该方做哪些加减？

写出你对该患者的辨证立法、选方用药及制服要求。

思考题

1. 试述理气剂的适用范围和使用注意。
2. 基于气滞证和气逆证的病机要点，简述行气方和降气方的组方思路。
3. 越鞠丸的主治证是什么？如何理解以"五药治六郁"？临床应如何变化运用此方？
4. 厚朴在半夏厚朴汤、厚朴温中汤和苏子降气汤中各有何配伍作用？试联系其主治证候说明之。
5. 简述旋覆代赭汤中旋覆花与代赭石的配伍作用及其用量特点。
6. 怎样理解四磨汤治证为肝肺胃同病，气滞与气逆相兼？

（王均宁 于 鹰）

第十八章 理 血 剂

理血剂（blood-regulating formulas）是以理血药为主组成，具有活血祛瘀或止血作用，主治瘀血或出血病证的一类方剂。其中活血祛瘀属于八法中的"消"法。

血行于脉中，流布全身，环周不息，内以荣润五脏六腑，外以濡养四肢百骸，以维持人体生命活动，正如《素问·五脏生成论》所云："肝受血而能视，足受血而能步，掌受血而能握，指受血而能摄。"当气血运行发生障碍时，就会导致一系列疾病的发生，故《素问·调经论》曰："血气不和，百病乃变化而生。"血液运行失常主要表现为血行不畅，甚则停滞而成瘀血；血溢脉外，离经妄行而致出血。血瘀之证，治宜活血祛瘀，所谓"结者散之，留者攻之"（《素问·至真要大论》），"血实宜决之"（《素问·阴阳应象大论》），"疏其血气，令其调达，而致和平"（《素问·至真要大论》）；出血之证，治当止血，所谓"定其血气，各守其乡"（《素问·阴阳应象大论》），故本章方剂分为活血祛瘀和止血两类。

使用理血剂时，须辨清瘀血和出血的成因，详审其病机，分清标本缓急，依据急则治其标，缓则治其本的原则，随证配伍，以标本兼顾。活血祛瘀剂性多破泻，故孕妇禁用，有出血倾向或月经过多者亦当慎用；逐瘀过猛，易伤正气，故应中病即止，不宜久服。瘀血日久，新血不生，可酌加养血之品，使祛瘀而不伤正。新瘀证急，多用汤剂，取力大效速；久瘀证缓，宜用丸剂，取力小性缓，使瘀消而不伤正。使用止血剂时，应分清出血部位，上部出血忌升提，如升麻、柴胡之属；下部出血忌沉降，如代赭石、牛膝、大黄之列，以免加速出血之势；还应分清出血的虚实性质，实火宜用苦寒以泻火，虚火则宜甘寒以滋阴降火，若为气虚不摄则宜温补。对大失血有虚脱征兆者，又当急速补气固脱，因为有形之血不能速生，无形之气所当急固。治疗出血，尤其是瘀血内阻，血不循经所致的出血，可于止血剂中酌加活血祛瘀之品或兼具活血止血功效的药物，以避免出现血止留瘀之患。

第一节 活 血 祛 瘀

活血祛瘀剂适用于瘀血所致病证。瘀血之成，其因各异，或因于气滞，或因于气虚，或因于寒凝，或因于热与血结，或因于血溢出脉外不散，皆可致瘀。脉络瘀滞，不通则痛，可见刺痛拒按而有定处；血瘀日久，结聚不散，则见癥积肿硬；血行不利，筋肉失养而偏废不用，则见㖞僻不遂；瘀血不去则新血不生，血瘀既久，新血不生，头面肌肤失荣，可见面色黧黑，肌肤甲错；脉络瘀滞，阻遏血行，溢出脉外，则致出血，血色紫暗而有瘀块；妇人以血为本，血瘀不行，可见痛经、闭经、产后恶露不下，或月经量少而挟瘀块，或胎漏下血；外伤之后，脉络损伤，血行障碍，可见伤处疼痛或瘀肿青紫。而瘀血一旦形成，则作为继发病邪又可引起诸如血瘀气滞、化热蕴毒、滞津停湿、出血、络涩窍阻、久耗气血等病理过程。同时，祛瘀药性多破泄，易伤血分，治疗应注意祛瘀不伤正。故瘀血证治疗宜在活血祛瘀的基础上，兼顾其他病理环节，组方中根据病机中的因果主次，权衡不同类药的配伍比重，做到泛应曲当。

本类方剂常以活血祛瘀药为主组成，如桃仁、红花、川芎、赤芍、丹参、牡丹皮、川牛膝、大黄、水蛭、土鳖虫、五灵脂等。其中桃仁味苦性平，主入心、肝经血分，散瘀破癥，开结消肿，善散肝经之血结，兼能润燥滑肠以利瘀血下行，凡瘀血所致之痛经、经闭，产后血滞腹痛，癥积蓄血，胸痹心痛，跌仆肿痛，无论新久，均为要药。红花辛散温通，专入心、肝经血分，活血通经、化瘀止痛，善散全身经络之瘀滞，尤为妇科瘀血阻滞之经、产诸证要药，常与桃仁相须为用。川芎辛香行散，温通血脉，既能活血祛瘀，又可行气通滞，为血中气药，功善止痛，为治气血瘀滞诸痛要药。赤芍主入肝、脾经血分，通经脉，散瘀血，破坚积，消肿痛，常用于瘀血所致的头胸胁腹痛、癥瘕积聚，痛经经闭，风湿痹痛，跌仆损伤等证；其性寒凉，又能清热凉血，对因热致瘀或瘀久化热者尤宜。丹参苦泄微寒，主入心、肝经血分，活血化瘀，调经止痛，祛瘀生新，尤为妇人经产要药。牡丹皮辛苦微寒，入心、肝经血分，活血祛瘀，消肿散结，常用于血滞经闭、痛经、癥瘕、肠痈疮毒及跌仆伤痛等证；其又能清热凉血，故尤宜于血瘀兼热者。《本草汇言》谓其"同莪术、桃仁则破血，同生地、芩、连则凉血，同肉桂、炮姜则暖血，同川芎、白芍药则调血，同牛膝、红花则活血"，"同香附、牛膝、归、芎又能调气而和血"。川牛膝苦泄通降，性善下行，活血祛瘀力较强，长于活血通经，尤多用于妇科瘀阻经闭、痛经、月经不调、产后腹痛等经产诸疾及跌打伤痛。大黄苦寒降泄，入肝经血分，活血逐瘀通经，既下瘀热，又清瘀热，常用于瘀热互结，妇科血瘀经闭，产后瘀阻腹痛、恶露不下，伤科跌打伤痛等，酒制后其效益佳。水蛭咸苦有毒，入肝经血分，破血逐瘀力强，常用于血滞经闭、癥积瘀肿、跌打伤痛等瘀血较重者。土鳖虫咸寒入血，性善走窜，逐瘀通经，破血消癥，常用于妇科瘀滞经产诸疾及癥积痞块；又善活血消肿止痛、续筋接骨疗伤，为伤科常用药。五灵脂苦泄温通，专入肝经血分，长于活血化瘀止痛，为治瘀滞疼痛之要药；炒用，既能化瘀，又能止血，常用于瘀血内阻血不循经之出血。

此外，本类方剂还常选配行气药（香附、枳壳、柴胡、乌药）、温经散寒药（桂枝、肉桂、吴茱萸、小茴香、细辛）、清热药（生地黄、黄芩、栀子）、活血行水药（泽兰、益母草、木通）、祛湿利水药（茯苓、冬瓜仁、薏苡仁）、补气药（黄芪、人参、党参）、养血药（当归、白芍、生地）、通络宣窍药（麝香、冰片、老葱）等。

代表方剂有桃核承气汤、血府逐瘀汤、补阳还五汤、复元活血汤、温经汤、生化汤等。

桃核承气汤 《伤寒论》 Taohe Chengqi Tang
Peach Kernel Purgative Decoction

【组成】 桃仁五十个，去皮尖（12g） 大黄四两（12g） 桂枝二两，去皮（6g） 芒硝二两（6g） 甘草炙，二两（6g）

【用法】 上四味，以水七升，煮取二升半，去滓，内芒硝，更上火微沸，下火，先食温服五合，日三服，当微利（现代用法：前四味水煎，芒硝溶化服用）。

【功效】 逐瘀泻热。

【主治】 下焦蓄血证。少腹急结，小便自利，其人如狂，甚则烦躁谵语，或妇人闭经、痛经，脉沉实或涩。

【制方原理】 本方原治下焦蓄血证，为太阳表邪未解，邪由经入腑化热，与血搏结成瘀，瘀热阻于下焦而成。瘀热互结于下焦，故少腹急结；病在下焦血分，膀胱气化功能未受影响，故小便自利；瘀热上扰心神，心神烦乱，则见其人如狂，甚则烦躁谵语；瘀热互结阻于胞宫，则可致痛经、闭经等。本证病机为瘀热互结于下焦，瘀热有上冲之势；治宜逐瘀泻热。

本方由调胃承气汤减芒硝量，再加桃仁、桂枝组成。方中桃仁苦甘性平，破血祛瘀，开结下行而润肠，为君药。大黄苦寒降泄，荡涤瘀热下行，芒硝咸寒，协大黄攻逐瘀热，此两味与君药相合，瘀热并治，更助瘀热下行，同为臣药。桂枝辛甘性温，归膀胱经，既可通行血脉，助君药以祛瘀降冲，又可防寒药凝瘀遏邪，且引药搜剔络中瘀阻；炙甘草甘缓调中，以防逐瘀伤正，为佐使药。五药相合，共奏逐瘀泻热之功。

制方特点：活血祛瘀与泻热攻下配伍，瘀热同治，逐瘀泻热；寒凉少佐辛温甘缓，相反相成。

【临床应用】

1. 用方要点 本方为治疗下焦蓄血证的主方。临证以少腹急结，小便自利，舌暗，脉沉实或涩为使用依据。

2. 临证加减 若见瘀热上冲所致头痛头胀，面红目赤，吐衄者，可加牛膝、生地黄、牡丹皮、白茅根等以清热凉血，导热下行。

3. 现代运用 多用于急性盆腔炎、胎盘残留、附件炎、宫外孕、子宫肌瘤、肠梗阻、急性坏死性肠炎、精神分裂症、急性脑出血、脑外伤后头痛、骨折后肠麻痹、慢性前列腺炎、前列腺增生等证属瘀热互结者。

4. 使用注意 孕妇忌用，体虚者慎用。

 附 方

1. 抵当汤（《伤寒论》） 水蛭熬 虻虫去翅足，熬，各三十个（各6g） 桃仁二十个，去皮尖（5g） 大黄酒洗，三两（9g） 用法：上四味，以水五升，煮取三升，去滓，温服一升。不下，更服。功效：破血下瘀。主治：下焦蓄血之少腹硬满，小便自利，喜妄如狂或发狂，大便色黑易解，脉沉实，以及妇女经闭少腹硬满拒按者。

2. 抵当丸（《伤寒论》） 水蛭熬 虻虫去翅足，熬，各二十个（各4g） 桃仁二十五个，去皮尖（6g） 大黄三两（9g） 用法：上四味，捣分四丸。以水一升，煮一丸，取七合服之。晬时当下血，若不下者更服。功效：破血下瘀。主治：下焦蓄血之少腹满，小便自利，脉沉结。

3. 下瘀血汤（《金匮要略》） 大黄二两（6g） 桃仁二十枚（5g） 䗪虫熬，去足，二十枚（9g） 用法：三味末之，炼蜜和为四丸，以酒一升，煎一丸，取八合，顿服之。功效：破血下瘀。主治：产后腹痛，因干血内结，着于脐下者；亦治瘀血经闭。

4. 大黄䗪虫丸（《金匮要略》） 大黄十分，蒸（300g） 䗪虫半升（30g） 水蛭百枚（60g） 虻虫一升（45g） 蛴螬一升（45g） 干漆一两（30g） 桃仁一升（120g） 黄芩二两（60g） 杏仁一升（120g） 干地十两（300g） 芍药四两（120g） 甘草三两（90g） 用法：上十二味，末之，炼蜜和丸小豆大，酒饮服五丸，日三服。功效：活血消癥，祛瘀生新。主治：正气虚损，瘀血内停之证。形体羸瘦，腹满不能饮食，肌肤甲错，两目暗黑，或潮热，妇人经闭不行，舌质紫暗，或边有瘀斑，脉迟涩。

按 桃核承气汤、抵当汤、抵当丸、下瘀血汤、大黄䗪虫丸中均有桃仁、大黄，同有破血下瘀之功，治疗瘀热搏结于下焦的病证。其中桃核承气汤主治由太阳经邪传腑化热，与血搏结阻于下焦的下焦蓄血证，其大黄与芒硝配伍以增泻热逐瘀之力，服后微利，意在使瘀热从下而走；抵当汤主治瘀结日久深重之急证，主用破瘀之品，乃逐瘀峻剂；抵当丸减水蛭、虻虫至汤药的2/3，制丸，服1/4，逐瘀作用介于桃核承气汤与抵当汤之间，主治瘀结虽深但病势较缓之证；下瘀血汤加蜂蜜，为丸煎服，破血下瘀中兼有润燥缓急之功，主治干血着于脐下之少腹瘀痛证；大黄䗪虫丸虽使用大队䗪虫、虻虫、水蛭等虫类活血通络之品，但同时配伍大剂滋阴养血之地黄，且制以为丸，是变峻攻为缓消，适宜于五劳虚极，内有干血者。

 现代研究

1. 实验研究 桃核承气汤通过调节血管内皮细胞蛋白C受体表达，影响脓毒症大鼠凝血相关因子血清凝血因子XIV活性和其炎症相关因子 IL-1β、IL-6、TNF-α 水平，减少外周血、胸腺、脾脏淋巴细胞凋亡，提高 $CD3^+$、$CD4^+$细胞免疫水平，调控脓毒症的凝血-炎症网络，降低脓毒症的炎症反应；亦可通过抑制慢性非细菌性前列腺炎大鼠血清 TNF-α、前列腺组织的 iNOS 等炎症因子的表达而发挥治疗作用；还可显著降低肾纤维化大鼠血清肌酐（Cr）、尿素氮（BUN）水平，减轻肾小管扩张或萎缩，减少炎性细胞，明显改善肾纤维化程度，减轻病变。此外，本方对盆腔炎大鼠局部受损的组织结构有一定的修复作用。上述研究为理解桃核承气汤泻热逐瘀的功用提供了一定的药理学依据。

2. 临床报道 将 60 例脓毒症胃肠功能障碍患者随机分为治疗组与对照组，两组各 30 例，对照组予以西医基础治疗（液体复苏、抗感染、机械通气、胃肠减压、肠内营养等），治疗组在此基础上予加味桃核承气汤中药配方颗粒（桃仁 10g，桂枝 6g，制大黄 10g，芒硝 6g，甘草 6g，枳实 15g，白术 10g）。治疗 7 天后，与治疗前相比，两组胃肠功能障碍评分、腹内压、白细胞（WBC）、C 反应蛋白（CRP）、降钙素原（PCT）、血清淀粉样蛋白 A（SAA）、APACHE Ⅱ评分均明显下降（$P<0.05$）；较对照组，治疗组胃肠功能障碍评分、腹内压、WBC、CRP、APACHE Ⅱ评分改善明显（$P<0.05$）。表明联合使用加味桃核承气汤治疗脓毒症胃肠功能障碍较单用基础疗法的疗效好，有促进患者胃肠功能恢复的作用，且有较好的临床安全性。

血府逐瘀汤《医林改错》 Xuefu Zhuyu Tang
Blood House Stasis-Expelling Decoction

【组成】 桃仁四钱（12g） 当归三钱（9g） 红花三钱（9g） 赤芍二钱（6g） 牛膝三钱（9g） 川芎一钱半（5g） 桔梗一钱半（5g） 柴胡一钱（3g） 枳壳二钱（6g） 生地三钱（9g） 甘草一钱（3g）

【用法】 水煎服。

【功效】 活血祛瘀，行气止痛。

【主治】 胸中血瘀证。胸痛，头痛日久，痛如针刺而有定处，或呃逆干呕，或内热烦闷，或心悸失眠，急躁易怒，入暮潮热，唇暗或两目暗黑，舌质暗红或有瘀斑，脉涩或弦紧。

【制方原理】 王清任所言"血府"，乃指胸中。胸胁为气机升降出入之所，肝经循行之处。瘀血阻于胸中，气机不通，不通则痛，故胸痛如针刺而有定处。瘀血阻胸，清阳不升而见头痛，肝气不舒而见急躁易怒。瘀血日久，郁而化热，故内热烦闷，或入暮潮热；瘀热扰及心神，则心悸失眠。瘀血内阻于胸，气机升降失和，胃气上逆，可见呃逆干呕。唇暗或两目暗黑，舌质暗红或有瘀斑，脉涩等，均为瘀血之征象。本证病机为胸中血瘀气滞，瘀郁蕴热上扰；治宜活血化瘀，行气止痛，兼行清热。

"血府"与方证

本方系桃红四物汤（生地黄易熟地黄，赤芍易白芍）与四逆散（枳壳易枳实）合方再加桔梗、牛膝而成。其中桃仁、红花逐瘀活血，为君药。赤芍、川芎以散瘀活血，行气止痛，协君药祛瘀止痛，合为臣药。当归养血活血，生地黄养血清热；柴胡舒郁散热，条畅胸胁气机，桔梗配枳壳为枳桔散，疏利胸胁气机；牛膝引瘀血下行。此六味合为佐药。甘草甘缓益中，调和药性，为佐使。诸药配伍，祛瘀行气，通调气血，使瘀血消除，气机畅通，诸症自愈。

制方特点：活血配伍理气，血气并调；祛瘀配伍养血，祛瘀不伤正；升降气机配伍引血下行，以利瘀化下行。

【临床应用】

1. 用方要点 本方为治疗胸中血瘀证之要方。临证以胸痛，痛有定处，舌暗红或有瘀斑，脉涩或弦紧为使用依据。

2. 临证加减 胸中瘀痛甚，可加乳香、没药活血止痛；兼青紫肿甚，可加苏木、香附行气止痛；兼痰滞胸闷，加瓜蒌、薤白以祛痰宽胸；血瘀经闭、痛经，可去桔梗，加香附、益母草、泽兰以活血调经止痛；胁下有血瘀痞块，可加郁金、丹参以活血消癥化积；肿硬较甚，加三棱、莪术或水蛭、虻虫以破血消癥；瘀热甚心胸烦热者，可重用生地黄、赤芍，加紫丹参以清热除烦。

3. 现代运用 主要用于冠心病心绞痛、风湿性心脏病等见胸中血瘀证者。还可用于肋软骨炎、胸部软组织挫伤、肝硬化、脑震荡后遗症、颈椎病、偏头痛、神经衰弱症、子宫内膜异位症、慢性盆腔炎等证属瘀血为患者。

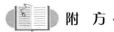 **附 方**

1. 通窍活血汤（《医林改错》） 赤芍一钱（3g） 川芎一钱（3g） 桃仁二钱，研泥（6g） 红花三钱（9g） 老葱三根，切碎（6g） 鲜姜三钱，切碎（9g） 红枣七个，去核（5g） 麝香五厘（0.15g），绢包 黄酒半斤 用法：将前七味煎一盅，去滓，将麝香入酒内再煎二沸，临卧服。大人一连三晚，吃三付，隔一日再吃三付；若七八岁小儿，两晚吃一付；二三岁小儿，三晚吃一付。麝香可煎三次，再换新的（现代用法：水煎服，麝香冲服）。功效：活血通窍。主治：头面瘀阻证。头痛昏晕，或耳聋年久，或头发脱落，或酒渣鼻，或白癜风，以及妇女干血痨，小儿疳积而见肌肉消瘦，腹大青筋，皮毛憔悴，舌暗，或有瘀斑、瘀点。

2. 膈下逐瘀汤（《医林改错》） 五灵脂炒，二钱（6g） 当归三钱（9g） 川芎二钱（6g） 桃仁研泥，三钱（9g） 牡丹皮二钱（6g） 赤芍二钱（6g） 乌药二钱（6g） 延胡索一钱（3g） 甘草三钱（9g） 香附一钱半（5g） 红花三钱（9g） 枳壳一钱半（5g） 用法：水煎服。功效：活血祛瘀，行气止痛。主治：膈下瘀血证。肚腹积块，痛处不移，或卧则腹坠，或小儿痞块，肚大青筋，舌暗红或有瘀斑，脉弦。

3. 少腹逐瘀汤（《医林改错》） 小茴香七粒，炒（1.5g） 干姜二分，炒（0.6g） 延胡索一钱（3g） 没药一钱（3g） 当归三钱（9g） 川芎一钱（3g） 官桂一钱（3g） 赤芍二钱（6g） 蒲黄三钱（9g） 五灵脂二钱，炒（6g） 用法：水煎服。功效：活血祛瘀，温经止痛。主治：少腹寒凝血瘀证。少腹积块疼痛，或不痛，或疼痛而无积块，或少腹胀满，或经行腰酸少腹胀，或经血一月三五次，色或紫、或黑、或有块，或崩漏兼少腹疼痛，或久不受孕。舌暗苔白，脉沉弦而涩。

4. 身痛逐瘀汤（《医林改错》） 秦艽一钱（3g） 川芎二钱（6g） 桃仁三钱（9g） 红花三钱（9g） 甘草二钱（6g） 羌活一钱（3g） 没药二钱（6g） 当归三钱（9g） 五灵脂二钱，炒（6g） 香附一钱（3g） 牛膝三钱（9g） 地龙二钱，去土（6g） 用法：水煎服。功效：活血行气，祛瘀通络，通痹止痛。主治：瘀阻经络痹证。肩痛、臂痛、腰痛、腿痛或周身疼痛，痛如针刺，经久不愈。

5. 丹参饮（《时方歌括》） 丹参一两（30g） 檀香 砂仁各一钱（各3g） 用法：以水一杯半，煎至七分服。功效：活血祛瘀，行气止痛。主治：血瘀气滞之心胃诸痛。

按 上述诸方均有活血祛瘀止痛作用，主治瘀血病证。其中血府逐瘀汤、通窍活血汤、膈下逐瘀汤、少腹逐瘀汤、身痛逐瘀汤，并称为王氏五逐瘀汤，均含川芎、桃仁、红花、当归、赤芍。其中血府逐瘀汤长于宣通胸胁气滞，主治胸中瘀血证；通窍活血汤偏于辛香通窍，主治瘀阻头面证；膈下逐瘀汤兼善散结止痛，主治瘀阻膈下之胁痛癥积证；少腹逐瘀汤长于温经止痛，主治少腹寒凝血瘀证；身痛逐瘀汤长于宣痹通络止痛，主治风湿瘀阻经络的身痛证。丹参饮药味简少，气血并治，适宜于瘀血兼有气滞的心胃痛胀者。

 现代研究

1. 实验研究 血府逐瘀汤可降低血瘀证大鼠纤维蛋白原含量，能促进蛋白 C 对凝血因子的灭活，发挥抗凝作用；降低血浆中血栓素 B_2 与 6-酮-前列腺素 $F1\alpha$ 的比值，有抗动脉血栓形成的作用；可通过抑制心脏间质成纤维细胞及细胞外基质胶原蛋白、透明质酸、Ⅲ型前胶原及纤维连接蛋白的合成，改善血管紧张素Ⅱ诱导的大鼠心肌纤维化；通过上调血管内皮生长因子（VEGF）、血管内皮生长因子受体（VEGFR-1）、血管性血友病因子（vWF）、内皮糖蛋白（CD105）的表达水平，促进血管新生，改善心肌缺血；并能减轻肝脏炎症，抑制星状细胞活化，减少胶原合成，改善刀豆蛋白 A 诱导的小鼠肝纤维化。上述研究表明，血府逐瘀汤具有抗凝、抗血栓形成及抗纤维化等作用，为该方活血祛瘀功用的理解提供了一定的药理学依据。

2. 临床报道 将符合诊断标准的 92 例缺血性脑卒中偏瘫患者随机分为对照组与试验组，两组各 46 例，对照组予常规治疗（降脂、降糖、控制血压、营养支持、抗感染、脑保护治疗），试验组在此基础上予血府逐瘀汤并配合针灸治疗。结果显示，两组患者大脑前动脉（ACA）、大脑中动脉（MCA）、大脑后动脉（PCA）

平均血流速度及肢体运动功能评分均较治疗前升高，试验组优于对照组（$P<0.05$）。提示对缺血性脑卒中偏瘫患者予常规治疗联合血府逐瘀汤配合针灸治疗，有强化血流动力学和改善肢体运动功能的效果。

补阳还五汤《医林改错》 Buyang Huanwu Tang
Yang-Tonifying Five-Returning Decoction

【组成】 黄芪生，四两（120g） 当归尾二钱（6g） 赤芍一钱半（5g） 川芎一钱（3g） 红花一钱（3g）桃仁一钱（3g） 地龙一钱，去土（3g）

【用法】 水煎服。

【功效】 补气活血通络。

【主治】 气虚血瘀之中风。半身不遂，口眼㖞斜，语言謇涩，口角流涎，小便频数或遗尿不禁，舌暗淡，苔白，脉缓。

【制方原理】 本方所治中风，乃正气亏虚、脉络瘀阻所致。由于正气亏虚，血行不畅，脉络瘀阻，致使气血不能荣养肌肉筋脉，则半身不遂，口眼㖞斜。气虚血瘀，舌本失养，约束无力，故语言謇涩。气虚不能摄津，则口角流涎，小便频数，甚或遗尿不禁。舌质暗淡，苔白，脉缓皆为气虚血瘀之征。本证病机为气虚血瘀络阻，以气虚为本，血瘀为标；治宜补气活血通络。

方中重用生黄芪，取其量大力宏，大补元气，使气旺血行，瘀消而不伤正，为君药。当归尾功擅活血散瘀通络，有化瘀不伤血之妙，为臣药。桃仁、红花祛瘀活血，赤芍、川芎祛瘀行气，地龙长于行散走窜，通经活络，均为佐药。诸药相合，使气旺血行，瘀去络通，则筋肉得养，痿废可愈。

制方特点：大剂补气药配伍小剂量祛瘀活血及行气通络药，标本兼顾，使气旺血行，瘀散络通，祛瘀而不伤正。

【临床应用】

1. 用方要点 本方是治疗气虚血瘀之中风的常用方。临床以半身不遂，口眼㖞斜，或单瘫、截瘫，舌暗淡苔白，脉缓或虚弱为使用依据。

2. 临证加减 若初得半身不遂，加防风、秦艽、天麻以祛风通络；脾胃虚弱见乏力食少，加党参、白术补气健脾；痰多苔腻，加制半夏、陈皮、茯苓以祛湿化浊；脾虚不摄见口角流涎或小便不禁，加益智仁或金樱子以益脾固肾涩精；舌窍阻滞见语言不利，可加石菖蒲、远志、郁金以化痰利窍；营血滞涩见肩臂僵紧，加桑枝、桂枝、鸡血藤以舒筋通络；肝肾不足见腰腿无力明显，加桑寄生、怀牛膝、鹿衔草以补肾强腰膝。

3. 现代运用 主要用于脑梗死、脑血栓形成、脑动脉硬化症等见气虚血瘀证者。还可用于血管神经性头痛、血管性痴呆、坐骨神经痛、椎动脉型颈椎病、腰椎间盘突出症、外伤性不全性截瘫、慢性肾衰竭、冠心病等证属气虚血瘀者。

4. 使用注意 肝阳上亢及阴虚血热者忌用；治疗中风后遗症常需久服，方可显效；原方中黄芪用量大，临证可据情选择适量，之后逐渐增量较妥。

现代研究

1. 实验研究 补阳还五汤可不同程度地调节阿尔茨海默病模型大鼠血液和脑组织免疫炎性细胞因子IL-1β、IL-6 和 TNF-α 水平，以及阿尔茨海默病大鼠海马区 NF-Bp65 mRNA 的基因表达，改善脑梗死部位的功能；降低模型动物的全血黏度、红细胞变形，改变血液流变学，对特异性血小板活化受体活性有一定抑制作用；具有抑制脑组织细胞凋亡，改善沙鼠前脑缺血时脑组织血流量，缓解脑血管痉挛，调整血管的新生过程，抑制AMP 活化蛋白激酶（AMPK）磷酸化活化，解除 AMPK 对下游 mTOR 和 ULK1 的抑制，促进两者磷酸化激活，抑制细胞自噬，改善大鼠神经功能缺陷，减少脑梗死体积和神经细胞凋亡，减轻脑组织病理性损伤，逆转大鼠脑缺血/再灌注损伤等作用。上述研究表明，补阳还五汤能够通过多途径、多环节、多靶点对脑发挥作用，为其治疗脑栓塞和脑动脉硬化症等疾病提供了一定的药理学依据。

2. 临床报道 观察补阳还五汤的不同剂型对中风恢复期的临床疗效。将 60 例中风恢复期患者随机分成治疗组和对照组，每组 30 例，其中治疗组给予补阳还五汤超微颗粒制剂，对照组给予补阳还五汤传统汤剂，治疗 30 天。结果显示治疗组显著进步率 56.7% 和显效率 63.3% 均显著高于对照组的 33.3% 和 30%（$P<0.05$）；治疗组的中医证候积分也较对照组降低明显（$P<0.05$）。两组患者三大常规，肝、肾功能，心电图均未见明显异常。说明补阳还五汤超微颗粒治疗中风恢复期气虚血瘀证的疗效优于传统汤剂，且有较好的安全性。

复元活血汤《医学发明》
Fuyuan Huoxue Tang
Decoction for Recovery and Activating Blood

【组成】 大黄酒浸，一两（30g） 柴胡半两（15g） 桃仁酒浸，去皮尖，研如泥，五十个（12g） 当归 瓜蒌根各三钱（各9g） 红花 甘草 穿山甲炮，各二钱（各6g）

【用法】 除桃仁外，锉如麻豆大，每服一两（30g），水一盏半，酒半盏，同煎至七分，去滓，大温服之，食前。以利为度，得利痛减，不尽服（现代用法：水 3/4，黄酒 1/4 同煎，饭前温服）。

【功效】 活血祛瘀，疏肝通络。

【主治】 跌打损伤，胁下瘀血证。胁肋瘀肿，痛不可忍。

【制方原理】 本方所治乃跌仆损伤，脉络受损，血离经脉，瘀留胁下所致。肝为藏血之脏，性喜条达，胁肋为肝经循行部位，瘀血内留胁下，肝郁络阻，故胁肋瘀肿疼痛，甚则痛不可忍。本方证病机为血瘀气滞，肝络瘀阻；治宜活血祛瘀，行气疏肝。

方中重用酒制大黄活血祛瘀，以荡涤留瘀败血；柴胡疏肝行气，使气行血行，并引药直达病所，两药配合，疏通气血，共为君药。桃仁、红花活血祛瘀止痛；穿山甲性擅走窜，破瘀通络，散结消肿，共为臣药。当归养血和血，使祛瘀而不伤血；瓜蒌根消瘀血，"续绝伤"（《神农本草经》），共为佐药。甘草调和诸药，并能缓急止痛，为佐使药。加酒煎服，借其行散之力，以增强活血逐瘀之功。诸药配合，重在攻瘀，使瘀去新生，痛自舒而元自复，故名"复元活血汤"。

制方特点：破血逐瘀中兼行疏肝行气、通络止痛，功擅祛瘀散结定痛，宜于伤科急症之瘀痛。

【临床应用】

1. 用方要点 本方适用于跌打损伤，瘀留胁下之证。临证以胁肋瘀肿，疼痛较甚为使用依据。

2. 临证加减 若气滞肿甚，加青皮、苏木、香附以助行气消肿止痛；瘀痛重，配服三七粉，或云南白药，或七厘散，或百宝丹同用，或酌加乳香、没药以助化瘀止痛；瘀阻化热，大便干结，可加芒硝以通便泻热；热扰心神，夜寐不安，可加夜交藤、丹参以宁心安神。

3. 现代运用 主要用于胸胁软组织挫伤、肋软骨炎、肋间神经痛、乳腺增生、肋骨骨折等证属瘀血停滞者。

4. 使用注意 得利痛减，不必尽剂。孕妇忌用。

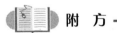 **附 方**

1. 七厘散（《同寿录》） 上朱砂一钱二分，水飞净（4g） 真麝香一分二厘（0.4g） 梅花冰片一分二厘（0.4g）净乳香一钱五分（5g） 红花一钱五分（5g） 明没药一钱五分（5g） 瓜儿血竭一两（30g） 粉口儿茶二钱四分（7.5g） 用法：上为极细末，瓷瓶收贮，黄蜡封口，贮久更妙。治外伤，先以药七厘，烧酒冲服，复用药以烧酒调敷伤处。如金刃伤重，或食嗓割断，不须鸡皮包扎，急用此药干糁（现代用法：共研极细末，密闭贮存备用。每服 0.22～1.5g，黄酒或温开水送服；外用适量，以酒调敷伤处）。功效：活血散瘀，定痛止血。主治：跌打损伤，筋断骨折之瘀血肿痛，或刀伤出血。一切无名肿毒之疮肿瘀痛，烧伤烫伤等。

2. 活络效灵丹（《医学衷中参西录》） 当归五钱（15g） 丹参五钱（15g） 生明乳香五钱（15g） 生

明没药五钱（15g）　用法：上四味作汤服。若为散，一剂分作四次服，温酒送下。功效：活血祛瘀，通络止痛。主治：气血凝滞证。心腹疼痛，或腿臂疼痛，或跌打瘀肿，或内外疮疡，以及癥瘕积聚等。

3. 小活络丹（《太平惠民和剂局方》）　川乌炮，去皮、脐　草乌炮，去皮、脐　地龙去土　天南星炮，各六两（各180g）　乳香研　没药研，各二两二钱（各60g）　用法：上为细末，入研药和匀，酒糊为丸，如梧桐子大，每服二十丸，空腹日午冷酒送下，荆芥茶下亦得。亦可作汤剂。功效：祛风除湿，化痰通络，活血止痛。主治：风寒湿痹。肢体筋脉疼痛，麻木拘挛，关节屈伸不利，疼痛游走不定。亦治中风，手足不仁，日久不愈，经络中有湿痰瘀血，而见腰腿沉重，或腿臂间作痛。

按　复元活血汤、七厘散和活络效灵丹三方均可活血止痛，治疗跌打损伤，瘀肿疼痛。但复元活血汤逐瘀下行，兼疏肝通络，善治跌仆瘀血留于胁腹之证，以胁痛不可忍为主要表现；七厘散长于止血定痛，善治外伤筋断骨折，瘀血肿痛，或刀伤出血，以及烧伤烫伤，内服外敷均可；活络效灵丹兼可养血通络，消肿生肌，常用于瘀血所致的心腹疼痛，腿臂疼痛，癥瘕积聚，或内外疮疡等。小活络丹偏于祛风除湿，温散通络，适宜于风寒湿痹，亦治中风日久不愈者。

 现代研究

1. 实验研究　研究表明，TGF-β_1的基因表达在软骨形成和软骨内成骨阶段水平较高，是骨折愈合过程重要的调节因子，复元活血汤可通过刺激骨折 SD 大鼠骨折不同阶段骨痂组织的 TGF-β_1 基因及蛋白表达，促进骨折的愈合。复元活血汤还能促进新生大鼠成骨细胞的增殖与分化，促进成骨细胞分泌碱性磷酸酶，其作用随时间延长而增强；能增加早期实验性骨折动物模型骨折断端的骨痂厚度，上调断端局部 VEGF、骨形态发生蛋白（BMP）-2 表达。上述研究表明该方具有促进骨折愈合的作用，为其治疗骨伤类疾病提供了药理学依据。

2. 临床报道　复元活血汤治疗胸胁部软组织挫伤疗效显著。将 200 例胸胁部软组织挫伤的患者随机分为治疗组与对照组，每组 100 例，治疗组口服复元活血汤；对照组口服盘龙七片。治疗 1 周后评定疗效。结果：两组患者治疗后的疼痛、肿胀及压痛积分均见明显减少或降低（$P<0.05$），其中治疗组的相关积分明显低于对照组（$P<0.05$）。表明复元活血汤治疗胸胁部软组织挫伤疗效优于盘龙七片。

温经汤《金匮要略》 Wenjing Tang
Decoction for Warming Meridian

【**组成**】　吴茱萸三两（9g）　桂枝二两（6g）　当归二两（6g）　芍药二两（6g）　阿胶二两（6g）　麦冬去心，一升（9g）　川芎二两（6g）　牡丹皮二两，去心（6g）　人参二两（6g）　半夏半升（6g）　生姜二两（6g）　甘草二两（6g）

【**用法**】　上十二味，以水一斗，煮取三升，分温三服（现代用法：水煎，阿胶烊化冲服）。

【**功效**】　温经散寒，养血祛瘀。

【**主治**】　冲任虚寒，瘀血阻滞证。漏下日久，月经或前或后，或一月数行，或逾期不止，或经停不至，或痛经，小腹冷痛，或女子久不受孕，唇口干燥，傍晚发热，手心烦热，舌暗红，脉细涩。

【**制方原理**】　冲为血海，任主胞胎，两脉皆起于小腹。寒主凝滞收引，血遇寒则凝，冲任虚寒，血凝气滞，瘀阻胞宫，故小腹冷痛，或月经后期，或闭经，或痛经。冲脉虚寒，胞宫失养，则宫寒不孕。瘀血内阻，血不循经，则漏下不止，或月经提前，或一月数行。瘀血不去，新血不生，阴血亏虚，则唇口干燥，手心烦热，傍晚发热。舌暗红，脉细涩，乃血瘀夹虚之象。本方证病机为冲任虚寒，瘀血阻滞，兼有虚热，但以寒凝血瘀为主；治宜温经散寒祛瘀，养血和营清热。

方中吴茱萸辛苦而热，主入肝经，温暖下元，散寒止痛；桂枝辛甘而温，温经散寒，活血通脉。两药相伍以加强温通血脉之力，共为君药。当归、川芎养血调经，行滞止痛，合为臣药。白芍养血柔肝止痛，阿胶养血润燥止血，牡丹皮散瘀活血清热，麦冬养阴生津以清虚热，四味相合，养血益阴，润燥清热，为佐药。冲任附丽阳明且与足阳明胃经于气街相合，人参、甘草益气健脾，以资气血生化之源，且脾旺而能摄血益冲；半夏通降胃气，以助瘀血下行；生姜制半夏之毒，且助半夏通降胃气，兼制补药之腻；此四味也为佐药。甘草调和药性，兼为使药。诸药合用，使瘀去新生，寒散热清，冲任复常。

制方特点：温经祛瘀与补益气血同行，为温养化瘀之剂；用药温通与清润相宜，蕴配伍之巧。

【临床应用】

1. 用方要点 本方为妇科调经的常用方。临证以月经不调，经来有块，血色淡紫，小腹冷痛，或女子不孕，舌暗红，脉细涩为使用依据。

2. 临证加减 若小腹冷痛甚者，去牡丹皮，重用桂枝、当归，加小茴香以助温经散寒；漏下不止较甚者，宜重用当归、阿胶，加地黄、大枣以助养血滋阴；若闭经而见瘀血较甚者，宜重用当归、川芎，或加五灵脂、乳香、没药以化瘀止痛；若久不受孕，加艾叶、鹿角霜、淫羊藿以暖宫助任。

3. 现代运用 主要用于功能失调性子宫出血、围绝经期综合征、痛经、不孕症、月经不调、慢性盆腔炎、子宫肌瘤等证属冲任虚寒、瘀血阻滞者。

 附 方

1. 陈氏温经汤（《妇人大全良方》） 当归 川芎 肉桂 莪术醋炒 牡丹皮各五分（各3g） 人参 牛膝 甘草各七分（各5g） 用法：水煎服。功效：温经补虚，化瘀止痛。主治：血海虚寒，血气凝滞之月经不调，脐腹作痛，其脉沉紧。

2. 艾附暖宫丸（《仁斋直指方论》） 艾叶大叶者，去枝梗，三两（9g） 香附去毛，六两（18g），俱要合时采者，用醋五升，以瓦罐煮一昼夜，捣烂为饼，慢火焙干 吴茱萸去枝梗，三两（9g） 大川芎雀胎者 白芍酒炒 黄芪取黄色、白色软者，各二两（各6g） 续断去芦，一两五钱（5g） 生地生用，一两，酒洗焙干（6g） 官桂五钱（3g） 川椒酒洗，三两（9g） 用法：为细末，上好米醋打糊为丸，如梧桐子大，每服五七十丸（6g），淡醋汤食远送下。功效：暖宫温经，养血活血。主治：妇人子宫虚寒。带下白淫，面色萎黄，四肢疼痛，倦怠无力，饮食减少，经脉不调，肚腹时痛，久无子息。

按 《金匮要略》温经汤、《妇人大全良方》温经汤、艾附暖宫丸三方均有温经化瘀，补血活血功效，同治冲任虚寒、瘀血内阻之证。其中《金匮要略》温经汤配伍人参、甘草、阿胶、麦冬等补养药，故以养血补虚见长，宜于阴血虚损较重者；艾附暖宫丸组方中有吴茱萸、官桂、川椒、艾叶、香附等多味温里散寒药，故温经祛寒之力较强，宜于胞宫寒凝较重者；《妇人大全良方》温经汤的温经散寒及补养扶正不及上两方，但配伍莪术、牛膝，长于祛瘀行气，宜于瘀阻气滞之小腹胀痛者。

 现代研究

1. 实验研究 温经汤能提高寒凝血瘀模型大鼠血浆碳氧血红蛋白活性（CO Hb），增强卵巢血红蛋白氧合酶1（HO-1）、血红蛋白氧合酶2（HO-2）的基因及蛋白表达，具有解除寒凝血瘀时血管收缩和痉挛状态，改善卵巢局部的血液供应，恢复卵巢功能等作用。本方还能显著降低急性寒凝血瘀证模型大鼠全血黏度、血浆黏度及红细胞聚集力和血细胞比容，提高红细胞变形性能力。此外，本方能下调子宫内膜异位症模型大鼠在位和异位内膜中血管内皮生长因子及富含半胱氨酸的酸性分泌蛋白的表达，抑制异位内膜周围新生血管的形成及内膜的生长，通过调控低氧应激及由线粒体介导的细胞凋亡等途径改变异位子宫内膜间质细胞（ESC）的增殖、代谢与凋亡状态。上述研究表明，温经汤具有改善卵巢的血液流变性，抑制子宫内膜异位形成等作用，为理解其温经散寒、养血祛瘀的功用提供了一定的药理学依据。

2. 临床报道 用加减温经汤治疗 45 例阳虚内寒型原发性痛经，方药：桂枝 6~9g，吴茱萸 3~6g，当归 9g，川芎 6~9g，炒牡丹皮 6g，麦冬 6~9g，炒党参 9~12g，炙甘草 6g，姜半夏 6~9g，生姜 6g，制香附 9g，赤芍 9~12g，血竭 3~5g。小腹冷痛明显者去牡丹皮、麦冬，加肉桂 3~6g，小茴香 3~6g；寒凝气滞，小腹胀痛明显者加乌药 6g；疼痛甚者加细辛 3g，没药 6g；经血夹血块多者加红花 6g，茜草 6~9g；经前乳房胀痛明显者加青皮 6~9g，延胡索 9~12g，柴胡 6~9g；腰酸甚者加续断 15g，炒白术 9~12g，怀牛膝 15g；气虚乏力者加黄芪 15g，炒白术 12g，腹泻者加炒白术 9~12g，茯苓 15g；夜卧不安者加夜交藤 15~30g，茯神 15g。每日 1 剂，于月经前 5 天开始服药，至经期第 2~3 天停药。连服 3 个月经周期。结果显示痊愈 19 例，显效 16 例，总有效率为 77.8%。

将 124 例肾虚血瘀型免疫性卵巢早衰患者随机分为对照组和研究组，每组 62 例，对照组采用雌二醇环丙孕酮片治疗，研究组在此基础上加服金匮温经汤，连续治疗 3 个月。结果显示，两组患者月经周期延长，月经量增加，卵泡刺激素（FSH）、黄体生成激素（LH）水平均有下降，雌二醇（E₂）、抗米勒管激素（AMH）水平均有升高，其中研究组的指标改善均优于对照组（$P<0.05$）。表明合用温经汤能提高雌二醇环丙孕酮片对肾虚血瘀型免疫性卵巢早衰患者的疗效。

生化汤《傅青主女科》 Shenghua Tang
Generation and Transformation Decoction

【组成】 当归八钱（24g） 川芎三钱（9g） 桃仁十四粒，去皮尖，研（6g） 黑姜五分（2g） 甘草炙，五分（2g）

【用法】 黄酒、童便各半煎服（现代用法：水煎服，或加黄酒适量同煎）。

【功效】 化瘀生新，温经止痛。

【主治】 产后瘀血腹痛。恶露不行，小腹冷痛，脉迟细或弦。

【制方原理】 妇人产后，营血亏虚，寒邪乘虚而入，而致寒凝胞宫。寒瘀内阻，败血不下，故恶露不行，小腹冷痛；脉迟细为血亏寒凝之象。本证病机为血虚受寒，瘀血内阻；治宜化瘀生新，温经止痛。

方中全当归辛甘而温，养血活血，化瘀生新，重用为君药。川芎活血行气，桃仁活血祛瘀，两药协助君药以活血祛瘀止痛，共为臣药。炮姜入血分，温经散寒止痛；黄酒温通血脉，童便化瘀并引败血下行，合为佐药。炙甘草益中缓急，调和药性，为佐使药。全方配伍，共奏化瘀生新、温经止痛之功，使瘀血去而新血生。因本方"血瘀可化之，则所以生之，产后多用"（《血证论》），故名生化汤。

制方特点：温养与祛瘀并用，温经止痛，化瘀生新。

【临床应用】

1. 用方要点 本方为治疗产后受寒，瘀阻腹痛之常用方。临证以恶露不行，小腹冷痛，舌质淡暗为使用依据。

2. 临证加减 若寒甚痛著者，加肉桂、吴茱萸、乌药以温经散寒止痛；恶露不下或紫黑瘀块，加炒五灵脂、蒲黄、黑大豆以逐瘀下行；若血虚甚见神疲面黄者，加阿胶、大枣以益气养血。

3. 现代运用 主要用于胎盘残留、子宫复旧不良、产后缺乳、人工流产及引产后阴道不规则性出血、子宫内膜炎、产后尿潴留等证属血虚寒瘀者。

4. 使用注意 产后血热有瘀者，本方不宜。

 附 方

失笑散（《证类本草》引《近效方》） 五灵脂净好者 蒲黄各等分（各6g） 用法：上药为末，用好醋一勺熬成膏，再入水一盏同煎至七分，热服，立效（亦可用作水煎剂）。功效：活血祛瘀，散

结止痛。主治：瘀血停滞证。心胸或脘腹刺痛，或产后恶露不行，或月经不调，少腹急痛等。

　　按　失笑散与生化汤均有化瘀止痛之功。失笑散药简力专，功擅祛瘀定痛，适用于瘀血内阻所致心胸脘腹作痛，或产后恶露不行者；生化汤温养气血，化瘀生新，适宜于产后体虚受寒，瘀阻胞宫所致恶露不行，小腹冷痛。

 现代研究

　　1. 实验研究　生化汤提取物对离体及产后子宫具有与缩宫素相似的药理作用，其缩宫作用强于缩宫素，且引起的宫缩富有节律性而非强直性，药效温和持久。生化汤可诱导小鼠 Th1 亚群分化，促进干扰素 γ 表达，增强母胎免疫排斥，促进滞留胎盘排出；还能明显改善大鼠子宫微循环作用，对 $PGF_{2\alpha}$ 引起的微循环障碍有明显对抗作用。表明生化汤具有良好的抗血栓形成、促进微循环、增强子宫收缩及促进子宫复旧等作用。上述研究为理解生化汤化瘀生新的功用和用于产科疾病提供了一定的药理学依据。

　　2. 临床报道　将 500 例产后恶露不尽初产妇随机分为对照组 244 例和研究组 256 例。在常规抗感染治疗（给予头孢拉定胶囊 0.5g/d，每日 3 次，口服）基础上，对照组予以缩宫素注射液 20U，每天 1 次，肌内注射；研究组予以生化汤联合失笑散 100ml，每天 2 次，黄酒送服。治疗 1 周后评定疗效。结果显示，较之于对照组，研究组治疗后小腹痛缓解时间、子宫压痛缓解时间、腰腹重坠消失时间、恶露消失时间均缩短，阴道出血量、子宫体积与子宫积液量，以及全血高切黏度、全血低切黏度、血浆黏度及红细胞聚集指数均见显著性降低（$P<0.05$）。提示生化汤联合失笑散治疗初产妇产后恶露不尽的临床疗效确切且优于西药缩宫素，本方有加速临床症状及体征消失、促进子宫缩复、减少子宫积液、改善血液流变学指标等作用。

第二节　止　　血

　　止血剂适用于血溢脉外所致的吐血、衄血、咯血、尿血、便血、崩漏及外伤出血等各种出血病证。出血之证，或因火热迫血妄行，或阳虚气弱而血失统摄，或瘀血阻络而血不循经，或外伤而血络破损，均可导致血不循常道运行，溢出脉外，而成出血之证。如血从上窍而出，则见吐血、衄血、呕血、咯血、咳血；血从下窍而出，则见尿血、血淋、便血等；血渗皮下，则见紫癜瘀斑。妇人月经过多、崩漏及产后恶露不尽等的治疗已在固涩剂及祛瘀剂中介绍，可见其相关内容。出血证的病机除了上述寒热虚损成因外，出血不仅可致血气受损，且离经之血即是瘀血。因此，出血一证的治疗需在止血的基础上，针对其不同病变脏腑，兼顾其不同病机环节（血热—寒凝—瘀阻—气血不足）。

　　本类方剂常以大蓟、小蓟、侧柏叶、生地黄、槐花、槐角、灶心土、仙鹤草、棕榈炭、血余炭等止血药为主组成。其中大蓟和小蓟，均入心、肝经血分而能凉血止血，为止血之专品，宜于血热所致的各种上、下窍出血证。大蓟性凉降，较多用于吐血、咯血、衄血之上窍出血；小蓟甘苦性凉，降中有升，兼能清心利尿通淋，尤其擅治下焦热结所致尿血、血淋之证。侧柏叶，苦涩性寒，主入心、肝、大肠经，功擅凉血泄热，兼有收敛止血之功，故为治疗各种出血证之要药，尤宜血热所致上部出血；但其性苦燥，阴伤血燥者不宜。生地黄甘苦性寒，为清热凉血止血之要药，热伤血络之各种出血皆可选用，本品又能益阴生津，热入血分之津伤者最宜。槐花性味寒苦，主入肝、心、肺、大肠经，凉血止血，清热凉肝，故常用于血热妄行所致的各种出血证，又因其苦降下行，善清泄大肠火热，肠风痔痢之下血用之最良。槐角与槐花性效相近，但止血作用较弱，而清热降火力强，兼能润肠，主治便血、痔血，尤多用于痔疮肿痛出血者。灶心土（伏龙肝）辛温，主入肝、脾经，收涩止血，兼能温脾暖胃，但性偏燥涩，宜于脾虚夹寒之吐血、便血及崩漏证。用时宜水煮澄清去渣，代水煎药。仙鹤草苦涩性平，长于收敛止血，可用于全身各部之出血，因其药性平和，兼能补虚，凡出血病证，无论寒热虚实，皆可使用。棕榈炭药性平和，为收敛止血之要药，广泛用于各种出血证；因其收敛性强，当以出血而无瘀滞者为宜。血余炭性平而无寒热之偏，收涩止血且能消瘀，止血而不留瘀，可用于各种出血病证，内服、外用皆可。

此外，由于出血证病机较为复杂，病性有寒热虚实之殊，部位有上下内外之别，病情有轻重缓急之异，治疗须因证而宜。故止血剂组方，常配伍清热药（大黄、黄连、栀子、牡丹皮、白茅根）、温里药（炮姜、炮附子、艾叶）、补气健脾药（人参、白术、黄芪）、养血补血药（阿胶、白芍、当归）、活血祛瘀药（茜草、牡丹皮、蒲黄、五灵脂）等。出血量多而势急者，当以止血为先，甚则配合参附汤以固其脱散；量小而势缓者，则以治本为主。

代表方剂有十灰散、咳血方、小蓟饮子、槐花散、黄土汤等。

十灰散《十药神书》 Shihui San Ten Drugs Ashes Powder

【组成】 大蓟 小蓟 荷叶 侧柏叶 白茅根 茜草根 山栀 大黄 牡丹皮 棕榈皮各等分（各9~15g）

【用法】 上药各烧灰存性，研极细末，用纸包，碗盖于地上一夕，出火毒。用时先将白藕捣汁或萝卜汁磨京墨半碗，调服五钱（15g），食后服下（现代用法：各药烧存性，研细末。每次15g，藕汁或萝卜汁磨京墨适量，或温开水调服。亦可作汤剂，用量按原方比例酌定）。

烧灰与京墨

【功用】 凉血止血。

【主治】 血热妄行之上部出血。咯血、吐血、衄血，血色鲜红，舌红，脉数。

【制方原理】 本方所治各种出血，乃因火热之邪、迫血妄行所致。火性炎上，火气上冲，损伤血络，迫血妄行，上走清窍，而见上部出血证。治宜凉血止血。

方中大蓟、小蓟、白茅根、侧柏叶、茜草根、荷叶性皆寒凉，凉血止血，相须配伍，则功效尤著；大黄配栀子清热泻火，导热下行，以折上逆之火势，使火降而血止；牡丹皮伍大黄、茜草根凉血散瘀，使凉血止血而无留瘀之患；棕榈皮功专收涩止血。诸药炒炭存性，既增强收涩止血之力，又保留其部分寒凉清热之用。藕汁清热凉血，止血散瘀；萝卜汁清热降气以助止血；京墨收涩止血，用法中以此三味磨汁调服，以增强清热凉血止血之功。诸药配伍，使血热清，气火降，出血得止。

制方特点：炭药合用，专于止血，以备应急；寓清降、化瘀于凉血止血之中，使血止而不留瘀。

【临床应用】

1. 用方要点 本方为治疗血热妄行上部出血之要方。临证以血色鲜红，舌红，脉数为使用依据。

2. 临证加减 若火气上冲较甚，宜改用汤剂，可重用大黄、栀子，或加牛膝、代赭石引血导热下行；若鼻衄，可以散末吹鼻，或以白茅根汤送服；刀伤出血，可将药末撒于创口。

3. 现代运用 主要用于支气管扩张、肺结核咯血、上消化道出血、前房积血等属于血热妄行者。

4. 使用注意 本方性偏凉降，为应急止血之剂，不可久服；虚寒性出血忌用。

 附 方

1. 四生丸（《妇人大全良方》） 生荷叶 生艾叶 生侧柏叶 生地黄各等分（各9g） 用法：烂研，丸如鸡子大，每服一丸。水三盏，煎至一盏，去滓温服，无拘时候。功效：凉血止血。主治：血热妄行之吐血、衄血。血色鲜红，口干咽燥，舌红，脉数。

2. 柏叶汤（《金匮要略》） 侧柏叶 干姜各三两（各9g） 艾叶三把（3g） 用法：以水五升，马通汁一升，合煮取一升，分温再服。功效：温中止血。主治：中焦虚寒之吐血。吐血不止，血色暗淡清稀，面色萎白或萎黄，舌淡苔白，脉虚弱无力。

　　按　十灰散与四生丸均为凉血止血剂，适用于血热妄行的出血证。十灰散凉血止血中又配伍了降火、收涩、化瘀药，尤宜于火邪上升，损伤血络的上部出血证，为急救止血之剂；四生丸药力虽不及十灰散，但方中四药生用，突出其凉血止血之功，又兼有养阴作用，适用于血热妄行之吐血、衄血，伴有咽干口燥等阴伤之证。柏叶汤止血中而温行血气，适宜于中焦虚寒所致吐血。

 现代研究

　　1. 实验研究　观察十灰散的不同制剂对小鼠、大鼠及家兔的出血时间、凝血时间、血浆复钙时间、血小板聚集的影响。结果显示，十灰散生品、炭药均有促进止血及凝血作用，可缩短凝血酶原时间、凝血酶时间和血浆复钙时间；本方还能促进血小板功能，增加血小板数量，有利于血小板形成血栓。本方炭药效果优于生品。表明本方止血作用可能与其影响凝血因子和促进血小板功能有关。

　　2. 临床报道　选取符合急性非静脉曲张性上消化道出血诊断标准，出血原因为胃及十二指肠球部溃疡、出血性胃炎、急性胃黏膜病变的患者 100 例，按随机数字表法随机分为中医组与西医组，两组各 50 例。所有患者行常规对症支持和干预，西医组辅以奥美拉唑止血，中医组加以十灰散加减方（山栀子、棕榈皮、牡丹皮、侧柏叶、小蓟、大蓟、白茅根、三七粉、大黄、白及各 9g，各药烧灰研末，纸包入容器中置地上24 小时，后取药末 15g，以萝卜汁冲服），3 次/日，连服 7 天。结果显示，两组患者止血效果相近（$P>$0.05）。中医组 72 小时再出血率、平均止血时间、治疗后症状评分、平均住院时间、用药不良作用发生率均明显低于西医组（$P<0.05$）。提示十灰散加减方治疗急性非静脉曲张性上消化道出血疗效确切，可在安全用药的基础上有效止血，促进患者胃痞、胃痛、纳差等症状的改善，缩短止血和住院时间，改善患者预后，值得推广。

咳血方《丹溪心法》　Kexue Fang
Formula for Treating Hemoptysis

　　【组成】　青黛（6g）　山栀子（9g）　瓜蒌仁（9g）　海粉（9g）　诃子（6g）（原著未标注剂量）

　　【用法】　各炒黑，为末，以蜜同姜汁为丸，噙化（亦可作汤剂，水煎服）。

　　【功效】　清肝宁肺，凉血止血。

　　【主治】　肝火犯肺之咳血。咳嗽，痰中带血，痰稠咯吐不爽，胸胁作痛，心烦易怒，口苦便结，舌红苔黄，脉弦数。

　　【制方原理】　本方为肝火过旺，上逆犯肺，肺络受损之木火刑金证而设。肝火升动，火盛炼津为痰，痰热扰肺，肺气上逆，故咳嗽痰稠，咯吐不爽。热伤血络，迫血外溢，故痰中带血。肝火循经上冲及扰心，故胸胁作痛，口苦，心烦易怒；大便干结，舌红苔黄，脉弦数，也为肝火亢盛之征。本证病机为肝火犯肺，灼津伤络，病本在肝，病标在肺；治宜清肝宁肺，凉血止血。

　　方中青黛味咸性寒，入肝经血分，能清肝泻火而凉血止血，又入肺经，清肺化痰，《本草汇言》谓其善"清脏腑郁火，化膈间热痰，为大人之圣剂"；栀子苦寒，入肝、肺经，清热凉血，泻火除烦。两药合用，澄本清源，共为君药。痰不去则咳不止，瓜蒌仁甘微苦寒，清热化痰；海粉（现多用海浮石）咸寒，清肺化痰。两药配伍，清化痰热，宁肺治标，是为臣药。咳不止则血不宁，诃子苦涩，敛肺止咳以助止血，为佐药。以蜜同姜汁为丸，蜜可润肺，姜汁辛温佐制，使清降泻火而无凉遏之虞。诸药合用，使肝火清，痰浊化，咳血止，则诸症自愈。

　　制方特点：澄本清源，肝肺同治，寓清肺于泻肝火之中，寄止血于清降与敛肺之内。

　　【临床应用】

　　1. 用方要点　本方为治疗木火刑金之咳血的常用方。临证以咳痰黄稠带血，胸胁作痛，舌红苔黄，脉弦数为使用依据。

　　2. 临证加减　若咳血量较多者，加仙鹤草、白茅根、侧柏叶以凉血止血；咳甚痰多，加杏仁、贝母、胆南星以化痰止咳；痰少难咯者，加沙参、天花粉以润肺化痰；便结难下者，加槐角、大黄以清热凉肝通腑。

3. 现代运用　主要用于支气管扩张咯血、肺结核咳血等证属肝火犯肺者。

4. 使用注意　肺肾阴虚之咳血及脾虚便溏者，本方不宜。

 现代研究

临床报道　将符合诊断标准的 60 例无空洞肺结核咯血患者随机分为常规组和研究组，两组各 30 例，常规组予以常规西药（抗痨药、止血药）治疗，研究组在常规组的基础上服用咯血加减方（焦山栀、全瓜蒌各 10g，海浮石 15g，诃子 12g，射干 10g，蜜紫菀 12g，南沙参、茜草各 15g，炙百部 20g，藕节炭、仙鹤草各 30g，甘草 8g）治疗。结果显示，研究组治疗有效率、平均出血停止时间均明显优于常规组（$P<0.05$）。提示咯血加减方联合西药常规治疗，对无空洞肺结核咯血患者可快速缓解其症状，提高治疗有效率，缩短出血时间。

小蓟饮子《重订严氏济生方》
Xiaoji Yinzi
Small Thistle Decoction

【组成】　小蓟根，半两（15g）　生地黄洗，四两（30g）　蒲黄炒，半两（9g）　藕节半两（9g）　滑石半两（15g）　木通半两（6g）　淡竹叶半两（9g）　山栀子仁，半两（9g）　当归去芦，酒浸，半两（6g）　甘草炙，半两（6g）

【用法】　上㕮咀，每服四钱（12g），水一盏半，煎至八分，去滓温服，食前空腹（现代用法：水煎服）。

【功效】　凉血止血，利尿通淋。

【主治】　热结下焦之血淋、尿血。尿中带血，小便热赤，或频数涩痛，舌红苔黄，脉数。

【制方原理】　热结下焦，蕴于膀胱，气化失司，水道不利，故小便频数，赤涩热痛。热伤血络，阴血外溢，血随尿出，故见尿血。舌红，苔黄，脉数均为火热征象。本证病机为热结下焦，灼伤血络，水道不利；治宜凉血止血，利尿通淋。

方中小蓟苦甘而凉，长于凉血止血，兼可利尿，善治尿血、血淋，故为君药。生地黄凉血止血，滋阴清热；藕节、蒲黄既能凉血止血，又能活血化瘀，以使血止而不留瘀，均为臣药。热在下焦，宜因势利导，故配滑石、木通、淡竹叶清热利尿通淋，栀子通泻三焦，清利下焦湿热，四药合用，导瘀热下行；热甚伤津，络伤出血，易伤阴血，故用当归养血和血，助地黄滋阴养血，既助和营止血，又使利尿不伤阴，共为佐药。甘草调药和中，为使药。全方配伍，共奏凉血止血、利水通淋之功。

制方特点：凉血止血与利尿通淋并施，善治尿血、血淋；止血中兼行化瘀，通淋中兼以养血，使血止而不留瘀，利水而不伤阴。

【临床应用】

1. 用方要点　本方为治血淋及尿血之要方。临证以尿中带血，血色鲜红，小便赤热或疼痛，舌红，脉数为使用依据。

2. 临证加减　热甚者，加萹蓄、瞿麦以助清热通淋之效；尿血较重者，加大蓟、白茅根以增强凉血止血之力；小便涩痛甚者，加少量琥珀、牛膝以化瘀止痛；尿中有结石者，可加金钱草、海金沙、石韦以化石通淋；湿热致小便浑浊如膏脂者，加草薢、石菖蒲、苦参以分清别浊。

3. 现代运用　主要用于急性尿路感染、肾炎血尿、精囊炎之血精等证属热结下焦者。

4. 使用注意　不宜久服；孕妇忌用。

 现代研究

临床报道　将符合诊断标准的 40 例血尿（包括尿路感染、尿路结石、肾小球肾炎、肾盂肾炎）患者随机分为治疗组与对照组，两组各20例。治疗组症见尿血，尿频急，尿色黄赤，少腹拘急或伴有心烦、口苦、口渴、大便稍干，舌红苔薄黄，脉弦数者，以小蓟饮子加减：小蓟炭、生地黄、茜草、白茅根、滑石（包煎）各15g，蒲黄炭、淡竹叶、当归、山栀、芦根各10g，甘草5g；兼见夜尿偏多，面色萎黄，神疲乏力，腰膝酸软，或伴有阳痿遗精，纳差便溏等，合参芪地黄汤加减；兼见头晕耳鸣，失眠多梦，口苦咽干，或手足心热，舌红少苔，脉细数或细弱者，合知柏地黄汤加减。对照组以裸花紫珠片治疗，两组疗程均12周。结果显示，治疗组总有效率明显高于对照组（$P<0.05$），其尿红细胞计数、尿阿迪氏计数及临床症状积分均明显低于对照组（$P<0.05$ 或 $P<0.01$）。提示小蓟饮子治疗血尿中医辨证属湿热下注者有较好的临床疗效，且效果优于裸花紫珠片。

槐花散《普济本事方》
Huaihua San
Sophora Flower Powder

【组成】 槐花炒（12g） 侧柏叶烂杵，焙（12g） 荆芥穗（6g） 枳壳去瓤，细切，麸炒黄（6g）各等分

【用法】 上为细末，用清米饮调下二钱（6g），空腹食前服（现代用法：散剂，每服6g，米饮调下；亦可用作水煎剂）。

【功效】 清肠止血，疏风理气。

【主治】 肠风、脏毒。便前出血，或便后出血，或粪中带血，血色鲜红或晦暗污浊，舌红苔黄或腻，脉数或滑。

【制方原理】 本方原书主治"肠风"与"脏毒"。肠风者，为风热壅遏大肠，便前出血，色鲜势急，属近血；脏毒者，为湿毒蕴结大肠，便后下血，血色晦暗，属远血。本证病机为风热或湿毒壅结大肠，损伤血络；治宜凉血止血，除湿清热，疏风理气。

方中槐花寒凉苦降，主入肝、肺、大肠经，凉血止血，尤善清泄大肠之热毒，兼能除下焦湿热，为君药。侧柏叶苦涩而寒，主入肺、肝、脾经，清热凉血，兼能祛风除湿，助君药凉血止血，散风除湿，为臣药。荆芥穗，升散肠中之风，炒炭可止血，助君、臣药可加强止血及疏风除湿之效；枳壳宽肠行气，合荆芥穗升中有降，使腑气顺达，以利湿热邪毒的祛除，共为佐使药。四药合用，有清肠凉血止血，疏风理气除湿之功。

制方特点：寓理气于止血之中，寄收涩于清疏之内。

【临床应用】

1. 用方要点 本方为治疗肠风脏毒便血的代表方。临证以便血，血色鲜红或晦暗，舌红脉数为使用依据。

2. 临证加减 若大肠热毒甚见肛门灼热，舌红苔腻者，可加黄连、黄柏、苦参以清肠解毒；便血量多，可加地榆、白头翁、生地以助凉血止血。

3. 现代运用 主要用于痔疮出血、溃疡性结肠炎之便血等属血热者。

4. 使用注意 不宜久服；便血属气虚或阴虚者不宜使用。

附 方

槐角丸（《太平惠民和剂局方》） 槐角去枝梗，炒，一斤（500g） 防风去芦 地榆 当归酒浸一宿，焙 黄芩 枳壳去瓤，麸炒，各半斤（各250g） 用法：上为末，酒糊丸如梧桐子大。每服三十丸（9g），米饮下，不拘时候（现代用法：研末为丸，每服9g，开水送下；或作汤剂，用量按原方比例酌定）。功效：清肠止血，疏风利气。主治：肠风下血，痔疮，脱肛属风邪热毒或湿热者。

按 槐花散与槐角丸中均用槐花或槐角、荆芥或防风、枳壳，皆有清肠止血、疏风理气之功，治疗热证便血。但槐角丸中配伍了地榆、黄芩、当归，清肠止血作用较强，兼可养血和血，故主治风热湿毒壅遏大肠之便血量多者。

现代研究

1. 实验研究 槐花散能显著改善葡聚糖硫酸钠诱导的试验性结肠炎大鼠的腹泻、血便、弓背、精神沉郁等症状，降低局部及全身炎症反应，修复结肠黏膜损伤，降低血清促炎因子 TNF-α 和 IL-1β 浓度，下调结肠 CRP 和单核细胞趋化蛋白（MCP-1）水平。抑制结肠局部炎症，控制炎症进展，可能是该方治疗下消化道出血的机制之一。该研究为理解本方清肠止血功用提供了一定的药理学依据。

2. 临床报道 观察槐花散超微饮片治疗Ⅰ、Ⅱ期内痔出血的临床疗效。将符合标准的 90 例Ⅰ、Ⅱ期内痔出血患者随机分为槐花散超微饮片组（槐花、侧柏叶、荆芥、枳壳 4 味超微饮片各 10g，每次用 100ml 开水冲服，分早、中、晚 3 次）和普通饮片组（槐花、侧柏叶、荆芥、枳壳 4 味普通饮片各 10g，加水浓煎成 100ml 溶液，一次口服 100ml 溶液，分早、中、晚 3 次），两组各 45 例，治疗 1 周，选定停药后 30 天内便血计数及治愈患者停药后的第 2 个 30 天内复发情况判断疗效。结果发现，超微饮片组治愈率为 73.33%，明显高于传统饮片汤剂组的 53.33%（P<0.05）；槐花散超微饮片组的复发率为 6.06%，明显低于普通饮片组的 45.83%（P<0.01）。表明槐花散选用超微饮片直接冲服治疗Ⅰ、Ⅱ期内痔出血的疗效优于使用普通饮片煎剂。

黄土汤 《金匮要略》 Huangtu Tang Oven Yellow Earth Decoction

【组成】 灶心黄土半斤（30g） 炮附子 白术 甘草 阿胶 干地黄 黄芩各三两（各9g）

【用法】 上七味，以水八升，煮服三升，分温二服（现代用法：先煎灶心土，取汁代水再煎余药，阿胶烊化冲服）。

【功效】 温阳健脾，养血止血。

【主治】 脾阳不足，脾不统血证。大便下血，或吐血、衄血、妇人崩漏，血色暗淡，四肢不温，面色萎黄，舌淡苔白，脉沉细无力。

【制方原理】 脾阳不足，统摄无权，则血上溢而为吐衄，下走而为便血、崩漏。病本虚寒，故血色暗淡，四肢不温，舌淡苔白，脉沉无力。脾虚则气血生化乏源，加之出血耗伤阴血，故面色萎黄，脉细。本证病机为脾阳不足，统摄无权，以阳虚为本，出血为标；治宜温阳健脾，养血止血。

方中灶心土辛温，入脾、胃经，温中止血，《本草述钩元》谓其"所以治血证者，非以止涩为功，盖补其生化之原，乃为固脱耳"，用为君药。附子、白术温补脾阳，以复统摄之功，同为臣药。君臣相伍，可收标本兼顾之效。阿胶、生地黄滋阴养血而止血，并制附子、白术温燥之性，避免耗伤阴血；黄芩止血，能"治诸失血"（《本草纲目》），其苦寒之性亦可监制术、附之温热动血，俱为佐药。甘草益气和中，调和诸药，兼为佐使药。诸药配伍，共奏温阳健脾、养血止血之功。

制方特点：温阳健脾与养血止血同施，标本兼顾；寒热并用，温阳而不伤阴动血；刚柔相济，滋阴而不腻滞碍阳。

本方与柏叶汤均有温中止血之功，用治中焦虚寒的出血。但柏叶汤药少力专，止血作用较强，适宜于上部出血而病势较急者；黄土汤则长于温中补虚，兼有滋养阴血的作用，重在治本，适宜于下部出血而病势较缓者。

【临床应用】

1. 用方要点 本方为虚寒性出血的常用方剂。临床以出血色暗淡，舌淡苔白，脉沉细无力为使用依据。

2. 临证加减 若气虚甚者，可加人参、黄芪以益气摄血；出血量多，可加三七、白及、艾叶或仙鹤草以加强止血治标之功。灶心土现药源较少，可用赤石脂代之。

3. 现代运用 主要用于上消化道出血、慢性溃疡性结肠炎、功能失调性子宫出血、痔疮出血等证属脾阳不足，脾不统血者。

 现代研究

1. 实验研究 虚寒型溃疡性结肠炎模型大鼠给予黄土汤口服，结果显示该方能提高 D-木糖水平，降低结肠黏膜损伤指数、组织学评分，降低其巨噬细胞移动抑制因子和 Toll 样受体 4 表达。黄土汤和黄土汤去黄芩方均能缩短脾胃虚寒性出血小鼠凝血时间，明显降低小鼠的溃疡面积，但黄土汤的作用优于黄土汤去黄芩方，提示黄芩在黄土汤中的配伍意义。黄土汤高剂量[30g/（kg·d）]灌肠脾肾阳虚型溃疡性结肠炎模型大鼠，能明显降低其疾病活动指数（DAI），显著减少结肠组织炎性细胞浸润，减轻黏膜下层水肿，促进杯状细胞修复，显著降低 Th17 细胞比例（$P<0.05$）、IL-17F 基因相对表达量和 IL-1β、IL-6 蛋白含量（均 $P<0.01$）；而中、低剂量[15g/（kg·d）、7.5g/（kg·d）]无效。表明黄土汤高剂量灌肠干预脾肾阳虚型溃疡性结肠炎大鼠疗效显著，其作用机制可能与抑制结肠组织 Th17 细胞分化，减少 IL-17F 表达，抑制下游炎症因子 IL-1β、IL-6 分泌相关。上述研究表明该方具有促进溃疡性结肠炎的修复和促凝血等作用，为其温阳止血的功用及其配伍的合理性提供了一定的药理学依据。

2. 临床报道 将 70 例慢性非特异性溃疡性结肠炎患者随机分为治疗组和对照组，两组各 35 例，治疗组口服黄土汤加减；对照组口服水杨酸柳氮磺吡啶。1 个月为 1 个疗程。以两组治疗前后临床症状、体征变化及内镜所见病变程度等为疗效判断指标。结果：治疗组总有效率为 94.2%，明显高于对照组的 54.5%（$P<0.05$）。经 6～18 个月随访，治疗组复发率为 9.6%，明显低于对照组的 37.3%（$P<0.05$）。表明黄土汤治疗慢性非特异性溃疡性结肠炎有较好疗效，且效果优于西药水杨酸柳氮磺吡啶。

小 结

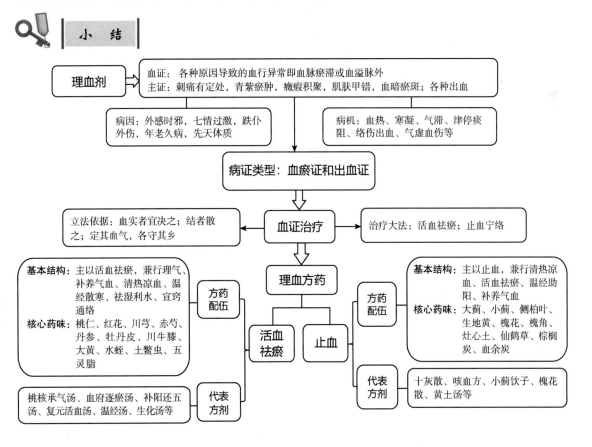

本章方剂概要：理血剂分为活血祛瘀和止血两类。

（1）活血祛瘀：适用于瘀血内阻的病证。桃核承气汤和复元活血汤都配伍大黄、桃仁，有攻下瘀血的作用，其中桃核承气汤以攻逐瘀热为主，主治瘀热互结下焦证；复元活血汤善于疏肝通络止痛，主治跌打损伤，瘀留胁下之瘀肿疼痛。血府逐瘀汤与补阳还五汤均为王清任所创活血化瘀的名方，前者为行气活血的代表方，以活血化瘀药配伍行气药为主，适用于胸中血瘀证；后者为补气行血的代表方，以大剂黄芪配伍小剂量的活血通络药，主治气虚血瘀、脉络瘀阻之中风。温经汤与生化汤为妇科经产名方，温经汤温经散寒，养血行瘀，但重在温养，主治冲任虚寒，兼瘀血阻滞之月经不调和不孕症；生化汤祛瘀生新，温经止痛，适宜于产后恶露不行，少腹疼痛而血虚有寒者。

（2）止血：适用于各种出血病证。十灰散、咳血方、小蓟饮子、槐花散均有凉血止血之功，用于热邪迫血妄行而致的出血证。其中十灰散与咳血方多用于上部出血，十灰散为常用的急救止血剂，凉血止血中兼以清降、收涩、祛瘀，尤宜于火盛气逆之咯血、咳血、吐血、衄血等；咳血方为清降止血方，功用清肝宁肺，化痰止咳，专用于肝火犯肺之咳血证。槐花散、小蓟饮子均治下部出血，槐花散专主大便下血，具有清肠疏风、行气宽肠、凉血止血之效，宜于风湿热毒壅遏大肠之肠风、脏毒；小蓟饮子主治尿血，具有凉血止血、利尿通淋之功，宜于热结下焦之血淋、尿血。黄土汤温阳健脾，养血止血，是治疗虚寒性便血的常用方。

 展　望

现代药理研究表明，活血祛瘀剂主要有扩张外周血管，改善微循环；抑制血小板凝集，显著抑制凝血过程中凝血酶原、凝血酶纤维蛋白反应；抗血栓形成，改善组织器官血流量，保护心肌细胞和脑细胞，以及抗炎、抗纤维化、调节免疫功能、促进骨折愈合等作用。活血祛瘀剂的疗效是综合诸多作用的结果，现代临床广泛被用于冠心病心绞痛、脑梗死、脑血栓形成、脑动脉硬化、肝硬化、肿瘤，以及痛经、月经不调、伤痛骨折等多系统疾病。止血药有通过收缩血管，增加毛细血管对损伤的抵抗力，降低血管通透性；增加血小板数和凝血酶，缩短凝血时间；或抗纤维蛋白溶解等作用。现代临床被广泛用于支气管扩张、肺结核、胃及十二指肠溃疡、溃疡性结肠炎、子宫功能性出血、痔疮、肾炎、血小板减少、外伤等所致的各种出血。近年来有临床报道活血祛瘀方与西药联合用于多脏器纤维化、心脑血管疾病及脓毒血症等有较好疗效，提示此类方剂在相关疾病中的运用价值。新近研究发现，止血方的超微饮片冲服的止血效果优于传统饮片水煎服，提示新型饮片的临床优势，有待跟进研究。

 实　训

患者，20余岁。先患外感，诸医杂治，证屡变，由其父陪来求诊。审视面色萎黄，少腹胀满，身无寒热，坐斤刻即怒目注人，手拳紧握，伸张如欲击人状，有顷即止，嗣复如初。舌暗苔黄，底面露鲜红色，脉沉涩。（《湖湘名医典籍精华·内科卷·邍园医案》）

分析要点：①该患者一般信息对诊断有哪些提示？②根据当前患者的表现应诊为何种病证？其病机要点和治疗立法是什么？③可选用的方剂有哪些？④给出适宜方剂并说明理由。

写出你对该患者的辨证立法、选方用药及制服交代。

思考题

1. 血府逐瘀汤主治何证？制方有何特点？
2. 补阳还五汤为活血祛瘀剂，方中为何重用补气药黄芪？
3. 血府逐瘀汤、补阳还五汤均为王清任所创活血祛瘀之方，两者制方思路有何不同？
4. 结合主治病证、炮制及煎服方法分析大黄在复元活血汤、大承气汤、十灰散中的作用。
5. 咳血方主治何证？其治疗咳血有何组方思路？方中为何未用止血药？
6. 黄土汤与理中丸均可治阳虚失血，两方在组方思路上有何不同？
7. 结合全方证病机与组方思路，分析桂枝在桂枝汤、肾气丸、桃核承气汤中的配伍意义。
8. 结合小蓟饮子的组方意义，谈谈本方的制方特点及其与导赤散的联系。

（王均宁）

第十九章　治　风　剂

治风剂（formulas for treating wind disorders）是由辛散祛风药或平肝息风药为主组成，具有疏散外风或平息内风等作用，用以治疗风证的一类方剂。

风证的范围很广，病情变化复杂。根据病因及证候特点，可概括为外风和内风两大类。外风是由风邪（毒）侵入人体肌表、经络、筋肉、骨节等所致的一类病证。风为"六淫"之首、"百病之长"，常与寒、湿、热等邪气相兼为患，故其证候又有风寒、风湿、风热之别。此外，风邪毒气从皮肤破损处侵袭人体而致的破伤风，亦属外风范畴。内风是由脏腑功能失调所致的一类病证，其病变主要在肝。在治疗上，外风宜疏散，使邪从外出；内风宜平息，使脏腑功能恢复平衡。因此，本章方剂可分为疏散外风和平息内风两类。

治风剂的运用，第一，必须辨清风证之属内、属外，外风当予疏散，内风治宜平息。第二，应根据病邪之兼夹、病情之虚实，进行相应的配伍，如风邪夹寒、夹热、夹湿、夹痰、夹瘀，或血虚、阴亏等，当分别配伍散寒、清热、祛湿、化痰、活血化瘀或养血滋阴等药。第三，还应注意外风与内风之间的相互影响，外风可以引动内风，内风亦可兼夹外风，这种错综复杂的证候，立法用药，当分清主次，兼顾治之。第四，治风剂中所用辛散祛风药性多温燥，易伤津液，且易助火，因此，对于津液不足或有阴虚，或阳亢有热者均应慎用，亦可少佐滋阴之品以制约之。

第一节　疏　散　外　风

疏散外风剂适用于外风证。风邪常兼他邪合而伤人，且病变部位较为广泛。外感风邪，侵袭肌表，以表证为主者，治当解表散邪，参见解表剂。本节所述外风证，则以风邪为主，犯及经络、肌肉、筋骨、关节等部位引起的一类病证。本证基本病机为"伤于风者，上先受之"，风邪上扰清空，则头痛眩晕；风性善行数变，郁于肌腠，则瘙痒时作，反复发作；风中经络，或着于筋骨、关节，易痹阻气血，致筋肉失养，则口眼㖞斜，肢体麻木，或筋骨挛痛，关节屈伸不利等。同时，风为阳邪，易从热化，或兼夹热邪，且疏散外风剂多用辛温香燥之药，更易助阳化热；风邪浸淫血脉，易伤阴血，而血虚生燥，则加重风病；正气虚亏，腠理疏松，易致风邪入中；气虚日久及阳，阳气虚馁，风邪尤为易入，或兼夹寒邪，深入于里；风邪入中，阻滞经络，气血不畅，停留而瘀，而气血痹阻，又不利于风邪疏散；风邪窜扰气机，津液敷布失常，凝聚为痰，而致风痰相合；肝为木脏，与风气相通，风邪入侵，又可引动内风，而致经脉拘急。故本证治疗当以疏散外风为主，兼行清泻郁热、益气养血、温阳散寒、理气活血、化痰通络、息风止痉等。

本类方剂常以辛散祛风药为主而组成，如川芎、荆芥、防风、羌活、秦艽、禹白附、刺蒺藜、白鲜皮等。其中，川芎辛温升散，上行头目，长于祛风止痛，为治头痛要药；又行气活血，旁通络脉，多用于风中经络、气血不利之肢节疼痛或肢体麻木等。荆芥辛而微温，入肺、肝经，药性平和，长于疏风透邪止痒。防风辛甘微温，既辛散外风，又平息内风，功善治风，为风药之润剂，"治风之通用药"，常与荆芥相须为用，祛风止痒，用于风邪所致之瘾疹瘙痒；又能胜湿、止痉，亦为风湿痹痛、破伤风常用药。羌活辛苦温，气味雄烈，长于祛风散寒除湿，通经活络止痛，宜于风寒湿邪所致头项肩背之痛。秦艽辛散苦泄，质润不燥，亦为"风药之润剂"，尤善祛风湿，舒筋络，止痹痛，凡风中经络或风湿痹痛，筋脉拘挛，骨节酸痛，无问寒热新久，均可选用。禹白附辛温燥烈，功善祛风化痰，解痉止痛，为治风痰要药，主中风痰壅、惊风癫痫、破伤风；其性上行，尤善治头风头痛、眩晕、口眼㖞斜等头面诸疾。刺蒺藜辛苦微温，辛散苦泄，专入肝经，功善平肝疏肝，常用治肝阳上亢之头晕目眩；其轻扬疏散，又能活血祛风止痒，常用治风疹瘙痒。白鲜皮苦寒，清热燥湿，祛风止痒，善治风湿或风热浸淫所致的风疹湿疹、疥癣瘙痒等。

此外，本类方剂还常配伍清热泻火药（石膏、黄芩、生地黄）、益阴养血药（当归、白芍、熟地黄）、益气扶正药（人参、黄芪、白术）、温阳散寒药（附子、干姜、肉桂）、理气行滞药（乌药、青皮、陈皮、沉香）、活血祛瘀药（乳香、没药、丹参）、祛风化痰药（天南星、白僵蚕）、息风止痉药（全蝎、蜈蚣、地龙）等。

代表方剂有川芎茶调散、大秦艽汤、消风散、牵正散等。

川芎茶调散《太平惠民和剂局方》 Chuanxiong Chatiao San Tea-blended Chuanxiong Powder

【组成】　川芎　荆芥去梗, 各四两（各 12g）　白芷　羌活　甘草炙, 各二两（各 6g）　细辛一两（3g）防风去芦, 一两半（4.5g）　薄荷不见火, 八两（12g）

【用法】　上为细末。每服二钱（6g），食后茶清调下（现代用法：共为细末，每服 6g，每日 2 次，饭后茶清调服；作汤剂，水煎服，用量按原方比例酌减）。

【功效】　疏风止痛。

【主治】　外感风邪头痛。偏正头痛或巅顶作痛，或见目眩鼻塞，恶寒发热，舌苔薄白，脉浮。

【制方原理】　本方所治头痛为外感风邪所致。头为"诸阳之会"，"清空之府"，风乃轻扬之邪，"伤于风者，上先受之"（《素问·太阴阳明论》）。风邪外袭，循经上犯头目，阻遏清阳，故见头痛，目眩。风邪束表，卫阳不得宣达，正邪相争，故见恶寒发热，苔白脉浮。鼻为肺窍，风邪侵袭，肺气不利，故见鼻塞。若风邪留而不去，久病入络，则头痛日久不愈，其痛或偏或正，作止无时，即为头风。本证病机为风邪外袭，上犯头目，阻遏清阳；治宜疏散风邪以止痛。

方中川芎辛温香窜，上达头目，长于祛风止痛，为诸经头痛要药，尤善治少阳、厥阴二经头痛（头两侧痛或巅顶痛），为君药。羌活、白芷、细辛均可祛风止痛，其中羌活善治太阳经头痛（后头痛牵连项部痛）；白芷善治阳明经头痛（前额及眉棱骨痛）；细辛善治少阴经头痛（脑痛连齿），并可宣通鼻窍，共为臣药。君臣相合，效专力强，各有侧重，相得益彰，止头痛之功甚著。荆芥、防风、薄荷辛散上行，疏风而透邪外出，均为佐药。其中薄荷辛凉，轻扬升浮，用量较重，既可助君、臣药以疏风止痛，兼制诸风药之温燥，又可清利头目。炙甘草益气和中，调和诸药；以茶清调服，以其苦寒，清上降下，既上清头目，又制风药之温升太过，并为佐使。诸药配伍，共奏疏风止痛之效。

制方特点：集诸多辛散祛风药于一方，疏风止痛作用强；寓清降于升散之中，温燥有制。

【临床应用】

1. **用方要点**　本方是治疗外感风邪头痛的常用方。临床当以头痛，鼻塞，脉浮为使用依据。

2. **临证加减**　风寒偏甚，可重用川芎，或加生姜、紫苏等散风寒；风热偏甚，可去羌活、细辛，加蔓荆子、菊花以散风热；头痛久而不愈，邪深入络，可配僵蚕、全蝎、桃仁、红花等以搜风通络止痛。

3. **现代运用**　多用于偏头痛、血管神经性头痛、感冒、流行性感冒，以及鼻炎、鼻窦炎、颞颌关节紊乱症、面神经炎、三叉神经痛等证属外感风邪者。

4. **使用注意**　气血亏虚，清空失养，或肝肾不足，肝阳上扰所致之头痛忌用。

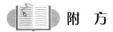 **附 方**

1. 菊花茶调散（《医方集解》） 即川芎茶调散原方加菊花—钱（6g） 僵蚕三分（3g） 用法：共为细末，每服二钱（6g），食后茶清调服。功效：疏风止痛，清利头目。主治：风热上扰头目。偏正头痛，或巅顶痛，头晕目眩。

2. 苍耳子散（《重订严氏济生方》） 辛夷仁半两（15g） 苍耳子炒，二钱半（7.5g） 香白芷—两（30g） 薄荷叶半钱（3g） 用法：上并晒干，为细末，每服二钱（6g），食后用葱、茶清调服。功效：疏风止痛，通利鼻窍。主治：风邪上攻之鼻渊。鼻塞流浊涕，不辨香臭，前额头痛，舌苔薄白或白腻。

按 菊花茶调散与川芎茶调散同治外感风邪头痛，但前方加菊花、僵蚕以疏散风热，宜于头痛兼夹风热者。苍耳子散以辛夷、苍耳子宣通鼻窍，白芷祛风通窍，薄荷清利头目，宜于风邪上犯所致的鼻渊、头痛。

 现代研究

1. 实验研究 川芎茶调散煎剂与袋泡剂均能明显减少乙酸所致小鼠的扭体次数，提高热板法小鼠的痛阈值；显著增加戊巴比妥钠的中枢抑制作用，使小鼠入睡潜伏期缩短，睡眠时间延长；能明显抑制二甲苯所致小鼠毛细血管通透性增高，以及对抗蛋清和卡拉胶引起的大鼠足肿胀；对2，4-二硝基酚所致大鼠发热有较强而持久的退热效果；明显降低常压下小鼠耗氧量，增加脑耐缺氧的时间。其袋泡剂作用好，值得推广应用。川芎茶调散高、中、低（75g/kg、50g/kg、25g/kg）剂量对1-甲基-4-苯基-1，2，3，6-四氢吡啶（MPTP）引起的小鼠多巴胺（DA）神经元损伤的帕金森病（PD）模型均有一定的保护作用，可减少黑质中DA神经元的坏死而增加纹状体DA的含量，改善模型小鼠的运动障碍，其中高剂量组作用明显。上述研究表明，川芎茶调散有镇痛、镇静、抗炎、解热、抗PD等药理作用。

2. 临床报道 川芎茶调散可改善血小板活化和释放反应，抑制血小板聚集及改善血液流变学异常，对偏头痛治疗有显著疗效。将符合2004年国际头痛协会（IHS）偏头痛诊断标准的患者120例随机分为观察组和对照组，每组60例，观察组用川芎茶调散（川芎20g，荆芥15g，羌活、白芷各10g，薄荷12g，防风、细辛、甘草各6g），每日1剂，水煎分2次服。对照组口服盐酸氟桂利嗪胶囊10mg，每晚1次。两组均治疗8周。结果显示观察组总有效率及不良反应发生率均优于对照组（均$P<0.05$）；与对照组相比，观察组能显著提高血清中β-内啡肽（β-EP）、5-羟色胺（5-HT）水平，降低P物质（SP）水平（均$P<0.05$）。表明川芎茶调散对偏头痛患者具有良好的镇痛作用，且不良反应较少，其镇痛机制可能与刺激5-HT及β-EP表达及降低SP表达有关。

大秦艽汤 《素问病机气宜保命集》 Da Qinjiao Tang Major Gentian Decoction

【组成】 秦艽三两（90g） 甘草二两（60g） 川芎二两（60g） 当归二两（60g） 白芍二两（60g） 细辛半两（15g） 川羌活 防风 黄芩各一两（各30g） 石膏二两（60g） 吴白芷—两（30g） 白术—两（30g） 生地黄—两（30g） 熟地黄—两（30g） 白茯苓—两（30g） 川独活二两（60g）

【用法】 上十六味，剉。每服一两（30g），水煎，去滓，温服，无时。如遇天阴，加生姜煎；如心下痞，每两加枳实一钱同煎（现代用法：水煎服）。

【功效】 祛风清热，养血活血。

【主治】 风邪初中经络证。口眼㖞斜，舌强不能言语，手足不能运动；或兼恶风发热，肢节疼痛，苔白或黄，脉浮紧或弦细。

【制方原理】 本方证为风邪初中，病在经络，尚未深入脏腑。由于正气不足，络脉空虚，卫外不固，风邪乘虚，入中经络，气血痹阻，运行不畅，筋脉失养，故见口眼㖞斜，语言不利，手足不能运动等症。风邪外袭，正邪相争，营卫不和，故见恶风发热，肢节疼痛。风邪郁而化热，故见苔黄。脉浮紧或弦细也为风邪初中或营弱之征。本方证病机为风邪初中经络，气血痹阻，风阳郁热；治宜祛风通络为主，配合养血活血、清泄里热、益气扶正。

方中秦艽辛苦而平，祛风清热，通经活络，为君药。羌活、独活、防风、白芷、细辛，均为辛温行散之品，能祛风散邪，以助秦艽祛风通络之力，俱为臣药。因风药多燥，易伤阴血，血虚不能荣养筋脉又可致筋脉拘挛，故又配伍当归、白芍、熟地黄养血柔筋，使祛风而不伤血；川芎祛风活血，通经活络。此四味，养血活血，使血活络通而风易散，寓"治风先治血，血行风自灭"之意。白术、茯苓、甘草益气健脾，扶正以助祛风邪而使正不伤。生地黄、石膏、黄芩清泻郁热，并可监制诸风药温散太过，均为佐药。甘草调和诸药，兼为使药。诸药相合，共奏祛风清热、养血益气、活血通络之效。

制方特点：辛散疏风与养血活血相伍，使血行风散；主以散邪，佐以扶正，标本兼顾。

【临床应用】

1. 用方要点　本方适用于风邪初中经络之证，为"六经中风轻者之通剂"（《医方集解》）。临床当以口眼㖞斜，舌强不语，手足不遂，神志清醒，病程较短，脉浮为使用依据。

2. 临证加减　原书谓如遇天阴，加生姜，可祛风温阳散寒；心下痞，加枳实，可行气消痞。此外，若无内热，可去黄芩、石膏等清热泻火药；若表证不明显，可酌减细辛、白芷、防风辛散解表药。

3. 现代运用　主要用于面神经麻痹、缺血性脑卒中、风湿性关节炎或类风湿关节炎等，以及急性感染性脱髓鞘性多发性神经病、反射性交感神经营养不良综合征、眼肌麻痹等证属风邪阻络者。

4. 使用注意　阴血亏虚者当慎用；中风属于内风所致者忌用。

 附　方

小续命汤（《备急千金要方》）　麻黄　防己　人参　桂心　黄芩　芍药　甘草　川芎　杏仁各一两（各9g）　防风一两半（12g）　附子一枚（9g）　生姜五两（9g）　用法：上十二味，㕮咀，以水一斗二升，先煮麻黄三沸，去沫，内诸药，煮服三升，分三服，甚良。不瘥，更合三四剂必佳，取汗随人风轻重虚实也。诸风服之皆验，不令人虚。功效：祛风散寒，益气温阳。主治：阳气素虚，风中经络证。口眼㖞斜，语言不利，筋脉拘急，半身不遂，或神志闷乱。亦治风湿痹痛。

按　小续命汤与大秦艽汤均治风邪初中经络证，皆以辛散祛风药与养血益气药配伍。但前方配伍麻黄、生姜发散风寒，并加人参、附子、肉桂温阳益气，功擅祛风散寒，益气温阳，适宜于阳气不足，风寒中络的筋脉拘急证；后方配伍当归、熟地黄养血柔筋，配伍生地黄、石膏、黄芩等清解郁热，功擅祛风清热，养血活血，适宜于营血不足，风邪中络兼有郁热的筋脉拘急证。

 现代研究

1. 实验研究　采用线栓法阻塞大鼠大脑中动脉制备局灶性脑缺血（MCAO）模型，造模后灌服大秦艽汤，连续7天。测定大鼠凝血功能、血小板聚集率和黏附率。结果较之模型组，大秦艽汤组大鼠的凝血酶原时间、活化部分凝血活酶时间、凝血酶时间均明显延长，纤维蛋白原、血小板黏附率及聚集率均显著减少或降低（$P < 0.01$）。本方还能显著改善小鼠耳郭微循环状态，降低正常及肾上腺素诱导的血瘀大鼠的全血黏度、血细胞比容；能明显抑制卡拉胶所致大鼠足趾的炎症反应和大鼠棉球肉芽组织的增生；显著减轻二甲苯所致小鼠耳郭肿胀，降低乙酸所致小鼠腹腔毛细血管通透性增高。上述研究表明，大秦艽汤具有改善微循环和血液流变、抗炎等作用，为其临床用于心脑血管和炎性疾病提供了一定的药理学依据。

2. 临床报道

（1）将符合特发性面神经麻痹诊断标准并处于恢复期的患者140例随机分为治疗组76例和对照组64例，治疗组采用电针配合口服大秦艽汤加减（秦艽20g，白芷10g，细辛、羌活、独活各6g，防风、豨莶草、生地黄、熟地黄、白芍、白术、茯苓各15g，黄芪30g，当归、川芎、黄芩、白芥子各10g，全蝎3g，炙甘草6g），每日1剂，水煎服，分2次，共服21天；对照组仅予相同针刺方法，2组均治疗4周。结果显示治疗组贝尔面神经功能评价分级优于对照组（$P<0.05$），有效率为 92.1%，明显优于对照组的 68.9%（$P<0.01$），而后遗症发病率为 21.2%，低于对照组的 40.4%（$P<0.05$）。表明电针结合大秦艽汤治疗恢复期特发性面神经麻痹疗效更好，后遗症发病率低。

（2）将符合《内科学》类风湿关节炎（RA）诊断标准的 64 例 RA 患者随机分为观察组与对照组，每组 32 例，观察组予大秦艽汤加减（生石膏、生黄芪各20g，秦艽、当归、茯苓、熟地黄、白术各15g，防风、川芎、羌活、独活、生地黄、白芍、黄芩、白芷各 10g，细辛 3g，炙甘草 6g。兼表证者加枣 3 枚，生姜 5 片），每日 1 剂，水煎，分 2 次服；对照组予口服洛索洛芬钠片 60mg，每日 3 次，甲氨蝶呤片 10mg，每周 1 次。2 组均治疗 1 个月。结果显示治疗后两组红细胞沉降率及 C-反应蛋白水平均较治疗前降低，且观察组优于对照组（均 $P<0.01$），观察组总有效率为 96.8%，优于对照组的 70.0%（$P<0.05$）。表明大秦艽汤治疗 RA 疗效优于西药（洛索洛芬钠片+甲氨蝶呤片）。

消风散《外科正宗》 Xiaofeng San / Wind-dispersing Powder

【组成】 当归 生地黄 防风 蝉蜕 知母 苦参 胡麻 荆芥 苍术 牛蒡子 石膏各一钱（各3g） 甘草 木通各五分（各1.5g）

【用法】 水二盅，煎至八分，食远服（现代用法：水煎服）。

【功效】 疏风养血，清热除湿。

【主治】 风疹、湿疹。皮肤疹出色红，或遍身云片斑点，瘙痒，抓破后渗出津水，苔白或黄，脉浮数。

【制方原理】 本方所治之证由风湿或风热侵袭人体，郁于肌腠，浸淫血脉，内不得疏泄，外不得透达所致。"痒自风来"，风性"善行数变"，故见皮肤瘙痒。风与湿热相合，浸淫血脉，故见疹出色红，抓破有津水流出。舌苔白或黄，脉浮数为风犯肌表，病邪尚浅之征。本证病机为风湿热邪，郁滞肌腠，浸淫血脉，内耗阴血；治宜疏风止痒为主，配以除湿、清热、养血之法。

方中荆芥、防风、牛蒡子、蝉蜕疏风止痒，透邪外达，乃"止痒必先疏风"之意，共为君药。苍术辛苦疏风燥湿，苦参苦寒清热燥湿，木通苦寒渗利湿热，共为臣药。石膏、知母清热泻火；生地黄清热滋阴，合当归养血活血，胡麻仁润燥养阴，既扶已伤之阴血，又制祛风除湿药之温燥、渗利，亦寓"治风先治血"之意，共为佐药。甘草解毒和中，调和诸药，为佐使药。全方共奏疏风养血、清热除湿之效。

制方特点：集疏风、清热、除湿、养血四法，分消风热湿邪；寓扶正于祛邪之中，寄治血于疏风之内，邪正标本兼顾。

【临床应用】

1. 用方要点 本方为治疗风湿热邪所致皮肤病的常用方，尤以治疗风疹、湿疹效果明显。临床当以皮肤瘙痒，疹出色红，或遍身云片斑点，抓破后渗出津水为使用依据。

2. 临证加减 风热偏盛，身热口渴者，加金银花、连翘等以疏风清热；湿热偏盛，脘痞身重，舌苔黄腻者，加地肤子、栀子等以清热利湿；血分热甚，五心烦热，舌红或绛者，加赤芍、牡丹皮、紫草等以清热凉血；若瘙痒甚，病情迁延难愈或反复发作者，加乌梢蛇、全蝎、僵蚕等以搜风止痒。

3. 现代运用 主要用于荨麻疹、湿疹、药物性皮炎、神经性皮炎、玫瑰糠疹、皮肤瘙痒症等病；也常用于银屑病、扁平疣、疥疮、急性卡他性结膜炎、急性肾炎、咳嗽变异性哮喘等证属风湿热毒为患者。

4. 使用注意 服药期间，忌辛辣、鱼腥、厚味、烟酒、浓茶等，以免影响疗效。

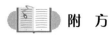 **附 方**

1.《局方》消风散（《太平惠民和剂局方》） 荆芥穗 炒甘草 川芎 羌活 炒白僵蚕 防风_{去芦} 白茯苓 蝉壳_{微炒} 藿香_{叶去梗} 人参_{去芦}，各二两（各60g） 厚朴_{去粗皮，姜汁炙} 陈皮_{去瓤，焙}，各半两（各15g） 用法：上为细末，每服二钱（6g），茶清调下。如久病偏风，每日三服，便觉轻减。如脱着淋浴，暴感风寒，头痛身重，寒热倦疼，用荆芥茶清调下，温酒调下亦得，可并服之。小儿虚风，目涩昏困，以及急惊风、慢惊风，用乳香荆芥汤调下半钱（3g），并不计时候。功效：祛风止痒，行气除湿。主治：风湿瘾疹。皮肤顽麻，瘙痒不堪。亦治妇人血风上攻，头皮肿痒，眉棱骨痛，眩晕欲倒，痰逆恶心；或风邪上攻，头目昏痛，项背拘急，肢体烦疼，肌肉蠕动，目眩耳鸣，眼涩好睡，鼻塞多嚏。

2. 当归饮子（《济生方》） 当归_{去芦} 白芍 川芎 生地黄_洗 白蒺藜_{炒，去尖} 防风_{去芦} 荆芥穗各一两（各30g） 何首乌 黄芪_{去芦}，各半两（各15g） 甘草_炙，半两（15g） 用法：上㕮咀，每服四钱（12g），以水一盏半，加生姜五片，煎至八分，去滓温服，不拘时候。功效：养血活血，祛风止痒。主治：血虚有热，风邪外袭。皮肤疮疥，或肿或痒，或发赤疹瘙痒。

按 《外科正宗》消风散、《太平惠民和剂局方》消风散和当归饮子三方皆为外科皮肤病良方，均有祛风止痒，治疗风疹、湿疹、皮肤瘙痒等作用。《外科正宗》消风散内有石膏、知母、生地黄、苦参、苍术等味，泻火除湿之力较强，宜于湿热较著者；《太平惠民和剂局方》消风散配有藿香、厚朴、茯苓、人参等味，祛湿力胜，兼益气扶正，宜于瘾疹瘙痒因风湿所致者；当归饮子中以辛散祛风药配伍当归、白芍、何首乌、生地黄、黄芪等，侧重养血益气而祛风，宜于风疹瘙痒日久，气血不足者。

 现代研究

1. 实验研究 消风散高、中、低（61.88g/kg、30.94g/kg、15.47g/kg）不同剂量给同种被动皮肤过敏反应模型大鼠灌胃8天，结果显示消风散不同剂量均可明显抑制由卵白蛋白致敏的大鼠同种被动皮肤过敏反应，降低血清 TNF-α、IL-4、组胺和白三烯的水平，组间无明显的量效关系。消风散还可降低 I 型超敏反应模型大鼠血清 5-羟色胺及 P 物质含量，且与孟鲁司特钠具有等效性。采用 2,4-二硝基氯苯诱导建立豚鼠"湿热蕴肤型"皮炎-湿疹样病变模型，给予消风散灌胃 7 天，结果显示消风散能明显升高模型豚鼠的皮肤角质层含水量，降低经表皮水分流失量和血清 IgE、IL-17 浓度，升高 IL-14 浓度和皮肤、肠组织中 AQP3 的相对表达量。上述研究表明，消风散具有抗 I 型变态反应、抗炎、调节表皮通透屏障功能水分和免疫功能等作用，为理解本方疏风养血、清热除湿的内涵提供了一定的药理学依据。

2. 临床报道 将符合西医 Hanifin-Rajka 和 Williams 诊断标准及中医"四弯风"（生在两腿弯、脚弯，形如湿疮）诊断标准的特应性皮炎风湿蕴肤证患者 61 例随机分为治疗组 31 例和对照组 30 例，治疗组给予消风散加减（荆芥、防风各 12g，蝉蜕 8g，苦参、白鲜皮、苍术、茯苓、白术各 10g，生薏苡仁 30g，牡丹皮、赤芍、当归、生地黄各 9g，生甘草 6g）口服治疗，对照组给予口服盐酸西替利嗪片 10mg 治疗，两组均治疗 4 周。结果：与对照组相比，治疗组特应性皮炎评分指数（SCORAD 评分）降低，皮损程度、瘙痒和睡眠方面的改善较优（均 $P<0.05$）；治疗组有效率为 87.1%，明显高于对照组的 70.0%（$P<0.05$）。表明消风散治疗特应性皮炎风湿蕴肤证优于西药盐酸西替利嗪片。

牛正散 《杨氏家藏方》   Qianzheng San   Pulling Aright Powder

【组成】 白附子 白僵蚕 全蝎_{去毒，各等分，并生用}

【用法】 上为细末，每服一钱（3g），热酒调下，不拘时候（现代用法：共为细末，每次 3g，温酒送服，日服 2～3 次；亦作汤剂，水煎服，或加酒适量同煎，按原方比例酌定用量）。

【功效】 祛风化痰，通络止痉。

【主治】 风痰阻络之口眼㖞斜，或面肌抽动，舌淡苔白。

【制方原理】 本方治证为风痰阻于头面经络所致。足阳明之脉挟口环唇；足太阳之脉起于目内眦。阳明内蓄痰浊，太阳外中于风，风挟痰浊阻于头面经络，则经隧不利，筋肉失养，不用而缓；无邪之处，气血尚能运行，筋肉相对而急，缓者为急者牵引，故口眼㖞斜，或面肌抽动，此即"邪气反缓，正气即急，正气引邪，㖞僻不遂"（《金匮要略》）。本证病机为风痰阻络，经隧不利；治宜祛风化痰，通络止痉。

方中白附子辛温祛风，化痰止痉，尤擅长治头面之风，为君药。全蝎、僵蚕均能祛风止痉，其中全蝎善于通络，僵蚕兼能化痰，共为臣药。用热酒调服，可宣通血脉，助药势直达头面受病之所，以为佐使。诸药相合，力专效宏，使风散痰消，经络通畅，则口眼㖞斜得以复正，故方名"牵正"。

制方特点：祛风化痰药与虫类搜风通络药相伍，方简效专；热酒调服，更助药力。

【临床应用】

1. 用方要点 本方为治疗风痰阻于头面经络之常用方。方中用药偏于温燥，故对风痰阻络偏寒者尤为适宜。临床以猝然口眼㖞斜，舌淡苔白为使用依据。

2. 临证加减 风邪上攻，兼见头痛恶寒者，加荆芥、防风、白芷以祛风散寒；风痰阻络较甚，兼见面部肌肉抽动者，加蜈蚣、地龙、天麻以祛风止痉。

3. 现代运用 多用于面神经麻痹、三叉神经痛、偏头痛、面神经炎、中风后遗症、眼肌麻痹、颞颌关节紊乱症、百日咳等证属风痰阻络者。

4. 使用注意 气虚血瘀或肝风内动所致口眼㖞斜，不宜使用；方中白附子、全蝎为有毒之品，用量宜慎，不宜久服。

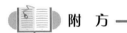 **附 方**

玉真散（《外科正宗》） 天南星 防风 白芷 天麻 羌活 白附子各等分（各 6g） 用法：上为末，每服二钱（6g），热酒一盅调服，更敷伤处。若牙关紧急，腰背反张者，每服三钱（9g），用热童便调服。功效：祛风化痰，定搐止痉。主治：破伤风。牙关紧急，口撮唇紧，身体强直，角弓反张，甚则咬牙缩舌，脉弦紧。

按 玉真散与牵正散均有祛风化痰止痉作用。前方专为破伤风而设，针对风毒之邪从肌肤破损处入侵经脉，使营卫不畅，津滞为痰，而致筋脉痉挛之证，以天南星配伍白附子以祛经络风痰，羌活、白芷、防风、天麻以祛散络中风邪，其祛风之力较强；后方主治风痰阻于头面经络所致的口眼㖞斜，以祛风化痰之白附子配伍全蝎、僵蚕虫类搜风通络药，其通络之效较优。

 现代研究

1. 实验研究 采用腹腔注射 1-甲基-4-苯基-1，2，3，6-四氢吡啶（MPTP）建立帕金森病小鼠模型，分别给予大补阴丸、牵正散、牵正散与大补阴丸合方灌胃，连续 14 天，观测小鼠行为学、脑神经递质、脑组织及神经元超微结构的变化。结果：大补阴丸、牵正散及牵正散与大补阴丸合方均能明显改善帕金森病小鼠的行为学，减少黑质多巴胺能神经元；减轻黑质神经元核膜、线粒体等结构的损伤，但对前脑内单胺类递质无明显影响。表明大补阴丸、牵正散及其合方对 MPTP 诱导帕金森病小鼠黑质多巴胺能神经元有一定保护作用。体外实验结果表明，低、中、高不同浓度的牵正散水煎剂（3.0386mg/ml、8.4034mg/ml、13.7682mg/ml）对蛋白酶体抑制剂Ⅰ（PSⅠ）诱导的 PC12 细胞帕金森病模型细胞增殖的抑制率分别为 24.53%、27.13%、41.76%，与模型组的抑制率（38.23%）相比，低、中浓度差异显著（$P<0.05$），低浓度时似乎效果更好，而高浓度时则无显著性差异（$P>0.05$），说明牵正散水煎剂可以明显改善由 PSⅠ诱导的 PC12 帕金森病细胞模型的细胞增殖状况，且有明显的量效相关性。

2. 临床报道 将符合"国际头痛疾病分类第二版（ICHD-Ⅱ）诊断标准"中原发性三叉神经痛诊断标准的

患者 98 例随机分为对照组 48 例和观察组 50 例, 对照组用卡马西平片治疗, 观察组用牵正散加味方 (全蝎、僵蚕、白附子、天麻、蝉蜕各 5g, 桂枝、丹参、红花、牡丹皮、川芎各 10g。偏寒者加细辛、白芷, 偏热者加黄芩、石膏, 痰湿胜者加苍术、陈皮, 阴虚者加麦冬、玄参、生地黄。每日 1 剂, 水煎, 早晚分服) 治疗。两组均治疗 4 周。结果: 观察组总有效率为 96%, 明显高于对照组的 81.3% ($P < 0.05$)。表明牵正散加味方治疗三叉神经痛的疗效优于西药卡马西平片。

第二节　平息内风

　　平息内风剂适用于内风证。肝属甲木, 外通风气, 主身之筋膜, 故内风的产生主要与肝有关, 所谓 "诸风掉眩, 皆属于肝" (《素问·至真要大论》)。内风证不外乎虚实两端。属实者, 温热病热陷厥阴, 热极生风, 而见高热、烦闷、抽搐、惊厥等; 内伤杂病, 肝阳偏亢, 阳亢化风, 风阳上扰, 而见眩晕、头痛, 甚则逆乱气血, 上冲于脑, 见神昏仆倒、喎僻不遂。属虚者, 多为邪热久羁, 或失血过多或久病耗伤, 皆可致肝阴血虚, 水不涵木, 虚风内起。虚风上扰, 见眩晕耳鸣; 筋脉失养, 可见筋脉拘挛、手足蠕动等。亦有本虚标实, 虚实兼夹, 阴虚阳亢者。然肝主疏泄, 性喜条达, 肝风内动, 常蕴肝气被抑、血行涩滞的病机, 而镇降之品, 又易抑遏肝气; 热甚动风或阳亢化风中, 阳热也易炼液成痰, 易致风痰内扰, 或阻络闭窍。基于上述病机特点, 本证治宜以平肝息风为主, 兼行滋阴养血、清热泻火、平肝潜阳、疏肝理气、清热化痰、宁心安神、补益肝肾等。

　　本类方剂常以平肝息风药为主而组成, 如天麻、羚羊角、钩藤、菊花、僵蚕、全蝎、蜈蚣、地龙、石决明、龙骨、牡蛎、代赭石等。若阴血亏耗, 虚风内动者, 常以滋阴补血药为主组成, 如鸡子黄、白芍、龟甲、鳖甲等。其中, 天麻味甘质润性平, 功擅息风止痉, 对肝风内动之惊痫抽搐, 无论寒热虚实皆可选用; 又善平肝定眩, 为治风阳上扰之眩晕头痛的要药; 亦能祛外风, 用于中风手足不遂、筋骨挛痛及风湿痹痛等。羚羊角咸寒, 主入心、肝经, 清热平肝, 息风镇惊, 兼能凉血解毒, 尤宜于热极生风所致头痛眩晕、惊痫搐搦及谵语发狂者。钩藤甘凉, 主入肝、心经, 轻清而凉, 泄火而能定风, 有清肝泄热、息风止痉之功, 为治肝经风热之惊痫抽搐及肝旺上亢之头胀头痛、眩晕要药, 常与羚羊角相须为用。菊花甘苦微寒, 平肝潜阳, 息风止痉, 多用于肝阳上亢之头痛眩晕, 然其气味轻清, 取效和缓, 需久服始见效。僵蚕咸辛性平, 功善息风止痉, 祛风通络, 内、外风证皆宜, 兼能化痰散结, 尤宜于肝风夹痰, 惊痫抽搐者。全蝎辛散走窜, 息风止痉, 搜风通络, 为肝风内动之痉挛抽搐要药; 蜈蚣辛温, 通达内外, 与全蝎功效相似, 亦为息风止痉之要药, 常相须为用, 然其性温, 止痉定搐之功更胜。地龙咸寒降泄, 主入肝、脾经, 功善息风止痉, 清热定惊, 兼能活血通络, 适用于热极生风之神昏抽搐、小儿急惊风及风热窜络之肢体麻木、半身不遂等证。石决明咸寒质重, 主入肝、肾经, 长于凉肝镇肝, 兼益阴潜阳, 为平肝潜阳之要药, 多用于肝肾阴虚、肝阳上亢之头痛眩晕。龙骨质重沉降, 平肝潜阳, 重镇安神, 多用于肝阳上亢之头晕目眩、烦躁易怒、失眠多梦等; 牡蛎咸而微寒, 平肝之功较著, 又能育阴潜阳, 多用于阴虚阳亢及阴虚风动之证, 此两药常相须为用以平抑肝阳。代赭石苦甘平, 性沉降, 主入肝、胃、心经, 平肝潜阳, 重镇降逆, 为镇潜亢阳要药, 尤适宜于肝阳上亢较重者。鸡子黄温润醇浓, 滋阴润燥, 养血息风, 为补中养阴良药。白芍酸寒阴柔, 滋阴养血, 柔肝缓急, 舒缓筋脉, 兼能平抑肝阳, 宜于阴血亏虚之虚风, 以及肝阳偏亢诸证。龟甲、鳖甲味咸性寒, 长于滋补真阴, 潜阳息风, 多用于肝肾阴虚, 虚风内动证。

　　此外, 本类方剂还常配伍滋阴养血药 (天冬、玄参、生地黄、阿胶)、清肝泻火药 (栀子、黄芩)、活血通脉药 (牛膝、益母草、赤芍)、理气舒郁药 (川楝子、生麦芽)、清热化痰药 (竹茹、贝母、胆南星)、宁心安神药 (夜交藤、茯神、远志)、补益肝肾药 (杜仲、桑寄生、怀牛膝) 等。

代表方剂有羚角钩藤汤、天麻钩藤饮、镇肝熄风汤、大定风珠等。

羚角钩藤汤《通俗伤寒论》 Lingjiao Gouteng Tang
Antelope Horn and Uncaria Decoction

【组成】 羚羊角片一钱半（4.5g），先煎　双钩藤三钱（9g），后入　霜桑叶二钱（6g）　滁菊花三钱（9g）
鲜生地黄五钱（15g）　生白芍三钱（9g）　京川贝去心，四钱（12g）　淡竹茹鲜刮，与羚角先煎代水，五钱（15g）
茯神木三钱（9g）　生甘草八分（3g）

【用法】 水煎服。

【功效】 凉肝息风，增液舒筋。

【主治】 肝热生风证。高热不退，烦闷躁扰，手足抽搐，发为痉厥，甚则神昏，舌绛而干，或舌焦起刺，脉弦而数。

【制方原理】 本方治证由温热病邪传入厥阴，肝经热极生风所致。邪热炽盛，故高热不退。热扰心神，则烦闷躁扰，甚则神昏。热盛风生，风火相煽，耗阴劫液，筋脉失润，故手足抽搐，甚则发为痉厥。热灼营阴，故舌绛而干。脉弦而数为肝经有热之象。本证病机为肝经热盛，热极动风，热灼阴伤，兼有痰热内闭，热扰心神；治宜凉肝息风，增液舒筋，兼以化痰宁神。

方中羚羊角咸寒，入肝、心经，擅长清热凉肝，息风止痉；钩藤甘微寒，入肝、心包经，清热平肝息风，两药合用，相得益彰，凉肝息风之力增，共为君药。桑叶、菊花辛凉疏泄，清热平肝，为臣药。君臣相伍，清肝之中又复辛凉透泄，即内清外透。鲜生地黄、白芍、甘草酸甘化阴，滋阴养血，柔肝舒筋；川贝母、鲜竹茹清热化痰；茯神木平肝通络，宁心安神，俱为佐药。甘草调和诸药，兼为使。各药相合，共奏凉肝息风、增液舒筋、化痰宁神之功。

制方特点：主以清热凉肝息风，辅佐滋阴养液，化痰安神，标本兼顾；清热息风中复辛凉透泄，清透并用。

【临床应用】

1. 用方要点 本方为治疗肝热生风证的常用方。临床当以高热烦躁，手足抽搐，舌绛而干，脉弦数为使用依据。

2. 临证加减 气分热甚，见壮热烦渴者，加石膏、知母以清气分热；热入营血，见斑疹吐衄者，加水牛角、牡丹皮、紫草以清营凉血；兼腑实便秘者，加大黄、芒硝以通腑泄热；兼热闭心包，神志昏迷者，加服紫雪或安宫牛黄丸以清热开窍；阴伤较甚者，加天冬、麦冬、玄参以滋阴生津；喉间痰壅者，加鲜竹沥、天竺黄以清热涤痰；抽搐较频者，加蝉蜕、僵蚕、天麻以息风止痉。

3. 现代运用 主要用于流行性乙型脑炎、流行性脑脊髓膜炎、蛛网膜下腔出血、感染性中毒性脑病、肺性脑病、病毒性脑炎、子痫等，以及偏头痛、面肌痉挛、小儿脐风、小儿习惯性抽搐等证属肝经热极生风者；亦可用于肝热阳亢型高血压。

4. 使用注意 热病后期，阴血亏虚而动风者，不宜使用。

 ## 附 方

钩藤饮（《医宗金鉴》）　钩藤后入（9g）　羚羊角磨粉冲服（0.3g）　全蝎去毒（1g）　人参（3g）　天麻（6g）　炙甘草（2g）　用法：水煎服。功效：清热息风，益气解痉。主治：肝热生风之小儿天钓。惊悸壮热，牙关紧闭，手足抽搐，头目仰视等。

按 钩藤饮与羚角钩藤汤均用羚羊角、钩藤清热凉肝息风。但前方配伍全蝎、天麻等息风止痉之品，且配人参，故重在息风止痉，兼有益气扶正，宜于肝热动风之抽搐较甚而正气受损者；后方配伍生地黄、白芍滋阴，川贝母、竹茹清热化痰，故重在柔养止痉，兼能化痰通络，宜于热盛动风而兼有津伤痰阻者。

现代研究

1. 实验研究 以人工高温建立幼龄大鼠暑风证模型。给予羚角钩藤汤每次 82.89mg/kg 剂量灌胃 2 次，结果显示该方能提高大鼠热耐受时间，延迟痉厥的发生，并能缩短痉厥后昏迷时间，促进其意识及运动功能的恢复，但对痉厥强度无明显影响。提示本方有提高机体抗应激和促进脑功能恢复的作用，为理解其凉肝息风的功用提供了一定的药理学依据。

2. 临床报道

（1）将 45 例感染中毒性脑病患者随机分为对照组 20 例和治疗组 25 例。对照组采用西药常规抗炎抗病毒治疗，治疗组在对照组基础上加服羚角钩藤汤合清暑益气汤加减（羚羊角、钩藤、牛膝、代赭石、生龙骨、生牡蛎、生地黄、大黄、生石膏、竹叶、黄连、知母、西洋参）及针刺、穴位注射治疗。结果显示治疗组总有效率为 96.0%，显著优于对照组的 80.0%（$P<0.05$）。

（2）将 122 例急性脑出血患者随机分为治疗组 60 例和对照组 62 例，两组均给予西医常规处理，治疗组入院后当天加用羚角钩藤汤加减（羚羊角粉、钩藤、茯苓、菊花、桑叶、川贝母、竹茹、白芍、生地黄、生大黄、三七粉、丹参、水蛭粉）；对照组同时给予胞磷胆碱 1.0g 静脉滴注，每日 1 次。两组均以 30 天为 1 个疗程。结果显示治疗组总有效率为 88.33%，血肿吸收率为 84.75%，均高于对照组的 67.74%和 46.43%（$P<0.05$，$P<0.01$）。表明该方对中毒及出血性脑病具有一定治疗作用。

天麻钩藤饮《中医内科杂病证治新义》 Tianma Gouteng Yin Gastrodia and Uncaria Decoction

【组成】 天麻（9g） 钩藤后下（12g） 生决明先煎（18g） 山栀 黄芩（各9g） 川牛膝（12g） 杜仲 益母草 桑寄生 夜交藤 朱茯神（各9g）（原书未标注用量）

【用法】 水煎服。

【功效】 平肝息风，清热活血，补益肝肾。

【主治】 肝阳偏亢，肝风上扰证。头痛，眩晕，失眠，舌红苔黄，脉弦数。

【制方原理】 本方治证乃因肝肾不足，肝阳偏亢，化热生风所致。风阳上扰，故头痛，眩晕。阳热内扰心神，故夜寐不宁。舌红苔黄，脉弦数为肝阳偏亢之征。本证病机为肝阳偏亢，风热上扰为标，肝肾亏虚为本；治宜平肝息风为主，辅以清热活血、补益肝肾。

方中天麻甘平，专入肝经，功擅平肝息风；钩藤轻清而凉，既能平肝风，又能清肝热，共为君药。石决明咸寒质重，重镇潜阳，清肝明目；川牛膝引血下行，直折亢阳，兼益肝肾，共为臣药。黄芩、栀子清肝降火以折亢阳；益母草合川牛膝活血利水，既利肝阳之平降，亦寓"血行风自灭"之理；杜仲、桑寄生补益肝肾；朱茯神、夜交藤宁心安神，均为佐药。诸药相合，共奏平肝潜阳、清热息风、补益肝肾、活血宁神之功。

制方特点：融平肝息风、清肝泻火、活血宁神、补益肝肾于一方；组方思路融合中、西医理。

【临床应用】

1. 用方要点 本方是治疗肝肾不足，肝阳偏亢，肝风上扰证的常用方。临床当以头痛，眩晕，失眠，舌红苔黄，脉弦为使用依据。

2. 临证加减 阳亢化风，眩晕较甚者，可加羚羊角、代赭石以镇肝潜阳息风；肝火偏盛，头痛较剧者，可加夏枯草、龙胆草以清肝泻火；胃肠燥热，大便干结者，可加大黄、火麻仁以泄热通腑；肝肾阴虚明显者，可加女贞子、枸杞子、白芍、生地黄等以滋水涵木。

3. 现代运用 主要用于高血压、急性脑血管病、血管和神经性头痛、内耳性眩晕等；也常用于高脂血症、颈椎病、顽固性失眠、视网膜静脉阻塞、围绝经期综合征、小儿多动症等属肝阳偏亢，肝风上扰者。

现代研究

1. 实验研究 给自发性高血压大鼠（SHR）灌服天麻钩藤饮 10.26g/（kg·d），从 6 周龄开始连续给药至 24 周龄，每 2 周检测 1 次血压。结果在血压升高初期（10～12 周龄）天麻钩藤饮降压效果明显（$P<0.01$），随着高血压的进展则降压效果不显著，但能够明显改善肠大鼠系膜上动脉血管舒张度，并能明显改善 Cu-Zn 超氧化物歧化酶、氨甲蝶呤脱水酶 1、精氨酸二甲基氨基水解酶 2 的表达（均 $P<0.05$）。表明天麻钩藤饮可降低 SHR 发病初期血压及其肾脏损伤，对血管内皮损伤相关蛋白表达有一定调节作用。另有研究发现，本方能明显减轻 SHR 血管内膜增厚，显著升高抗氧化指标超氧化物歧化酶（SOD）和硫氧还蛋白过氧化物酶（TPX），降低促氧化指标丙二醛（MDA）和线粒体呼吸链复合物Ⅲ，从而使血管衰老明显减弱；同时上调线粒体融合蛋白 2（MFN2）、沉默信息调节因子和克老素（Klotho）的表达，下调 p21 和 p53 表达。表明天麻钩藤饮能够显著延缓高血压所致血管衰老，其作用机制可能与调控衰老相关蛋白表达和抗氧化应激有关。

2. 临床报道 将 107 例原发性高血压患者随机分为观察组 54 例和对照组 53 例。对照组口服硝苯地平控释片，观察组在此基础上加服天麻钩藤颗粒，疗程 3 个月，观察两组临床疗效、血管扩张能力（FMD）和颈动脉内膜中层厚度（CIMT）、SOD、内皮素（ET）和 MDA 含量变化。结果显示治疗后两组 FMD、SOD 均明显升高，CIMT、ET 和 MDA 均明显降低（$P<0.05$）；观察组 FMD、SOD/CIMT、ET 及 MDA 分别高/低于对照组（$P<0.05$）；观察组临床总有效率为 94.4%，显著高于对照组的 81.1%（$P<0.05$）。表明天麻钩藤颗粒联合西药治疗原发性高血压有协同增效作用。

镇肝熄风汤《医学衷中参西录》
Zhengan Xifeng Tang
Liver-Settling and Wind-Extinguishing Decoction

【组成】 怀牛膝一两（30g） 生代赭石一两（30g），轧细 生龙骨五钱（15g），捣碎 生牡蛎五钱（15g），捣碎 生龟甲五钱（15g），捣碎 生杭芍五钱（15g） 玄参五钱（15g） 天冬五钱（15g） 川楝子二钱（6g），捣碎 生麦芽二钱（6g） 茵陈二钱（6g） 甘草一钱半（4.5g）

【用法】 水煎服。

【功效】 镇肝息风，滋阴潜阳。

【主治】 类中风。头目眩晕，目胀耳鸣，脑部热痛，心中烦热，面色如醉，或时常噫气，或肢体渐觉不利，口角渐㖞斜；甚或眩晕颠仆，昏不知人，移时始醒；或醒后不能复原，脉弦长有力。

【制方原理】 本方所治类中风，亦称内中风，由肝肾阴虚，阴不制阳，肝阳上亢，阳亢化风，气血逆乱所致。风阳上扰，故见头目眩晕，目胀耳鸣，面色如醉，脑中热痛。肝气犯胃，胃气上逆，故时常噫气。阴虚阳亢，水不济火，故心中烦热。阳亢化风，血随气逆，并走于上，轻则风扰经络，肢体渐觉不利，口角渐㖞斜；重则风中脏腑，眩晕颠仆，昏不知人。脉弦长有力也为肝阳亢盛之征。本证病机以肝肾阴虚为本，阳亢化风，气血冲逆为标，其标实本虚而以标实为急；治宜镇肝息风，引气血下行为主，辅佐以滋养肝肾。

方中怀牛膝苦甘酸平，入肝、肾经，重用以引血下行，折其亢阳，平定气血逆乱之势，兼能补益肝肾，为君药。代赭石、龙骨、牡蛎皆为金石介类药，质重性降，既可潜降摄纳上亢之阳，又可平镇上逆之气，为怀牛膝之助，是为臣药。龟甲、白芍、天冬、玄参滋阴柔肝，以制肝阳，其中龟甲咸寒滋阴而能潜阳息风；白芍酸寒养血而能平抑肝阳；天冬、玄参甘苦寒清肺热而清金制木，合为佐药。肝为刚脏，性喜条达而恶抑郁，若一味镇摄潜降，势必影响其疏泄条达之性，反不利于亢阳之平潜，故复佐以茵陈、川楝子、生麦芽清泄肝热，疏肝理气，以顺遂肝喜条达之性。甘草调和诸药，与生麦芽相伍，又能养胃和中，以防金石介类碍胃伤中，用为佐使。诸药合用，共奏镇肝息风、滋阴潜阳之效。

方中茵陈，张锡纯谓"为青蒿之嫩者"，致使后人产生分歧。但据《医学衷中参西录》"茵陈解"及对两药功用的分析，当以茵陈为是。

治肝诸法

制方特点：重用镇潜，佐以滋阴之品，标本兼顾，主在治标；镇潜亢阳，兼行滋水清金，佐以疏柔和中，寓五行制化之理。

【临床应用】

1. 用方要点 本方为治疗阴虚阳亢，气血上逆所致类中风之常用方。临床当以头目眩晕，脑部热痛，心中烦热，面色如醉，脉弦长有力为使用依据。

2. 临证加减 兼夹痰热，胸闷有痰者，加胆南星、川贝母清热化痰；肝火较盛，头痛脑热重者，加夏枯草、菊花清泄肝火；兼夹胃热，心中热甚者，加生石膏清胃泻火；肾水亏虚，尺脉重按而虚者，加熟地黄、山萸肉滋阴补肾。

3. 现代运用 主要用于高血压、血管性头痛、脑卒中、眩晕综合征等证属肝阳暴亢者；也常用于顽固性失眠、顽固性呃逆、贲门失弛症、帕金森病、癫痫、癔症性晕厥、围绝经期综合征等证属阴虚阳亢者。

4. 使用注意 热极动风者不宜使用本方；方中金石介类药容易碍胃，脾胃虚弱者慎用。

附 方

建瓴汤（《医学衷中参西录》） 生怀山药—两（30g） 怀牛膝—两（30g） 生代赭石八钱（24g），轧细 生龙骨六钱（18g），捣细 生牡蛎六钱（18g），捣细 生地黄六钱（18g） 生杭芍四钱（12g） 柏子仁四钱（12g） 用法：磨取铁锈浓水，以之煎药。功效：镇肝息风，滋阴安神。主治：肝肾阴虚，肝阳上亢证。头晕目眩，耳鸣目胀，心悸健忘，烦躁不宁，失眠多梦，脉弦硬而长。

按 建瓴汤与镇肝熄风汤皆有牛膝、代赭石、龙骨、牡蛎、白芍，均能镇肝息风，滋阴潜阳，用于肝肾阴亏，肝阳上亢之证。但前方配伍生地黄、山药、柏子仁，滋养中兼有宁心安神之功，宜于阴虚阳亢见有失眠多梦者；后方配伍龟甲、玄参、天冬、川楝子等，镇潜清降之力较强，宜于阳亢风动，气血逆乱见脑部热痛，面色如醉，甚或中风昏仆者。

现代研究

1. 实验研究 自发性高血压大鼠（SHR）给予 30g/（kg·d）、15g/（kg·d）剂量的镇肝熄风汤灌服，观察其对模型大鼠血压和心、脑等组织病理学及血清中血管紧张素（Ang）、内皮素（ET）的影响。结果给药 8 周后，SHR 血压有下降趋势，心率无明显变化，靶器官病理均有不同程度的改善，高剂量组作用更为明显；血浆、心、肾脏组织中 Ang 的含量及脑、肾脏组织 ET 的含量均明显降低。表明镇肝熄风汤对 SHR 及其主要器官病变有一定的改善作用，可能与其对血管活性物质的调节有关。观察口服镇肝熄风汤对缺血性中风大鼠模型的影响，结果显示较之于模型组，镇肝熄风汤组大鼠的体重指数增加，神经损伤症状、脑组织水肿程度明显减轻，脑血流量显著增加。表明镇肝熄风汤对缺血性中风大鼠有较好的脑保护作用，改善脑血流量可能是其作用机制之一。

2. 临床报道 将 120 例脑梗死患者分为治疗组和对照组，每组 60 例。两组均给予西药常规治疗，治疗组加服镇肝熄风汤（怀牛膝、生代赭石各 30g，生龙骨、生牡蛎、生龟甲、生杭芍、玄参、天冬各 15g，川楝子、生麦芽、茵陈各 6g，甘草 5g），每日 1 剂，水煎分 2 次服，10 天为 1 个疗程，共治疗 2 个疗程。结果显示治疗组总有效率为 51.2%，对照组总有效率为 40%，治疗组总有效率优于对照组（$P < 0.05$）。表明镇肝熄风汤与西医常规疗法联合能提高脑梗死的临床疗效。

大定风珠《温病条辨》
Dadingfeng Zhu
Major Wind-stabilizing Pills

【组成】 生白芍六钱（18g） 阿胶三钱（9g） 生龟甲四钱（12g） 干地黄六钱（18g） 麻仁二钱（6g）五味子二钱（6g） 生牡蛎四钱（12g） 麦冬连心，六钱（18g） 炙甘草四钱（12g） 鸡子黄生，二枚（2 个）

鳖甲生，四钱（12g）

【用法】 水八杯，煮取三杯，去滓，入阿胶烊化，再入鸡子黄，搅令相得，分三次服（现代用法：水煎去渣，入阿胶烊化，再入鸡子黄搅匀，分 3 次温服）。

【功效】 滋阴息风。

【主治】 阴虚风动证。温病后期，神倦瘛疭，舌绛苔少，脉气虚弱，有时时欲脱之势。

【制方原理】 本方治证系由温病后期，邪热深入下焦，羁留不去，耗灼真阴，或医者误汗妄攻，重劫阴液，水不涵木所致。真阴大亏，精气虚衰，无以养神，故神倦脉虚。热邪久羁，阴亏津少，故见舌绛苔少。肝为风木之脏，阴液耗伤，水不涵木，筋失濡养，虚风内动，故见手足瘛疭。真阴欲竭，阴不敛阳，阴阳行将离决，故有时时欲脱之势。本证病机特点是真阴欲竭，水不涵木，阴不维阳，虚风内动；治宜大补真阴，滋水涵木。

方中鸡子黄味甘入脾，为血肉有情之品，镇定中焦，滋阴养血，交通上下，令阴阳相抱，肝风平息，所谓"从足太阴，下安足三阴，上济手三阴，使上下交合，阴得安其位，斯阳可立根基，俾阴阳有眷属一家之意，庶可不致绝脱欤"（《温病条辨》）；阿胶甘平质润，亦属血肉有情之品，为滋阴补血之要药，两者相合能"预息内风之震动也"（《温病条辨》），共为君药。白芍养血柔肝；生地黄滋阴清热；麦冬养阴生津，此三味滋水涵木，柔肝舒筋，合为臣药。龟甲、鳖甲、牡蛎育阴潜阳，重镇息风；麻仁养阴润燥；五味子敛阴宁神；甘草益气安中，合芍药、五味子酸甘化阴以摄敛浮阳，共为佐药。甘草调和诸药，兼为使。诸药合用，使阴复阳潜，则虚风自息。

制方特点：主以大队血肉有情之品，填补真阴，重在治本；辅佐以潜降与酸甘，摄纳浮阳助息风，安中敛阴以防脱。

酸甘咸法

【临床应用】

1. 用方要点 本方为滋阴息风的代表方，适用于温病后期，真阴大亏，虚风内动之证。临床当以瘛疭神疲，舌绛苔少，脉虚弱为使用依据。

2. 临证加减 气虚而见气短或气喘者，可加人参益气平喘；阴虚阳浮，自汗出者，可加龙骨、浮小麦潜阳敛汗；心气虚而见心悸者，可加人参、茯神、小麦益气养心。

3. 现代运用 主要用于流行性乙型脑炎后期、中风后遗症、甲状腺功能亢进、甲亢术后手足搐搦症、帕金森病、中风后遗症等；也可用于产后抑郁症、疱疹后神经痛、放疗后舌萎缩、顽固性失眠、肝纤维化、慢性肾衰、小儿发声和多种运动联合抽动障碍等证属阴虚生风者。

4. 使用注意 热盛风动者，不宜使用本方。

附 方

1. 小定风珠（《温病条辨》） 鸡子黄生用，一枚（1个） 真阿胶二钱（6g） 生龟甲六钱（18g） 童便一杯（15ml） 淡菜三钱（9g） 用法：水五杯，先煮龟甲、淡菜，得二杯，去滓，入阿胶，上火烊化，内鸡子黄，搅令相得，再冲童便，顿服之。功效：滋阴息风，降逆平冲。主治：肝肾阴虚，风动气逆证。温邪久羁下焦，烁肝液为厥，扰冲脉为哕，脉细弦。

2. 三甲复脉汤（《温病条辨》） 甘草炙，六钱（18g） 干地六钱（18g） 生白芍六钱（18g） 麦冬不去心，五钱（15g） 阿胶三钱（9g） 麻仁三钱（9g） 生牡蛎五钱（15g） 生鳖甲八钱（24g） 生龟甲一两（30g） 用法：水八杯，煮取三杯，分三次服。功效：滋阴复脉，潜阳息风。主治：阴虚风动之痉厥。温病邪热羁留下焦，痉厥，心中憺憺大动，甚则心中痛，脉细促。

3. 阿胶鸡子黄汤（《通俗伤寒论》） 陈阿胶烊冲，二钱（6g） 生白芍三钱（9g） 石决明杵，五钱（15g） 双钩藤二钱（6g） 大生地黄四钱（12g） 清炙甘草六分（1.8g） 生牡蛎杵，四钱（12g） 络石藤三钱（9g） 茯神木四钱（12g） 鸡子黄二枚（2个），先煎代水 用法：水煎服。功效：滋阴养血，柔肝息风。主治：热伤阴血，虚风内动证。筋脉拘急，手足瘛疭，或头目眩晕，舌绛苔少，脉细数。

按　小定风珠、三甲复脉汤、阿胶鸡子黄汤与大定风珠四方同为滋阴息风之剂，均治阴虚风动证。其中小定风珠配伍淡菜、童便，滋阴息风之力较弱，但有平冲降逆之功，适用于阴虚风动轻证伴有呃逆者；三甲复脉汤重用炙甘草和"三甲"（牡蛎、龟甲、鳖甲），安中缓急潜阳之功较著，重在复脉，适用于温病后期，阴液大亏而见痉厥，脉细促，心中憺憺大动者；阿胶鸡子黄汤滋阴之力稍逊，但配伍石决明、钩藤、络石藤、茯神木，平肝息风中兼能通络舒筋，适用于热伤阴血之筋脉拘急，手足瘛疭者；大定风珠滋阴息风之力最强，且配以五味子之酸敛而摄纳浮阳，适用于阴虚风动重证伴见脉虚欲脱者。

 现代研究

1. 临床研究　将 20 例脑出血恢复期符合中医辨证"阴虚风动证"患者，随机分为大定风珠对证组和镇肝熄风汤非对证组，每组 10 例，另设健康对照组 10 例。以外周血单个核细胞（PBMCS）为研究对象，采用蛋白质组学的方法，分析各组血中的蛋白质表达差异。结果从筛选出 24 个差异表达蛋白质点中鉴定出 12 个，其中脑出血恢复期患者与健康对照组比较 5 个蛋白表达上调，4 个蛋白表达下调，蛋白功能涉及内质网应激、细胞代谢、细胞迁移、信号转导、细胞骨架等。大定风珠对证治疗后 7 个蛋白表达接近健康对照组水平，异常表达蛋白得到调节；而镇肝熄风汤非对证组与健康对照组比较仍有 10 个差异表达蛋白未见明显翻转，该研究为中医辨证用方的科学性提供了一定的分子依据。

2. 临床报道　将 60 例肝肾阴虚型帕金森病异动症患者随机分为对照组和治疗组，每组 30 例，对照组服用多巴丝肼片加用中药协定方（谷芽、麦芽、大枣、炙甘草）；治疗组服用多巴丝肼片加用加味大定风珠（生地黄、阿胶、白芍、麦冬、山茱萸、龟甲、鳖甲、牡蛎、火麻仁、五味子、全蝎、地龙、炙甘草），疗程均为 4 周。结果显示两组治疗前后日常活动积分、运动功能积分、异动症持续时间、异动症总积分差值的变化均有显著性意义（$P<0.01$）；治疗组的总有效率为 76.67%，显著高于对照组的 20.00%（$P<0.05$）。表明大定风珠加味与西医多巴丝肼片联合治疗帕金森病异动症有一定的临床疗效。

小　结

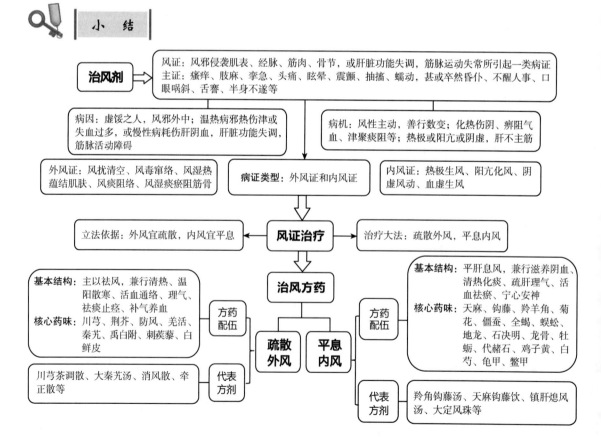

本章方剂概要：治风剂分为疏散外风和平息内风两类。

（1）疏散外风：适用于外风证。川芎茶调散长于疏风止痛，适用于外感风邪上犯头目所致的头痛。大秦艽汤祛风清热，养血活血，功擅祛风通络，主治风邪初中经络而见口眼㖞斜，言语不利，手足不遂，或兼见表证者。消风散有疏风养血，清热除湿之功，尤能祛风止痒，为治风湿热邪郁于肌腠，浸淫血脉所致风疹、湿疹、皮肤瘙痒之要方。牵正散善于祛散头面经络之风痰，适宜于风痰阻络之口眼㖞斜。

（2）平息内风：适用于内风证。羚角钩藤汤、天麻钩藤饮和镇肝熄风汤均能平肝息风，治疗肝风内动之证。其中羚角钩藤汤长于清热凉肝息风，兼有增液舒筋化痰之功，主治肝经热盛，热极动风所致高热、抽搐、痉厥、舌绛而干、脉弦数等症；天麻钩藤饮平肝息风之力较缓，但兼清热活血，补益肝肾，宁心安神之效，适宜于肝阳偏亢，肝风上扰所致头痛、眩晕、失眠等症；镇肝熄风汤镇肝降逆潜阳之力较强，兼有滋阴疏肝作用，适宜于肝肾阴虚，肝阳上亢，阳亢化风，气血逆乱所致头目眩晕、脑部热痛、面色如醉、甚或昏不知人、脉弦长有力等症。大定风珠功能滋阴息风，长于摄纳，适宜于真阴大亏，虚阳浮越所致神倦瘛疭、舌绛苔少、脉气虚而欲脱者。

 展 望

现代药理研究表明，治风剂具有镇痛、解热、镇静、催眠、抗炎、抗过敏、抗痉厥、降血压、改善微循环和血液流变性、抑制血管内皮损伤，以及调节中枢神经系统等作用；对高血压引起的心、脑、肾等重要脏器的病变有明显改善作用；对缺血性中风有较好的脑保护作用。此类方剂现代临床被广泛用于炎性、感染性、变态反应性、心脑血管和神经系统等多种疾病，其中最多用于高血压、缺血性脑卒中、面神经麻痹、偏头痛、血管（神经）性头痛、三叉神经痛、帕金森病、内耳性眩晕、流行性乙型脑炎、流行性脑脊髓膜炎、风湿性关节炎和类风湿关节炎；还常用于颈椎病、湿疹、荨麻疹、过敏性皮炎、鼻炎、鼻窦炎、顽固性失眠等病证。近年来临床报道有治风剂西药联合治疗帕金森病异动症、感染中毒性脑病、类风湿关节炎等有较好疗效，提示治风剂在脑疾病及免疫系统疾病中的运用价值，有待药理学方面的跟进研究。

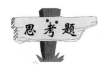 **实 训** ▶▶

患者杨某，男，54岁，黑龙江人。主诉头两侧及巅顶疼痛，伴两眼冒火，时轻时重，已有30年。缘于25岁时在井下工作，曾患有风湿性关节炎，全身关节痛，两腿无力，头痛。经治疗后，关节痛好转，但两腿仍虚弱无力，难以站起，时有腹泻，胃部不适。自用鹿茸、野山参、真虎骨泡酒饮用，每次1杯（约3钱），渐能站起工作。服用药酒8个月后，自觉七窍冒火，两眼明显，犹如"火眼金睛"。于北京同仁医院检查眼睛未发现异常。先后辗转多家大医院诊治，均未能治愈。刻下：头两侧及头顶疼痛加重，后背发热，自觉两目冒火，干涩疼痛，难以睁眼，脉沉弦，左大于右。（焦树德. 1999. 医学实践录[M]. 北京：华夏出版社：238-239）

分析要点：①该患者的病史及就诊时的信息对诊断有哪些提示？②辨证并分析其病变的脏腑定位；③病机要点和治疗立法是什么？④可以考虑选用的方剂有哪些？⑤确定选方后，可对该方做哪些加减？

写出你对该患者的辨证立法、选方用药及制服要求。

思考题

1. 简述外风证与内风证的病机、治法及组方方面的异同。
2. 川芎茶调散为何重用薄荷？为何要用茶清调服？
3. 结合大秦艽汤、消风散组方配伍论述"治风先治血，血行风自灭"之理。
4. 比较分析镇肝熄风汤与天麻钩藤饮两方在主治、组方和功效方面的异同。
5. 列举具有平肝功效的植物类与金石介壳类药味，指出其在平息内风方中选配时的注意点。
6. 结合方证病机，分析归纳大定风珠的组方用药思路，指出养阴息风方与镇肝息风方在配伍药法上的异同。

（于 鹰）

第二十章 治燥剂

治燥剂（dryness-treating formulas）多以辛散轻宣或甘凉滋润药为主组成，具有轻宣燥邪或滋阴润燥等作用，用以治疗燥证。

燥证有外燥和内燥之分。外燥是指感受秋令燥邪所致的病证。由于秋令气候有偏凉偏温之不同，人体体质也有阴阳盛衰之差异，因而感受燥邪后所表现的证候有凉燥证与温燥证之分。凉燥多发病于深秋，其性偏寒；温燥多发病于初秋，其性偏热。正如《通俗伤寒论》所言："秋深初凉，西风肃杀，感之者多病风燥，此属燥凉，较严冬风寒为轻；若久晴无雨，秋阳以曝，感之者多病温燥，此属燥热，较暮春风温为重。"燥为外感六淫之一，最易伤肺耗津，故其初期，除必见发热恶寒脉浮之表证外，还会有口干鼻干，咽干咽痛，咳嗽痰黏不爽等症。

内燥的发病较为复杂，或因大病治疗攻伐太过，或吐利而亡津液，或房事不节内耗真阴，或素体津血精亏均可导致脏腑失润形成内燥证。根据脏腑及其生理特点之不同，内燥可有三焦之分：上燥责之于肺，中燥责之于脾胃，下燥责之于肾与大肠。

《素问·至真要大论》曰："燥者濡之。"治疗燥证当以濡润为法。然而外燥与内燥发病病因不同，其治疗有异。外燥宜宣，其中凉燥宜温宣，温燥宜清宣；内燥宜润，使脏腑阴津复常。故本章方剂分为轻宣外燥和滋润内燥两大类。

使用治燥剂，首先要详辨外燥与内燥。倘若内外合病者，治当分清主次。大抵先外后内，或内外并治，但亦应以轻宣外燥为主，切不可单纯滋润，以免留邪。治燥剂多为滋腻之品，易于助湿生痰，妨碍气机，故脾虚便溏，痰多湿盛，气机阻滞者均当慎用。燥邪最易化火生热，伤津耗气，故常酌情配伍清热泻火或益气生津之品，但以甘寒或咸寒之品为宜。辛香耗气，苦燥伤阴之品，则当慎用。

第一节 轻宣外燥

轻宣外燥剂是为外感凉燥或温燥之证而设。燥性干涩，易伤津液；燥邪清轻，易损肺脏；燥气与肺金相应，燥气从口鼻而入，最易损伤肺之气津。外感燥证的基本病机：若凉燥犯肺，肺卫不宣，津液不布，聚津成痰，肺失宣降，故见恶寒头痛，鼻塞流涕，鼻干咽干，咳痰不爽，舌淡红，苔薄白，脉浮等。若温燥袭肺致肺卫受郁，燥伤肺胃气津，或灼津成痰，肺失清肃，故见身热恶风，咽干鼻燥，干咳少痰，或口渴，倦乏短气，气逆喘急等。

凉燥证治宜轻宣温润法，组方常用辛温宣散药与止咳化痰药配伍而成。凉燥虽与风寒同类，但究为"次寒"，故辛温解表药的选择上，宜用药性平和，温而不燥之品，如苏叶、防风、葱白、杏仁、前胡等。其中苏叶，主入肺、脾经，辛温不燥，轻扬香散，外能发表散邪，内可开宣肺气，最宜于外感凉燥证见寒热头痛，鼻塞咳痰，胸膈不利者。防风，辛甘微温，主入肺、脾、肝经，风中之润药，其轻疏发散，解表不伤津，适宜于凉燥表证明显者。葱白辛温，主入肺、胃经，辛润利窍，发散解肌，善开宣腠理，通上下阳气，宜于风寒袭表之轻证，常配淡豆豉，以加强解表之力。杏仁苦而温润，主入肺与大肠经，既有下气平喘之功，复有润燥宣滞行痰之功，宜于肺经感邪，而见喘嗽咳逆、寒热头痛、胸满便秘等症。除此，此类方剂还常配伍宣畅肺脾药（桔梗、陈皮、枳壳）和祛湿化痰药（茯苓、半夏、苏子）等。

温燥证治宜轻宣凉润法，组方常用辛凉宣散药（桑叶、菊花）或辛凉清润药（梨皮、芦根）与生津润燥药（沙参、麦冬）配伍而成。其中表散药"当用至轻至淡芳香清冽之品，使邪气缓缓从皮毛透出，无犯中焦，无伤津液"（《医学源流论》）。生津润燥也宜用甘淡微寒、体润不腻之品，慎用质重滋腻及阴柔收敛之品，以免恋邪闭表之虞。桑叶甘寒质轻，轻清疏散，入肺经，既能轻宣疏散以解表，又能清燥润肺以止咳，常与温润降肺之杏仁配伍，用于温燥袭肺之病证。菊花甘辛凉，主入肝、肺经，气味轻清，芳香但不辛燥，疏散中而能泄降，兼能清肝平肝，尤其适宜于阳热阴弱之体感受风热或风燥之发热头痛及目赤肿痛者。梨皮，甘涩而凉，主入肺、心经，清心润肺，化痰止咳，生津止渴，兼能走表而不伤中，善治肺燥咳嗽咯痰者。芦根甘寒，主入肺、胃经，清热生津，益胃和中，舒郁除烦，甘寒不滋腻，宜于肺胃郁热之烦满、咳呕者。沙参甘寒体轻，主入肺、胃经，清肺化痰，益胃生津，宜于肺胃津伤之燥咳痰少、喉燥口渴者。麦冬，甘微苦微寒，入心、肺、胃经，养阴润燥，生津止渴，清心除烦，为治上中焦阴伤燥热之要药。

此外，此类方剂还常配伍清热泻火药（石膏、知母）、宣降肺气药（桔梗、前胡、牛蒡子）、生津润燥药（天花粉、生地黄）、润肺化痰药（瓜蒌皮、浙贝母）、益气补肺药（人参、党参、甘草）等。

代表方如杏苏散、桑杏汤、清燥救肺汤等。

杏苏散 《温病条辨》 Xingsu San
Apricot Kernel and Perilla Powder

【组成】　苏叶（9g）　半夏（9g）　茯苓（9g）　前胡（9g）　苦桔梗（9g）　枳壳（7g）　甘草（5g）　生姜（7g）　大枣（3枚）　橘皮（6g）　杏仁（9g）（原方未标注用量）

【用法】　水煎服（原方未标注用法）。

【功效】　轻宣凉燥，理肺化痰。

【主治】　外感凉燥证。头微痛，恶寒无汗，咳嗽痰稀，鼻塞嗌干，苔白，脉弦。

【制方原理】　本方所治之证，乃因凉燥外袭、肺气不宣所致。秋深气凉，感之多为凉燥。凉燥外袭，首先犯肺，肺合皮毛，则见恶寒无汗，头微痛；鼻为肺窍，喉为肺系，凉燥伤肺，肺气郁遏，肺津凝涩不布，故见鼻塞嗌干；寒饮内停，肺失宣降，则咳嗽痰稀；凉燥为小寒，属阴邪，故苔白、脉弦。综上所述，本证病机要点为凉燥伤于肺卫，肺气失于宣降，津液凝聚成痰饮。故治宜轻宣凉燥，宣肃肺气，化痰止咳。

方中苏叶辛温不燥，轻扬香散，外能发表散邪，内可开宣肺气，使凉燥之邪从表而解；杏仁苦降温润，降利肺气，止咳化痰，共为君药。前胡疏风透邪，降气化痰，既助苏叶轻宣凉燥，又助杏仁化痰止咳；桔梗、枳壳一升一降，理气宽胸，宣利肺气，共为臣药。半夏燥湿化痰，橘皮理气化痰，茯苓利湿健脾以绝生痰之源，共为佐药。生姜、大枣调和营卫，通行津液；甘草协调诸药，合桔梗宣肺祛痰利咽，共为佐使。诸药合用，使凉燥得以宣散，肺气之宣降复常，津液畅行而痰无从生，则诸症自除。本方乃苦温甘辛之法，所谓"燥淫于内，治以苦温，佐以甘辛"（《素问·至真要大论》）。

制方特点：轻宣辛散，理肺化痰；温散适宜，与凉燥相应。

凉燥实为秋令"小寒"为患，与寒邪不同之处在于受邪较轻，且易于凝津成痰。故治疗不可过用辛温燥烈之品，而宜温润宣通，布津化痰。

【临床运用】

1. 用方要点　本方为外感凉燥证而设，亦可用于治疗风寒咳嗽。临床以恶寒无汗，咳嗽痰稀，咽干，苔白，脉弦为使用依据。

2. 临证加减　若见风寒束表，无汗身痛，脉弦甚或紧，加羌活；汗后咳不止，去苏叶，加苏梗；

兼湿阻中焦，泄泻腹满，加苍术、厚朴；若邪伤阳经，头痛重在眉棱骨痛者，加白芷。

3. 现代运用 多用治普通感冒、流行性感冒、急慢性支气管炎等证属外感凉燥或风寒较轻，肺气不宣者。

4. 使用注意 外感温燥证，本方不宜。

 现代研究

1. 实验研究 观察杏苏散对凉燥模型小鼠（SPF 级昆明小鼠根据"温度—相对湿度—风"综合刺激进行造模）气管纤毛运动（CM）、呼吸道液糖胺聚糖（RS）、肠液糖胺聚糖（IS）、血清 IgG（IgG-S）与呼吸道液 IgG（IgG-R）的影响。结果显示模型小鼠的 CM 加快，RS、IS、IgG-S、IgG-R 明显降低，杏苏散可使模型小鼠气管的 CM 减慢，RS 与 IS 升高。结果提示杏苏散有改善凉燥模型小鼠呼吸道纤毛运动和呼吸道及肠黏膜屏障功能的作用，为理解本方"轻宣凉燥，理肺化痰"功效可提供一定的药理学依据。

2. 临床报道 将经确诊的小儿支气管炎患儿 60 例平均分为两组，治疗组用杏苏散加减方（杏仁、紫苏、前胡、桔梗、姜半夏、麦冬、五味子、生姜、大枣、炙甘草），对照组应用头孢曲松、地塞米松静脉滴注，比较疗效。结果显示治疗组痊愈率为 95%，明显高于对照组的 60%（P＜0.05），且较对照组治疗时间明显缩短，无不良反应。结果表明杏苏散加减方治疗小儿急性支气管炎的疗效优于西医常规处理。

桑杏汤《温病条辨》
Sangxing Tang
Mulberry Leaf and Apricot Kernel Decoction

【组成】 桑叶一钱（3g） 杏仁一钱五分（4.5g） 沙参二钱（6g） 象贝一钱（3g） 香豆豉一钱（3g）栀皮一钱（3g） 梨皮一钱（3g）

【用法】 水二杯，煮取一杯，顿服之，重者再作服（现代用法：按原方用量可酌情增加，水煎服）。

【功效】 轻宣凉润，清肺止咳。

【主治】 外感温燥轻证。身热不甚，微恶风，头痛，干咳无痰，或痰少而黏，口渴咽干鼻燥，舌红，苔薄黄而干，脉浮数而右脉大者。

【制方原理】 本方所治为温燥袭肺，肺阴受灼之轻证。温燥外袭，肺卫被遏，故身热微恶风，头痛，脉浮数；燥热犯肺，损伤阴液，灼津为痰，使肺失清肃，故鼻燥咽干，咳嗽无痰，或痰少稠黏。病属初起，邪在肺卫，治当辛散与凉润并行，即轻宣温燥与清热润肺合法。

方中桑叶辛凉轻清，善入肺经，既能轻宣以解表，又能清肺以止咳；杏仁苦辛温润，擅长降利肺气，润燥止咳。两者配伍，轻宣燥热，宣利肺气，共为君药。象贝母清热润肺化痰，沙参润燥清肺止咳，共为臣药。豆豉"散肌表之客邪，宣胸中之陈腐"（《成方便读》），助桑叶轻宣透邪，解表不伤阴；栀子苦寒，清热泻火，用皮取其质轻走表入肺，清散肺卫郁热；梨皮性甘凉，清热润燥，止咳化痰，取梨皮走肺以凉润肺燥，亦寓取类比象之意，此三味，合为佐药。诸药合用，乃辛凉甘润之方，俾燥热除而肺津复，则诸症自愈。

制方特点：全方宣、清、润并用；药量较轻，煎煮时短，制服得宜。

本方与杏苏散均可轻宣外燥，用治外燥咳嗽。但杏苏散以杏仁与苏叶为君，配以宣肺化痰之品，为苦温甘辛法，意在轻宣凉燥，止咳化痰，主治外感凉燥，见恶寒无汗，咳嗽痰稀等症；桑杏汤以杏仁与桑叶为君，配伍清热润燥、止咳生津之品，为辛凉甘润法，意在轻宣温燥，凉润肺金，主治外感温燥，见身微热，心烦，干咳无痰，或痰少而黏等症。

桑杏汤与桑菊饮均用桑叶、杏仁，皆可疏散外邪，清肺止咳，用治外感温热，感邪轻浅之咳嗽。但桑菊饮中配伍薄荷、连翘、菊花等，重在疏风清热，主治风温初起，津伤较轻之咳嗽证；桑杏汤则用沙参、梨皮、象贝母，重在润燥化痰，主治外感秋季燥热，津伤较重之咳嗽证。

【临床运用】

1. 用方要点 本方为外感温燥轻证而设。临床以感于秋燥，身热不甚，干咳无痰，或痰少而黏，舌红，苔薄黄而干，脉浮数为使用依据。

2. 临证加减 若温燥偏甚，身热较重，可加连翘、菊花；肺气逆而咳嗽较重，可加桔梗、枇杷叶；若邪伤肺络，咳而见血，可加白茅根、青黛；若咽痛，可加牛蒡子、玄参。

3. 现代运用 多用治急性上呼吸道感染、急性气管支气管炎、支气管扩张、百日咳等证属外感温燥，灼伤肺津者。

4. 使用注意 煎煮时间不宜过长。

 现代研究

实验研究 比较观察杏苏散与桑杏汤对 PM2.5 所致的大鼠肺组织中 HMGB1、TNF-α、IL-6 表达的影响，以探讨两首方剂对染毒大鼠肺脏的保护作用机制。结果发现，较之于模型组，杏苏散和桑杏汤两组小鼠的 HMGB1、TNF-α、IL-6 的表达水平明显下调（$P<0.05$）。提示杏苏散和桑杏汤对 PM2.5 大鼠肺组织的炎性损伤具有一定的保护作用，为两方用于防治雾霾伤肺提供了一定的实验依据。

清燥救肺汤《医门法律》 Qingzao Jiufei Tang
Decoction for Eliminating Dryness and Rescuing the Lung

【组成】 桑叶经霜者，去枝梗，三钱（9g）　石膏煅，二钱五分（8g）　甘草一钱（3g）　人参七分（2g）　胡麻仁炒，研，一钱（3g）　真阿胶八分（3g）　麦冬去心，一钱二分（4g）　杏仁泡，去皮尖，炒黄，七分（2g）　枇杷叶一片，刷去毛，蜜涂，炙黄（3g）

【用法】 水一碗，煎六分，频频二三次，滚热服（现代用法：水煎，频频热服）。

【功效】 清宣燥热，益气养阴。

【主治】 温燥伤肺，气阴两伤证。头痛身热，干咳无痰，气逆而喘，胸满胁痛，心烦口渴，咽干鼻燥，舌干无苔，脉虚大而数。

【制方原理】 本方为温燥犯肺、气阴两伤之证而设。肺开窍于鼻，外合皮毛。秋令久晴无雨，气候干燥，燥热外袭，肺卫被郁，故头痛身热；燥热伤及肺胃阴液，见心烦口渴，咽干鼻燥，舌干无苔；肺失清肃，故干咳无痰，胸满胁痛；感邪较重，肺之气阴两伤，故见气逆而喘，脉虚大而数。综上所述，本方证病机要点为燥热袭表犯肺，重伤肺之气阴，肺之肃降失常。外燥宜宣，温热宜清，阴伤宜润，气虚宜补，气逆宜降，故治以清宣燥热，益气养阴为法。

方中重用桑叶为君，取其轻宣凉润，宣散温燥而无伤阴耗气之弊，并能止咳。石膏（现多用生石膏）辛甘大寒，清泄肺热兼能止渴除烦；麦冬甘寒多液，养阴润肺而善治燥热咳嗽，其用量不及桑叶之半，故无妨桑叶之宣散，两药合为臣。君臣配合，宣中有清，清中有润。杏仁、枇杷叶主入肺经，其味苦性降，降泄肺气；阿胶、胡麻仁甘润，助麦冬润肺养阴；人参、甘草益气养胃，使土旺生金，以上六味均为佐药。甘草健脾和药，兼为佐使。诸药相伍，宣清燥热，补益气阴，使伤肺得复，故以"清燥救肺"命之。

制方特点：全方宣清与润降结合，且用量考究；肺胃同治，蕴"培土生金"之理。

本方与桑杏汤均治温燥伤肺证。但桑杏汤作用和缓，药量较轻，所治为温燥伤于肺卫，肺津受灼之轻证；本方清肺养阴的作用较强，且有益气补肺之功，所治为燥热伤肺，气阴两伤较重者。

【临床运用】

1. 用方要点 本方为治燥热伤肺重证之主方。临床以身热，干咳少痰，气逆而喘，舌红少苔，脉虚大而数为使用依据。

2. 临证加减 若燥热灼津成痰，痰多难咯者，加贝母、瓜蒌；燥热偏盛，身热较重者，重用生石膏，加知母、石斛；燥热动血，咳嗽咯血者，去人参，加生地黄、玄参、牡丹皮。

3. 现代运用　多用于急性肺炎、支气管哮喘、急性支气管炎、慢性阻塞性肺疾病急性发作、肺结核合并感染、原发性支气管肺癌、干燥综合征等证属燥热伤肺，气阴两伤较重者。

4. 使用注意　脾虚或痰湿者，本方不宜。原方中石膏煅用，现代多用生石膏，用量可据病情轻重酌定。

 附　方

1. 沙参麦冬汤（《温病条辨》）　沙参三钱（9g）　玉竹二钱（6g）　生甘草一钱（3g）　冬桑叶一钱五分（4.5g）　麦冬三钱（9g）　生扁豆一钱五分（4.5g）　花粉一钱五分（4.5g）　用法：水五杯，煮取二杯，日再服。久热久咳者，加地骨皮三钱。功效：清养肺胃，生津润燥。主治：燥伤肺胃阴分，咽干口渴，或热，或干咳少痰，舌红苔少者。

2. 补肺阿胶汤（《小儿药证直诀》，原名阿胶散，又名补肺散）　阿胶麸炒，一两五钱（45g）　牛蒡子（鼠粘子）炒香，二钱五分（7.5g）　甘草炙，二钱五分（7.5g）　马兜铃焙，五钱（15g）　杏仁去皮尖，七个（10g）　糯米炒，一两（30g）　用法：上为细末，每服一二钱（3～6g），水煎，食后温服。功效：养阴补肺，清热止血。主治：小儿肺阴虚有热证。咳嗽气喘，咽喉干燥，喉中有声，或痰中带血，舌红少苔，脉细数。

按　沙参麦冬汤重用沙参、麦冬，其功效主在滋养肺胃，生津润燥，吴氏称之为"甘寒救其津液"法，所治之证较清燥救肺汤证轻，但肺胃同病，且燥伤阴分，症见身热不高，咳嗽不甚，但口鼻干燥，咽干口渴，舌干少苔，脉细数。补肺阿胶汤功在养阴补肺，清热止血，所治为小儿肺阴虚有热，燥伤肺络，症见咳嗽气喘，咽喉燥痛，或痰中带血。

 现代研究

临床报道　将40例经中医辨证属于津亏热结型、病理活检证实为中分化鳞癌（Ⅲ期）的食管癌患者分为观察组与对照组，每组20例。其中对照组为单纯术前DF方案化疗，观察组为DF（即顺铂+氟尿嘧啶）方案联合持续服用沙参麦冬汤加减方（沙参15g，麦冬15g，玉竹15g，天花粉12g，玄参12g，生地黄12g，石斛12g，扁豆10g，甘草6g，火麻仁10g，瓜蒌仁10g，每日1剂，水煎服），经4周期化疗后评价疗效及化疗不良反应。结果：观察组的疗效明显优于对照组（$P<0.05$）；且较之对照组，观察组淋巴细胞总数和CD3$^+$、CD4$^+$、CD8$^+$、CD4/CD8明显升高（$P<0.05$）；化疗后骨髓抑制及恶心、呕吐和便秘、腹泻反应明显减少（$P<0.05$）。提示沙参麦冬汤加减方对于津亏热结型食管癌患者有辅助化疗，减轻化疗不良反应，增强患者免疫力的作用。

第二节　滋润内燥

滋润内燥剂是为脏腑津液精血不足之内燥证而设。内燥形成原因主要有热燥之邪耗伤；或严重的吐泻、大汗及失血等损失；或慢性消耗性疾病，或久食辛苦温燥的食物或药物，渐耗津液；或摄入水分不足。内燥证有上、中、下之别：燥在上者，肺津受损，常见咳嗽气喘，甚或咳血，咽痛鼻燥等；燥在中者，胃津亏虚，常见肌热易饥，口中燥渴，或气逆呕吐等；燥在下者，常见消渴咽干，面赤虚烦，小便短少或频数，大便秘结等。若病涉肝肾，液脱津枯，病情深重，则可见毛发和面色枯槁，关节不利，手足震颤，甚则大肉尽脱等症。根据"燥者濡之"之大法，本证治疗宜养阴增液润燥，组方常以生津养液、滋阴润燥之品为主而成，常用药味有南沙参、北沙参、玉竹、麦冬、石斛、天冬、生地黄、熟地黄、玄参等。其中，沙参甘苦微寒，主入肺、胃经，清肺化痰，滋阴润肺，益胃生津。南沙参，滋养之力较弱，偏于清肺热；北沙参，滋养之力较强，清热滋阴，补中益肺，疏通而不燥，润泽而不滞，最宜于肺胃阴伤之干咳渴饮。麦冬味甘微苦，性微寒，归胃、肺、心经，有养阴润肺、益胃生津、清心除烦的功效，用于肺燥干咳、阴虚痨嗽、喉痹咽痛、津伤口渴、内热消渴、心烦失眠、肠燥便秘等症。上、中焦病证宜之，但其性偏甘柔滋腻，有滞气生痰之嫌。玉竹味甘性微寒，主入脾、胃经。滋阴润肺，益胃生津，其"滋肺益肾，补而不壅"（《本经逢原》），"柔润补虚，善息肝风"（《得配本草》），主治阴虚燥热之咽干口燥、虚劳咳嗽、消谷善饥、虚热痿痹。石斛味甘性微寒，益胃生津，滋阴清热且有明目、通痹起痿之功，临床常用于肾胃阴亏所致之目暗不明、筋骨痿软等病证。地黄，主入肝、肾、心、肺经，生用味甘性寒，滋阴清热润燥，兼能凉血；熟用甘温，"能补五脏之真阴"（《本草正》），为补肾之要药，滋阴之佳品，能通血脉，长肌肉，继绝筋，填精髓，泽肌肤，润肠道，乌须发，最宜于下焦燥证属于肝肾阴血亏虚者。玄参甘苦咸寒质润，主入少阴经，长于清热生津，滋阴润燥，兼能解毒利咽、润肠通便，故治疗白喉燥疫、阴虚咽痛、肠燥津枯便秘常被选用。

燥证虽有上中下之辨，但脏腑气血津液关联，如金水相生，津血同源，气津相关等。燥证病机常涉及阴虚或燥生内热，虚热炼津成痰，或燥伤血络，或津伤血枯，络道涩滞；或津损气耗，气津两伤。滋阴润燥之品，多阴柔滋腻，易碍胃滞气。故组方中又须兼顾。

此外，本类方剂还常选配清热泻火药（石膏、知母、黄连）、肃肺降气药（桑白皮、枇杷叶）、清化痰热药（浙贝母、瓜蒌皮、天花粉）、益气健脾药（人参、黄芪、山药）、和营活血药（牡丹皮、赤芍、当归）、酸敛益阴药（白芍、山茱萸、金樱子）、和胃行滞药（半夏、姜汁）等。

代表方如养阴清肺汤、百合固金汤、麦门冬汤、玉液汤等。

养阴清肺汤《重楼玉钥》 Yangyin Qingfei Tang
Decoction of Replenishing Yin and Clearing the Lung

【组成】 大生地黄二钱（6g） 麦冬一钱二分（3.6g） 生甘草五分（1.5g） 玄参钱半（4.5g） 贝母八分去心（2.4g） 牡丹皮八分（2.4g） 薄荷五分（1.5g） 炒白芍八分（2.4g）

【用法】 水煎服，按原方用量比例酌情增加剂量（原方未标注用法）。

【功效】 养阴清肺，解毒利咽。

【主治】 白喉之阴虚燥热证。喉间起白如腐，不易拭去，拭则血出，咽喉肿痛，初起或发热或不发热，或咳或不咳，呼吸有声，似喘非喘，鼻干唇燥，舌红，脉数无力或细数。

【制方原理】 本方为治疗白喉虚热证的要方。白喉多因素体阴虚蕴热，又外感白喉疫毒而发病，正如《重楼玉钥》所载"此症发于肺肾，凡本质不足者，或遇燥气流行，或多食辛热之物，感触而发"。喉为肺系，肾脉循喉咙系舌本。肺肾阴虚燥热，组织失濡，见鼻干唇燥；虚火与疫毒上犯，热毒灼津成痰，痰阻咽喉，则见呼吸有声，似喘非喘；熏灼咽喉，使肉烂膜腐，故咽喉肿痛，喉间起白如腐；疫毒入于血分，故白膜不易拭去，拭则血出。舌红，脉数无力或细数，也为阴虚燥热之象。本病病位主在肺系，病机为阴虚燥热，虚火与疫毒壅结，熏灼咽喉，肉烂膜腐。故治宜养阴清肺与解毒利咽并行，即郑梅涧所谓："经治之法，不外肺肾，总要养阴清肺，兼辛凉而散为主。"

方中生地黄甘寒入肾，养肾阴以固根本，滋肾水以救肺燥，并能清热凉血，故重用为君。玄参咸寒质润，《医学启源》称"治空中氤氲之气，无根之火，以玄参为圣药"，故取之助生地黄滋肾阴，启肾水上潮于咽喉，且清虚火而解热毒；麦冬养阴润肺，益胃生津；白芍敛阴柔肝，和营泻热，可防木火刑金，此三药合而为臣。牡丹皮清热凉血，活血消肿；贝母润肺化痰，散结去腐；薄荷入肺，既可宣透燥热，又能宣肺利咽止痛，用量小，虽散邪而不伤阴，此三药配伍，散瘀化痰，利咽消肿，共为佐药。生甘草解毒利咽，调和诸药，为佐使。全方配伍，共奏养阴润燥、清肺解毒、利咽散结之功。

制方特点：滋肾润肺，寓"金水相生"之理；滋阴润燥合降火解毒，佐凉血化痰、消肿利咽，创白喉治方配伍之结构。

【临床运用】

1. 用方要点 本方不仅为治疗虚热白喉证的专方，也为阴虚燥热咽痛之常用方。 金水相生法临床以喉间起白如腐，不易拭去，咽喉肿痛，或咽喉燥痛，干咳，鼻干唇燥，脉细数为使用依据。

2. 临证加减 热毒重见身热及咽痛明显，可加金银花、板蓝根、大青叶；阴伤重见咽干口渴明显，加熟地黄、天冬、石斛；痰瘀较重见咽喉红肿明显，可加制僵蚕、天花粉、赤芍，或局部配合《重楼玉钥》吹药方（青果炭6g，黄柏3g，川贝母3g，儿茶3g，薄荷3g，凤凰衣1.5g；各研细末，再入乳钵内和匀，加冰片1.5g，研细，瓶装备用）使用。

3. 现代运用 除用于白喉外，亦常用于急性扁桃体炎、急性咽喉炎、急性疱疹性咽峡炎、鼻咽癌放疗后急性口腔黏膜溃疡等证属阴虚肺燥者。

4. 使用注意 白喉者忌表散；本方获效后，仍需连用数剂，以巩固疗效。

 现代研究

临床报道 将80例慢性鼻窦炎（CRS）阴虚内热证患者随机分为对照组与试验组，每组40例。两组均在常规治疗基础上予桉柠蒎肠溶软胶囊，每次1粒，每日2次，口服；试验组又予养阴清肺汤加减方（生地黄15g，麦冬15g，白芍15g，牡丹皮10g，川贝母5g，玄参15g，百部10g，甘草5g，石菖蒲10g，辛夷5g，皂角刺10g，白芷10g），每次1袋，每日2次，口服。2组均连续治疗2个月。比较2组治疗前后的视觉模拟量表（VAS）评分、Lund-Mackay评分、Lund-Kennedy评分、中医证候积分、嗅觉功能评分、糖精清除时间（SCT）、黏液纤毛清除速度（MTR）、纤毛清除率（MCC）及鼻气道阻力、鼻腔最小横截面积（NMCA）、鼻腔容积（NCV）。结果显示，试验组能促进患者鼻黏膜纤毛清除功能，降低鼻气道阻力，增强鼻功能，改善临床症状与体征，疗效优于对照组。表明养阴清肺汤加减方与西医常规联合使用能提高阴虚内热型慢性鼻窦炎的临床疗效。

百合固金汤 《慎斋遗书》 Baihe Gujin Tang
Lily Bulb Decoction to Secure the Lung

【组成】 百合一钱半（4.5g） 熟地黄 生地黄 当归身各三钱（各9g） 白芍 甘草各一钱（各3g） 桔梗 玄参各八分（各2.4g） 贝母 麦冬各一钱半（各4.5g）

【用法】 水煎服，按原方用量比例酌情增加剂量（原方未标注用法）。

【功效】 滋肾润肺，化痰止咳。

【主治】 肺肾阴虚，虚火上炎证。咳嗽气喘，或痰中带血，咽喉燥痛，午后潮热，骨蒸盗汗，舌红少苔，脉细数。

【制方原理】 本方证乃肺肾阴虚、虚火灼金而致。肺金肾水，金水相生。若肺阴亏耗，津液不能下荫于肾，则肾水不足；肾水既亏，一则阴不上滋于肺，再则水不制火，虚火上炎而烁肺金，形成肺肾两亏、母子俱损的病变。阴虚肺燥，肺失清肃，故咳嗽气喘；虚火炼津成痰，甚或损伤肺络，故咳痰带血；喉为肺之门户，少阴肾脉上夹于咽喉，肺肾阴虚，虚火上炎，故咽喉燥痛；午后潮热，骨蒸盗汗，舌红少苔，脉细数等，皆为阴虚内热之象。本方证病机要点为肺肾阴虚，虚火刑金，炼液成痰，肺失清肃。治宜滋养肺肾，辅以清热降火，佐以化痰利咽。

方中百合味甘性微寒，功专益阴补肺，润肺止咳，清心除烦，故用之为君。生地黄甘寒，质润多液，滋阴补肾，清热凉血，为"补肾家之要药，益阴养血之上品"（《神农本草经疏》）；熟地黄质润入肾，"填骨髓，长肌肉，生精血，补五脏内伤不足"（《本草纲目》），两者合用，滋阴填精，清补并行；麦冬乃清润之品，清热润燥，助百合养阴固肺，三药合而为臣。君、臣配合，使金水共生互养。当归、白芍养血敛阴柔肝，制木之亢，当归兼治"咳逆上气"；玄参滋肾降火，润燥利咽；贝母、桔梗润燥化痰，宣肺止咳，俱为佐药。生甘草配伍桔梗清利咽喉，化痰止咳，兼和胃调药，为佐使药。诸药相合，使阴充火降，痰化咳止，肺复清肃。

制方特点：滋阴降火治其本，化痰止咳治其标，标本同治；主治肺肾，兼调肝胃，寓五行生克制化之理。

【临床运用】

1. 用方要点　本方为治疗肺肾阴亏、虚火上炎证的常用方剂。临床以咳嗽，咽喉燥痛，舌红少苔，脉细数为使用依据。

2. 临证加减　若肺络损伤较甚而咳血重者，去桔梗，加白茅根、白及、藕节；若肺之气阴耗散，久咳少痰而喘促者，可选加五味子、乌梅、诃子。

3. 现代运用　多用于肺结核、慢性支气管炎、支气管扩张症、慢性咽喉炎等证属肺肾阴虚有热者。

4. 使用注意　脾虚便溏者，本方不宜用。

 附　方

琼玉膏（《洪氏集验方》引铁瓮先生方）　新罗人参二十四两（春一千下，为末）　生地黄十六斤（九月采、捣）　雪白茯苓四十九两（木春千下，为末）　白沙蜜十斤　用法：上人参、茯苓为细末，蜜用生绢滤过，地黄取自然汁，捣时不得用铁器，取汁尽，去滓，用药一处，拌和匀，入银石器或好瓷器内，封用。如器物小，分两处物盛，用净纸二三十重封闭，入汤内，以桑木柴火煮六日，如连夜火即三日夜，取出用蜡纸数层包瓶口，入井内，去火毒，一伏时取出，再入旧汤内煮一日，出水气，取出开封。每晨服二匙，以温酒化服；不饮者，白汤化之。一料分五处，可救五人痈疾；分十处，可救十人劳瘵。功效：滋阴润肺，益气健脾。主治：阴虚肺燥之肺痨。干咳少痰，咽燥咯血，肌肉消瘦，气短乏力，舌红少苔，脉细数。

按　本方与百合固金汤均能滋阴润肺及治疗阴虚肺燥证。但本方重用生地黄滋补肾阴，配伍白蜜滋润肺燥，使金水相生；更佐参、苓益气补脾，以培土生金。如此先天得补，后天得养，肺得滋润，主治肺肾阴虚，脾气虚弱之肺痨干咳，肌肉消瘦。百合固金汤功专滋肾润肺，清热降火，化痰止咳，主治肺肾阴虚，虚火上炎之咳嗽气逆，痰中带血。

 现代研究

临床报道　将 120 例确诊为肺癌的患者分为对照组和试验组，每组 60 例。对照组采取放射治疗，试验组在此基础上予百合固金汤方（石斛 12g，天花粉 15g，北沙参 15g，玄参 10g，川贝母 9g，百合 20g，麦冬 15g，熟地黄 12g，生地黄 10g，水煎服，每日一剂）口服，随症加减，连续治疗 3 周。结果显示试验组的总有效率、不良反应率及生存质量各项分值均优于对照组（$P<0.05$）；两组 1、2 年生存率无明显差异（$P>0.05$）。提示百合固金汤加减方与放射疗法合用不仅可提高肺癌的临床疗效，且可减少化疗引起的骨髓抑制、放射性炎性损伤等不良反应。

麦门冬汤《金匮要略》

Maimendong Tang
Ophiopogon Decoction

【组成】　麦冬七升（42g）　半夏一升（6g）　人参三两（9g）　甘草二两（6g）　粳米三合（10g）　大枣十二枚（4枚）

【用法】　上六味，以水一斗二升，煮取六升，温服一升，日三夜一服（现代用法：水煎服）。

【功效】　滋养肺胃，降逆下气。

【主治】　①虚热肺痿证。咳唾涎沫，短气喘促，咽喉干燥，舌干红少苔，脉虚数。②阴虚呕逆证。呕吐，或呃逆，口渴咽干，舌红少苔，脉虚数。

肺痿

【制方原理】　本方原治肺痿系胃阴不足、虚火上炎、肺受火灼、气阴俱伤所致。肺之气阴受损，肃降失职，故咳嗽短气喘促；肺不敷津，虚火炼液，津液聚成痰涎，故见咳吐浊唾涎沫；咽喉为肺胃之门户，肺胃气阴两伤，津不上承，加之虚火上炎，故咽喉干燥不利；胃阴亏虚，胃气不降，故呕吐或呃逆；口渴咽干，舌红少苔，脉虚数皆系燥热津伤之象。本方证病机要点为阳明胃虚，虚火上逆，灼津成痰，肺失濡养，肃降无权。治宜益气阴，清虚火，降逆气，化痰涎。

方中麦冬甘寒质润，既滋肺胃阴津，又清肺胃虚热，重用为君。人参健脾补肺，配伍麦冬益气生津，此两味为臣。粳米、大枣、甘草补脾养胃，兼培土生金，是为佐助；半夏，降逆化痰，止咳止呕，其性虽温燥，但与大量麦冬配伍，则燥性被制而降逆化痰之功存，且散结行滞，与甘味合用，有防其滋腻碍气之弊，合之于全方有相反相成之妙。此四味共为佐药。甘草调和诸药，兼为使药。全方相合，共奏润肺养胃、降逆化浊之功。

制方特点：气阴双补，肺胃同治，寓燥于润，润燥相济，滋而不腻。

本方与百合固金汤、清燥救肺汤均可滋阴润肺止咳，治疗阴虚肺燥之咳喘证。但本方滋养肺胃，并可降逆下气，培土生金，主治肺胃阴虚，气火上逆之内伤肺痿咳唾证；百合固金汤重在滋养肺肾，兼能清热化痰，主治肺肾阴虚、虚火上炎之阴虚肺燥证；清燥救肺汤重在宣燥清热，滋阴益气，主治外感温燥，气阴两伤之肺虚喘逆证。

【临床运用】

1. 用方要点　本方为治疗肺胃阴伤，气火上逆所致咳嗽或呕吐的常用方，临床以咳唾涎沫、短气喘促或呕吐，咽喉干燥、舌红少苔，脉虚数为使用依据。

2. 临证加减　肺痿阴伤甚者，可加北沙参、玉竹、地黄；阴虚而见潮热，可加桑白皮、地骨皮、白薇；胃阴不足，胃脘灼热而痛者，可加白芍、百合、糯稻根等。

3. 现代运用　多用治慢性支气管炎、支气管扩张症、慢性咽喉炎、肺结核等证属肺胃阴虚，气火上逆者；亦可用治胃及十二指肠溃疡、慢性萎缩性胃炎见有呕吐证属胃阴不足，气逆不降者。

4. 使用注意　虚寒肺痿者，本方不宜用。

　附　方

1. 五汁饮（《温病条辨》）　梨汁　荸荠汁　鲜苇根汁　麦冬汁　藕汁（或用蔗浆）　用法：临卧时斟酌多少，和匀凉服，不甚喜凉者，隔水炖温服。功效：甘寒养阴，清热润燥。主治：肺胃津伤证。温病，咽燥口渴甚，咳唾白沫，黏滞不快者。

2. 增液汤（《温病条辨》）　玄参一两（30g）　麦冬连心八钱（24g）　细生地八钱（24g）　用法：水八杯，煮取三杯，口干则与饮令尽；不便，再作服。功效：增液润燥。主治：阳明温病，津亏肠燥证。大便秘结，口渴，舌干红，脉细稍数，或沉而无力。

按　麦门冬汤、五汁饮、增液汤三方均有滋阴养液之功，皆可治阴津亏损之证。但五汁饮五物皆用鲜汁，甘寒滋养肺胃，清热润燥止渴，所治为温病热甚，肺胃阴津耗损，咽燥口渴甚者；增液汤为"咸寒苦甘法"，长于滋液润肠，所治为肠燥便秘者；麦门冬汤滋养胃阳，降逆下气，主治肺胃阴虚，气火上逆之咳喘、呕逆证。

　现代研究

1. 实验研究　通过博来霉素器官滴注建立特发性肺间质纤维化小鼠模型（模型组），实验组模型小鼠于滴注48小时后按2ml/200g剂量给予麦门冬汤灌胃，连续2周（每日1次），检测小鼠肺功能[包括吸气峰流速（PIF）、呼气峰流量（PEF）及每分钟通气量（MV）]、肺组织可溶性胶原蛋白含量及过氧化物酶体增殖物激活受体（PPARγ）mRNA及蛋白表达水平。结果发现，与模型组比较，实验组小鼠PIF、PEF及MV均显著升高，肺组织中PPARγ mRNA及蛋白表达水平升高，可溶性胶原蛋白显著降低（$P<0.05$）。结果表明麦门冬汤有改善特发性肺间质纤维化小鼠肺功能的作用，作用机制可能与增强肺组织中PPARγ的表达，降低肺组织中可溶性胶原蛋白含量有关。该结果为该方治疗肺痿提供了一定的药理学依据。

2. 临床报道　将64例抗抑郁药物所致胃肠道不良反应的患者按照收治顺序单双号分为对照组和治疗组，每组32例，对照组予西药多潘立酮治疗，治疗组予中药麦门冬汤加减方（麦冬60g，清半夏10g，炙甘草10g，粳米50g，玉竹15g，生白术30g，生白芍30g，黄精20g，枳实15g，百合30g），两组均以2周为1个疗程，连续治疗 2 个疗程后评价疗效。结果显示治疗组有效率为 84.38%；明显高于对照组的 68.75%（$P<0.05$）。表明麦门冬汤加减方治疗抗抑郁药物所致胃肠道不良反应证属肺胃阴虚型者的效果优于多潘立酮。

玉液汤《医学衷中参西录》 Yuye Tang Jade Fluid Decoction

【组成】 生山药—两（30g）　生黄芪五钱（15g）　知母六钱（18g）　生鸡内金捣细，二钱（6g）　葛根钱半（4.5g）　五味子三钱（9g）　天花粉三钱（9g）

【用法】 水煎服（原方未标注用法）。

【功效】 益气生津，润燥止渴。

【主治】 气阴亏虚之消渴。口渴引饮，饮水不解，小便频数量多，或小便浑浊，困倦气短，舌嫩红而干，脉虚细无力。

【制方原理】 本方所治消渴乃脾气不升，肾虚胃燥所致。张锡纯曰："消渴之证，多由于元气不升，此方乃升元气以止渴者也。"脾主升清，肾司二便。今气虚脾不升清，加之胃燥津伤，津液不能上承于口，故口渴引饮，饮水不解；肾虚不固，膀胱不约，加之脾气失摄，则水精下流，故小便频数而量多，或小便浑浊；困倦气短，舌嫩红而干，脉虚细无力，均为气虚胃燥阴伤之象。本方证病机以脾气亏虚，不得升清以转输津液为主，胃燥津伤，肾虚不固为辅。故治当益气升清以布津，生津润燥以止渴，固肾摄津以缩尿。

方中重用黄芪、山药补脾固肾，益气生津，既能助脾升散津以止渴，又能助肾封藏以缩尿，共为君药。知母、天花粉滋阴清热，润燥止渴，为臣药。五味子上可益气生津止渴，下能补肾固精止遗；葛根生津止渴，《珍珠囊》言其能"升阳生津，脾虚作渴者，非此不除"；鸡内金促脾健运，化谷生津，兼能缩尿固精；三药共为佐药。诸药配合，共奏益气生津、润燥止渴、固肾摄津之功。

制方特点：益气升阳与生津润燥相配，使气旺津生液布；补脾益肾与收敛固摄相伍，标本兼治。

【临床运用】

1. 用方要点 本方为治疗气阴亏虚之消渴的常用方，临床以口渴尿多，困倦气短，脉虚细无力为使用依据。

2. 临床加减 气虚较甚者，加人参；小溲频数重者，加山茱萸。

3. 现代运用 多用于糖尿病、尿崩症、干燥综合征等证属气阴两亏，肾虚胃燥者。

4. 使用注意 脾虚湿滞者，本方不宜。

 现代研究

1. 实验研究 玉液汤水煎液给 SD 大鼠灌胃，制备含药血清，观察含药血清对体外 STZ 诱导的胰岛细胞凋亡和坏死的影响。结果显示含药血清能提高胰岛细胞活性，对胰岛细胞的凋亡和坏死有一定程度的抑制作用。另有研究发现，玉液汤与消渴丸均能明显降低糖尿病大鼠血糖、血脂、糖化血红蛋白水平，提高胰岛素水平、肝脏胰岛素受体（IR）及胰岛素受体底物 1（IRS-1）mRNA 水平，两方作用无明显差异（$P>0.05$）。提示玉液汤有降糖的作用，其作用机制可能与保护胰岛细胞及调节胰岛素受体-受体底物功能有关。

2. 临床报道 将 77 例原发病为糖尿病肾病的慢性肾功能不全患者随机分为治疗组（39 例）与对照组（38 例），两均组给予西医常规治疗，对照组口服包醛氧淀粉，治疗组口服玉液汤。两组疗程均为 3 个月。结果：治疗组总有效率为 87.2%，显著高于对照组的 57.9%（$P<0.05$）；治疗组在改善患者临床症状、体征及降低 BUN、SCr 及糖代谢指标方面均优于对照组（$P<0.05$）。表明玉液汤对于糖尿病慢性肾功能不全有一定的防治作用。

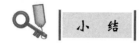 小 结

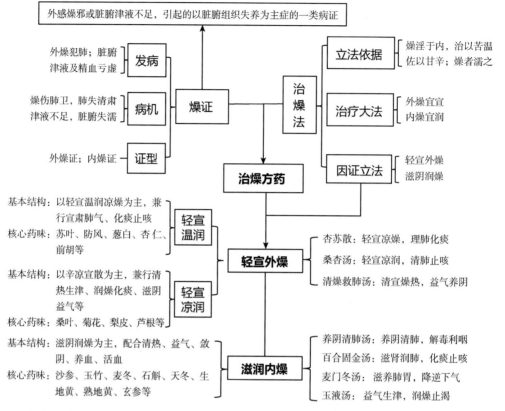

本章方剂概要：治燥剂为燥证而设立，依据其功效分为轻宣外燥与滋润内燥两类。

（1）轻宣外燥：适用于发病于秋季之外燥证。杏苏散以辛温宣散药与止咳化痰药为主，适用于深秋外感凉燥、痰湿阻肺之咳痰证，亦可用于四季风寒咳嗽。桑杏汤与清燥救肺汤都以辛凉宣散药配清热养阴药为主而成，适用于早秋外感温燥之干咳无痰或痰少证。但桑杏汤重在宣散燥邪，适用于温燥初起，感邪轻浅之证；清燥救肺汤清热与养阴作用均较强，兼能益气补肺，适用于温燥犯肺，气阴两伤之重证。

（2）滋润内燥：适用于脏腑津液精血亏损之内燥证。养阴清肺汤与百合固金汤均可滋养肺肾之阴，但前方兼能解毒利咽，为肺肾阴虚，复感疫毒之白喉治疗专方，亦可用于阴虚燥热之咽痛证；百合固金汤兼能化痰止咳，适用于肺肾阴虚，虚火炼痰，肺络受损之咳吐痰血证。麦门冬汤滋养肺胃，兼能降逆下气，长于治疗肺胃阴伤、气逆不降之肺痿，亦可治胃阴不足之呕逆证。玉液汤益气生津，固肾润燥，专治脾气不升，肾虚胃燥之消渴。

 展 望

现代研究表明，治燥剂具有调节呼吸道、肠道的分泌功能；抗菌消炎，调节免疫功能；降低血糖，促进胰岛素分泌，保护胰岛细胞等药理作用。临床较多用于如急慢性支气管炎、肺炎、支气管哮喘、肺气肿、肺结核、支气管扩张症、白喉、百日咳、胃及十二指肠溃疡、慢性萎缩性胃炎、糖尿病、干燥综合征等的治疗，主要涉及呼吸系统疾病、消化系统疾病、内分泌系统疾病、自身免疫系统疾病。此类方剂对鼻咽癌、原发性支气管肺癌及其他肿瘤手术及放化疗术后有燥证表现患者也有一定的治疗作用。治燥剂在肿瘤及免疫性疾病的治疗中可能具有潜在运用价值，有待临床药理学方面的进一步研究。

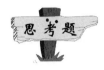 实　训 >>>

余某，男，25岁。曾患肺痨，婚后病情加剧，春节饮酒，更见咯血，伴神疲气短，食少消瘦，苔少脉弱。初诊为脾虚不能摄血，予以补中益气汤，服药后患者精神稍振，咯血有所减少，但仍未休停。刻诊：咯血色红，颧红盗汗，五心烦热，咽燥声嘶，舌赤苔少，脉细数。（史宇广，单书健. 1992. 当代名医临证精华·血证专辑[M].北京：中国古籍出版社，152.）

分析要点：①该患者一般信息对辨证有哪些提示？②补中益气汤未能治愈的原因何在？③根据当前患者的表现应辨为何证？④其病机要点和治疗立法是什么？⑤可以考虑的被选方剂有哪些？⑥确定选方后，可以对该方作何加减？

写出你对该患者的辨证立法、选方用药及制服要求。

思考题

1. 试述外燥证与内燥证的病机要点及其治疗组方的思路。
2. 杏苏散、桑杏汤、清燥救肺汤、麦门冬汤、百合固金汤均可治咳嗽，临床如何区别运用？
3. 清燥救肺汤证有何特点？方中为何重用桑叶，轻用石膏、麦冬？
4. 清燥救肺汤与麦门冬汤两方所治病位在肺，为何配伍人参、甘草等健脾养胃之品？
5. 试述麦门冬汤中麦门冬与半夏的配伍意义。
6. 养阴清肺汤除用于虚热白喉证外，临证还可用于哪些病证？
7. 玉液汤与大补阴丸均可治疗消渴，其功效与主治有何异同？
8. 百合固金汤与咳血方均能治咳血，两方在立法及主治方面有何区别？

（尹周安）

第二十一章　祛湿剂

祛湿剂（dampness-dispelling formulas）是以祛湿药为主组成，具有化湿利水、通淋泄浊等作用，主治水湿病证的一类方剂。祛湿属于八法中的"消法"。

湿邪致病，有外湿、内湿之分。外湿者，多由久处卑湿之地，阴雨湿蒸，冒雾涉水，汗出沾衣，或常于水中作业，致使湿邪从肌表、经络、关节侵袭人体，其发病可见恶寒发热，头胀身重，肢节疼痛，或面目浮肿等。内湿者，多因恣啖生冷，过饮酒酪，过食肥甘，伤及脏腑而致脏腑功能失调，见脘腹胀满，呕恶泄利，癃闭，淋浊，水肿，黄疸，痿痹等。外湿可以内侵脏腑，内湿亦能外溢肌表、经络、关节，故外湿与内湿亦可相兼并见为病。

湿与水，异名而同类。人身之水液代谢，主水在肾，制水在脾，调水在肺。脾病则湿盛，肾病则水泛，肺病则水津失布，故水湿为病与肺、脾、肾关系密切，所以在水湿病证的治疗上须密切联系脏腑，辨证施治。湿邪既可单独致病，又常与风、寒、暑、热相兼为患，而患者体质有虚实强弱之别，所犯部位又有上下表里之分，湿邪又有寒化、热化之异。因此，湿邪所致病证较为复杂。《素问·至真要大论》"湿淫所胜……以苦燥之，以淡泄之"，《素问·汤液醪醴论》"开鬼门，洁净府"，为湿的治疗确立了基本法则。但具体的祛湿方法则因证而异。大抵湿邪在上在外者，可从表微汗以解之；在内在下者，可芳香苦燥以化之，或甘淡渗利以除之；从寒化者，宜温阳化湿；从热化者，宜清热祛湿；体虚湿盛者，又当祛湿扶正兼顾等。故本章方剂分为化湿和胃、清热祛湿、利水渗湿、温化水湿、祛风胜湿五类。其他可参见解表、泻下、补益等章节的相关内容。

运用祛湿剂应注意辨别内湿外湿、湿邪所在脏腑及病证之寒热虚实，正确选用各类方剂。祛湿剂多由芳香或温燥或淡渗之品组成，易于耗气伤津，故素体阴虚津亏、病后体弱及孕妇水肿者，应当慎用。

第一节　化湿和胃

化湿和胃剂适用于湿邪中阻、脾胃失和证。湿阻中焦，气机不畅，故脘腹痞满或胀痛；湿困脾胃，升降失常，故呕吐泄泻；湿邪中阻，胃失和降，则嗳气吞酸；脾为湿困，清阳失展，则体重困倦。若湿困中焦，外感风寒，又可兼寒热头痛等症。本证的基本病机为湿阻中焦，脾胃失和，气机不利，故治法当以化湿和胃为主，兼行理气和中、健脾利湿、解表散寒等。

本类方剂的组成多以苦辛温燥药与芳香化湿药为主，如苍术、厚朴、藿香、佩兰、豆蔻、砂仁、草果、石菖蒲等。其中苍术辛苦温燥，主入脾、胃、肝经，其芳香雄烈，燥湿健脾助运之力强，不仅适用于湿阻中焦，亦可用于其他湿邪泛滥之证，常为湿浊重证所选。厚朴苦辛温，主入脾、胃、肺、大肠经，亦具燥湿之功，其味苦而长于下气，消积除满，最宜于湿阻气滞胀满者，常与苍术相须为用，治疗湿阻中焦之证。藿香辛微温，佩兰辛平，两药均入脾、胃、肺经，气味芳香，均有祛暑化浊和中之功，但藿香辛温表散风寒，佩兰辛平清散暑热，分别适用于夏月乘凉饮冷，伤于寒湿和湿热者。豆蔻辛温，主入肺、脾、胃经，既可化湿行气，又可开胃消食；砂仁辛温，主入脾、胃、肾经，化湿醒脾，且善行气温中，两药常相须配伍，用治湿阻中焦及脾胃气滞证。草果辛温，主入脾、胃经，气浓味郁，燥湿温中之力较强，多用于中焦寒湿内阻证。石菖蒲辛苦温，主入心、胃经，气味芳香，长于辟秽和中、化浊醒神，善治湿浊中阻之烦闷呕恶、脘腹胀痛、头蒙不爽证。

由于湿为阴邪，重浊腻滞，易阻气机，多见脘胀胸闷；湿停蕴痰，胃气上逆，见呕恶泛痰；因湿性趋下，下注大肠，可见腹泻便溏；脾虚生湿，湿困脾阳，日久伤及脾气，而见食少、倦怠神疲；调摄不慎，或兼表寒，而见恶寒身热、头痛无汗等。基于病机所涉的环节，本类方剂还常选配理气行滞药（陈皮、木香、大腹皮）、化痰降逆药（半夏、生姜）、淡渗利湿药（茯苓、猪苓、薏苡仁）、温阳健脾或健脾益气药（干姜、党参、白术）、解表散寒药（苏叶、白芷、香薷）等。

代表方剂有平胃散、藿香正气散等。

平胃散《简要济众方》　Pingwei San　Stomach-cutting Powder

【组成】　苍术四两，去黑皮，捣为粗末，炒黄色（120g）　厚朴三两，去粗皮，涂生姜汁，炙令香熟（90g）　陈橘皮二两，洗令净，焙干（60g）　甘草一两，炙黄（30g）

【用法】　上为散。每服二钱（6g），水一中盏，加生姜二片，大枣二枚，同煎至六分，去滓，食前温服（现代用法：共研细末，每服4～6g，姜、枣煎汤送下；或作汤剂，水煎服，用量按原方比例酌减）。

【功效】　燥湿运脾，行气和胃。

【主治】　湿滞脾胃证。脘腹胀满，不思饮食，口淡无味，呕吐恶心，嗳气吞酸，肢体沉重，怠惰嗜卧，常多自利，舌苔白腻而厚，脉缓。

【制方原理】　本方所治之证乃湿困脾胃、气机阻滞所致。盖脾主运化，喜燥恶湿，湿困脾土，气机受阻，运化失司，则口淡无味，不思饮食，脘腹胀满；胃失和降，则呕吐恶心，嗳气吞酸；脾主肌肉四肢，湿性重着，阻滞气机，清阳失展，则肢体沉重，怠惰嗜卧；脾失健运，清阳不升，湿浊下注，则常多自利。舌苔白腻，脉缓皆为湿阻之象。本方证病机为湿困脾胃，气机阻滞，脾失健运，胃失和降。治宜燥湿运脾，行气和胃。

方中重用苍术为君药，其味辛苦性温燥，归脾、胃两经，辛以散其湿，苦以燥其湿，为燥湿运脾之要药，"凡湿困脾阳，倦怠嗜卧，肢体酸软，胸膈满闷，甚至腹胀而舌浊厚腻者，非茅术芳香猛烈，不能开泄"（《本草正义》）。厚朴为臣，其辛苦性温，行气化湿，消胀除满，与苍术相伍，燥湿以运脾，行气以化湿。陈皮行气化滞，燥湿醒脾，既助苍术燥湿运脾，又助厚朴行气化滞；煎加生姜、大枣调和脾胃，为佐药。甘草甘缓和中，调和诸药，为佐使药。诸药合用，可使湿浊得化，脾胃复健，气机调畅，诸症自除。

制方特点：苦辛温燥法，主以苦温燥湿以醒脾，辅佐以辛开气机，使气行湿化。

【临床运用】

1. 用方要点　本方为治疗湿滞脾胃之主方，临床当以脘腹胀满，不思饮食，舌苔白腻为使用依据。

2. 临证加减　湿从热化，舌苔转黄腻者，可加黄连、黄芩以清热燥湿；湿从寒化而见苔白滑者，可加干姜、肉豆蔻以温散寒湿；兼食滞而见饮食难消，腹胀便秘者，可加焦山楂、莱菔子、炒麦芽以消食导滞。

3. 现代运用　多用于急慢性胃肠炎、胃及十二指肠溃疡、消化不良、胃肠神经症等证属湿滞脾胃者。

4. 使用注意　本方辛香燥烈，易伤阴血，故阴血亏虚者忌用；本方辛香走窜，有碍胎元，孕妇当忌用。

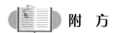
附　方

1. 不换金正气散（《太平惠民和剂局方》）　厚朴_{去皮,姜汁制}　藿香_{去枝、土}　甘草_炙　半夏_煮　苍术_{米泔浸}　陈皮_{去白,等分}（各10g）　用法：为剉散，每服三钱（9g），水一盏半，生姜三片，枣子二枚，煎至八分，去滓，食前，稍热服。忌生冷、油腻、毒物。功效：解表化湿，和胃止呕。主治：湿浊中阻，外感风寒证。腹胀呕吐，恶寒发热，或霍乱吐泻，或水土不服，舌苔白腻，脉浮缓。

2. 柴平汤（《景岳全书》）　柴胡　人参　半夏　黄芩　甘草　陈皮　厚朴　苍术（各10g）　用法：水二盅，加姜枣煎服。功效：和解少阳，祛湿和胃。主治：湿疟。一身尽痛，手足沉重，寒多热少，脉濡。

按　此两方均为平胃散的加味方。不换金正气散即平胃散加藿香、半夏而成，故燥湿和胃、降逆止呕之力较好，兼具解表之功，适用于湿浊中阻，兼有表寒之证。柴平汤即平胃散与小柴胡汤两方相合而成，功可燥湿和胃，和解少阳，适用于湿阻少阳之湿疟。

现代研究

1. 实验研究　平胃散能抑制湿阻中焦大鼠抗利尿激素的释放和醛固酮的分泌，调节机体水、电解质平衡，起到保钾排钠的作用；促进大鼠胃排空及减轻乙酸致大鼠的胃黏膜损伤；能显著提高脾虚湿困大鼠胃组织 SOD 活力，降低脂质过氧化反应代谢中产物 MDA 含量，减轻胃组织的损伤及改善胃组织的消化吸收功能。上述研究表明，平胃散具有调节水液代谢、胃肠动力、抗氧化损伤及保护胃黏膜等作用，为其化湿和中的功效内涵提供了实验依据。

2. 临床报道　将200例慢性萎缩性胃炎（CAG）痰湿中阻证患者随机分为观察组和对照组，每组100例，对照组接受西药常规治疗，观察组加服中药二陈平胃散（苍术10g，厚朴12g，陈皮10g，制半夏10g，茯苓15g，炙甘草6g）水煎剂，每天1剂，4周为1个疗程，连续治疗6个疗程。疗效标准参照《中药新药临床研究指导原则（试行）》。结果显示观察组疗效明显优于对照组（95.0% vs. 79.0%，$P<0.05$）；观察组胃镜检查胃黏膜分级、病理组织学检查腺体萎缩分级改善效果均优于对照组（$P<0.05$）；血清促胃液素17（G-17）、胃蛋白酶原（PG）Ⅰ水平及 PGⅠ/PGⅡ值均高于对照组（$P<0.05$）。表明二陈平胃散治疗萎缩性胃炎痰湿中阻证有良好效果，对胃肠功能有一定调整作用。

藿香正气散《太平惠民和剂局方》

Huoxiang Zhengqi San
Agastache Powder to Rectify Qi

【组成】　大腹皮　白芷　紫苏　茯苓_{去皮,各一两}（各30g）　半夏曲　白术　陈皮_{去白}　厚朴_{去粗皮、姜汁炙}　苦梗各二两（各60g）　藿香_{去土,三两}（90g）　甘草_{炙,二两半}（75g）

【用法】　上为细末，每服二钱，水一盏，姜钱三片，枣一枚，同煎至七分，热服。如欲出汗，衣被盖，再煎并服（现代用法：共为细末，每服6g，姜、枣煎汤送服，或作汤剂，水煎服，用量按原方比例酌减）。

【功效】　解表化湿，理气和中。

【主治】　外感风寒，内伤湿滞证。霍乱吐泻，发热恶寒，头痛，胸膈满闷，脘腹疼痛，舌苔白腻，或山岚瘴疟等。

【制方原理】　本方为外感风寒，内伤湿滞之证而设。风寒外袭，卫阳郁遏，则恶寒发热，头痛；湿浊中阻，脾为湿困，气机不畅，升降失司，则胸膈满闷，脘腹疼痛，霍乱吐泻；舌苔白腻为湿浊之象。本方证属表里同病，病机为风寒束表，卫阳郁遏，湿浊中阻，脾胃失和。治宜外散风寒，内化湿浊，兼以理气和中。

瘴疟

方中藿香辛温芳香，既可外散在表之风寒，又能内化脾胃之湿滞，功擅辟秽和中，用量独重，为君药。苏叶、白芷辛香发散风寒，兼化湿浊；半夏曲、厚朴燥湿化浊，降逆止呕；此四味助君药表散风寒，内化湿浊，共为臣药。桔梗宣利肺气以助解表化湿，陈皮理气行滞，大腹皮行气消胀，此三味舒畅三焦气机，以助解表化湿；白术、茯苓健脾运湿，和中止泻；生姜、大枣调和脾胃，共为佐药。炙甘草调和诸药，为使药。诸药相合，共奏解表化湿、理气和中之功，使风寒得解，湿浊得化，气机调畅，清升浊降，诸症自除。

制方特点：解表疏里，升降兼施；祛湿与健脾合法，扶正祛邪。

【临床应用】

1. 用方要点 本方适用于外感风寒，内伤湿滞证，对于四时寒湿感冒，尤以暑季感寒伤湿，脾胃失和者最为相宜，还可用于感受山岚瘴气及水土不服者。临床当以恶寒发热，胸膈满闷，脘腹胀痛，呕恶泄泻，舌苔白腻为使用依据。

2. 临证加减 表寒重，寒热无汗者，加香薷，或重用苏叶、白芷以增强解表散寒之力；里湿重，舌苔厚腻，白术易为苍术以增化湿之力；湿浊化热，舌苔兼黄者，加黄连、栀子以清热祛湿；气滞脘腹胀痛较甚者，加木香、香附以增行气之力；兼饮食停滞，嗳腐吞酸者，去甘草、大枣，加神曲、莱菔子等以消食化滞；湿注大肠，腹泻尿少，加薏苡仁、车前子以利湿止泻。

3. 现代运用 多用于夏秋季节性感冒、流行性感冒、胃肠型感冒、急性胃肠炎、消化不良、水土不服等证属外感风寒，内伤湿滞者。

4. 使用注意 湿热霍乱及伤食吐泻者，不宜使用本方。

 附 方

1. 一加减正气散（《温病条辨》） 藿香梗 6g 厚朴 9g 茯苓皮 6g 陈皮 3g 杏仁 6g 神曲 4.5g 麦芽 4.5g 绵茵陈 6g 大腹皮 3g 功效：化浊利湿，理气和中。主治：湿阻气滞证。脘腹胀闷，大便不爽。

2. 二加减正气散（《温病条辨》） 藿香 9g 厚朴 6g 陈皮 6g 茯苓皮 9g 防己 9g 大豆卷 6g 通草 4.5g 薏苡仁 9g 功效：芳香化浊，祛湿通络。主治：湿阻经络证。脘闷便溏，身痛，舌苔白。

3. 三加减正气散（《温病条辨》） 藿香 9g 厚朴 6g 陈皮 4.5g 茯苓皮 9g 杏仁 9g 滑石 15g 功效：芳香化浊，清热利湿。主治：湿郁化热证。胸脘满闷，面黄，舌苔黄腻。

4. 四加减正气散（《温病条辨》） 藿香 9g 厚朴 6g 陈皮 4.5g 茯苓 9g 草果 3g 山楂 15g 神曲 6g 功效：祛湿运脾，消食和胃。主治：湿困脾阳兼食滞证。胃脘腹胀满，舌苔白滑，脉缓。

5. 五加减正气散（《温病条辨》） 藿香 6g 厚朴 6g 陈皮 4.5g 茯苓 9g 苍术 6g 大腹皮 4.5g 谷芽 3g 功效：燥湿健脾，行气化浊。主治：湿困中焦，脾胃不和证，脘腹胀闷，大便溏泄。

6. 六和汤（《太平惠民和剂局方》） 缩砂仁 半夏汤泡七次 杏仁去皮尖 人参 甘草炙，各一两（各5g） 赤茯苓去皮 藿香叶拂去尘 白扁豆 姜汁略炒 木瓜各二两（各10g） 香薷 厚朴姜汁制，各四两（各15g） 用法：上剉，每服四钱（12g）水一盏半，生姜三片，枣子一枚，煎至八分，去滓，不拘时服。功效：祛暑化湿，健脾和胃。主治：湿伤脾胃，暑湿外袭证。霍乱吐泻，倦怠嗜卧，胸膈痞满，舌苔白滑。

按 以上五首加减正气散由藿香正气散化裁而成，均有芳香化湿、理气除胀的功效，但各有所长。一加减正气散消导行滞为主，二加减正气散以宣利通痹为主，三加减正气散与清热化湿合用，四加减正气散以燥湿化滞为主，五加减正气散以燥湿和中为主。

六和汤和藿香正气散两方均能化湿和中，治霍乱吐泻，为夏月常用之剂。前方以藿香、香薷并用，配伍人参、扁豆、木瓜等味，偏于祛暑健脾，主治内伤脾胃，外伤暑湿之证；后方以藿香、苏叶、白芷为伍，偏于解表散寒，主治外感风寒，内伤湿滞之证。

 现代研究

1. 实验研究 藿香正气散对乙酰胆碱引起的豚鼠离体回肠紧张性收缩有良好的解痉作用；10ml/kg 藿香正

气水能明显减少小鼠乙酸腹腔注射引起的扭体次数；藿香正气水（0.2ml、0.1ml、0.05ml、0.025ml/平皿）体外对藤黄八叠球菌、金黄色葡萄球菌等8种细菌均有明显的抑制作用；藿香正气滴丸（4.5g/kg、2.25g/kg和1.125g/kg）均可显著延长硫酸铜所致家鸽呕吐潜伏期，减少呕吐次数；促进小鼠胃排空，抑制硫酸镁所致小鼠肠运动功能的增强，延长硫酸镁所致泻下小鼠排黑便潜伏期、减少排便粒数。藿香正气软胶囊（0.375g/kg、0.75g/kg、1.50g/kg）可增加功能性消化不良（FD）大鼠血清胃动素、P物质的含量，降低血管活性肠肽、NO水平，加速胃排空、促进胃肠平滑肌收缩及肠蠕动。上述研究表明，本方具有解痉、镇痛、镇吐、抗菌、止泻和改善胃肠运动等多方面作用，为认识本方解表化湿、理气和中的功效内涵提供了一定的药理学依据。

2. 临床报道 将 240 例经确诊的胃肠型感冒暑湿证患者随机分为高剂量组、低剂量组及安慰剂组，每组80 例。高剂量组和低剂量组分别口服藿香正气口服液 20ml/次和 10ml/次+模拟剂 10ml/次；安慰剂组口服安慰剂，每次 20ml；每日 2 次。各组疗程均为 5 天。结果显示高剂量组、低剂量组、安慰剂组第 3 天/第 5 天的痊愈率分别为 72.0%/100%、37.33%/100%、14.29%/91%；症状总积分分别为 1.04±1.70/0.45±0.96 分、2.70±2.50/0.69±1.46 分、3.69±2.65/1.39±2.15 分，组间比较差异有统计学意义（$P<0.05$）。表明藿香正气口服液对胃肠型感冒暑湿证患者有较好的疗效。

第二节 清热祛湿

清热祛湿剂适用于湿热外感，或湿热内盛，或湿热下注所致的湿温、黄疸、霍乱、热淋、痢疾、泄泻、痿痹等病证。湿温初起，湿重于热，邪遏卫阳，故见身热不扬，头痛恶寒，身重肢倦；邪犯肺卫，上焦滞涩，见胸痞或咳。湿温时疫，邪在气分，湿热并重，故见发热口渴，胸闷腹胀，咽颐肿痛；湿热熏蒸肝胆，则身目发黄；湿热蕴伏，清浊相干，脾胃升降失常，则霍乱吐泻；湿热下注膀胱，气化不利，甚则蕴结成石，见热淋、石淋；湿热下注带脉及前阴，则见带下、湿疮；湿热浸淫经脉关节，则见痿痹、脚气等。湿热郁蒸，酿生痰浊，蒙蔽心包，堵塞心窍，可致神昏窍闭。另外，湿热互结，邪热伤阴，或阴虚之体，不能化阳，也可致小便不利之证，治疗又当兼顾阴伤。总之，本证的基本病机为湿热互结，犯及上下内外不同部位，故治疗当以清热祛湿为主，兼行宣通气机、清热泻火、解毒消肿、利胆退黄、通淋排石、通络除痹、化浊开窍、养阴生津等。

本类方剂多以清热燥湿或清热利水或利湿退黄药为主而组成，如黄连、黄芩、黄柏、滑石、木通、茵陈、金钱草等。其中黄连主入心、脾、胃、肝、胆、大肠经，黄芩主入肺、脾、大肠、小肠经，黄柏主入肾、膀胱经，三味性味皆苦寒，有清热燥湿泻火之功，主治湿热内盛之证，但黄连偏泻中焦胃火而长于泻心火、解热毒，多用于心胃火盛与湿热痢疾；黄芩偏泻上焦肺火及少阳胆热，多用于肺热咳嗽；黄柏善泻下焦相火而除骨蒸，多用于湿热下注及骨蒸劳热。滑石性寒滑利，清利三焦湿热而利窍通淋，尤能清暑利湿，常用于暑热或暑温夹湿及膀胱湿热之淋证。木通苦寒，主入心、小肠、膀胱经，其上清心火，下利小肠，最宜用于心火下移小肠之心烦尿赤及膀胱湿热之淋证。茵陈苦辛微寒，主入脾、胃、肝、胆经，善于清热利湿，疏肝利胆，导湿热从小便而出，为治黄疸之要药。金钱草甘淡咸，微寒，主入肝、胆、肾、膀胱经，有清热利湿退黄之功，功善通淋排石，尤宜于肝胆及膀胱之石淋。

此外，本类方剂还常选配清热泻火药（栀子、青黛、大黄）、通淋排石药（萹蓄、瞿麦、车前子、海金沙）、宣通气机药（杏仁、桔梗、通草、白蔻仁、厚朴、大腹皮）、化浊开窍药（贝母、郁金、石菖蒲）、养阴润燥药（麦冬、阿胶、地黄）、解毒消肿药（连翘、射干）等。

代表方剂有三仁汤、茵陈蒿汤、甘露消毒丹、连朴饮、八正散、当归拈痛汤等。

三仁汤《温病条辨》

Sanren Tang
Three-nut Decoction

【组成】 杏仁五钱（15g） 飞滑石六钱（18g） 白通草二钱（6g） 白蔻仁二钱（6g） 竹叶二钱（6g） 厚朴二钱（6g） 生薏苡仁六钱（18g） 半夏五钱（10g）

【用法】 甘澜水八碗，煮取三碗，每服一碗，日三服（现代用法：水煎服）。

【功效】 宣畅气机，清利湿热。

【主治】 湿重于热之湿温病。头痛恶寒，身重疼痛，面色淡黄，胸闷不饥，午后身热，苔白不渴，脉弦细而濡。

【制方原理】 本方为湿温初起，湿重于热之证而设。湿邪阻遏，卫阳不达，故头痛恶寒，身重疼痛；湿遏热伏，故午后身热；湿阻气机，脾胃受困则不饥，胸阳失展则胸闷；苔白不渴，面色淡黄，脉弦细而濡皆因湿邪为患。本方证之病机关键为湿热合邪，湿重热轻，三焦气化不利。治疗当宣通三焦，导湿热从小便出。

方用"三仁"为君。其中杏仁苦辛，善入肺经，通宣上焦肺气，使气化湿也化；白蔻仁芳香苦辛，行气化湿，宣畅中焦气机；薏苡仁甘淡，渗湿健脾，疏导下焦以祛湿热。如此杏仁宣上、白蔻仁畅中、薏苡仁渗下，三焦并调。臣以滑石、通草、竹叶甘寒淡渗，清利下焦，助薏苡仁以引湿热下行。佐以半夏、厚朴行气化湿，散满除痞，助白蔻仁以畅中和胃。诸药合用，宣上、畅中、渗下，三焦气机调畅，水道通利，俾湿热从三焦分消，诸症自解。

湿温为病，缠绵难解，治之不当，可变生坏病。故《温病条辨》提出治疗"三戒"：一者，不可见其头痛恶寒，身重疼痛以为伤寒而汗之，汗伤心阳，则神昏耳聋，甚则目瞑不欲言；二者，不可见其中满不饥，以为停滞而下之，下伤脾胃，湿邪乘势下注，则为洞泄；三者，不可见其午后身热，以为阴虚而用柔药润之，湿为胶滞阴邪，再加柔润阴药，两阴相合，则有锢结不解之势。忌汗、忌下、忌润是治疗湿温初起之三大禁忌。

制方特点：宣上、畅中、渗下三法合用，畅利三焦；化湿于宣畅气机之中，清热于淡渗利湿之内，使气化湿化，湿去热除。

【临床应用】

1. 用方要点 本方适用于湿温初起，湿重热轻之证。对于水肿、淋证、霍乱吐泄及夏月暑温夹湿者，均可化裁运用。临床当以头痛身重，胸闷不饥，午后身热，苔白不渴，脉弦细或濡为使用依据。

2. 临证加减 湿温初起，卫分症状明显者，可酌加藿香、佩兰；湿伏膜原，寒热往来者，酌加青蒿、草果、青皮；若夹秽浊，恶心呕吐者，则加佩兰、石菖蒲；热重见苔黄腻者，可加黄芩、茵陈。

3. 现代运用 多用于肠伤寒、胃肠炎、肾盂肾炎、肾小球肾炎、布鲁氏菌病等证属湿重于热者。

4. 使用注意 热重湿轻者不宜使用。

附 方

1. 藿朴夏苓汤（《感证辑要》） 藿香二钱（6g） 半夏钱半（4.5g） 赤苓三钱（9g） 杏仁三钱（9g） 薏苡仁四钱（12g） 白蔻仁一钱（3g） 通草一钱（3g） 猪苓三钱（9g） 淡豆豉三钱（9g） 泽泻钱半（4.5g） 厚朴一钱（3g） 用法：水煎服。功效：解表化湿。主治：湿温初起夹表证。身热恶寒，肢体倦怠，胸闷口腻，舌苔薄白，脉濡缓。

2. 黄芩滑石汤（《温病条辨》） 黄芩三钱（9g） 滑石三钱（9g） 茯苓皮三钱（9g） 大腹皮二钱（6g） 白蔻仁一钱（3g） 通草一钱（3g） 猪苓三钱（9g） 用法：水煎服。功效：清热利湿。主治：湿热蕴结中焦之湿温病。发热身痛，汗出热解，继而复热，渴不多饮，或竟不渴，舌苔淡黄而滑，脉缓。

按 以上三方均能治疗湿温，但三仁汤用药偏重于宣畅三焦，化湿之力较优，清热之力较弱，适用于湿温初起、湿重于热之证。藿朴夏苓汤较三仁汤多藿香、豆豉、茯苓、猪苓、泽泻，其芳化利湿之力较强，且能解表，适用于湿温初起，湿重热微，表证明显者。黄芩滑石汤以黄芩与滑石同用，其清热之力较强，为清热利湿并重之剂，适用于湿温邪在中焦，湿热并重之证。

 现代研究

1. 实验研究 三仁汤以不同剂量（4.1g/kg、8.2g/kg、16.4g/kg）予脾胃湿热证模型（湿热环境+肥甘饮食+大肠杆菌）大鼠灌胃，每天1次，共7天。结果本方可降低模型大鼠血清醛固酮（ALD）、血浆抗利尿激素（ADH）、血清皮质醇（Cort）、血浆促肾上腺皮质激素（ACTH）、β-内啡肽（P-EP）水平及肾上腺指数，其中中剂量组效果最好。提示脾胃湿热证大鼠存在神经内分泌的异常，三仁汤具有调节该模型大鼠神经内分泌功能的作用。

2. 临床报道 将269例夏季外感发热患者随机分为治疗组134例与对照组135例，两组均给予抗菌及对症支持治疗；治疗组加用加味三仁汤（苦杏仁12g，牛蒡子12g，白豆蔻15g，薏苡仁15g，板蓝根15g，通草10g，厚朴10g，滑石10g，柴胡10g，佩兰10g，竹叶6g，甘草5g）口服，每天1剂，共4天。根据体温变化与体温复常时间判断疗效。结果发现，治疗组总有效率为92.54%，明显高于对照组的11%（$P<0.05$）；其体温下降及复常时间均明显短于对照组（$P<0.05$）。表明加味三仁汤与西医常规疗法合用能提高对夏季外感发热的疗效。

茵陈蒿汤《伤寒论》 Yinchenhao Tang
Artemisia Yinchenhao Decoction

【组成】 茵陈六两（18g） 栀子十四枚（9g） 大黄二两，去皮（6g）

【用法】 上三味，以水一斗二升，先煎茵陈，减六升，内二味，煮取三升，去滓，分三服。小便当利，尿如皂荚汁状，色正赤，一宿腹减，黄从小便出也（现代用法：水煎服）。

【功效】 清热，利湿，退黄。

【主治】 湿热黄疸。一身面目俱黄，黄色鲜明如橘子色，小便短赤，腹微满，口中渴，舌苔黄腻，脉滑数或沉实。

【制方原理】 本方在《伤寒论》中治疗"瘀热在里"之发黄，在《金匮要略》中治疗谷疸，皆因湿热瘀滞中焦，土壅木郁，肝胆疏泄失职，胆液不循常道而外泄所致。胆汁外溢于肌肤，上染于目，下注于膀胱，故一身面目俱黄、小便黄。湿热内郁，气机不畅，不得下泄，则小便不利，腹微满；口渴，苔黄腻，脉滑数或沉实，皆为湿热郁结之象。本方证以湿邪瘀热壅滞，邪无出路为病机要点。治宜发越其郁遏，通降其瘀滞，务使湿热能有出路。

方中重用茵陈为君药，其最善清利湿热，利胆退黄，功善疗"通身发黄，小便不利"（《名医别录》），为治黄疸之要药。栀子苦寒，清热利湿，通利三焦，引湿热下行，为臣药。大黄清热利湿，尤能泻热通腑，导瘀热下行。方中茵陈配栀子，使湿热从小便而出；配大黄，使瘀热从大便而解。三药合用，则邪从前后分消，黄疸自愈。

制方特点：利湿与清热、通腑并进，前后分消，使邪从二便而除。

【临床运用】

1. 用方要点 本方是治疗湿热阳黄之主方。临床当以一身面目俱黄，黄色鲜明，小便短赤，苔黄腻，脉滑数为使用依据。

2. 临证加减 湿重于热者，加茯苓、猪苓、泽泻以淡渗利湿；热重于湿者，加黄柏、龙胆草、蒲公英以清泄肝胆之热；胁下或脘腹胀满疼痛，加柴胡、郁金、枳实以疏肝理气。

3. 现代运用 多用于急慢性黄疸型传染性肝炎、胆囊炎、胆结石、钩端螺旋体病等证属肝胆湿热蕴结者。

4. 使用注意 阴黄或黄疸初起有表证者不宜使用。

附 方

1. 栀子柏皮汤（《伤寒论》） 栀子十五枚（9g） 甘草炙，一两（3g） 黄柏二两（6g） 用法：上三味，以水四升，煮取一升半，去滓，分温再服。功效：清热利湿。主治：湿热黄疸。症见伤寒身热发黄。

2. 茵陈四逆汤（《卫生宝鉴》） 干姜一两半（6g） 甘草炙，二两（6g） 附子炮，一枚，去皮，破八片（9g） 茵陈六两（18g） 用法：水煎凉服。功效：温里助阳，利湿退黄。主治：阴黄。症见黄色晦暗，皮肤冷，背恶寒，手足不温，身体沉重，神倦食少，脉紧细或沉细无力。

按 茵陈蒿汤、栀子柏皮汤、茵陈四逆汤均为治疗黄疸的常用方，但前两者主治湿热所致之阳黄，其中茵陈蒿汤适用于黄疸湿热俱盛者，栀子柏皮汤适用于黄疸热重于湿者；茵陈四逆汤主治寒湿所致之阴黄。

 现代研究

1. 实验研究 建立大鼠阳黄证模型（异硫氢酸苯酯+高糖饮食+湿热环境），预防性灌胃给予大鼠茵陈蒿汤（20g/kg）14天。结果发现，本方可减轻模型动物肝脏病理损害，降低血清胆红素、胆汁酸、碱性磷酸酶、谷丙转氨酶、谷草转氨酶的水平。非酒精性脂肪性肝病（NAFLD）伴胰岛素抵抗（IR）大鼠分别给予低、中、高剂量（20g/kg、30g/kg、40g/kg）的茵陈蒿汤灌胃，连续4周。结果发现，各剂量组均能明显降低该模型大鼠血清 GST、AST、ALT、ChE 活性，改善大鼠血清 TC、TG、LDL-C、HDL-C 和血糖代谢紊乱及肝纤维化指标如 TGF-β1、TNF-α 等，改善肝组织病理变化，并有一定量效关系。表明茵陈蒿汤能减轻 NAFLD 伴 IR 大鼠模型肝脏的损伤，有改善糖脂代谢及调节脂肪因子水平等作用。此结果为该方清热利湿退黄的功效提供了一定的药理学依据。

2. 临床报道 将60例妊娠期肝内胆汁淤积症（ICP）患者随机分为西医组和中西组，每组30例。西医组给予西医常规基础治疗，茵陈蒿汤组在西医常规治疗基础上加用茵陈蒿汤治疗，观察治疗前后患者的瘙痒症状、胆汁酸的变化。另设正常孕妇30例作为正常对照组，比较各组新生儿状况及羊水污染情况。结果：两治疗组的瘙痒症状评分均较治疗前降低（$P<0.05$），其中中西组的血清胆汁酸明显低于西医组（$P<0.01$），新生儿 Apgar 评分、出生体重明显高于西医组（$P<0.01$）。正常组、西医组、中西组的羊水污染分别为2例、7例、5例。表明茵陈蒿汤能提高西医常规疗法对胆汁淤积症的疗效。

甘露消毒丹《医效秘传》 Ganlu Xiaodu Dan Sweet Dew Detoxification Pellets

【组成】 飞滑石十五两（450g） 绵茵陈十一两（330g） 淡黄芩十两（300g） 石菖蒲六两（180g） 川贝母 木通各五两（150g） 藿香 射干 连翘 薄荷 白豆蔻各四两（各120g）

【用法】 各药晒燥，生研细末。每服三钱（9g），开水调服，日两次；或以神曲糊丸如弹子大（9g重），开水化服（现代用法：为散，每服9g；亦可作汤剂，水煎服，用量按原方比例酌减）。

【功效】 利湿化浊，清热解毒。

【主治】 湿温时疫，湿热并重证。身热倦怠，肢体酸楚，胸闷腹胀，咽痛，颐肿口渴，小便短赤，大便不调，或吐泄，淋浊，黄疸，舌苔黄腻或白腻或干黄，脉濡数或滑数。

【制方原理】 本方所治为湿温时疫，湿热并重之证。湿热交蒸，故发热倦怠、肢体酸楚；湿阻气机，故胸闷腹胀；湿热蕴结中焦，脾胃升降失司，故吐泄；湿热下注，故小便短赤，甚或淋浊；时疫热毒上攻，则咽颐肿痛，口渴；湿热熏蒸肝胆，则发黄。舌苔或白或腻或黄，为湿热内蕴之象。本方证病机为湿热并重，疫毒上攻，三焦不利，以湿热夹毒郁遏三焦为要点。治宜祛湿化浊，清热解毒，通利三焦。

方中重用滑石，性寒滑利，通利三焦，既清热解暑，又清利湿热，使湿热从小便而解，为君药。

茵陈善清利湿热，利胆退黄；黄芩清热燥湿，清胆泻肺；两药相配，合为臣药，以助君药清热祛湿，两擅其功。木通清热利湿；石菖蒲、白蔻仁、藿香芳香化浊，醒脾和中；连翘清热解毒、贝母清热化痰、射干清热散结、薄荷轻宣上焦而疏利咽喉；合之则解毒散结消肿之力增，共为佐药。诸药合用，使湿去热清，毒消结散，三焦通畅，诸症得解。

制方特点：集清解、渗利、芳化三法于一方，清热祛湿中兼能解毒散结。

【临床应用】

1. 用方要点 本方适用于湿温时疫，湿热并重之证。临床当以发热倦怠，口渴尿赤，颐肿咽痛，身黄，舌苔黄腻或白腻或干黄，脉濡数或滑数为使用依据。

2. 临证加减 咽颐肿痛甚者，加山豆根、板蓝根、牡丹皮以增解毒利咽之功；黄疸明显者，加栀子、大黄以加强利胆退黄之力。

3. 现代运用 多用于肠伤寒、传染性黄疸性肝炎、胆囊炎、急性胃肠炎、钩端螺旋体病等证属湿热并重者。

4. 使用注意 若湿重于热，或湿已化热，热灼津伤者，本方不宜用。

 现代研究

1. 实验研究 甘露消毒丹[28.6g/（kg·d）]给 H1N1 感染小鼠灌胃，每日 1 次，连续 7 天，结果发现，本方可增加模型小鼠血清 IFN-γ、IL-2 含量和降低 TNF-α、IL-6 的水平。本方还可降低急性肝衰竭大鼠血清 TBIL、ALT、AST 及 TNF-α、IL-6 水平，抑制其肝组织病理损伤和肝细胞凋亡；显著降低温病湿热证模型（高脂+高温高湿+大肠杆菌）大鼠的血清 G-CSF 和 HDL-C、LDL-C 含量及升高 NO 含量，调节其肝脏巨噬细胞 LBP mRNA、CD14 mRNA、TLR4 mRNA 及 NF-κB P65 的表达。以上研究表明，甘露消毒丹具有调节免疫、抗炎、抗病毒、保肝等多方面的药理作用，为其利湿化浊、清热解毒的功效提供了实验依据。

2. 临床报道 经确诊的 60 例手足口病普通病例患儿随机分为试验组和对照组，每组 30 例。对照组给予常规西医对症支持治疗；试验组在常规治疗基础上加用甘露消毒丹加减治疗，3 天为 1 个疗程，治疗 2 个疗程。结果：治疗组在治愈率、体温恢复正常时间、口腔疱疹愈合时间、手足皮疹消退时间，以及肠道病毒改善方面均明显优于对照组（P＜0.05 或 P＜0.01）。表明甘露消毒丹加减可以明显提高西医常规疗法对手足口病的疗效。

连朴饮《霍乱论》
Lian Po Yin
Coptis and Magnolia Bark Decoction

【组成】 制厚朴二钱（6g） 川连姜汁炒 石菖蒲 制半夏各一钱（各 3g） 香豉炒 焦栀各三钱（各 9g） 芦根二两（60g）

【用法】 水煎温服。

【功效】 清热化湿，理气和中。

【主治】 湿热霍乱。上吐下泻，胸脘痞闷，心烦躁扰，小便短赤，舌苔黄腻，脉滑数。

【制方原理】 本方所治霍乱之上吐下泻，为湿热蕴伏于中，脾胃升降逆乱所致。湿热阻滞气机，故胸脘痞闷，心烦躁扰；小便短赤，苔黄腻，脉滑数等，皆湿热之象。本方证病机关键为湿热并重，蕴伏中焦，升降逆乱，清浊相干。治宜清热化湿，畅利气机，升清降浊。

方中黄连清热燥湿，厚朴止泻；厚朴行气化湿，消痞除满。两药合用，苦降辛开，使气行湿化，湿去热清，升降复常，共为君药。石菖蒲芳香化浊而悦脾；半夏燥湿降逆而和胃；芦根清热止呕并生津，可防吐泻太过伤津。三药共助君药化湿和胃止呕之力，为臣药。焦山栀、炒香豉，清宣胸脘郁热，焦山栀并能清利三焦，助黄连苦降泻热，为佐药。诸药相合，共奏清热化湿、开郁化浊、升降气机之功。

制方特点：主用辛开苦降，辅佐以辛宣芳化，升降气机与清热化浊并行，相得益彰。

【临床应用】

1. 用方要点　本方为湿热中阻之霍乱吐泻之良方。临床当以吐泻烦闷，小便短赤，舌苔黄腻，脉滑数为使用依据。

2. 临证加减　发热恶寒，加藿香、苏叶以解表散邪；兼暑湿，加鲜藿香、鲜荷梗以祛暑化湿；口渴较甚，重用芦根，加花粉、茅根以生津护液；腹泻偏重者，可加茯苓、猪苓、泽泻以利湿止泻；尿赤短涩，加滑石、茅根以清热利窍；腹痛转筋，加木瓜、白芍以敛阴舒筋；下痢后重，可加木香、黄芩、白芍以调和气血。

3. 现代运用　多用于急性胃肠炎、肠伤寒、副伤寒、细菌性痢疾、病毒性肝炎、胆汁反流性胃炎、浅表性胃炎等证属湿热互阻者。

4. 使用注意　吐泻剧烈见津亡气脱者，不宜使用本方；寒湿霍乱者，忌用本方。

 附　方

蚕矢汤（《霍乱论》）　晚蚕沙五钱（15g）　生薏仁　大豆黄卷各四钱（12g）　陈木瓜三钱（9g）　川连姜汁炒，三钱（9g）　制半夏　黄芩酒炒　通草各一钱（各3g）　焦栀一钱五分（4.5g）　陈吴茱萸泡淡，三分（1g）　用法：地浆或阴阳水煎，稍凉徐服。功效：清热利湿，升清降浊。主治：霍乱吐泻，腹痛转筋，口渴烦躁，舌苔黄厚而干，脉濡数。

按　连朴饮与本方皆主治湿热霍乱吐泻，均有清热利湿、升清降浊之功效。但连朴饮配伍厚朴、芦根、石菖蒲等，偏重于行气化浊、和胃止呕；本方以蚕沙、大豆黄卷、木瓜、薏苡仁、黄芩相伍，偏于利湿舒筋、清热止泻。

现代研究

1. 实验研究　连朴饮不同剂量均能减低脾胃湿热证模型大鼠血浆 CRH、ACTH 含量，下调模型大鼠胃黏膜 P53、Bcl-2 及 COX-2 蛋白水平的表达，提示该方有调节肾上腺皮质轴，调节胃黏膜细胞增殖与凋亡的失衡，促进胃黏膜修复等作用，为其清热利湿、理气和中的功效提供了一定的药理学依据。

2. 临床报道　将 64 例疣状胃炎合并幽门螺杆菌感染患者随机分为西医组（32 例）与连朴饮组（32 例），两组均予泮托拉唑、克拉霉素、阿莫西林抗幽门螺杆菌治疗，连朴饮组在此基础上加服连朴饮。观察两组患者幽门螺杆菌及疣状隆起消失情况。结果显示两组在抗幽门螺杆菌方面的疗效无明显差异，连朴饮组对疣状隆起的治疗效果明显优于西医组。提示连朴饮能提高西医三联疗法对疣状胃炎合并幽门螺杆菌感染中疣状隆起的疗效。

八正散 《太平惠民和剂局方》
Bazheng San
Eight-ingredient Rectification Powder

【组成】　车前子　瞿麦　萹蓄　滑石　山栀子仁　甘草炙　木通　大黄面裹煨，去面切，焙，各一斤（各500g）

【用法】　上为散，每服二钱，水一盏，入灯心，煎至七分，去滓温服，食后临卧。小儿量力与之（现代用法：为散，每服6~9g；亦可作汤剂，水煎服，用量按原方比例酌情增减）。

【功效】　清热泻火，利水通淋。

【主治】　湿热淋证。小便浑赤，溺时涩痛，淋沥不畅，甚或癃闭不通，小腹急满，口燥咽干，舌苔黄腻，脉滑数。

【制方原理】　本方为治湿热下注，蕴结膀胱所致淋证而设。因湿热蕴结膀胱，气化失司，故小便淋沥不畅，溺时涩痛；甚或湿热下阻，水道不通，小便点滴难出而为癃闭，小腹急满；湿热蕴蒸，则小便浑赤；邪热伤津，故口燥咽干；苔黄腻，脉滑数均为湿热之象。本方证病机为湿热蕴结膀胱，气化失司，水道不利。治宜清热泻火，利水通淋。

方中瞿麦、萹蓄味苦性寒，善清热利湿，通利小便，为方中君药。木通清心利小肠，车前子清肺利膀胱，滑石清热通淋利窍，三药共助君药清热利水之力，为臣。栀子清利三焦湿热；大黄降火利湿通腑，两味相伍，引湿热从二便出，共为佐药。灯心草清心除烦，甘草和中调药，制约苦寒渗利太过，缓急而止茎中痛，为佐使药。全方相合，共成清热泻火、利水通淋之效。

制方特点：主以苦寒通利，清利与清泻合法，导湿热从二便除，有"疏凿分消"之巧。

本方与小蓟饮子均有清热利水的功效，均可用于淋证。但八正散偏重利湿通淋，并能泻热降火，主治下焦湿热蕴结的湿热淋及砂石淋；小蓟饮子侧重清热凉血，兼能养血滋阴，主治下焦瘀热，热伤血络的热淋及血淋。

【临床应用】

1. 用方要点　本方为苦寒通利之剂，凡湿热淋证、癃闭均可运用。临床当以小便浑赤，尿频尿痛，淋沥不畅，苔黄腻，脉滑数为使用依据。

2. 临证加减　热伤膀胱血络见尿血，加小蓟、白茅根、赤芍以凉血止血；湿热蕴结而致石淋涩痛，加海金沙、金钱草、琥珀以化石通淋；小便浑浊较甚，加川萆薢、石菖蒲以分清别浊等。

3. 现代运用　多用于急性膀胱炎、尿道炎、肾盂肾炎、尿路结石等证属膀胱湿热者。

4. 使用注意　脾虚气淋、肾虚劳淋者，不宜使用；孕妇慎用。

 附　方

1. 五淋散（《太平惠民和剂局方》）　赤茯苓六两（18g）　当归去芦　甘草生用，各五两（15g）　赤芍　山栀各二十两（各60g）　用法：上为细末，每服二钱（6g），水一盏，煎至八分，空腹食前服。功效：清热凉血，利水通淋。主治：热郁血淋。溺时涩痛，或尿如豆汁，或溲出砂石。

2. 石韦散（《普济本事方》）　石韦二钱（6g）　木通一钱半（4.5g）　车前子三钱（9g）　瞿麦二钱（6g）　滑石三钱（9g）　榆白皮二钱（6g）　甘草一钱（3g）　冬葵子二钱（6g）　赤茯苓三钱（9g）　用法：水煎服。功效：利水通淋，滑窍排石。主治：石淋，小腹隐痛，茎中痛，溲出砂石。

3. 六一散（《伤寒直格》）　滑石六两（180g）　甘草一两（30g）　用法：上为细末，每服三钱（9g），加蜜少许，温水调下，或无蜜亦可，每日三服。或欲冷饮者，新井泉调下亦可。功效：清暑利湿。主治：暑湿证。身热烦渴，小便不利，或泄泻，苔黄腻。

按　八正散、五淋散、石韦散及六一散均可治淋证，但八正散重在清热利湿，以主治湿热淋为主；五淋散重在清热凉血，以主治血淋为主；石韦散重在清热利水，通淋排石，主治石淋为主；六一散性偏甘寒滑利，擅长清暑利湿，主治暑湿小便短涩者。

 现代研究

1. 实验研究　八正散对慢性细菌性前列腺炎模型大鼠的前列腺病理损伤具有改善作用；能增加逆行性大肠杆菌进入膀胱所致肾盂肾炎模型大鼠的尿排量和对尿路致病菌的清除作用。体外实验显示本方对大肠杆菌、变形杆菌等尿路致病菌有较强抑制作用，体内实验显示对大肠杆菌、变形杆菌感染小鼠均有保护作用，能显著地提高感染小鼠的存活率，降低死亡率。上述研究表明，八正散具有抗菌、抗炎、利尿等作用，为其清热泻火、利水通淋功效提供了药理学依据。

2. 临床报道　用八正散加减治疗急性膀胱炎 100 例，每天 1 剂，水煎服。3 天为 1 个疗程。结果：治愈 95 例，好转 5 例，总有效率为 100%，表明八正散对急性膀胱炎有较好疗效。另以八正散加减与克拉霉素联合用药治疗非淋病性尿道炎 60 例（治疗组），并与单用克拉霉素治疗的 60 例（对照组）比较。结果显示治疗组治愈 35 例，总有效率为 58.30%；对照组治愈 23 例，总有效率为 38.3%；两组差异有显著性意义（$P < 0.05$）。表明八正散加减联合克拉霉素治疗非淋病性尿道炎较单用克拉霉素疗效好。

当归拈痛汤（原名拈痛汤）《医学启源》

Danggui Niantong Tang
Angelica Pain-relieving Decoction

【组成】　白术一钱五分（4.5g）　人参去芦　苦参酒炒　升麻去芦　葛根　苍术各二钱（各6g）　防风去芦　知母酒洗　泽泻　黄芩酒洗　猪苓　当归身各三钱（各9g）　甘草炙　茵陈酒炒　羌活各五钱（各15g）

【用法】　上剉，如麻豆大。每服一两（30g），水二盏半，先以水拌湿，候少时，煎至一盏，去滓温服。待少时，美膳压之（现代用法：水煎服）。

【功效】　利湿清热，疏风止痛。

【主治】　风湿热痹证。肢节烦痛，肩背沉重，或遍身疼痛，或脚气肿痛，脚膝生疮，苔白腻微黄，脉弦数或濡数等。

【制方原理】　本方所治痹证乃因脾虚之体，内蕴湿热，外感风邪，湿热与风邪相搏，或风湿化热所致。风湿热邪蕴结于肢体、关节、肌肉，阻滞经络，则肢节烦痛，肩背沉重，遍身疼痛；湿热留注于下肢，故脚气肿痛，脚膝生疮；苔白腻微黄、脉弦数，乃湿热内蕴之征。本方证的病机要点为风湿热三邪合而为患，但以湿邪偏重。治宜以祛湿清热为主，辅以疏风止痛，健脾益气。

方中重用羌活、茵陈为君。羌活苦辛温，祛风胜湿，且善通痹止痛；茵陈苦寒，善能清热利湿。两药相合，有外散风湿、内清湿热之妙。臣以猪苓、泽泻利水渗湿；黄芩、苦参清热燥湿，合助君药祛除湿热。佐以苍术辛温苦燥，擅祛内外之湿；人参、白术益气健脾除湿；防风、升麻、葛根解表疏风升阳，合甘温药，更能升阳健脾除湿；当归养血活血，知母清热养阴，以防渗利苦燥伤阴，使祛邪而不伤正。炙甘草助参、术益气健脾，兼调和诸药，为佐使药。全方合用，标本兼顾，共奏除湿清热、疏风止痛、健脾升阳之功，使湿去热清风散，脾运复健，则诸症自愈。

制方特点：融辛散、苦燥、渗利、健脾升阳于一方，尽祛表里上下之湿；主以祛湿清热，兼以益气养血，祛邪与扶正并举。

【临床应用】

1. 用方要点　本方既能祛在里之湿热，也能散肌表之风湿，故全身湿热或风湿热痹、疮疡、湿疹、脚气等均可使用，但以湿重热轻兼有脾虚者为宜。临床当以身重倦怠、舌苔白腻微黄、脉数为使用依据。

2. 临证加减　兼络脉痹阻，肢节身疼甚者，加姜黄、海桐皮、豨莶草以祛风通络止痛；湿停关节，肢节沉重肿痛甚者，加防己、木瓜、威灵仙以祛湿宣痹消肿；湿热较重见关节红肿者，加秦艽、虎杖、络石藤以清热和营通络；痹痛日久，身痛及舌暗脉涩者，加丹参、制乳香、制没药、地龙以活血通络止痛；疮疡或湿疹者，可加连翘、白鲜皮、土茯苓以解毒疏风消疮。

3. 现代运用　多用于风湿性关节炎、类风湿关节炎、神经性皮炎、痛风等证属风湿热邪为患者。

4. 使用注意　寒湿痹证者忌用。

附　方

1. 宣痹汤（《温病条辨》）　防己五钱（15g）　杏仁五钱（15g）　滑石五钱（15g）　连翘三钱（9g）　山栀三钱（9g）　薏苡仁五钱（15g）　半夏三钱（9g）　晚蚕沙三钱（9g）　赤小豆皮三钱（9g），乃五谷中之赤小豆，味酸肉赤，冷水浸取皮　用法：用水八杯，煮取三杯，分温三服。痛甚者加片子姜黄二钱（6g），海桐皮三钱（9g）。功效：清热祛湿，通络止痛。主治：湿热蕴于经络证。症见寒战热炽，骨节烦疼，面目萎黄，舌色灰滞等。

2. 二妙散（《丹溪心法》）　黄柏炒　苍术米泔浸炒（各15g）　用法：上两味为末，沸汤，入姜汁调服。功效：清热燥湿。主治：湿热下注证。筋骨疼痛，或两足痿软无力，或足膝红肿热痛，或下部湿疮，小便短赤，或带下黄臭，舌苔黄腻。

按　当归拈痛汤、宣痹汤、二妙散均为治疗湿热痹证之常用方。当归拈痛汤利湿清热，祛风通络，健脾升阳，适于风湿热痹证而湿邪较重兼有脾虚者；宣痹汤以清热化浊，祛湿通络为主，适用于湿热阻络之痹证而热邪偏重者；二妙散清热燥湿，主治湿热下注的痹证而湿热俱重者。

 现代研究

1. 实验研究　当归拈痛汤对佐剂性关节炎大鼠的 C-反应蛋白（CRP）和血沉（ESR）的升高有抑制作用（$P<0.01$）；能减低急性痛风性关节炎大鼠血清白细胞介素 1β（IL-1β）和肿瘤坏死因子-α（TNF-α）的水平；改善急性痛风性关节炎大鼠步态和减轻关节肿胀度。表明当归拈痛汤具有抗炎、调节免疫、消肿止痛等多方面的药理作用。

2. 临床报道　将 70 例急性痛风性关节炎患者随机分为治疗组和对照组。两组均予低嘌呤膳食、多饮水，停用利尿剂和糖皮质激素等药物，并口服秋水仙碱 0.5mg，每 2 小时服 1 次，24 小时后改为 0.5mg，每日 3 次。治疗组在此基础上，加用当归拈痛汤加减方，每天煎取 200ml，分 2 次口服，每次 100ml，疗程 2 周。结果显示两组患者的血浆 CRP、IL-6 和 IL-8 水平均明显下降（$P<0.01$ 或 $P<0.05$），其中治疗组各指标水平明显低于对照组（$P<0.05$），临床疗效显著高于对照组（$P<0.01$）。表明当归拈痛汤能提高西医常规疗法对急性痛风性关节炎患者的疗效。

第三节　利　水　渗　湿

利水渗湿剂适用于水湿壅盛所致的水肿、癃闭、泄泻等病证。三焦气化受阻，津液布化障碍，水湿内聚，或湿从寒化，阳不化水，均可致水湿停聚。肾居下焦，司二便的开合，膀胱为水腑，主水湿的气化，故水湿潴留除与肺、脾相关外，尤与肾和膀胱的关系较为密切，加之水湿之性趋下，故利小便一法，最为捷径。此类病证多因脾肾阳虚，脾虚不能运化，肾虚气化不行，水湿停聚。间或外邪循经传腑，致膀胱气化不利，下焦蓄水，冲脉气逆，可见小便不利，渴饮但水入即吐。水湿停于中焦，气机阻滞，则见腹满腹胀；下注大肠，则便溏或泄泻；外淫肌肉经络，则身重、肢节痹痛；上凌心肺，则心悸咳嗽。如湿热或水热互结，热邪伤阴，或阴虚不能化阳所致小便不利之证，而见小便不利，或淋涩疼痛，烦渴苔少者，此时单用渗利尤恐阴液愈伤，治疗又兼顾护津液。肺主肃降，通调水道，若邪犯肺卫，上焦阻滞，通调失司，则水湿停聚，可见脉浮身重，汗出恶风。此时又宜开宣肺气、通调膀胱，以导水湿下行。且肺主一身之气，气行则湿化。故本证治疗当以淡渗利水为主，兼行健脾祛湿、温肾助阳、理气行滞、祛湿通络、滋阴润燥、宣利肺气等。

本类方剂多以利水渗湿药为主而组成，如茯苓、猪苓、泽泻、薏苡仁、防己等。其中茯苓甘淡性平，主入心、肺、脾、肾经，作用平和，利水而不伤正气，兼能健脾宁心，为利水消肿之要药，可治寒热虚实各类水肿。猪苓甘淡性平，主入肾、膀胱经，从阳畅阴，升而微降；泽泻甘淡性寒，主入肾、膀胱经，从阴达阳，专能沉降。此两味渗湿利水之力较强，猪苓性偏燥，功专于行水，可治一身内外之水，最宜于尿少之水肿、湿泄及淋证；泽泻性偏润，兼能清膀胱、肾之热，宜用于下焦水湿偏热者；两者又常相须为用。薏苡仁甘淡凉，主入脾、胃、肺经，健脾利水渗湿，兼能舒利经脉，治脾虚湿盛之痹痛和肿泻、带下、脚气等证，防己苦辛寒，主入膀胱、肺经，功能祛风消肿，除湿止痛，其苦寒降泄，兼能清下焦湿热，善泄经络之湿，主治风水或湿热所致之肢节肿痛或痹痛证。

此外，本类方剂还常选配健脾祛湿药（黄芪、白术、人参）、温阳化气药（干姜、桂枝、附子）、理气行滞药（厚朴、陈皮、大腹皮）、祛湿通络药（晚蚕沙、桑枝、大豆卷、威灵仙）、滋阴润燥药（阿胶、生地黄、熟地黄）、宣利肺气（桔梗、杏仁、桑白皮）等。

代表方剂有五苓散、防己黄芪汤等。

五苓散《伤寒论》　Wuling San
Five-ingredient with Poria Powder

【组成】　猪苓十八铢，去皮（9g）　泽泻一两六铢（15g）　白术十八铢（9g）　茯苓十八铢（9g）　桂枝半两，去皮（6g）

【用法】　捣为散，以白饮和服方寸匕，日三服，多饮暖水，汗出愈，如法将息（现代用法：做散剂，每服3～6g，或作汤剂水煎服）。

【功效】　利水渗湿，温阳化气。

【主治】　①蓄水证。小便不利，头痛发热，烦渴欲饮，甚则水入即吐，苔白，脉浮。②水湿内停证。水肿，泄泻，小便不利。③痰饮内停证。脐下动悸，吐涎沫而头眩，或短气而咳。

【制方原理】　本方原为伤寒太阳膀胱蓄水证而设立，此证系伤寒太阳经邪未解，内传太阳之腑，膀胱气化失司，水湿内停所致。因邪犯太阳，表证尚未尽解，故头痛、发热而脉浮；邪传太阳之腑，膀胱气化失司，故小便不利；气不化津，津液不得输布，故烦渴欲饮；饮入之水，下无出路，内失转输，停蓄于中，故水入即吐，即所谓"水逆"。水湿内停，泛溢肌肤则为水肿，下渗肠中则为腹泻，阻滞三焦水道则为小便不利。痰饮内停，流动不居，还可见脐下动悸、吐涎沫、头眩，或短气而咳等。一方虽主三证，但病机要点均在于气化失司，水湿内停。故治宜利水渗湿，温阳化气，兼散表邪。

方中重用泽泻，直达肾与膀胱，利水渗湿，为君药。茯苓、猪苓淡渗利水，以增强泽泻利水渗湿之力，合而为臣。白术健脾促运，燥湿行水，使脾健而湿化，标本兼顾；更用桂枝温通阳气，内助膀胱气化，协渗利药以布津行水，兼散太阳经未尽之邪，共为佐药。五药相合，共奏温阳化气、行水利水之功。

制方要点：淡渗利水为主，辅佐以辛温通阳化气，为温阳利水配伍之大要。

【临床应用】

1. 用方要点　本方是治疗水湿痰饮内停之要方。临证当以水肿或泄泻，小便不利，舌淡胖苔白滑为使用依据。

2. 临证加减　水湿壅盛而肿甚，可加大腹皮、陈皮、生姜皮、桑白皮以行气利水；寒热头痛较显，可加麻黄、苏叶以解表宣肺；肾阳不足，腰痛脚弱，可将桂枝易肉桂，或加附子以温壮肾阳；气虚体倦，加人参以健脾益气。

3. 现代运用　多用于急慢性肾炎、肝硬化所致的水肿，亦用于急性胃肠炎、急性膀胱炎、输尿管结石、前列腺增生、尿潴留、特发性水肿、脑积水、胸腔积液、慢性充血性心力衰竭、梅尼埃病、早期肾功能不全、婴儿腹泻、小儿鞘膜积液、小儿神经性尿频、关节腔积液、淋病合并睾丸炎、中心性视网膜炎、青光眼，以及妇科羊水过多症、妊娠高血压等证属水湿或痰饮内停者。

4. 使用注意　作散剂服用时须多饮暖水；作汤剂不宜久煎。

 附　方

1. 四苓散（《丹溪心法》）　白术　茯苓　猪苓各一两半（各45g）　泽泻二两半（75g）　用法：四味共为末，每次12g，水煎服。功效：健脾渗湿。主治：脾胃虚弱，水湿内停证。症见小便赤少，大便溏泄。

2. 茵陈五苓散（《金匮要略》）　茵陈蒿末，十分（10g）　五苓散五分（5g）　用法：上两物合，先食饮方寸匕（6g），日三服。功效：利湿退黄。主治：湿热黄疸，湿重于热，小便不利者。

3. 胃苓汤（《丹溪心法》）　五苓散（3g）　平胃散（3g）　用法：上合和，姜、枣煎，空腹服。

功效：祛湿和胃，行气利水。主治：水湿内停气滞证。症见水谷不分，泄泻不止，以及水肿，腹胀，小便不利者。

4. 猪苓汤（《伤寒论》）　猪苓_{去皮}　茯苓　泽泻　阿胶_碎　滑石_{碎，各一两}（各 9g）　用法：以水四升，先煮四味，取二升，去滓，内阿胶烊消，温服七合，日三服（现代用法：水煎服，阿胶另烊化，分三次兑服）。功效：利水渗湿，清热养阴。主治：水热互结阴伤证。小便不利，发热，口渴欲饮，或心烦不寐，或兼有咳嗽，呕恶，下利。或热淋、血淋，小便涩痛或赤涩，小腹满痛。

按　四苓散即五苓散去桂枝，功专渗湿利水，适用于各种水湿内停证。茵陈五苓散即五苓散加茵陈，具有利湿清热退黄之功效，适用于湿重热轻之黄疸。胃苓汤即五苓散与平胃散合方，具有行气利水、祛湿和胃之功效，适用于水湿内停、气机阻滞之证。猪苓汤即五苓散去白术、桂枝，加滑石清热利湿通淋、阿胶滋阴养血，利水渗湿与清热养阴并进，有育阴清热利水之功，主治水热互结阴伤证。

 现代研究

1. 实验研究　五苓散对肾病综合征模型大鼠有消除水肿、降低尿蛋白、降血脂、提高血清白蛋白及减轻肾脏损害的作用，与泼尼松联合用药有协同作用；对多柔比星肾病大鼠的足细胞形态及基底膜电荷屏障有一定保护作用；能降低肾性高血压大鼠的血压。

2. 临床报道　将 87 例慢性心力衰竭患者随机分为试验组（44 例）和对照组（43 例），试验组给予五苓散加减方（去桂枝加黄芪、龟甲、鳖甲、车前子），并随证加减；对照组给予单硝酸异山梨酯片 20mg 口服，每天 3 次；螺内酯片 20mg 口服，每天 1 次；地高辛片 0.25mg 口服，每天 1 次，同时给予患者持续吸氧、抗感染、纠正酸碱平衡等对症治疗，疗程均为 1 个月。结果显示试验组总有效率为 95.46%，明显高于对照组的 69.77%（$P < 0.01$）；治疗后两组的左室舒张末期容积（LVEDV）、左室收缩末期容积（LVESV）均较治疗前缩小，左室射血分数（LVEF）升高（P 均< 0.01），且试验组上述指标改善幅度大于对照组（$P < 0.01$），不良反应总发生率为 4.54%，低于对照组的 18.60%。研究表明，应用五苓散加减治疗慢性心力衰竭效果较好，可有效改善患者心功能，降低不良反应发生率。

防己黄芪汤《金匮要略》 Fangji Huangqi Tang Stephania and Astragalus Decoction

【组成】　防己_{一两}（12g）　黄芪_{去芦，一两一分}（15g）　甘草_{半两}（6g）　炒白术_{七钱半}（9g）

【用法】　上剉麻豆大，每抄五钱匕（15g），生姜四片，大枣一枚，水盏半，煎八分，去滓温服，良久再服。服后当如虫行皮中，以腰下如冰，后坐被上，又以一被绕腰以下，温令微汗，瘥（现代用法：加姜、枣，水煎服。服后取微汗）。

【功效】　益气祛风，健脾利水。

【主治】　气虚之风水、风湿证。汗出恶风，身重或肿，小便不利，舌淡苔白，脉浮。

【制方原理】　本方主治肺脾气虚所致风水、风湿。肺虚卫外不固，伤于风邪，腠理开泄，则汗出恶风；脾虚生湿，水湿羁留肌肉经络，则身体重着；气虚不能运湿，则小便不利；湿积为水，泛溢肌肤，则一身浮肿。舌淡苔白、脉浮为正虚湿停，邪在肌表之象。本方证病机为肺脾气虚，风邪水湿壅滞于肌肉经络。治宜益气健脾，祛风行水。

方中防己苦泄辛散，祛风除湿，通络止痛，利水消肿；黄芪益气健脾，固表止汗，行水消肿，两药相伍，祛风除湿而不伤正，益气固表而不恋邪，共为君药。白术补脾燥湿，既助黄芪补气固表止汗，又助防己祛湿利水，为臣药。生姜、大枣调和脾胃，为佐药。甘草益气健脾，调和诸药，为佐使药。诸药合用，共奏益气祛风、健脾利水之功效，使脾健表固，风散湿行，诸症自愈。

本方药后患者可出现"如虫行皮中"、"腰以下如冰"之感，多为停于肌肤之间的水湿，得药力之鼓动而有下行之势，为药物起效的反应之一。

制方特点：祛风除湿行水与健脾益气固表并进，标本兼顾，祛邪不伤正，固表不留邪。

【临床应用】

1. 用方要点　本方是治疗脾虚气弱，风湿郁滞之风水或风湿证的要方。临床当以汗出恶风，小便不利，身重或肿，苔白，脉浮为使用依据。

2. 临证加减　肺气不宣而喘者，加麻黄、杏仁以宣肺；肝脾不和见腹痛者，加白芍以调肝；气逆冲上见心悸者，加桂枝平冲降逆；肝肾虚寒，腰膝冷痛者，加肉桂、附子以温阳利水；风水偏甚，全身浮肿较重者，可加茯苓皮、泽泻、大腹皮以加强利水消肿；风湿偏甚，肢节重痛较甚者，加秦艽、独活、木瓜以增强祛风除湿之力。

3. 现代运用　多用于风湿性关节炎、类风湿关节炎、心源性水肿、营养不良性水肿、肾性水肿等证属气虚不固，风湿郁滞者。

4. 使用注意　外感风邪营卫不和之汗出恶风者，本方忌用。

 附　方

1. 防己茯苓汤（《金匮要略》）　防己三两（9g）　黄芪三两（9g）　桂枝三两（9g）　茯苓六两（18g）甘草二两（6g）　用法：水煎服。功效：利水消肿，益气通阳。主治：卫阳不足之皮水。症见四肢肿，水气在皮肤中，四肢聂聂动者。

2. 五皮散（《华氏中藏经》）　生姜皮　桑白皮　陈橘皮　大腹皮　茯苓皮各等分（各9g）　用法：上为粗末，每服三钱，水一盏半，煎至八分，去渣，不计时候温服，忌生冷油腻硬物。功效：利水消肿，行气祛湿。主治：水停气滞之皮水证。头面四肢悉肿，心腹胀满，上气喘急，小便不利，或妊娠水肿，苔白腻，脉沉缓。

按　此两方与防己黄芪汤均能治疗水肿。其中防己黄芪汤重在益气固表，主治风水表虚、脉浮身重、汗出恶风之风水或风湿；防己茯苓汤重在健脾利水消肿，主治阳气不足、水溢肌肤之皮水；五皮散利水与行气同用，有行气利水之功，主治水停气滞之皮水。

 现代研究

1. 实验研究　防己黄芪汤可增强小鼠腹腔巨噬细胞（MΦ）吞噬活性、腹腔 MΦ-C3b 受体和 MΦ-Fc 受体活性，提高伴刀豆蛋白（ConA）诱导的 T 细胞转化率；能有效抑制内毒素肝损伤大鼠造血干细胞（HSC）增殖，促进 MMP-2 合成，抑制金属蛋白酶组织抑制物 1（TIMP-1）、TGF-β1 合成；能减少多柔比星肾病大鼠的 24 小时尿蛋白定量，升高血浆蛋白水平，改善其脂质代谢紊乱，减轻足细胞受损。表明防己黄芪汤具有调节免疫、抗肝纤维化、保护肾脏等作用。

2. 临床报道　符合脾肾气虚型慢性肾小球肾炎蛋白尿诊断标准的患者 70 例，随机分为对照组和观察组，每组 35 例。对照组给予盐酸贝那普利治疗，观察组在对照组基础上加服防己黄芪汤合五苓散，2 周为 1 个疗程，共治疗 4 个疗程。结果显示观察组临床总有效率、中医证候疗效总有效率均高于对照组（$P < 0.05$）。与治疗前比较，治疗后两组中医证候积分均有改善（$P < 0.05$），且观察组积分显著低于对照组（$P < 0.05$）；治疗后两组 24 小时 UPQ、尿红细胞（RBC）指标水平均降低（$P < 0.05$），且观察组各指标水平显著低于对照组（$P < 0.05$）。治疗后两组均未见明显不良反应。表明防己黄芪汤合五苓散与盐酸贝那普利联用可以提高治疗慢性肾小球肾炎蛋白尿的疗效，且安全性高。

第四节　温化水湿

温化水湿适用于阳虚气不化水或湿从寒化所致的痰饮、水肿、痹证、脚气等。脾主运化，为湿土之脏，肾为水脏，主气化，水湿内停与脾、肾两脏密切相关。脾肾阳虚，运化失常，水湿内停，成痰成饮，随气流行，无处不到，如停于胸胁，则胸胁支满，目眩心悸，短气而咳；停蓄下焦，则小便不利，便溏泄泻；泛溢肌肤，则肢体浮肿；饮停气阻，可见胸腹胀满。下焦虚寒，湿浊不化，清浊相混，肾精与湿浊同趋下流，可见膏淋、白浊等。

本证的基本病机在于脾肾阳虚，湿从寒化或湿盛阳微者，仅单纯化湿则势单力薄，宜化湿与温里兼行，标本兼顾，即温阳化湿法。本证的治疗当以温化水湿为主，兼行理气行滞、健脾益气、分清化浊等。

本类方剂多以温阳药与祛湿药为主组成，如附子、干姜、桂枝、白术、茯苓等。其中附子辛甘大热，主入心、肾、脾经，温肾祛寒，助阳化气，与白术、茯苓同用，温补脾肾，散寒祛湿，利水消肿，主治脾肾阳虚之阴寒水肿。干姜辛热，主入脾、胃、心、肺经，温中祛寒，与茯苓、白术相伍，温健脾阳，祛湿利水，主治脾阳不足之寒湿肾著及腹满便溏证。桂枝辛甘温，主入心、肺、膀胱经，温中散寒，功善助阳化气行水，常与茯苓、白术同用，治疗脾阳不运之痰饮眩悸等。

此外，本类方常选配理气行滞药（厚朴、木香、陈皮、大腹皮）、健脾益气药（白术、甘草、人参）、分清化浊药（石菖蒲、萆薢）。值得注意的是，阳虚不化，津液停聚为病理性邪水，真阴却相对不足，而温阳利水等辛热渗利之品，又有伤阴之弊，故也常于方中佐以酸敛益阴药（白芍、木瓜），以防渗利及温燥太过而耗阴，同时兼益已伤之阴液。下焦虚寒，湿浊不化，肾精与湿浊同趋下流，可见膏淋、白浊等。此时单予利湿恐有伤正之弊，纯用温涩则有恋邪之虞，故又宜适当配伍温肾涩精药（益智仁、乌药、山药）以温助下元，加强分清化浊之效。

代表方有苓桂术甘汤、真武汤、实脾散等。

苓桂术甘汤《金匮要略》 Linggui Zhugan Tang
Poria，Cinnamon Twig，Bighead Atractylodes and Licorice Decoction

【组成】 茯苓四两（12g）　桂枝三两（9g）　白术二两（6g）　甘草炙，二两（6g）

【用法】 上四味，以水六升，煮取三升，去滓，分温三服，小便则利（现代用法：水煎服）。

【功效】 温阳化饮，健脾利湿。

【主治】 中阳不足之痰饮病。胸胁支满，目眩心悸，或短气而咳，舌苔白滑，脉弦滑。

【制方原理】 本方为中焦阳气不足，脾失健运，湿聚为饮之证而设。饮溢于上，停于胸胁，清阳不升，故胸胁支满，目眩；饮邪凌心，则心悸；痰饮射肺，则短气而咳。舌苔白滑，脉弦滑，皆为痰饮内停之征。本方证病机为脾阳不足，津液不布，水饮内停。遵《金匮要略》"病痰饮者，当以温药和之"、"短气有微饮，当从小便去之"的治疗原则，治以温脾助阳、化饮利水为法。

方中重用甘淡之茯苓为君，渗湿健脾，利水化饮，使水饮从小便而出。臣以辛温之桂枝温阳化气，平冲降逆。与茯苓配伍，为温阳化饮之法。佐以白术，健脾燥湿，合茯苓增强健脾祛湿之功，既助运化以杜绝痰饮生成之源，又除已聚之痰饮；合桂枝以温运中阳。炙甘草补脾益气，合桂枝辛甘化阳，兼和诸药，为佐使之用。四药合用，共奏健脾祛湿、温阳化饮之功，使中阳得健，津液得布，痰饮得化，诸症自愈。方后注有"小便则利"，即服本方后，小便增多，乃饮邪从小便而去之征。

制方特点：主用甘淡，辅以辛温；利水渗湿与健脾温阳并进，为温化痰饮之配伍要法。

【临床应用】

1. 用方要点 本方适用于中阳不足，痰饮内停之证。临床当以胸胁支满，目眩心悸，舌苔白滑，脉弦或滑为使用依据。

2. 临证加减 痰饮犯肺见咳痰较甚者，可加半夏、陈皮以燥湿化痰；脾气虚弱见神疲乏力者，可加党参、黄芪以益气健脾。

3. 现代运用 多用于心包积液、心力衰竭、心律失常、支气管哮喘、慢性支气管炎、梅尼埃病等证属痰饮内停而中阳不足者。

4. 使用注意 痰饮夹热者，本方不宜用。

 附 方

1. 甘草干姜茯苓白术汤（又名肾着汤）（《金匮要略》） 甘草二两（6g） 干姜四两（12g） 茯苓四两（12g） 白术二两（6g） 用法：上四味，以水五升，煮取三升，分温三服（现代用法：水煎服）。功效：暖土胜湿。主治：寒湿下浸之肾着。症见身重腰下冷痛，腰重如带五千钱，但饮食如故，口不渴，小便自利。

2. 茯苓桂枝甘草大枣汤（《伤寒论》） 茯苓半斤（24g） 桂枝去皮，四两（12g） 甘草炙，二两（10g） 大枣十五枚（3枚），擘 用法：上四味，以甘澜水一斗，先煮茯苓，减二升，内诸药，煮取三升，去滓。温服一升，日三服。作甘澜水法：取水二斗，置大盆内，以勺扬之，水上有珠子五六千颗相逐，取用之。功效：温通心阳，化气利水。主治：发汗后，欲作奔豚之证。

按 苓桂术甘汤、甘草干姜茯苓白术汤、茯苓桂枝甘草大枣汤均体现温阳化湿法，但各有偏重。苓桂术甘汤重用茯苓为君，桂枝为臣，以渗湿化饮为主，辅以温复中阳，主治中阳不足之痰饮病；甘草干姜茯苓白术汤以干姜为君，茯苓为臣，以温阳散寒为主，辅以祛湿，主治寒湿下注之肾着；茯苓桂枝甘草大枣汤，不用白术而加大枣缓急，更加桂枝温助心阳，平冲降逆，主治汗伤心阳、肾水上泛、欲作奔豚之证。

 现代研究

1. 实验研究 以多柔比星腹腔注射法复制大鼠慢性心力衰竭模型，给予苓桂术甘汤灌胃[6.83g/（kg·d）]，连续4周。结果显示苓桂术甘汤可明显降低模型动物左室收缩末期内径（LVESD）值，升高左室射血分数（LVEF）和左室舒张末期内径（LVEDD）值，并能显著降低血清 AngⅡ、ET-1、BNP 水平（$P<0.05$）。提示苓桂术甘汤具有改善慢性心力衰竭大鼠心功能和心室重构的作用。为其临床治疗心力衰竭提供了一定的药理学依据。

2. 临床报道 将70例符合慢性充血性心力衰竭标准的住院患者随机分为治疗组和对照组，两组各35例，对照组采用西医常规治疗，治疗组在对照组基础上用苓桂术甘汤加减（泽泻20g，茯苓20g，桂枝10g，白术15g，甘草6g，黄芪30g，党参30g）。每日1剂，水煎成300ml，分3次温服。两组均治疗2周。结果显示治疗组的总有效率为94.29%，显著高于对照组的85.71%；两组各项心功能指标均有显著改善，但治疗组改善幅度更大，显著优于对照组，以上差异均有统计学意义（$P<0.01$），两组均未见明显不良反应。提示苓桂术甘汤加减配合西医常规治疗慢性心力衰竭临床疗效显著。

真武汤《伤寒论》
Zhenwu Tang
Zhenwu Emperor Decoction

【组成】 茯苓三两（9g） 芍药三两（9g） 白术二两（6g） 生姜三两（9g） 附子炮，去皮，一枚，破八片（9g）

【用法】 以水八升，煮取三升，去滓，温服七合，日三服（现代用法：水煎温服）。

真武

【功效】 温阳利水。

【主治】 阳虚水泛证。小便不利，四肢沉重疼痛，甚则肢体浮肿，腹痛下利，苔白不渴，脉沉。或太阳病，发汗，其人仍发热，心下悸，头眩，身𣊬动，振振欲擗地。

【制方原理】 本方证为脾肾阳虚，水湿泛滥所致。肾阳虚弱，气化无权，脾阳不足，水湿不化，故小便不利；水饮泛溢肌肤，则四肢沉重疼痛，甚则水肿；水饮流走肠间，则腹痛下利。如太阳病过汗，阳气损伤，气化受阻，水饮内停，饮遏清阳，则头眩；饮邪凌心，则心悸；过汗则阴随阳伤，筋脉失荣，则身𣊬动，甚则振振欲擗地。本方证以"阳不化水"为病机要点，阴液不足为其潜在病机。治当温阳利水为主，兼益阴舒筋。

　　方中附子辛热，主入心、肾经，能温壮命火以化气行水，散寒止痛，兼暖脾以温运水湿，为君药。茯苓淡渗利水，生姜温胃散寒行水。此两味协君药以温阳散寒，化气行水，为臣药。白术苦甘而温，健脾燥湿；白芍酸而微寒，敛阴缓急而舒筋止痛，并利小便，且监制附子之温燥，为佐药。五药相合，共奏温阳利水之功。

　　制方特点：主以温阳利水，佐以酸敛益阴；脾肾兼顾，重在治肾。

　　【临床应用】

　　1. 用方要点　本方适用于脾肾阳虚，水饮内停证。临床以小便不利，肢体沉重或浮肿，苔白不渴，脉沉为使用依据。

　　2. 临证加减　原方后注云："若咳者，加五味子、细辛、干姜；若小便利者，去茯苓；若下利者，去芍药，加干姜；若呕者，去附子，加重干姜。"可资临床参考。

　　3. 现代运用　多用于慢性肾炎、肾病综合征、尿毒症、肾积水、心力衰竭、心律失常、梅尼埃病等证属阳虚水停者。

　　4. 使用注意　湿热内停之尿少身肿者忌用。

 附 方

　　附子汤《伤寒论》　附子二枚，炮去皮，破八片（15g）　茯苓三两（9g）　人参二两（6g）　芍药三两（9g）白术四两（12g）　用法：以水八升，煮取三升，去滓，温服一升，日三服（现代用法：水煎服）。功效：温经助阳，祛寒化湿。主治：阳虚寒湿证。症见身体骨节疼痛，恶寒肢冷，苔白滑，脉沉微。

　　按　附子汤与真武汤均为温阳祛湿之剂，主治肾阳虚衰兼水湿泛溢之证。附子汤倍用附、术，再伍人参，重在温补脾阳而祛寒湿，适宜于阳虚较重、寒湿内盛的身体骨节疼痛证；真武汤附、术用量减半，更佐生姜，重在温补肾阳而散水气，适宜于阳虚水泛之水肿证。

 现代研究

　　1. 实验研究　真武汤能增加老龄小鼠耐疲劳及抗缺氧能力，提高其红细胞 SOD 活性，降低血清及肝组织中的 MDA 含量；可减轻阳离子化小牛血清白蛋白（C-BSA）渗透泵致慢性肾炎（CGN）大鼠的肾脏免疫病理损伤，减少尿蛋白含量、改善肾功能及降低血脂；能改善 IgA 肾病大鼠的机体高凝状态，同时增强机体血小板的抗聚及解聚功能，延缓肾功能的恶化；能减轻单侧输尿管梗阻（UUO）大鼠肾组织病理损伤及肾小管病变，阻断或延缓大鼠肾间质纤维化的进程。上述研究表明，真武汤具有抗氧化、抗衰老、改善肾功能、抗肾纤维化、抗凝等作用，为其温阳利水功效提供了一定的药理学依据。

　　2. 临床报道　将 60 例老年性高血压患者随机分成治疗组和对照组，每组 30 例。对照组常规使用硝苯地平缓释片、卡托普利片，治疗组使用真武汤（茯苓 20g，芍药 20g，白术 15g，生姜 9g，附子 15g），药物使用免煎颗粒。两组均治疗 2 周。观察两组病例的 24 小时动态血压和中医证候变化情况。结果：治疗组降低血压的临床疗效与对照组无显著性差异（P＞0.05），中医证候的改善明显优于对照组（P＜0.05）。表明真武汤对老年性高血压患者中医证候的改善具有较好的作用。

实脾散《重订严氏济生方》　Shipi San　Spleen-reinforcing Powder

　　【组成】　厚朴去皮，姜制，炒　白术　木瓜去瓤　木香不见火　草果仁　大腹子　附子炮，去皮脐　白茯苓去皮　干姜炮，各一两（各6g）　甘草炙，半两（3g）

　　【用法】　上叹咀，每服四钱，水一盏半，生姜五片，枣子一枚，煎至七分，去滓温服，不拘时候（现代法：加入生姜五片，大枣一枚，水煎温服）。

　　【功效】　温阳健脾，行气利水。

【主治】 脾肾阳虚，水停气滞之阴水。身半以下肿甚，胸腹胀满，手足不温，口中不渴，大便溏薄，舌苔白腻，脉沉迟。

【制方原理】 本方所治阴水乃脾肾阳虚，阳不化水，水气内停，气机阻滞而致。水属阴邪，其性下趋，故身半以下肿甚；水湿内阻，气机失畅，则胸腹胀满；脾肾阳虚，温煦无权，则四肢不温；水走肠间，则大便溏薄。口不渴，苔白腻，脉沉迟，为阳气虚少，水湿壅盛之象。本方证病机为脾肾阳虚，水湿停聚，气机壅滞。治宜温补脾肾，祛湿利水，理气行滞。

方中附子大辛大热，温肾助阳，化气行水；干姜温脾祛寒，助运化浊；两味相合，温补脾肾，抑阴扶阳，共为君药。茯苓渗湿利水，白术补脾燥湿，两味相配，健脾祛湿之力增，合君药温阳化湿。木瓜酸温，醒脾化湿，并敛液而护阴以防利水伤阴；厚朴、木香、大腹子、草果仁皆为辛温气香之品，行气燥湿利水，消胀除满，均为佐药。炙甘草补脾和药，生姜、大枣和中，并为佐使。诸药合用，共奏温阳健脾祛湿、行气消胀利水之功。

制方特点：脾肾同治，重在温脾，崇土实脾而制水，故以"实脾"名之；温阳祛湿和行气利水并用，使阳复气行肿消。

本方与真武汤均有温暖脾肾、助阳行水之功，均可治阳虚水停之证。但本方增加了温脾燥湿，行气利水的配伍，重在治脾，故宜于阳虚水湿停聚兼气滞之水肿胀满者；真武汤用附子为主，配伍生姜、芍药，故温阳行水而消散水肿，兼能敛阴缓急，重在治肾，宜于肾阳虚水气内停，伴有腹痛或身瞤动者。

【临床应用】

1. 用方要点 本方适用脾肾阳虚，水停气滞之阴水。临床当以身半以下肿甚，脘腹胀满，舌淡苔白腻，脉沉迟为使用依据。

2. 临证加减 水湿内盛见尿少肿甚者，可加猪苓、泽泻、桂枝以化气行水；水停气滞见肿满较甚者，可合五皮饮以增行气利水之功；脾肺气虚见食少便溏者，可去槟榔，加人参、黄芪以增益气健脾之力。

3. 现代运用 多用于慢性肾炎、心源性水肿、妊娠羊水过多、肝硬化腹水等证属脾肾阳虚，水停气滞者。

4. 使用注意 阳水证者忌用。

 附 方

1. 鸡鸣散（《类编朱氏集验医方》） 槟榔七枚（15g） 陈皮 木瓜各一两（各12g） 吴茱萸二钱（3g） 紫苏茎叶，三钱（4g） 桔梗半两（6g） 生姜和皮，半两（6g） 用法：上为粗末，分作八服。隔宿用水三大碗，慢火煎，留一碗半，去滓；用水二碗，煎滓取一小碗。两次以煎相和，安顿床头，次日五更分二三服。功效：行气降浊，宣化寒湿。主治：湿脚气。足胫肿重无力，麻木冷痛，行动不便，或挛急上冲，甚则胸闷泛恶。亦治风湿留注，脚足痛不可忍，筋脉浮肿。

2. 萆薢分清饮（《杨氏家藏方》） 益智 川萆薢 石菖蒲 乌药各等分（各9g） 用法：上为细末，每服三钱，水一盏半，入盐一捻，同煎至七分，食前温服。功效：温暖下元，分清化浊。主治：下焦虚寒之膏淋、白浊。小便频数，混浊不清，白如米泔，凝如膏糊，舌淡苔白，脉沉。

按 鸡鸣散和萆薢分清饮均能温化寒湿，治疗下焦寒湿证。但鸡鸣散重在宣行三焦，偏重于宣化寒湿、行气降浊，主治浊邪冲上的寒湿脚气伴胸闷呕恶者。萆薢分清饮重在利湿化浊，善能分清别浊，主治下焦虚寒之膏淋、白浊病。

 现代研究

临床报道 将110例心功能为Ⅰ～Ⅳ级的老年患者随机分为治疗组（54例）和对照组（56例），对照组采用标准西医治疗方法，治疗组在其基础上加服实脾散加减方（大腹皮12g，茯苓12g，白术10g，炙甘草3g，木瓜 30g，附子 6g，炮姜 6g，草豆蔻 6g，木香 6g，厚朴 10g，黄芪 15g，车前子 15g，泽泻 12g，桃仁 10g），水煎 300ml，分早、晚饭后温服，日 1 剂。两组均治疗 15 天。观察两组的心力衰竭积分和中医证候积分的变化。结果：治疗组心力衰竭积分有效率为 94.44%，中医证候积分有效率为 92.59%，均明显优于对照组（$P<0.05$）。提示实脾散加减方配合西医常规治疗脾肾阳虚型慢性心力衰竭临床疗效显著。

第五节 祛风胜湿

祛风胜湿剂适用于风湿在表或侵袭经脉、肌肉、筋骨、关节所致的风湿病证。风湿为病，初袭肌表，阻滞经络，故头痛身痛、肢节不利。此时治以汗法，微微汗出，可使风湿俱去。但若风湿之邪，侵犯人体，由浅入深，病机也较复杂，如素体正虚而易复感风湿之邪，或因风湿痹阻久而不去，耗伤气血，致气血两虚，筋肉失荣，可见麻木不仁，或肌痿无力；或邪着腰膝筋骨，损伤肝肾，而见腰膝疼痛，或痿软，出现虚实夹杂的病情。风湿夹寒，痹着日久，阻滞经络，经脉瘀滞，可见关节肿胀或变形，舌暗脉涩。另有风湿郁久化热，风湿热聚，又见肢节红肿热痛，而祛风湿药多辛温香燥，易于伤阴助热，此时治疗又需兼顾。故本证治疗除以祛风除湿为主外，还宜兼行温经散寒，或清热泻火以调其寒热；补益气血，或调补肝肾以调其虚实；活血散瘀、通络止痛以顾其标本。

本类方剂较为常用的有羌活、独活、防风、秦艽、桑寄生等。其中羌活、独活辛苦温，均主入肾、膀胱经，两者均能祛风除湿，通络止痛，主治风寒湿痹证。但羌活气雄而善走表祛风，偏于升散太阳，宜于风寒湿痹在上者；独活味厚而善行血分祛寒，偏于温散肾经，宜用于风寒湿痹在下者，两药常配伍用于风寒湿痹所致的一身尽痛者。防风辛甘微温，主入膀胱、肝、脾经，祛风胜湿止痛，常配伍羌活、独活等治疗风寒湿痹证。秦艽辛苦平，主入胃、肝、胆经，辛散苦泄，润而不燥，兼能清热，善于祛风湿，舒筋络，止痹痛，为风药中之润剂，无论痹证新久，皆可应用，最宜于风湿夹热之痹痛及筋骨拘挛。桑寄生苦甘平，主入肝、肾经，既能祛风湿、通经络，又能补肝肾、强筋骨，适宜于兼有肝肾不足之腰膝疼痛、筋骨无力者。

此外，本类方常选配温经散寒药（肉桂、桂枝、细辛）、益气养血药（黄芪、人参、白术、当归、白芍）、散瘀通络药（川芎、赤芍、姜黄、桃仁、红花、五灵脂）、补益肝肾药（熟地黄、当归、杜仲、续断、牛膝）、清热泻火药（石膏、黄芩、栀子、苦参）等。

代表方有独活寄生汤等。

独活寄生汤《备急千金要方》 Duhuo Jisheng Tang
Angelica Pubescens and Chinese Taxillus Twig Decoction

【组成】 独活三两（9g） 桑寄生 杜仲 牛膝 细辛 秦艽 茯苓 肉桂心 防风 川芎 人参 甘草 当归 芍药 干地黄各二两（各6g）

【用法】 上十五味，㕮咀，以水一斗，煮取三升，分三服，温身勿冷也（现代用法：水煎服）。

【功效】 祛风湿，止痹痛；益肝肾，补气血。

【主治】 风寒湿久痹，肝肾两亏，气血不足。腰膝疼痛，肢节屈伸不利，或麻木不仁，畏寒喜温，心悸气短，舌淡苔白，脉细弱。

【制方原理】 本方所治痹证多为外感风寒湿邪，久稽不去，累及肝肾，耗伤气血而致。肾主骨，肝主筋，痹证日久，累及肝肾，故腰膝疼痛；寒湿客于筋骨肌肉，故肢节屈伸不利，肌肤麻木不仁；寒湿伤阳，阳虚不温，故畏寒喜温；痹证日久，耗损气血，气血不荣，故心悸气短，舌淡苔白，脉虚弱。本方证病机要点：风寒湿痹日久，肝肾亏虚，气血不足。治宜祛散风寒湿邪，补益肝肾气血。

方中独活辛散苦燥，善理伏风，祛骨节之风寒湿邪而止痹痛；桑寄生补肝肾，强筋骨，祛风湿；共为君药。细辛、肉桂心辛散寒湿，温经止痛；杜仲与牛膝补益肝肾、强壮腰膝；此四味合助君药以散寒湿、补肝肾，共为臣药。防风祛风胜湿散邪，秦艽祛风除湿、舒筋止痛；地黄、当归、川芎、芍药补血活血；人参、茯苓益气健脾；此八味共为佐药。甘草和中调药，兼为佐使。全方配伍，共奏祛风湿、止痹痛、益肝肾、补气血之功。

制方特点：祛风散寒除湿与补益肝肾气血配伍，标本兼顾，祛邪不伤正，扶正不留邪。

【临床应用】

1. 用方要点 本方适用风寒湿痹日久，肝肾不足，气血两虚证。以腰膝疼痛，畏寒喜温，舌淡苔白，脉细弱为使用依据。

2. 临证加减 邪深入络见痛甚者，可加乳香、没药、地龙、白花蛇舌草、全蝎，以活血通络止痛；寒湿偏甚，见腰腿冷痛重着者，可加川乌、附子、干姜、威灵仙，以温阳祛寒除湿；肾阳虚衰，见腰膝酸软无力者，加淫羊藿、仙茅、狗脊，以温肾壮腰强膝。

3. 现代运用 多用于慢性风湿性关节炎、慢性腰腿痛、坐骨神经痛、骨质增生症等证属风寒湿邪痹阻日久，肝肾亏损，气血不足者。

4. 使用注意 湿热痹证者忌用。

 附 方

1. 三痹汤（《妇人大全良方》） 续断 杜仲 防风 桂心 细辛 人参 白茯苓 当归 白芍 黄芪 牛膝 甘草各五分（各5g） 秦艽 生地黄 川芎 独活各三分（各3g） 用法：加姜，水煎服。功效：益气养血，祛风胜湿。主治：肝肾亏虚，气血不足之痹证。手足拘挛，麻木疼痛。

2. 羌活胜湿汤（《内外伤辨惑论》） 羌活 独活各一钱（各6g） 藁本 防风 甘草炙 川芎各五分（各3g） 蔓荆子三分（2g） 用法：上㕮咀，都作一服，水二盏，煎至一盏，去滓，大温服，空腹食前。功效：祛风胜湿。主治：风湿在表证。症见头痛身重，肩背疼痛不可回顾，或腰脊重痛，难以转侧，苔白，脉浮。

按 三痹汤与独活寄生汤两方都有祛风除湿止痛、补益肝肾气血的功效，主治痹痛，但独活寄生汤偏于补益肝肾，故多用于腰腿痛等症；三痹汤长于补气宣痹，故多用于手足拘挛、麻木疼痛等症。羌活胜湿汤主用独活、藁本、蔓荆子等祛散风湿药，主治风湿在表，见头项肩背或全身关节游走性疼痛等证。

 现代研究

1. 实验研究 独活寄生汤可明显抑制佐剂性关节炎大鼠原发性足跖肿胀和继发性足跖肿胀、抑制毛细血管通透性增加、减轻小鼠耳郭肿胀度，减少小鼠扭体反应次数及福尔马林致痛试验的第二时相的疼痛强度；能降低胶原诱导性大鼠关节炎指数（AI）评分和滑膜 IL-1β、IL-8 表达水平（$P<0.01$）。独活寄生汤含药血清能显著提高模型大鼠腰椎间盘纤维环细胞内的 CaM、CaMKH、CaMKIV 和 CREB 等蛋白的表达（$P<0.01$），提示其有促进腰椎间盘纤维环细胞生长的作用。独活寄生汤对 S180 的抑制率为 32.45%～43.75%，能促进 NK 细胞活性和 IL-2 分泌。上述研究表明，独活寄生汤具有镇痛、抗炎、促腰椎间盘细胞生长、调节免疫、抑制肿瘤细胞生长等作用。

2. 临床报道 将 196 例椎间盘源性腰痛患者随机分为观察组和对照组，每组 98 例，观察组采用独活寄生汤（独活 9g，杜仲 6g，桑寄生 6g，牛膝 6g，细辛 6g，秦艽 6g，茯苓 6g，肉桂心 6g，川芎 6g，防风 6g，人参 6g，甘草 6g，芍药 6g，当归 6g，干地黄 6g）治疗，每日 1 剂，分早、中、晚口服；对照组采用布洛芬缓释胶囊治疗，每次 0.3g，每天 2 次。两组患者均治疗 14 天。结果：观察组总有效率为 95.9%，显著高于对照组的 77.6%（$P<0.01$）。表明独活寄生汤加减治疗椎间盘源性腰痛临床疗效显著，且优于布洛芬。

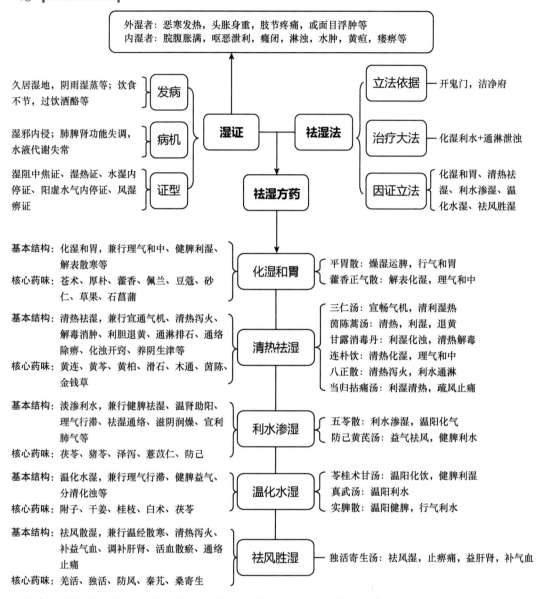

本章方剂概要：祛湿剂分为化湿和胃、清热祛湿、利水渗湿、温化水湿、祛风胜湿五类。

（1）化湿和胃：适用于湿阻中焦证。平胃散中苍术、厚朴并用，燥湿运脾，理气和胃之力较强，为治疗湿滞脾胃的基础方；藿香正气散具有外散风寒、内化湿浊、理气和中之效，方中藿香配伍紫苏、白芷、桔梗，解表散寒之功较著，适用于外感风寒，内有湿滞之恶寒发热，头痛，上吐下泻者。对山岚瘴气、水土不服者，也可加减用之。

（2）清热祛湿：适用于湿热证。三仁汤中杏仁、白蔻仁、薏苡仁宣畅三焦气机，体现分消湿热的治法，重在祛湿，主治湿重热轻之湿温初起；茵陈蒿汤重用茵陈，长于清热利湿退黄，是治疗湿热黄疸的代表方，主治湿热阳黄。甘露消毒丹以清热解毒之黄芩、连翘与清利湿热之茵陈、滑石、木通相配，佐以化湿行气之藿香、石菖蒲、白蔻仁等，清热祛湿之中而长于解毒，主治湿热并重之湿温时疫。八正散集诸清热利水通淋药于一方，是主治湿热淋证之常用方。连朴饮以黄连清热燥湿、厚朴理气化湿，同时重用芦根和胃止呕，组成清热化湿、理气和中之剂，主治湿热蕴伏，脾胃失和之霍乱吐泻。当归拈痛汤以羌活、茵陈配伍猪苓、泽泻、苦参，以及人参、白术、当归等药，清热祛湿，疏风止痛，兼能益气养血，主治脾虚血弱之风湿热痹或湿热脚气等。

（3）利水渗湿：适用于水湿内停证。五苓散重用泽泻，配伍猪苓、茯苓，少佐桂枝，偏于通阳化气利水，主治气化不行，水湿内停之蓄水证。防己黄芪汤中防己与黄芪相配，既祛风行水，又益气固表，具有祛风除湿不伤正，益气固表不恋邪的特点，是主治风湿、风水属于表虚证之常用方。

（4）温化水湿：适用于阳虚水气内停之证。苓桂术甘汤重用茯苓，配伍桂枝温阳、白术健脾、甘草益气补中，具有温阳化饮，健脾除湿之功，主治中阳不足之痰饮病。真武汤以大辛大热之附子温肾助阳，配伍茯苓化气行水，佐以芍药敛阴舒筋，主治偏于肾阳虚之水气内停证。实脾散以附子、干姜为主，温脾助阳之力更胜，佐以木香、槟榔、厚朴、草果仁等行气导滞之品，主治脾肾阳虚，寒湿气滞之阴水。

（5）祛风胜湿：适用于风湿痹证。独活寄生汤以祛风除湿配合补益肝肾为主，兼行益气养血、温经活血、通络止痛，为主治痹证日久，肝肾不足，气血两亏证的要方。

 展　望

现代药理研究表明，祛湿剂具有促进胃肠运动、镇吐、保护胃黏膜、止泻、保肝利胆、改善脂质代谢、降血糖、强心、利尿、降压、保护肾脏、解热、抗炎镇痛、抗病毒、抗菌、调节肠道菌群失调及调节免疫等作用。祛湿不仅可促进机体内的有害毒素如尿素氮、肌酐、高尿酸的排出，还可抑制炎症因子，降低高血脂和高血糖，从而减轻对肾脏、肝脏及心脑血管等脏器和组织的损害。目前祛湿剂已被广泛用于治疗感染性疾病、炎症性疾病、消化系统疾病和泌尿系统疾病等，如胃肠型感冒、慢性胃肠炎、胃及十二指肠溃疡、肠易激综合征等胃肠道疾病，肠伤寒、副伤寒和传染性肝炎等传染病，急慢性肾小球肾炎、肾病综合征、尿路感染、水肿、尿潴留、脑积水、胸腔积液、支气管哮喘、痛风、关节炎、湿疹、荨麻疹、银屑病、盆腔炎、新生儿黄疸、手足口病、前列腺炎等。新近报道此类方剂在新型冠状病毒感染治疗中有较好疗效，结合其抗病毒、抑菌、抗炎、退热、止咳、化痰、调节免疫等药理作用，提示祛湿剂在呼吸系统传染性疾病及感染性疾病中具有较高的运用价值。

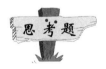 **实　训**

患者马某，女，70 岁。高血压 3 年，时有头晕头痛，耳鸣不聪，劳累则加重，曾服用平肝息风类中药无甚疗效。新近一年来，形体日渐发胖，小便时或失禁，晚间尿频。刻下：血压 230/118mmHg。形肿尿少，畏寒肢凉，饮水后腹胀，喜温饮食，痰多稀白。舌偏淡苔水滑，脉沉细右甚。（中国中医研究院. 1976. 蒲辅周医疗经验[M]. 北京：人民卫生出版社：35）

分析要点：①该患者一般信息对诊断有哪些提示？②根据当前患者的表现应辨为何种病证？③其病机要点和治疗立法是什么？④可选用的方剂有哪些？⑤确定选方后，可以对该方作何加减？

思考题

1. 试述祛湿剂的分类依据和其使用注意事项。
2. 比较平胃散与藿香正气散在主治、组成及功效方面的异同。
3. 结合方证病机，叙述茵陈蒿汤和八正散中大黄的配伍意义。
4. 试述三仁汤的主治、立法、组方特点和使用注意。
5. 简述连朴饮的制方原理和指出方中芦根的配伍意义。
6. 分析五苓散与苓桂术甘汤两方在主治、组成、功效及临床运用方面的异同。
7. 比较真武汤与实脾散在主治、组成、功效及临床运用方面的异同。
8. 试述温阳祛湿方中为何常常配伍酸敛的药味？
9. 结合主治病证的病机和相关治方，归纳祛风胜湿类方剂的配伍要点。

（王　蕾）

第二十二章　祛痰剂

祛痰剂（phlegm-dispelling formulas）是以祛痰药为主组成，具有祛除痰饮，理气止咳，宽胸散结等作用，主治痰饮病证的一类方剂。祛痰属于八法中的消法。

肺为娇脏，不耐寒热，主气而布津，可通调水道；脾主运化水液，输布津液；肾主一身气化，可蒸化水津；三焦主司全身气化，调控一身之水液运行。痰饮病证是指时气外感、饮食不当、情志过极等病因，导致脾、肺、肾等脏腑运化输布津液的功能失调，造成水湿痰饮停聚身体局部的一类病证，主要临床表现为咳嗽痰多或痰黏不爽，胸脘痞闷，呕恶眩晕，心悸惊痫等症。此外，痰之为病，无处不到，胸膈肠胃，经络四肢，皆可有之，临床表现亦复杂多变，正如前人谓之"在肺则咳，在胃则呕，在头则眩，在心则悸，在背则冷，在胁则胀。其变不可胜穷也"（《医方集解》）。是谓痰饮既是病理产物，又是致病之源，病证变幻多端，正如《杂病源流犀烛》所云："痰为诸病之源，怪病皆由痰成也。"因此，祛痰剂在治疗内伤杂病中极其重要。

根据病性及兼证，痰证可分为湿痰、热痰、燥痰、寒痰、风痰五种，祛痰剂也相应分为燥湿化痰、清热化痰、润燥化痰、温化寒痰、治风化痰五类。根据"病痰饮者，当以温药和之"（《金匮要略·痰饮咳嗽病脉证并治》）的原则，应温化痰饮，通过发汗、利水、温阳之法，驱逐痰饮。从治病求本的思想出发，治疗痰病时，不仅要治已成之痰，还要治其生痰之本。痰由湿聚或食积而成，脾失健运，则生湿成痰，故祛痰剂每多配伍健脾祛湿药，以杜生痰之源，所谓"脾为生痰之源，治痰不理脾胃，非其治也"（《医宗必读》）。痰随气而升降，气壅则痰聚，气顺则痰消，故祛痰剂中又常配伍理气药，正如庞安常所说："善治痰者，不治痰而治气，气顺则一身之津液亦随气而顺矣。"痰阻经络、肌腠结为瘰疬、痰核等，故又需结合疏通经络、软坚散结等法，方可奏效。

病痰饮者，当以温药和之

祛痰剂除主要用于上述痰饮病证外，还可用于病机相似但主症不同的病证，如胸痹、不寐、中风、痴呆、内伤发热等兼有痰饮病证者。此类病证或因痰浊闭阻，阻遏心阳；或因痰热上扰，扰乱心神；或因风痰入络，血随气逆；或因痰浊蒙窍，损伤脑络；或因痰湿内生，郁而发热所致。因祛痰剂能豁痰宣痹，通阳泄浊；清热化痰，和中安神；息风化痰，活血通络；化痰开窍，醒神益智；燥湿化痰，清热和中，以化痰而祛邪。

使用祛痰剂应注意：第一，当辨痰证之标本缓急及寒热属性，正确选用不同的治法及其方剂；第二，有咳血倾向者，不宜使用温燥的祛痰剂；第三，祛痰剂性偏消散，容易耗正，不宜久服。

第一节　燥湿化痰

燥湿化痰剂适用于因脾失健运引起的湿痰证。湿痰证的基本病机：脾失健运，湿聚成痰。痰湿犯肺，肺失宣降见咳嗽痰多，色白易咯；脾气升转输布失常，湿停胃脘，胃失和降，湿阻气滞，见胸脘痞闷，恶心呕吐；脾主肌肉四肢，痰湿困脾，阻滞气机，见肢体困重，倦怠无力；痰浊上逆，扰乱心神，则见头眩心悸。故湿痰证治疗当以燥湿化痰为主，兼行健脾祛湿、理气行滞等。

本类方剂多以燥湿化痰药为主而组成，如半夏、天南星、化橘红等。其中半夏辛温有毒，主入脾、胃、肺经，可化痰消痞以助脾胃运化，因其温燥之性强，尤善治湿痰。天南星苦辛温有毒，主入肺、肝、脾经，温燥之性强于半夏，常与半夏相须为用，善治顽痰，又能通行经络，利膈下气，兼祛风痰。化橘红辛苦温，主入肺、脾经，其香燥行散，有理气宽中、燥湿化痰之功，善治咳嗽痰多，或食积伤酒，呕恶痞闷等。

此外，本类方剂还常配伍健脾祛湿药（白术、茯苓）、理气行滞药（陈皮、枳实、枳壳）等。代表方剂有二陈汤。

二陈汤《太平惠民和剂局方》 Erchen Tang Two-cured Decoction

【组成】 半夏汤洗七次　橘红各五两（各150g）　白茯苓三两（90g）　甘草炙，一两半（45g）

【用法】 为末，每服四钱，用水一盏，生姜七片，乌梅一个，同煎至六分，去滓热服，不拘时候（现代用法：加生姜3g，乌梅1个，水煎服）。

【功效】 燥湿化痰，理气和中。

【主治】 湿痰证。咳嗽痰多，色白易咯，胸膈痞闷，恶心呕吐，肢体困倦，不欲饮食，或头眩心悸，舌苔白腻，脉滑。

【制方原理】 本方为治湿痰证之主方。湿痰之证，多由脾失健运，湿无以化，聚而成痰，郁积而成。湿痰犯肺，肺失宣降，则咳嗽痰多；痰浊阻碍气机，则胸膈痞闷；停留于胃，胃失和降，则恶心呕吐，不欲饮食；湿滞脾胃，则肢体困倦；阻遏清阳，则头眩心悸。苔腻脉滑，也为湿痰之象。治宜燥湿化痰，理气和中。

方以半夏为君，取其辛苦温燥之性，燥湿化痰，降逆和胃。橘红为臣，理气行滞，燥湿化痰，气顺则痰消。君臣两药，相辅相成，增强燥湿化痰之力。半夏、橘红均以陈久者为佳，因陈久者无过燥之弊，故方名"二陈"。茯苓为佐，渗湿健脾，以杜生痰之源。炙甘草为使，健脾和中，调和诸药。用法中加生姜降逆和胃，温化痰饮，既助半夏化痰，又制半夏之毒；复用少许乌梅敛肺止咳，并防温燥辛散而伤阴。六味相合，共奏燥湿化痰、理气和中之效。

制方特点：①半夏与橘红配伍，主以燥湿化痰，辅以理气健脾，为祛痰方的基本结构。②苦辛之中少佐酸收，散中有收，开中有合，燥湿化痰而不伤气津。

【临床应用】

1. 用方要点 本方为湿痰证而设，为燥湿化痰的基础方。临床以咳嗽，痰多色白易咯，胸闷恶心，呕吐，舌苔白腻，脉滑为使用依据。

2. 临证加减 咳嗽痰多而兼恶风发热，加苏叶、前胡、荆芥；肺热而痰黄黏稠，加胆南星、鱼腥草、瓜蒌；肺寒而痰白清稀，加干姜、细辛、五味子；风痰上扰而头晕目眩，加制白附子、天麻、僵蚕。

3. 现代运用 多用于慢性支气管炎、肺气肿、慢性胃炎、神经性呕吐、梅尼埃病等证属湿痰证者。

4. 使用注意 燥痰者慎用；阴虚血弱者忌用。

附　方

1. 导痰汤（《重订严氏济生方》）　半夏汤泡七次，四两（12g）　天南星炮，去皮　橘红　枳实去瓤，麸炒　赤茯苓去皮，各一两（各6g）　甘草炙，半两（3g）　生姜十片（3g）　用法：水煎服。功效：燥湿化痰，行气开郁。主治：痰阻气滞证（痰厥）。症见痰涎壅盛，胸膈痞塞，胁肋胀痛，头痛吐逆，喘急痰嗽，涕唾稠黏，坐卧不安，饮食不思。

2. 温胆汤（《三因极一病证方论》）　半夏汤洗七次　竹茹　枳实麸炒，去瓤，各二两（各6g）　陈皮三两（9g）　甘草炙，一两（3g）　茯苓一两半（4.5g）　用法：剉散，每服四大钱，水一盏半，姜五片，枣一枚，煎七分，去滓，食前服（现代用法：加生姜 5 片，大枣 1 枚，水煎服）。功效：理气化痰，清胆和胃。主治：胆胃不和，痰热内扰证。胆怯易惊，虚烦不眠，惊悸不宁，或呕吐呃逆，以及癫痫等，苔腻微黄，脉弦滑。

按 以上两方均为燥湿化痰之剂。其中导痰汤由二陈汤去乌梅，加天南星、枳实而成，燥湿化痰之力较强，长于祛痰降逆气，主治湿痰停阻而兼气逆之证；温胆汤由二陈汤去乌梅，加竹茹、枳实而成，长于理气化痰，清胆和胃，主治胆胃不和，痰热内扰之证。

 现代研究

1. 实验研究 采用香烟烟雾加脂多糖（LPS）制备慢性支气管炎大鼠模型，将大鼠随机分为正常对照组，模型组，急支糖浆组，二陈汤低、中、高剂量组。急支糖浆组灌胃急支糖浆[12g/（kg·d）]，二陈汤治疗组分别按低、中、高剂量[2.45g/（kg·d）、4.9g/（kg·d）、9.8g/（kg·d）]灌胃，连续 14 天。观察二陈汤对慢性支气管炎大鼠模型肺功能、病理变化的影响。结果与正常组比较，模型组肺活量（FVC）、第 1 秒用力呼气量（FEV_1）、FEV_1/FVC、最大呼气中期流速（MMF）、用力呼气中段流量 FEF（25%～75%）均显著降低（均 $P<0.01$），模型组肺组织结构基本符合慢性支气管炎病理特征。与模型组比较，二陈汤高、中剂量组 FEV_1、FVC、FEV_1/FVC、MMF 和 FEF（25%～75%）显著升高（均 $P<0.05$），肺组织形态损伤较轻。提示二陈汤能改善肺组织结构，提高肺功能。为二陈汤治疗慢性支气管炎提供了药理学依据。

2. 临床报道 参照《中国成人社区获得性肺炎诊断和治疗指南》，将 60 例社区获得性肺炎患者随机分为对照组和治疗组，每组 30 例，对照组给予抗生素、退热、止咳化痰、解痉平喘等常规治疗，治疗组在常规治疗的基础上予以二陈汤加减方（半夏 10g，陈皮 10g，茯苓 10g，杏仁 9g，浙贝母 12g，炙甘草 10g），一次一剂，一天两次，同时配合寒咳贴穴位敷贴治疗，两组均进行 10 天的治疗。结果显示，治疗组总有效率为 96.67%，明显高于对照组的 73.33%（$P<0.05$）。表明二陈汤加减方与西医常规疗法合用，能显著提高社区获得性肺炎的疗效。

第二节 清热化痰

清热化痰剂适用于因外感热邪，痰热互结或脾虚生痰，痰郁化热引起的热痰证。热痰证的基本病机：素体痰浊内蕴，外感热邪，痰热内结；或素体脾虚生痰，郁而化热，痰热郁肺，肺失宣降，见咳痰黄稠；痰热互结心下，气郁不通，见胸脘痞痛；痰热上蒙清窍，则发为惊悸、癫狂等。故热痰证治疗当以清化热痰为主，兼行清热泻火、止咳平喘、行气开郁、通腑泄热、平肝息风、开窍安神等。

本类方剂多以清化热痰药为主组成，如浙贝母、瓜蒌、胆南星、天竺黄、礞石等。浙贝母苦寒，主入肺、心经，长于清化热痰，降泄肺气，多用于痰热郁肺者。瓜蒌甘微苦寒，主入肺、胃、大肠经，其甘寒清润可清化热痰、燥痰，又能利气宽胸，导痰下行。胆南星苦微辛凉，主入肺、肝、脾经，能清热化痰、息风定惊，适用于痰热所致癫狂惊痫者。天竺黄甘寒，主入心、肝经，能清心肝火热，化痰定惊，治热病神昏谵语。礞石甘咸平，主入肺、心、肝经，咸能软坚，质重沉坠，下气坠痰，以攻逐顽痰、老痰；并能平肝镇惊而治痰火上攻之惊痫，煅后攻逐下行之力更强，为治顽痰之要药。

此外，本类方剂还常配伍清热泻火药（黄连、黄芩、栀子、石膏）、止咳平喘药（杏仁、百部、紫菀、款冬花）、行气开郁药（陈皮、沉香）、通腑泄热药（大黄、芒硝）等。

代表方剂有清气化痰丸、小陷胸汤等。

清气化痰丸《医方考》
Qingqi Huatan Wan
Qi-Clearing and Phlegm-resolving Pills

【组成】 瓜蒌仁去油 陈皮去白 黄芩酒炒 杏仁去皮尖 枳实麸炒 茯苓各一两（各 30g） 胆南星一两半（45g） 制半夏一两半（45g）

【用法】　姜汁为丸。每服 6g，温开水送下（现代用法：可作汤剂水煎服）。

【功效】　清热化痰，理气止咳。

【主治】　热痰证。咳嗽，咳痰黄稠，咯之不爽，胸膈痞满，甚则气急呕恶，舌质红，苔黄腻，脉滑数。

【制方原理】　本方所治多由火邪灼津，痰气内结，壅滞于肺所致。痰热壅肺，肺气失于宣降，故咳嗽，痰黄稠黏，咯之不爽；痰阻气机，故胸膈痞满，甚则气逆于上，而见气急呕恶。舌质红，苔黄腻，脉滑数，亦为热痰之征。《医方集解》云："气有余则为火，液有余则为痰。故治痰者必降其火，治火者必顺其气也。"故治宜清热化痰，理气降肺。

方中胆南星苦凉，瓜蒌甘寒，两者均长于清热化痰，共为君药。半夏辛温，化痰散结；黄芩苦寒，清热降火，两者相配，苦降辛开，化痰清热，共为臣药。杏仁降利肺气，枳实散结除痞，合之降肺脾之气；陈皮理气化痰，茯苓利湿健脾，合之杜绝生痰之源；此四味共为佐药。姜汁既可化痰和胃，又可解半夏、胆南星之毒，以之为丸，作为佐使。诸药相合，共奏清热化痰、理气止咳之效。

制方特点：①化痰之中兼泻火降气，有清降痰火之功。②祛湿运脾不忘肃肺降气，有肺脾兼治之妙。

【临床应用】

1. 用方要点　本方为热痰证而设。临床以咳嗽气喘，咳痰黄稠，咯之不爽，苔黄腻，脉滑数为使用依据。

2. 临证加减　肺热较盛，呼吸气粗者，加知母、桑白皮、鱼腥草；津伤肺燥，咽喉干燥，痰黏难咯者，加天花粉、沙参、麦冬；热伤津液，大便秘结者，重用瓜蒌仁，加大黄、生地黄。

3. 现代运用　多用于肺炎、急慢性支气管炎、肺脓肿、肺结核等证属痰热内结者，加减还可用于痰火内扰所致的精神系统疾病。

4. 使用注意　脾胃虚寒者慎用。

 附　方

清金降火汤（《古今医鉴》）　陈皮　杏仁各一钱五分（6g）　茯苓　半夏　桔梗　贝母　前胡　瓜蒌仁炒　黄芩　枳壳麸炒　石膏各一钱（4g）　甘草炙，三分（1.5g）　用法：加生姜三片，水煎，食远临卧服。功效：清金降火，化痰止咳。主治：肺胃郁火痰结证。症见咳嗽胸满，痰少而黏，面赤心烦，苔黄脉数。

按　本方与清气化痰丸相比，少胆南星，多桔梗、贝母、前胡、石膏、炙甘草，且用汤剂，其清热祛痰、止咳之力更强。

 现代研究

临床报道　将 82 例符合慢性阻塞性肺疾病急性加重期诊断标准的患者随机分为对照组和观察组，每组 41 例，两组均予抗感染和解痉平喘等常规治疗，其中观察组给予清气化痰丸加减方（胆南星、瓜蒌仁、酒黄芩、炙麻黄、葶苈子、姜半夏、丹参各 15g，苦杏仁、茯苓、地龙各 9g，陈皮、枳实各 9g，鱼腥草、芦根各 30g）治疗，两组均连续治疗 2 周。结果显示，观察组临床总有效率为 95.12%，高于对照组的 78.05%，差异具有统计学意义（$P < 0.05$）。表明清气化痰丸联合西药治疗能明显改善慢性阻塞性肺疾病急性加重期临床症状，提高治疗效果。

小陷胸汤《伤寒论》
Xiaoxian Xiong Tang
Minor Decoction to Treat the Sinking into the Chest

【组成】　黄连一两（6g）　半夏洗，半升（12g）　瓜蒌实大者一枚（30g）

【用法】　上三味，以水六升，先煮瓜蒌，取三升，去滓，内诸药，煮取二升，去滓，分温三服（现代用法：水煎服）。

【功效】 清热涤痰，宽胸散结。

【主治】 痰热互结证。心下痞满，按之疼痛，或咳吐黄痰，胸脘烦热，舌苔黄腻，脉滑数。

【制方原理】 本方原治伤寒表证误下，邪热内陷，痰热互结心下之小结胸证。《伤寒论》云："小结胸病，正在心下，按之则痛，脉浮滑者，小陷胸汤主之。"由于痰热互结心下，气郁不通，故胸脘痞闷，按之痛；痰热壅肺，则咳吐黄痰；痰热上扰心胸，则胸脘烦热。舌苔黄腻，脉滑数，也为痰热内蕴之象。治宜清热涤痰，宽胸散结。

方中瓜蒌实甘寒滑润，清热涤痰，宽胸散结，为君药。黄连味苦性寒，泻热降火，清心除烦；半夏苦辛温燥，化痰降逆，开结消痞。半夏与黄连并用，辛开苦降，通畅气机，共为臣药。全方三味相合，清热涤痰，宽胸散结，开降气机，使郁结得开，痰火下行，结胸自除。

制方特点：三药相配，辛开苦降，润燥相宜，痰热各消。

本方与大陷胸汤均为伤寒误治，邪热内陷的结胸病而设。但小陷胸汤主治为痰热互结心下之小结胸证，仅在心下，按之则痛，证情较轻，主以黄连、半夏与瓜蒌配伍而成清热涤痰之方；大陷胸汤主治为水热互结胸腹之大结胸证，自心下至少腹，硬满而痛不可近，证情较重，故用硝、黄与甘遂配伍而成峻下逐水之剂。

本方与清气化痰丸均有清热化痰之功，均可治痰热证。但清气化痰丸降火化痰之力较胜，主治痰热气逆于肺的咳吐黄痰；本方则化痰开结之功较优，主治痰热互结心下的胸脘痞痛。

【临床应用】

1. 用方要点 本方为痰热互结心下证而设。临床以胸脘痞闷，按之则痛，苔黄腻，脉滑数为使用依据。

2. 临证加减 燥热结滞，大便秘结，可加玄明粉、莱菔子；痰结气滞，胸脘痞闷较甚，可加枳实、厚朴；痰热偏甚，咳吐黄痰较多，加贝母、知母；痰热扰心，心烦较甚，可加竹叶、灯心草。

3. 现代运用 多用于急性胃炎、慢性胃炎、胰腺炎、食管炎、胸膜炎、心绞痛、肋间神经痛等证属痰热内结者。

4. 使用注意 湿痰或寒痰及中虚痞满者，本方均不宜。

 附 方

1. 柴胡陷胸汤（《重订通俗伤寒论》） 柴胡一钱（3g） 姜半夏三钱（9g） 小川连八分（2.5g） 苦桔梗一钱（3g） 黄芩钱半（4.5g） 瓜蒌仁杵，五钱（15g） 小枳实钱半（4.5g） 生姜汁四滴，分冲 用法：水煎服。功效：和解清热，涤痰宽胸。主治：邪陷少阳，痰热结胸证。症见少阳证俱，胸膈痞满，按之痛，口苦苔黄，脉弦而数。

2. 滚痰丸（王隐君方，录自《玉机微义》） 大黄酒蒸 片黄芩酒洗净，各八两（各240g） 礞石一两（30g），捶碎，同焰硝一两（30g），投入小砂罐内盖之，铁线固定，盐泥固济，晒干，火煅红，候冷取出 沉香半两（15g） 用法：上为细末，水丸如梧桐子大，每服四五十丸，量虚实加减服，清茶、温水送下，临卧食后服（现代用法：水泛小丸，每服6～9g，日1～2次，温开水送下）。功效：泻火逐痰。主治：实热老痰证。癫狂惊悸，或怔忡昏迷，或咳喘痰稠，或胸脘痞闷，或眩晕耳鸣，或绕项结核，或口眼蠕动，或不寐，或梦寐奇怪之状，或骨节猝痛，难以名状，或嗳息烦闷，大便秘结，舌苔老黄而厚，脉滑数有力。

3. 竹沥达痰丸（《杂病源流犀烛》） 大黄 黄芩各八两（240g） 沉香五钱（15g） 礞石焰硝煅过，一两（30g） 半夏 茯苓 陈皮 甘草 白术 人参各三两（90g） 用法：上药为末，以竹沥一大碗，姜汁三匙搅匀晒干，如此五六度，以竹沥、姜汁和丸，小豆大，每服一百丸，临卧米汤送下。功效：

泻火逐痰，扶正祛邪。主治：脾虚顽痰证。痰涎凝聚成积，结在胸膈，咯吐不出，目眩头旋，腹中累累有块，体虚脉虚者。

按　柴胡陷胸汤由小柴胡汤去人参、甘草、大枣等扶正之品，合小陷胸汤并加桔梗、枳实等而成，具有和解少阳、清化痰热、宽胸散结之效，适宜于邪陷少阳，痰热结胸，见寒热往来、胸胁痞痛、呕恶不食，或咳嗽痰稠，口苦苔黄，脉滑数有力等。滚痰丸和竹沥达痰丸两方均有泻火逐痰之力，但前者为攻邪之方，适用于实热顽痰而正气不虚者；后者则由礞石滚痰丸合六君子汤再加竹沥、姜汁而成，其泻逐痰热，兼能益气健脾和胃，为祛邪兼顾扶正之方，适用于痰涎凝聚胸膈而兼脾胃气虚者。

 现代研究

1. 实验研究　将 SD 大鼠随机分为正常组、模型组、小陷胸汤组和阿托伐他汀钙片，除正常组外，其余各组建立实验性高脂血症模型。阿托伐他汀钙片组每天予阿托伐他汀钙片（3mg/kg）灌胃给药，小陷胸汤组每天给予小陷胸汤加减方（法半夏 15g，瓜蒌仁 14g，瓜蒌皮 6g，黄连 5g，枳壳 6g）水提液（10g/kg）灌胃给药，连续灌胃给药 12 周。结果显示，与模型组相比，小陷胸汤组大鼠血清中 TC、LDL-C、TG、HDL-C 均呈显著性降低（$P<0.01$，$P<0.05$）。研究表明，小陷胸汤加味方可调节脂肪代谢，具有一定的降脂作用。

2. 临床报道　参照《冠心病合理用药指南（第 2 版）》、《中国高血压防治指南（2018 年修订版）》、《中药新药临床研究指导原则（试行）》的标准，将 80 例痰瘀互结型心绞痛合并 H 型高血压患者随机分为对照组和治疗组，每组 40 例，对照组结合患者病情采用抗心绞痛及降血压等常规西药治疗，治疗组在对照组基础上加用小陷胸汤合丹参饮加味[瓜蒌 9g，丹参 15g，姜半夏 10g，檀香 10g，黄连 3g，砂仁 5g，桃仁 10g，三七粉 3g（冲服），黄芩 8g，茯苓 20g，桂枝 10g]治疗，免煎颗粒，温水兑服，一日两次，两组均治疗 28 天。结果显示两组中医证候疗效相比，治疗组总有效率为 90.00%，显著高于对照组的 72.50%，心电图疗效相比，治疗组总有效率为 65.00%，显著高于对照组的 40.00%，治疗后两组心绞痛发作次数减少、持续时间缩短及硝酸甘油使用量减少，且治疗组同型半胱氨酸（Hcy）水平较对照组下降更明显，以上比较均有显著性差异（$P<0.05$）。表明小陷胸汤合丹参饮加味联合西药治疗痰瘀互结型稳定型心绞痛合并 H 型高血压的临床效果显著。

第三节　润燥化痰

润燥化痰剂适用于因燥热熏蒸，炼液成痰引起的燥痰证。燥痰证的基本病机：燥邪伤肺，灼津成痰，痰浊犯肺，肺气上逆，见咳嗽或呛咳；燥性干涩，燥伤肺络，则见咳痰不爽，黏稠难咯；燥痰日久，伤津耗气，尤易损伤肺津，气道失于濡养，见口鼻干燥，声音嘶哑。故燥痰证治疗当以润燥化痰为主，兼行养阴润燥、理肺止咳、软坚散结等。

本类方剂多以润燥化痰药为主而组成，如川贝母、瓜蒌等。川贝母苦甘微寒，主入肺、心经，本品性寒而甘，能清心润肺，止嗽消痰，适用于痰少咽燥之证。瓜蒌甘寒清润，善于清肺润燥，用治热痰、燥痰，常与川贝母配伍，治疗痰稠不易咳出者。

此外，本类方剂还常选用配伍生津润燥药（麦冬、天花粉）、理肺止咳药（桔梗、陈皮）等。代表方剂如贝母瓜蒌散。

贝母瓜蒌散《医学心悟》
Beimu Gualou San
Fritillaria and Trichosanthes Fruit Powder

【组成】　贝母一钱五分（5g）　瓜蒌一钱（3g）　花粉　茯苓　橘红　桔梗各八分（各2.5g）

【用法】　为末，水煎服（现代用法：水煎服）。

【功效】 润肺清热，理气化痰。

【主治】 燥痰证。咳嗽有痰，黏稠难咯，或咽喉干痛，或口鼻干燥，舌红苔白而干。

【制方原理】 本方证多由燥热伤肺，灼津成痰所致。盖肺为娇脏，不耐寒热，性喜清肃而恶燥。若外感燥热之邪，灼津为痰，肺失清肃，则咳嗽少痰，黏涩难咯；燥热伤津，气道干涩，故咽喉燥痛，口鼻干燥。治宜润肺清热，理气化痰。

贝母苦甘微寒，清热润肺，化痰止咳，开痰气之郁结，为君药。瓜蒌甘寒滑润，清肺润燥，开结涤痰，为臣药。天花粉清热生津，润燥化痰；茯苓健脾渗湿，以杜生痰之源；橘红理气化痰，使气顺则痰消，共为佐药。桔梗善宣利肺气，止咳化痰，且引诸药入肺经，为佐使药。全方诸药相合，清润宣肃，化痰止咳，使肺得清润而燥痰自化，宣降有权则咳逆自止，为治肺中燥痰之良方。

制方特点：本方清润宣化，主以清润化痰，兼行宣利肺气，运湿健脾，得以润肺不留痰，化痰不伤津。

本方与清气化痰丸均可治肺中有热，咳痰黏稠证。但本方重在润燥化痰宣肺，主治肺中燥痰较甚，咳嗽少痰，鼻咽干痛者；清气化痰丸重在清热化痰降肺，主治肺中热痰较重，咳痰黄稠气逆者。

【临床应用】

1. 用方要点 本方为燥痰证而设。临床以咳嗽咳痰，黏稠难咯，量少，口鼻干燥，苔干为使用依据。

2. 临证加减 兼有风邪犯肺，咳嗽咽痒，微恶风寒者，加前胡、桑叶；咳伤肺络，咳痰带血者，加仙鹤草、茜草；肺阴损伤，咳而声嘶者，加沙参、麦冬；邪火上灼，咽干疼痛较甚者，加马勃、山豆根；肺气上逆，咳嗽气急者，加桑白皮、枇杷叶、杏仁等。

3. 现代运用 多用于肺结核、肺炎、支气管炎、咽喉炎等属燥痰证者。

4. 使用注意 内有湿痰、寒痰者不宜用。

 附 方

二母二冬汤（《症因脉治》） 麦冬（9g） 天冬（9g） 知母（9g） 川贝母（9g） 用法：水煎服。功效：养阴润肺，化痰止咳。主治：内伤之燥咳。咳嗽喘逆，时咳时止，痰不能出，连嗽不已，脉两尺沉数；或肺热身肿，燥咳烦闷，脉右寸洪数者。

 现代研究

1. 实验研究 将 SD 大鼠随机分为正常组、模型组、地塞米松组和贝母瓜蒌散组，除正常组外，其余各组采用脂多糖气管滴入加烟熏法制造慢性阻塞性肺疾病大鼠模型。地塞米松组给予地塞米松注射液（2mg/kg），腹腔给药，贝母瓜蒌散组给予贝母瓜蒌散（川贝母、瓜蒌、天花粉、茯苓、橘红、桔梗）水煎液（40g/kg），灌胃给药，每天一次，连续 22 天。结果显示，与模型组相比，地塞米松组和贝母瓜蒌散组大鼠咳嗽、气喘等症状减少，肺组织中 p38MAPK 和 MIP-T3 的蛋白水平降低（$P<0.05$）。提示贝母瓜蒌散有可能通过抑制 p38MAPK 信号通路减轻慢性阻塞性肺疾病大鼠肺组织的炎症反应。

2. 临床报道 将经确诊的 110 例变应性咳嗽患者随机分为对照组和治疗组，每组 55 例，对照组采用富马酸酮替芬片每次 1mg，每天 2 次，治疗组在对照组基础上给予贝母瓜蒌散加味（浙贝母 15g，瓜蒌 30g，天花粉 30g，茯苓 10g，桔梗 10g，杏仁 10g，半夏 9g，五味子 10g，化橘红 10g，橘络 10g，白前 10g，前胡 10g，当归 10g，桃仁 10g，蝉蜕 8g，地龙 10g，炙甘草 10g），两组均以 2 周为一个疗程。结果显示，治疗组总有效率为 96.4%，高于对照组的 70.9%（$P<0.05$）。表明贝母瓜蒌散加味联合西药治疗变应性咳嗽有明显疗效。

第四节 温化寒痰

温化寒痰剂适用于因外感寒湿，或素体阳虚生寒，水湿不化，寒痰凝滞所引起的寒痰证。寒痰证的基本病机：外感寒湿，困遏卫阳，肺气失宣或饮食生冷，脾阳受损，内生寒痰，寒痰侵肺，见咳嗽痰多，色白清稀；寒痰壅肺，气机不利，见胸膈痞满，或发为喘咳；年老脾虚，停食生痰，见咳嗽喘逆，食少难消等。故寒痰证治疗当以温化寒痰为主，兼行温里祛寒、止咳平喘、消食导滞、解表散邪、滋阴养血等。

本类方剂常以温化寒痰药为主而组成，如细辛、干姜、苏子、白芥子等。细辛辛温，主入心、肺、肾经，其辛散温通，既能发散风寒，又能温肺化饮；主要用于风寒咳喘或寒饮咳喘证。干姜辛热，主入脾、胃、肾、心、肺经，长于"去脏腑沉寒痼冷"（《珍珠囊》），能散脾中寒湿，温肺化饮，适用于寒饮喘咳，形寒背冷，痰多清稀者。细辛、干姜相须为用，外散风寒，内化痰饮。苏子辛温，主入肺、大肠经，长于降气化痰，常与白芥子、莱菔子配伍治疗气实痰盛之证。白芥子辛温，主入肺经，其性走散，能温宣肺寒，利气豁痰，尤适用于寒痰壅肺、痰多清稀者。

此外，本类方剂还常选配止咳平喘药（紫菀、款冬花、杏仁）、理气消食药（陈皮、莱菔子）、解表温里药（麻黄、桂枝、蜀椒）、涤除顽痰药（白矾、皂荚）等。

代表方剂有苓甘五味姜辛汤等。

苓甘五味姜辛汤 《金匮要略》 Linggan Wuwei Jiangxin Tang
Poria, Licorice, Schisandra, Ginger and Asarum Decoction

【组成】　茯苓四两（12g）　甘草三两（9g）　干姜三两（9g）　细辛三两（6g）　五味子半升（6g）

【用法】　上五味，以水八升，煮取三升，去滓，温服半升，日三次（现代用法：水煎服）。

【功效】　温肺化饮。

【主治】　寒饮咳嗽。咳嗽痰多，清稀色白，或喜唾清涎，胸闷喘逆，舌胖淡，苔白滑，脉弦滑。

【制方原理】　本方证多由脾阳不足，寒从中生，聚湿成饮，寒饮犯肺所致。寒饮停肺，故咳嗽痰多，清稀色白或喜唾清涎；饮阻气机，故胸闷不舒。舌胖淡，苔白滑，为寒痰水饮之征。遵"病痰饮者，当以温药和之"之旨，治宜温肺化饮。

方中以干姜辛热，既可温肺散寒以化饮，又可温运脾阳以祛湿，为君药。细辛辛热，温肺暖肾，通阳布津，以助君药温化痰饮，相得益彰，为臣药。五味子酸温，既可敛肺止咳，又可敛阴生津，与辛散相伍，相反相成。茯苓甘淡渗利，健脾祛湿，既可消已成之饮，又可杜生痰之源，共为佐药。甘草和中调药，是为佐使。诸药相合，开合相济，温散并行，使寒邪得去，痰饮得消。

制方特点：温化合以渗利，脾肺同治，辛散佐以酸收，蠲饮而不伤气津。

【临床应用】

1. 用方要点　本方为寒饮咳嗽而设，临床以咳嗽痰多，清稀色白，舌苔白滑为使用依据。

2. 临证加减　咳嗽痰多，或兼胃气上逆而呕者，加半夏、陈皮；肺中痰阻，咳嗽较重者，加紫菀、苏子、杏仁；肺脾气滞，胸脘胀满者，加厚朴、旋覆花；肾阳不足，气上冲逆者，加桂枝、沉香；初起兼表寒者，可加麻黄、桂枝。

3. 现代运用　多用于慢性支气管炎、肺气肿等证属寒饮内停者。

4. 使用注意　肺燥有热、阴虚咳嗽者忌用。

 附　方

1. 冷哮丸（《张氏医通》）　麻黄泡　川乌生　细辛　蜀椒　白矾生　牙皂去皮弦子，酥炙　半夏曲　陈胆南星　杏仁去双仁者，连皮尖用　甘草生，各一两　紫菀茸　款冬花各二两　用法：为细末，姜汁调神曲末，打糊为丸，每遇发时，临卧生姜汤送服二钱，羸者一钱。功效：温肺散寒，涤痰平喘。主治：寒痰壅肺之哮喘。症见背受寒邪，遇冷即发喘嗽，顽痰结聚，胸膈痞满，倚息不得卧。

2. 三子养亲汤（《韩氏医通》）　白芥子（6g）　苏子（9g）　莱菔子（9g）　用法：洗净微炒，击碎，看何证多，则以所主者为君，余次之。每剂不过三钱（9g），用生绢小袋盛之，煮作汤饮，代茶水啜用。不宜煎熬太过。若大便素实者，临服加熟蜜少许；若冬寒加生姜三片。功效：温化寒痰，下气行滞。主治：寒痰夹食证。症见咳嗽喘逆，痰多色白，胸膈痞满，食少难消，舌苔白腻，脉滑等。

按　以上三方均可温化寒痰。但冷哮丸为涤除寒痰之峻剂，涤痰平喘之力强，多用于寒痰伏肺，遇冷而发哮喘者；三子养亲汤重在温肺化痰，降气消食，主治寒痰夹食证，见咳嗽喘逆，胸膈痞满，食少难消者；苓甘五味姜辛汤重在温肺化饮，主治寒饮停肺，咳痰清稀，胸膈不快者。

现代研究

1. 实验研究　将 SD 大鼠随机分为空白对照组，模型组，地塞米松组和苓甘五味姜辛汤高、中、低剂量组。采用寒冷刺激加卵蛋白腹腔注射和雾化吸入的方法建立寒饮伏肺型哮喘大鼠模型。地塞米松组按每只 0.8mg/kg 剂量腹腔注射给药，苓甘五味姜辛汤高、中、低组分别按 8g/kg、4g/kg、2g/kg 剂量灌胃给药，连续给药 27 天。结果显示，与模型组相比，各治疗组大鼠气道损伤和肺组织病理改变均减轻，血清 cAMP、PKA、AQP5、CREB mRNA 和蛋白表达均升高（$P<0.05$），其中苓甘五味姜辛汤高剂量组和地塞米松组作用最为显著（$P<0.05$）。研究表明，苓甘五味姜辛汤可以通过调节气道液体分泌、减轻炎症反应以治疗寒饮伏肺型哮喘。

2. 临床报道　参照《中药新药临床研究指导原则》，将 62 例寒饮停肺型慢性阻塞性肺疾病急性加重期患者随机分为观察组与对照组，每组 31 例，对照组给予西医化痰、平喘、抗感染等常规治疗，观察组在常规治疗的基础上给予苓甘五味姜辛汤加减方（瓜蒌皮、茯苓各 15g，炒白术、法半夏、五味子、干姜各 10g，桔梗、橘红各 6g，细辛、炙甘草各 5g），两组均治疗 2 周。结果：与对照组比较，观察组患者喘促、短气、咳嗽、咯痰等症状积分明显降低（$P<0.05$），患者第 1 秒用力呼气量（FEV$_1$）、第 1 秒用力呼气量占预计值的百分比（FEV$_1$%）和第 1 秒用力呼气量与用力肺活量的比值（FEV$_1$/FVC）均显著升高（$P<0.05$）。表明苓甘五味姜辛汤加减方治疗寒饮停肺型慢性阻塞性肺疾病急性加重期有较好疗效。

第五节　治风化痰

治风化痰剂适用于外风夹痰或素有痰浊，肝风内动，夹痰上扰引起的风痰证。风痰的基本病机：风痰为病，有内外之分。外风夹痰多因外感风邪，肺气失宣，津液凝结，痰浊内生，见咳嗽咽痒、恶风发热等。内风夹痰多因脾失健运，痰浊内生，阻遏气机，肺失宣降，见咳嗽多痰；痰浊挟肝风内动，上扰清窍，见眩晕头痛，甚则昏厥不语，或发癫痫等，故风痰证治疗当以疏风或息风化痰为主，兼行解表宣肺、理气行滞、健脾除湿、息风止痉、宁心开窍等。

本类方剂多以疏风散邪药与化痰止咳药或平肝息风药与化痰药为主而组成，如荆芥、紫菀、百部、蝉蜕、前胡、天麻、僵蚕、白附子等。其中荆芥辛微温，主入肺、肝经，本品辛散气香，长于发表散风，且药性和缓，表寒表热皆可用之。紫菀辛苦温，主入肺经，其辛散苦降，善于开郁润肺，清热降气，化痰止咳，适用于咳嗽气逆，咳嗽有痰者。百部甘苦微温，主入肺经，其甘润苦降，善于清金润肺，降逆止咳，适用于新久咳嗽者。蝉蜕甘寒质轻，入肺、肝经，既能疏散风热、透疹止痒，又长于明目退翳，凉肝息风，可用于外感风热上攻之咽喉肿痛、风疹瘙痒及惊风抽搐、破伤风等证。前胡苦辛微寒，入肺经，擅长降气化痰，兼能疏散风热，多用于外感风热或痰热咳喘。天麻甘平，主入肝经，既能平肝息风止痉，又能祛风通络止痛，适用于肝风内动，惊痫抽搐者，常与半夏合用，为治风痰晕头痛之要药。僵蚕咸辛平，主入肝、肺、胃经，既能息风止痉，又能化痰定惊，对惊风、癫痫有痰热者尤为适宜。白附子辛温，有毒，主入胃、肝经，有祛风痰、定惊搐之功，其辛温燥烈升散，善祛头面之风痰实邪，常与僵蚕、天南星伍用，治疗中风之口眼㖞斜、偏正头痛、痰厥头痛、破伤风等证。

此外，本类方剂还常选配解表散寒药（麻黄、生姜）、理气化痰药（陈皮、半夏）、健脾除湿药（白术、茯苓）、化痰开窍药（石菖蒲、远志、郁金）等。

代表方剂有止嗽散、半夏白术天麻汤、定痫丸等。

止嗽散《医学心悟》 Zhisou San Cough-stopping Powder

【组成】　桔梗炒　荆芥　紫菀蒸　百部蒸　白前蒸, 各二斤（各 1000g）　甘草炒, 十二两（360g）　陈皮去白, 一斤（500g）

【用法】　共为末，每服三钱，开水调下，食后，临卧服。初感风寒，生姜汤调下（现代用法：共为末，每服 9g，温开水或姜汤送下。亦可作汤剂，用量按原方比例酌定）。

【功效】　止咳化痰，疏风宣肺。

【主治】　风痰咳嗽。咳嗽咽痒，咳痰不爽，或微有恶风发热，舌苔薄白。

【制方原理】　本方为外感咳嗽，风邪羁留肺脏不去的咳嗽不止证而设。风邪袭肺，宣降失司，故咳嗽，咳痰不爽。咽喉发痒，乃为风稽咽喉所致，所谓"无风不作痒"。若表邪未尽，还可见轻度恶风发热。本证病机以风邪稽肺，痰滞气阻，肺失宣降为要点，治宜止咳化痰，疏表宣肺。

方中紫菀、百部味苦而性温润，皆入肺经，下气化痰，理肺止嗽，此两味温润不燥，尤能止咳化痰，新久咳嗽皆宜，是为君药。桔梗开宣肺气而化痰；白前降气祛痰而止咳；两者相合以助君药宣降肺气，化痰止咳，为臣药。陈皮理气化痰，荆芥疏风解表，二药为佐。甘草调和诸药，合桔梗利咽止咳，为使药。诸药相合，使邪散肺畅，气顺痰消，诸症自愈。

程钟龄制方原意，是以苦辛温润平和之剂，"治诸般咳嗽"（《医学心悟》）。程氏认为，肺为娇脏，用药过散、过温、过寒均非所宜，故制此方。所谓"温润和平，不寒不热，既无攻击过当之虞，大有启门逐贼之势，是以客邪易散，则肺气安宁"（《医学心悟》）。

制方特点：①重在调理肺气，兼行化痰疏风。②温润和平，散寒不助热，解表不伤正。

【临床应用】

1. 用方要点　本方为治咳嗽之通剂，随症加减，可用治多种咳嗽，但以表邪已解，风邪羁留之咳嗽为最宜。临床以咳嗽咽痒，咳痰不爽，苔薄，脉不数为使用依据。

2. 临证加减　兼风热表证症见身热，可加金银花、连翘；兼风寒表证症见恶寒，可加防风、荆芥、苏叶；痰多，加贝母、瓜蒌；兼肺热症见咳嗽痰黄，加生石膏、桑白皮、胆南星；津液损伤见咽干口渴，加沙参、麦冬。

3. 现代运用　多用于上呼吸道感染、支气管炎、肺炎、流行性感冒等证属风邪犯肺者。

4. 使用注意　外感初起以表证为主者，不宜使用本方。

 附　方

金沸草散（《太平惠民和剂局方》）　旋覆花　麻黄去节　前胡各三两（90g）　荆芥穗四两（120g）　甘草炒　半夏汤洗七次, 姜汁浸　赤芍各一两（30g）　用法：为粗末，每次三钱（9g），加生姜三片，枣一个，水煎，不拘时服。功效：解表散寒，祛痰止咳。主治：风寒束表，痰浊壅肺之证。症见恶寒发热，胸膈满闷，痰多喘咳，痰涎不利。

按　金沸草散与止嗽散均有疏风透表、祛痰止咳之功，均可治疗外感咳嗽。但金沸草散解表散寒之力较强，可用于风寒束表，痰浊壅肺的咳喘痰多之证；止嗽散疏风解表之力较弱，主要用于表邪已解，而咳仍不止，咳痰不爽者。

 现代研究

1. 实验研究　将 SD 大鼠随机分为正常对照组，模型对照组，地塞米松组，止嗽散高、中、低剂量组。以卵白蛋白（OVA）致敏激发法制备大鼠咳嗽变异性哮喘模型。地塞米松组按照 0.2mg/kg 剂量灌胃给药，止嗽散高、中、低剂量组按照 12.6g/kg、6.3g/kg、3.1g/kg 剂量灌胃给药。每天 1 次，连续给药 14 天。结果显示，与模型组相比，止嗽散高剂量组嗜酸粒细胞绝对值、淋巴细胞绝对值下降（$P<0.01$，$P<0.05$），血清和 BALF 中 IL-4 含量降低、IFN-γ 含量升高（$P<0.01$，$P<0.05$），且能改善大鼠肺脏组织炎性细胞浸润，减轻纤维结缔组织增生。研究表明，止嗽散可通过调节 Th1/Th2 的免疫失衡来改善咳嗽变异性哮喘大鼠的症状。

2. 临床报道　将 80 例老年慢性支气管炎急性发作患者随机分为常规组与研究组，每组 40 例。常规组给予西药抗感染、镇咳等常规治疗，研究组给予止嗽散合二陈汤加减方（荆芥 12g，法半夏 15g，紫菀 15g，白前 15g，茯苓 15g，桑白皮 15g，杏仁 15g，枇杷叶 15g，僵蚕 12g，桔梗 10g，陈皮 10g，甘草 6g）水煎液，每日一剂，早晚温服，两组均连续用药 2 周。结果显示，研究组治疗总有效率为 97.50%，显著高于常规组的 80.00%（$P<0.05$），且研究组复发率为 2.50%，明显低于常规组的 22.50%（$P<0.05$）。表明止嗽散合二陈汤加减对老年慢性支气管炎急性发作患者疗效显著，且优于西医常规疗法。

半夏白术天麻汤《医学心悟》
Banxia Baizhu Tianma Tang
Pinellia, Bighead Atractylodes and Gastrodia Decoction

【组成】　半夏一钱五分（9g）　天麻　茯苓　橘红各一钱（各6g）　白术三钱（18g）　甘草五分（3g）

【用法】　生姜一片，大枣二枚，水煎服（现代用法：加生姜 1 片，大枣 2 枚，水煎服）。

【功效】　化痰息风，健脾祛湿。

【主治】　风痰上扰证。眩晕头痛，恶心呕吐，胸膈痞闷，舌苔白腻，脉弦滑。

【制方原理】　本方主治风痰上扰之眩晕证，因脾气虚弱，湿痰内生，土虚木横，引动肝风，风痰上扰清空所致。肝风内动，风痰蒙蔽清阳，则眩晕头痛；痰浊上逆，故恶心呕吐；痰湿阻滞，升降失司，则胸膈痞闷；舌苔白腻，脉弦滑，皆为风痰上扰之象。治宜化痰息风，健脾祛湿。

方中半夏辛温性燥，长于燥湿化痰，降逆止呕，旨在治痰，天麻味甘平而润，入厥阴经，善平肝息风而止眩，意在治风，如李东垣所云："足太阴痰厥头痛，非半夏不能疗；眼黑头旋，风虚内作，非天麻不能除。"此两味共为君药，为治风痰眩晕头痛之要药；白术、茯苓为臣药，能健脾渗湿，治生痰之本；橘红理气化痰，气顺痰自消，为佐药；甘草调和药性，健脾和中，煎加姜、枣顾护脾胃，共为使药。诸药合用，共奏化痰息风、健脾祛湿之效。

制方特点：除湿化痰，健脾调肝，标本兼顾。

本方系二陈汤去乌梅，加天麻、白术、大枣而成，在燥湿化痰的基础上，加平肝息风之天麻，健脾燥湿之白术，重在化痰息风。《医学心悟》另有一半夏白术天麻汤，较本方白术少两钱，多蔓荆子三钱，善于清利头目，主治痰厥头痛者，胸膈多痰，动则眩晕。

【临床应用】

1. 用方要点　本方为风痰眩晕而设，以眩晕头痛，天旋地转，呕恶，胸闷，舌苔白腻，脉弦滑为使用依据。

2. 临床加减　若痰湿偏盛，加泽泻、佩兰利湿泄浊；肝阳偏亢，加生石决明、生牡蛎平肝潜阳；胸闷较甚，加瓜蒌、薤白祛痰宽胸；呕吐频作，加竹茹、代赭石降逆止呕；兼有瘀血，加川芎、丹参祛瘀通络；兼有筋脉抽掣，加全蝎、蜈蚣息风止痉。

3. 现代应用　用于梅尼埃病、神经性眩晕、椎基底动脉供血不足性眩晕、高血压、耳鸣、偏头痛、脑卒中、动脉粥样硬化等证属风痰上扰证。

4. 使用注意　阴虚、气血不足之眩晕者不宜用。

 现代研究

临床报道　将 66 例风痰上扰型眩晕患者随机分为对照组与观察组，每组 33 例。对照组给予西药甲磺酸倍他司汀片常规治疗，观察组给予半夏白术天麻汤加减（法半夏 9g，生白术、厚朴、甘草各 10g，天麻、橘红、佩兰各 15g，薏苡仁 30g，砂仁 6g，茯苓 20g），水煎服，每日一剂，分 3 次温服，两组均连续治疗 14 天。中医证候评分参照《中药新药临床研究指导原则》，比较两组患者眩晕障碍调查量表（DHI）评分、中医证候评分、临床疗效和血液流变学指标，结果显示，观察组 DHI 评分、中医证候评分均低于对照组（$P<0.05$），观察组治疗总有效率为 93.94%，显著高于对照组的 78.79%（$P<0.05$），且患者血浆黏度、血细胞比容、纤维蛋白原水平均低于对照组（$P<0.05$）。表明半夏白术天麻汤加减治疗风痰上扰型眩晕患者疗效显著。

定痫丸《医学心悟》

Dingxian Wan
Epilepsy-stabilizing Pills

【组成】　明天麻　川贝母　半夏姜汁炒　茯苓蒸　茯神去木,蒸,各一两（30g）　胆南星九制者　石菖蒲杵碎,取粉　全蝎去尾,甘草水洗　僵蚕 甘草水洗,去嘴,炒　真琥珀腐煮,灯草研,各五钱（15g）　陈皮洗,去白　远志去心　甘草水洗,各七钱（各20g）　丹参酒蒸　麦冬去心,各二两（各60g）　辰砂细研,水飞,三钱（9g）

【用法】　用竹沥一小碗，姜汁一杯，再用甘草四两熬膏，和药为丸，如弹子大，辰砂为衣，每服一丸（现代用法：共为细末，用甘草 120g 熬膏，加竹沥 100ml，姜汁 50ml，和匀调药为小丸，每服 6g，早晚各一次，温开水送下；亦可作汤剂，加甘草水煎，去渣，入竹沥、姜汁、琥珀、朱砂冲服，用量按原方比例酌定）。

【功效】　涤痰息风，清热定痫。

【主治】　风痰蕴热之痫证。忽然发作，眩仆倒地，不省人事，甚则抽搐，目斜口㖞，痰涎直流，或叫喊作畜声，脉弦滑。亦可用于癫狂。

【制方原理】　痫证多因脏腑失和，痰涎内结，或遇劳力过度，饮食失节，或情志失调，气机逆乱，引动肝风，肝风夹痰，上蒙清窍所致。痰随风动，上蒙清窍，则猝然眩仆倒地，目睛上视，甚或抽搐；痰涎壅盛，则口吐白沫，喉中痰鸣。治宜涤痰息风，清热定痫。

方中竹沥甘寒滑利为君，善清热化痰，镇惊利窍，"治痰迷大热，风痉癫狂"（《本草备要》）。胆南星清火涤痰，息风定痫，《药品化义》谓其"治一切中风、风痫、惊风"，本方用之以助竹沥豁痰利窍，为臣药。半夏燥湿化痰、降逆止呕，茯苓健脾利湿化痰，陈皮理气化痰，川贝母清热润燥化痰，加强君臣化痰之力；天麻、僵蚕、全蝎，息风通络，平肝止痉，以助君臣息风止痉；石菖蒲、远志开窍化痰；麦冬、丹参滋阴清热，活血利窍；朱砂、茯神、琥珀清心宁神，镇惊定痫，以上共为佐药。甘草味甘，调和诸药；加入姜汁，意在温开以助化痰利窍，并防竹沥、胆南星、贝母寒凉有碍湿痰消散，共为佐使。全方相合，共奏涤痰息风、清热定痫之效。

制方特点：集大队化痰药于一方，融息风、止痉、通络药于一体，佐以开窍与宁神，全方药味多而不杂，层次分明。

本方适用于风痰蕴热之痫证。一俟痫证缓解，则应注意培本扶元，原方后有"方中加人参三钱尤佳"一语，即是此意。

【临床应用】

1. 用方要点　本方为风痰蕴热之痫证而设。临床以突然仆倒，抽搐吐涎，目斜口㖞，脉弦滑为使用依据。

2. 临证加减　兼胃肠有热，大便秘结，加大黄、芒硝；肝风偏甚，抽搐频繁，加羚羊角、钩藤；既愈之后，用河车丸（紫河车一具，茯苓、茯神、远志各一两，人参五钱，丹参七钱，炼蜜为丸，每早开水下三钱）培元固本，养心调神。

3. 现代运用　多用于癫痫、多发梗死性痴呆、重度自主神经功能紊乱，以及精神分裂症、脑囊虫病等证属风痰为患者。

4. 使用注意　癫痫属脾虚气弱，或阴虚阳亢者，本方不宜用。

附　方

　　1. 五痫神应丸（《景岳全书》）　白附子五钱, 炮（15g）　半夏二两, 洗（60g）　胆南星　乌梢蛇酒浸生矾各一两（30g）　全蝎二钱（6g）　蜈蚣半条　白僵蚕一两五钱, 炒（45g）　麝香二字, 另研（1g）　皂角二两（60g）　用法：捣碎，用水半升，揉汁去滓，同白矾一处熬干为度　生姜汁煮曲糊丸，如梧桐子大，飞朱砂二钱半（7.5g）为衣。每服三十丸，生姜汤食后送下。功效：息风止痉，化痰开窍。主治：风痰痫证。

　　2. 白金丸（《医方集解》）　白矾三两（90g）　郁金七两（210g）　用法：薄荷糊丸。功效：化痰开窍，清热凉肝。主治：痰迷心窍之癫狂。

　　3. 神仙解语丹（又名解语丸）（《校注妇人良方》）　白附子炮　石菖蒲去毛　远志去心, 甘草水煮沸　天麻　全蝎　羌活　胆南星各一两（30g）　木香半两（15g）　用法：为细末，面糊丸，桐子大。每服二三十丸，薄荷汤下。功效：开窍化痰，通络息风。主治：风痰阻络之中风不语。中风，言语謇涩，咳唾痰浊，舌苔厚腻，脉弦滑。

　　按　定痫丸与上三方均可息风化痰，治疗风痰痫证。但定痫丸有清热化痰、宣窍宁神之功，主治痰热肝风上蒙心窍之痫证；五痫神应丸祛风化痰，温散通络之力较强，用于风痰夹寒阻络的痫证；白金丸化痰宣窍，开郁活血，主要用于痰迷心窍之癫狂；神仙解语丹开窍化痰，祛风通络之力较强，主治风痰阻络，兼有外风者。

 现代研究

　　1. 实验研究　将大鼠随机分为正常对照组、模型对照组、定痫丸组、丙戊酸钠组、定痫丸和丙戊酸钠组。腹腔注射戊四唑造成大鼠癫痫模型，造模的同时给予定痫丸（10g/kg）、丙戊酸钠（1g/kg）和定痫丸加丙戊酸钠（5g/kg 加 0.5g/kg）灌胃。每天一次，连续 4 周。结果显示，模型组大鼠脑组织中谷氨酸（Glu）含量升高而 γ-氨基丁酸含量（GABA）明显降低，海马 c-fos 阳性细胞数明显增多。与模型组比较，其他各给药组大鼠脑组织中 Glu 含量均见不同程度地降低，GABA 含量升高，海马 c-fos 阳性细胞数减少，差异具有统计学意义（$P<0.05$）。研究提示，定痫丸的抗癫痫作用可能与其改善或调节脑递质及相关蛋白表达有关。

　　2. 临床报道　参照《国际抗癫痫联盟癫痫治疗指南》、《中医病证诊断疗效标准》等，将 64 例风痰闭阻型耐药性癫痫患者随机分为观察组和对照组，每组 32 例，对照组采用常规抗癫痫药物治疗，观察组在常规抗癫痫药物治疗基础上口服定痫丸，每日 2 次，一次 6g。观察对比治疗后 3 个月和 6 个月的临床疗效。结果显示，与对照组相比，观察组癫痫发作频次、持续时间明显减少，总有效率高于对照组（$P<0.05$），血清 TNF-α、IL-1β 和 IL-6 水平均下降（$P<0.05$），血清铁含量增加、总铁结合力和铁蛋白水平下降（$P<0.05$）。表明定痫丸联合抗癫痫西药可以通过降低炎症反应、调节铁代谢途径来提高风痰闭阻型耐药性癫痫患者的疗效。

 小　结

　　本章方剂概要：治痰剂一般分为燥湿化痰、清热化痰、润燥化痰、温化寒痰、治风化痰 5 类。

　　（1）燥湿化痰：适用于湿痰证。二陈汤以半夏与橘红配伍，体现化痰与理气合用，尤能燥湿化痰，理气和中，为治疗湿痰证代表方和各种痰证的基础方。

　　（2）清热化痰：适用于热痰证。清气化痰丸清热化痰，理气止咳，主治痰热蕴肺之证。小陷胸汤辛苦寒热并用，辛开苦降，具有清热涤痰、宽胸散结之效，主治痰热互结胸腕的小结胸证。

　　（3）润燥化痰：适用于燥痰证。贝母瓜蒌散润肺化痰，主治肺经燥痰所致的咳嗽痰稠、咯之不爽、咽喉干燥之证。

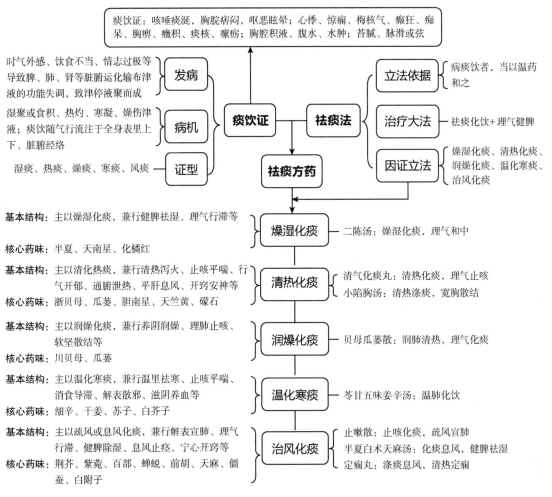

痰饮证：咳唾痰涎，胸脘痞闷，呕恶眩晕；心悸、惊痫、梅核气、癫狂、痴呆、胸痹、癥积、痰核、瘰疬；胸腔积液、腹水、水肿；苔腻、脉滑或弦

时气外感、饮食不当、情志过极等导致脾、肺、肾等脏腑运化输布津液的功能失调，致津停液聚而成——**发病**

湿聚或食积、热灼、寒凝、燥伤津液；痰饮随气行流注于全身表里上下、脏腑经络——**病机**——**痰饮证**

湿痰、热痰、燥痰、寒痰、风痰——**证型**

祛痰法

立法依据——病痰饮者，当以温药和之

治疗大法——祛痰化饮＋理气健脾

因证立法——燥湿化痰、清热化痰、润燥化痰、温化寒痰、治风化痰

祛痰方药

基本结构：主以燥湿化痰，兼行健脾祛湿、理气行滞等
核心药味：半夏、天南星、化橘红
——**燥湿化痰**——二陈汤：燥湿化痰，理气和中

基本结构：主以清化热痰，兼行清热泻火、止咳平喘、行气开郁、通腑泄热、平肝息风、开窍安神等
核心药味：浙贝母、瓜蒌、胆南星、天竺黄、礞石
——**清热化痰**——清气化痰丸：清热化痰，理气止咳
小陷胸汤：清热涤痰，宽胸散结

基本结构：主以润燥化痰，兼行养阴润燥、理肺止咳、软坚散结等
核心药味：川贝母、瓜蒌
——**润燥化痰**——贝母瓜蒌散：润肺清热，理气化痰

基本结构：主以温化寒痰，兼行温里祛寒、止咳平喘、消食导滞、解表散邪、滋阴养血等
核心药味：细辛、干姜、苏子、白芥子
——**温化寒痰**——苓甘五味姜辛汤：温肺化饮

基本结构：主以疏风或息风化痰，兼行解表宣肺、理气行滞、健脾除湿、息风止痉、宁心开窍等
核心药味：荆芥、紫菀、百部、蝉蜕、前胡、天麻、僵蚕、白附子
——**治风化痰**——止嗽散：止咳化痰，疏风宣肺
半夏白术天麻汤：化痰息风，健脾祛湿
定痫丸：涤痰息风，清热定痫

（4）温化寒痰：适用于寒痰证。苓甘五味姜辛汤中一温一散一敛以温肺化饮，主治寒饮在肺，咳痰清稀色白之证。

（5）治风化痰：适用于风痰证。止嗽散止咳化痰，疏表宣肺，主治外风夹痰，见咳嗽咽痒，咳痰不爽，或微有恶风发热等。半夏白术天麻汤以半夏配伍天麻、白术，可祛痰、息风、健脾，是主治风痰眩晕头痛之常用方。定痫丸涤痰息风，清热定痫，专治风痰夹热引起的痫证。

 展　望

中医痰证可能涉及复杂的病理生理过程，目前了解可能与物质代谢异常有密切关系，涉及内分泌紊乱，自主神经功能紊乱，细胞因子及免疫功能等多个方面。经典药理学研究显示，祛痰剂不仅具有抑菌、镇咳、平喘、祛痰、解痉、镇吐、镇静、镇痛、抗溃疡、抗惊厥、抗癫痫、降压的作用，还有保肝利胆、免疫调节、降脂降糖、保护心脏和肾脏等作用。此类方剂现代临床被广泛用于上呼吸道感染、急慢性支气管炎、肺炎、慢性阻塞性肺疾病、肺气肿、肺脓肿、肺结核、急慢性胃炎、神经性呕吐、妊娠呕吐、神经衰弱症、抑郁症、精神分裂症、癫痫、病毒性脑炎、脑出血、多发梗死性痴呆、冠心病、心绞痛、胸膜炎、肋间神经痛、梅尼埃病、高血压、围绝经期综合征等疾病。新近一些研究表明，祛痰剂不仅可解除支气管痉挛、提高肺换气功能、增强气道的清除异物能力，对气道黏膜的结构及其分泌功能有明显的保护作用；还有改善脂质代谢紊乱，改善胰岛素抵抗，降低炎症反应和氧化损伤，调节能量代谢等作用。为此类方剂用于呼吸道炎性疾病，以及诸如肥胖、糖尿病、非酒精性脂肪性肝病、高脂血症、动脉粥样硬化、代谢综合征等代谢性疾病提供了较好的药理学依据。

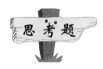 实 训 ≫

患者肖某，男，35 岁。夜难安眠已久，寐中乱梦纷纭，睡后易惊，每晚需服安眠药方能入睡，新近自用酸枣仁汤 1 周效果不显。刻下：夜难入寐，时有烦躁，精神不振，纳食乏味，食后脘胀不适，口干不欲饮水，舌苔黄厚，脉左关滑，余部虚小。（陈可冀. 2000. 岳美中医学文集[M]. 北京：中国中医药出版社.）

分析要点：①根据当前患者的临床表现可辨为何证？主要依据是什么？②其病机要点和治疗立法怎样？③为何选用酸枣仁汤治疗未获显效？④可以考虑的备选方剂有哪些？如何对其加减化裁？

思考题

1. 请结合痰证的病机要点，概括祛痰剂的配伍思路。
2. 试述二陈汤组方原理，临床如何加减变化？
3. 清气化痰丸的配伍有何特点？
4. 贝母瓜蒌散为润燥化痰剂，为何配伍温燥、渗利药？
5. 比较苓甘五味姜辛汤和小青龙汤在组成、功效及主治证等方面的异同点。
6. 半夏白术天麻汤与定痫丸两方均可治风痰，其主治有何不同？

（王 蕾）

第二十三章　消散化积剂

消散化积剂（formulas for remove stagnation and resolving masses）是具有消食化滞、消除痞满、消癥散结及消疮散痈等作用，主治饮食积滞、痞满、癥积、疮疡等病证的一类方剂。属于八法中消法的范围。

食积者，多因饮食不节，暴饮暴食或脾虚饮食难消所致。常见食少难消，脘腹痞闷胀痛，嗳腐吞酸，或大便溏薄，倦怠乏力等症。痞满与癥积多因寒热痰食与气或气血相搏，聚而不散，日久而成，临床常见两胁痞块，脘闷不舒，或胁腹癥积、攻撑胀痛，食少形瘦等。瘿瘤、瘰疬亦多因气机阻滞、瘀血内停、痰湿壅滞，气滞血瘀痰凝所致，常见颈项或腋胯结块，或肿或痛，触之肿硬。疮疡者，多为热毒壅聚或阴寒凝滞，营卫失调，气血郁滞，肉腐血败或筋肉失荣所致。

消法之消，含有消导、消散、消磨、消除之意。消法以《素问·至真要大论》"结者散之"、"逸者行之"、"坚者削之"为立法依据，适用于食、气、血、痰、湿、虫及寒、热等诸多邪气壅滞而形成的积滞痞块或疮疡肿毒。程国彭指出："消者，去其壅也，脏腑、经络、肌肉之间，本无此物而忽有之，必消散乃得其平"（《医学心悟》）。基于消法的内涵，本章主要讨论针对邪气聚结所形成的食积、痞满、癥积、疮疡等病证的治法及方剂，分为消食导滞、消痞化积、消疮散痈、消癥散结四类。

使用消散化积剂，第一，应辨清病证类型，准确选用相应类方剂；第二，应重视不同疾病不同阶段的病机演变，辨清气郁食滞、湿阻痰聚、气结血瘀的主次及其之间的关系，注意多法的配合；第三，积滞内停易致气滞，气滞则坚积难消，故此类方中常配伍理气之药；第四，对于脾胃素虚，气血不足等正虚而邪实者，常须配伍补益之药，消补兼施；第五，消散化积剂多用丸剂，作用也较泻下剂缓和，但究属削伐之剂，不宜长期或过量服用，以免损伤正气。

消法与下法

第一节　消食导滞

消食导滞剂适用于食积停滞引起的胸脘痞闷，嗳腐吞酸，厌食呕恶，脘腹胀痛或泄泻等症。胃司纳谷，脾主运化，胃宜降则和，脾宜升则健。若暴饮暴食、过食肥甘炙煿，或久病、重病后勉强进食，脾胃运化不及，则停滞而为食积。食积内停，中焦气机受阻，故见胸脘痞闷，脘腹胀满，甚则疼痛；传化受阻，宿食腐化变质，故见厌食，嗳腐吞酸；脾胃升降失司，则见呕吐，泄泻或下利；积停胃肠，易郁而化热，酿生痰湿，而见心烦口渴，便结尿黄，或下痢。故饮食积滞证的基本病机为食积内停，气滞郁热，痰湿内阻，肠腑不通。治疗应以消食化滞、理气和胃为主，兼行清热散结、祛痰化湿、泻下通腑、益气健脾等。

本类方剂多以消食导滞药为主而组成，如山楂、神曲、麦芽、谷芽、莱菔子等。山楂酸甘微温，能消一切饮食积滞，尤其善消肉食油腻之积。神曲甘辛微温，健脾开胃，行气消食，善消酒食陈腐之积。麦芽味甘性平，作用缓和，消食益胃，《本草纲目》谓其能"消化一切米、面、诸果食积"。多炒用，或与炒谷芽合用，适用于脾胃虚弱，消化不良及食积之轻证。以上三者炒焦同用，称为"焦三仙"，可消一切食积。谷芽性味甘温，禀性中和，消食下气化积，消导之中尚能醒脾开胃，进食和中，为消食健脾之良药也。莱菔子辛甘性平，多炒用，善消食除胀，降气化痰，最宜食积气滞停痰之胸闷脘痞腹胀及泻痢不爽者。

此外，本类方剂还常选配行气导滞药（枳实、槟榔、厚朴）、清热散结药（连翘、栀子、黄连）、祛湿化痰药（茯苓、泽泻、陈皮、半夏）、泻下通腑药（大黄、牵牛子）、益气健脾药（党参、白术）等。

代表方剂如保和丸、枳实导滞丸等。

保和丸《丹溪心法》 Baohe Wan Digestant Pill

【组成】 山楂六两（180g） 神曲二两（60g） 半夏 茯苓各三两（各90g） 陈皮 连翘 莱菔子各一两（各30g）

【用法】 上为末，炊饼丸如梧桐子大，每服七八十丸，食远白汤下（现代用法：共为末，水泛为丸，每服6～9g，温开水送服）。

【功效】 消食和胃。

【主治】 食积证。脘腹痞满胀痛，嗳腐吞酸，恶食呕吐，或大便泄泻，舌苔厚腻，脉滑。

【制方原理】 食积之证，多因饮食不节、暴饮暴食所致。饮食过量，脾胃运化不及，则饮食停滞而为食积。食积内停，气机受阻，故见脘腹胀满，甚则疼痛。食积中阻，损伤脾胃，升降失和，则见呕吐、泄泻。食积蕴热，酿湿生痰，故见舌苔厚腻，脉滑。本证病机为饮食停滞，蕴热生痰，脾胃不和。治宜消食化滞，清热化痰，运脾和胃。

方中山楂味酸而甘，能消一切饮食积滞，尤善消肉食油腻之积，重用为君。神曲消食和胃，善化酒食陈腐之积；莱菔子下气消食，长于消谷面之积，共为臣药。君臣合用，消食之力更著，可消一切饮食积滞。半夏、陈皮化痰理气，和胃止呕；连翘清热散结，以助食滞积热之清散；茯苓渗湿健脾，和中止泻；共为佐药。诸药合用，使食积消，湿痰化，胃气和，诸症自解。

制方特点：①山楂、神曲、莱菔子合用，善消诸食停积；兼能清热、祛湿、化痰，配伍较为全面。②制以丸剂，作用平和，为和中消导之轻剂。

【临床应用】

1. 用方要点 本方药力较缓，适用于食积伤胃之轻证。临床以脘腹胀满，嗳腐厌食，苔厚腻，脉滑为使用依据。

2. 临证加减 可根据食积中的肉食、酒食、面食之偏颇，调整方中山楂、神曲、莱菔子的用量。若食滞较重，脘腹胀痛较甚者，可酌加枳实、槟榔；食积化热较甚，嗳腐食臭，舌苔黄腻者，可酌加黄芩、黄连；积滞结实，大便秘结者，可加大黄；兼脾虚大便溏泄者，酌加白术。

3. 现代运用 常用于消化不良、急慢性胃炎、慢性胆囊炎、肠炎、婴幼儿消化不良等证属食积证者。

4. 使用注意 脾虚食滞者不宜用。

 附 方

大安丸（《丹溪心法》） 山楂六两（180g） 神曲炒，二两（60g） 半夏 茯苓各三两（各90g） 陈皮 连翘 萝卜子各一两（各30g） 白术二两（60g） 用法：为末，粥糊为丸服。功效：健脾消食。主治：食积兼脾虚之证。饮食不消，脘腹胀满，大便泄泻，以及小儿食积。

按 大安丸与保和丸均可消食化积，同治食积病证。保和丸功专消食，适用于食积而脾气不虚者；大安丸较保和丸多白术一味，消食之中兼有健脾之功，适用于食积兼有脾虚便溏之证，小儿食积之证尤宜。

现代研究

1. 实验研究　利用自食高蛋白高热量饲料联合灌胃植物油模拟饮食不节，制备食滞胃肠泄泻小鼠模型，并运用保和丸[汤剂，给药剂量为 6.63g/（kg·d），连续 3 天]对模型进行干预。结果：模型组小鼠出现便溏秽臭，摄食量减少，体重增长缓慢，粪便含水量升高，肠内纤维素酶、淀粉酶、乳糖酶活性降低，血清脂肪酶、促胃液素、胆囊收缩素水平下降（$P<0.05$）。保和丸干预后模型小鼠粪便性状恢复正常，摄食量和体重稳定增加。与自然恢复组相比，中药干预组的血清促胃液素显著升高（$P<0.05$），脂肪酶和胆囊收缩素也有所上升（$P>0.05$），且肠内消化酶活性下降至更接近正常组水平。表明保和丸能上调血清促胃液素和胆囊收缩素水平，调节消化酶活性，改善食滞胃肠证小鼠消化功能。

2. 临床报道　将 64 例老年功能性消化不良患者随机分为对照组和研究组，每组 32 例。对照组用多潘立酮每次 10mg，每天 3 次，研究组在此基础上，口服保和丸每次 1 袋，每天 3 次，连续治疗 4 周。治疗后，两组患者的食欲不振、嗳气、餐后早饱、上腹烧灼感积分均明显低于治疗前，且研究组显著低于对照组（$P<0.05$）；两组患者的小肠推进率、胃排空率均高于治疗前，且研究组显著高于对照组（$P<0.05$）。表明多潘立酮联合保和丸治疗老年功能性消化不良，可以明显改善临床症状和胃肠动力，提高疗效。

枳实导滞丸《内外伤辨惑论》
Zhishi Daozhi Wan
Pill of Immature Bitter Orange for Removing Stagnancy

【组成】　大黄一两（30g）　枳实炒，去瓢　神曲炒，各五钱（各 15g）　茯苓去皮　黄芩去腐　黄连拣净　白术各三钱（各9g）　泽泻二钱（6g）

【用法】　上为细末，汤浸蒸饼为丸，如梧桐子大，每服五十至七十丸，食远，温开水送下（现代用法：共为末，水泛为丸，每服 6～9g，食后温开水送服，每日 2 次）。

【功效】　消食导滞，清热祛湿。

【主治】　湿热食积证。脘腹胀痛，下痢泄泻，或大便秘结，小便短赤，舌苔黄腻，脉沉有力。

【制方原理】　本证多因饮食积滞，生湿蕴热，或素有湿热，又与食积互结于肠胃所致。积滞内阻，气机不畅，故见脘腹痞满胀痛，大便秘结；食积不消，湿热不化，下迫大肠，则下痢泄泻；小便黄赤，舌苔黄腻，脉沉有力皆为湿热之象。本证病机为食积气壅，湿热蕴结，肠胃滞阻。治宜消食导滞，清热祛湿。

方中重用大黄，攻积泻热，使湿热积滞从大便而下，为君药。枳实行气导滞，以除脘腹胀满疼痛，更助君药下滞通腑；神曲消食化滞和胃，以化陈腐之积，共为臣药。黄连、黄芩清热燥湿，厚肠止痢；茯苓、泽泻利水渗湿，与大黄相配，使湿热从二便而消；白术健脾燥湿，兼制苦寒泻下药之败胃伤正，共为佐药。诸药合用，使积滞去，湿热清，气机畅，则诸症自愈。

制方特点：主以攻积下滞，兼行清热祛湿、健脾；制为丸剂，峻药缓用。

【临床应用】

1. 用方要点　本方适用于食积湿热内阻肠胃之证，临床以脘腹胀痛，大便秘结或下痢泄泻，苔黄腻，脉沉有力为使用依据。

2. 临证加减　若胀满较重，里急后重，可酌加木香、槟榔、莱菔子等以理气导滞；热毒较甚，下痢脓血，加金银花、白头翁；呕吐较甚，加半夏、淡竹茹。

3. 现代运用　常用于急性肠炎、细菌性痢疾、食物中毒、胃肠功能紊乱及消化不良等证属湿热食积证者。

4. 注意事项　脾胃虚弱者及孕妇均不宜服用。

 附　方

1. 木香导滞丸（《医学正传》）　大黄一两（30g）　枳实制，五钱（15g）　神曲炒，五钱（15g）　茯苓三钱（9g） 黄芩三钱（9g） 黄连三钱（9g） 白术三钱（9g） 木香二钱（6g） 槟榔二钱（6g） 泽泻二钱（6g）
功效：清热祛湿，导滞消痞。主治：湿热积滞，不得消化，脘腹痞满，闷乱不安，不思饮食，大便不利。

2. 木香槟榔丸（《儒门事亲》） 木香 槟榔 青皮 陈皮 莪术烧 黄连麸炒，各一两（各30g） 黄柏 大黄各三两（各90g） 香附子炒 牵牛各四两（各120g） 用法：上为细末，水丸如小豆大，每服三十丸，食后生姜汤送下（现代用法：为细末，水泛为丸，每服3～6g，温开水送服，每日2次）。功效：行气导滞，攻积泻热。主治：湿热积滞证。脘腹痞满胀痛，大便秘结，或赤白痢疾，里急后重，舌苔黄腻，脉沉实有力。

按 枳实导滞丸、木香导滞丸、木香槟榔丸三方均有攻积消胀，清热除湿之功，但枳实导滞丸行气攻下之力较弱而祛湿之效较佳，适用于湿热食积之轻证；木香导滞丸为枳实导滞丸加木香、槟榔而成，行气导滞之力较强，适用于湿热积滞较甚者；木香槟榔丸集大黄、牵牛、木香、槟榔、莪术等攻下行气药于一身，行气攻积之力最强，适用于湿热积滞之重证。

 现代研究

临床报道 参照《便秘中医诊疗专家共识意见（2017）》的诊断标准，将160例慢传输型便秘（STC）热积秘证患者随机分为对照组和观察组，每组80例。对照组口服麻仁丸（6g/次，2次/天）和枸橼酸莫沙必利分散片（5mg/次，3次/天），观察组以枳实导滞丸加减内服（组成：大黄5～10g，枳实10g，黄芩10g，黄连5g，炒白术20g，火麻仁15g，生地黄30g，隔山消15g，厚朴10g，莱菔子10g，槟榔10g，甘草10g，1剂/天），两组均连续治疗4周。结果：与对照组相比，观察组治疗后的便秘主要症状评分和自评量表各维度评分均降低（$P<0.01$），治疗后2、3、4周的自发完全排便次数增加（$P<0.05$），24、48、72小时的残留标志物、肠球菌、大肠杆菌计数均降低，双歧杆菌和乳酸杆菌计数升高，促胃液素与胃动素水平升高（$P<0.01$）。表明枳实导滞丸加减治疗STC热积秘证有较好的疗效，且有调节胃肠激素和肠道内菌群，改善结肠传输功能的作用。

第二节 消痞化积

消痞化积剂适用于痞满证。脾主运化，司升降。若因外邪内陷入里，或饮食不节，停食生痰，或情志失调，气机不畅，或脾胃虚弱，运化不及，均可导致脾胃功能失调，升降失司，胃气壅塞，出现脘腹满闷不舒为主症的病证。该病发病时间较长，或脾胃虚弱在先，或病久脾伤，且以食滞痰气等多邪兼夹为病机特点。如脾胃虚弱，运化不足，见食少纳呆，日久气虚，可见倦怠乏力；食积不消，内停腐化，见大便不调，矢气频作，气味臭秽；寒热交结，气机痞塞，见心下或脘腹痞满，进食尤甚。故痞满证的治疗多采用补消并用，常以健脾和胃，消痞除满为主，兼行清热、温中、消食、理气、化痰、祛湿等。

本类方剂多以行气药如枳实、槟榔、厚朴、木香和消食药如山楂、神曲、麦芽为主组成。枳实辛行苦降，归脾、胃、大肠经，善破气除痞、消积导滞，还可除满而止痛，专治心下或脘腹痞满。槟榔苦辛温，具有杀虫消积、行气利水之作用，专治食积气滞、腹胀便秘。厚朴属芳香化湿之品，苦燥辛散，能燥湿消痰，又下气除满，为消除胀满的要药。木香辛行苦泄温通，芳香气烈而味厚，善通行脾胃之气滞，既为行气止痛之要药，又为健脾消食之佳品。山楂酸甘微温，能消一切饮食积滞，尤善消肉食油腻之积。神曲甘辛微温，消食和胃，善消酒食陈腐之积；麦芽味甘性平，能消食健胃，回乳消胀，长于消谷面之积。

此外，本类方剂还常选配消食化滞药（鸡内金、炒莱菔子、隔山消）、益气健脾药（人参、白术、山药）、理气药（陈皮、枳壳、砂仁）、清热药（黄连、栀子、胡黄连）、温里药（干姜、肉豆蔻、吴茱萸）、化痰药（半夏、苏子）、祛湿药（茯苓、泽泻）等。

代表如方枳实消痞丸等。

枳实消痞丸《兰室秘藏》 Zhishi Xiaopi Wan
Pill of Immature Bitter Orange for Dispersing Fullness

【组成】 干姜 甘草炙 麦芽 白茯苓 白术各二钱（各6g） 半夏曲 人参各三钱（各9g） 厚朴炙，四钱（12g） 枳实 黄连各五钱（各15g）

【用法】 上为细末，汤浸蒸饼为丸，如梧桐子大。每服五七十丸，白汤下，食远服（现代用法：共为细末，水泛小丸或糊丸，每服6～9g，饭后温开水送下，日2次；或作汤剂，水煎服）。

【功效】 消痞除满，健脾和胃。

【主治】 脾虚气滞，寒热互结证。心下痞满，不欲饮食，倦怠乏力，大便不畅，苔腻而微黄，脉弦。

【制方原理】 本证因脾胃素虚，升降失司，寒热互结，气壅湿滞所致。气壅湿滞，寒热互结，故见心下痞满，脉弦；脾胃虚弱，运化无力，则不欲饮食；气血化生不足，则倦怠乏力；食积内停，传导失司，则大便不调；食积气郁而化热，则苔腻而微黄。本证以实多虚少、热重寒轻为特点，故治宜行气清热为主，健脾和胃为辅，温中散结为佐。

本方由枳术汤、半夏泻心汤、四君子汤三方相合加减变化而来。方中枳实苦辛微寒，行气消痞，为君药。厚朴苦辛性温，下气除满，与枳实相须为用，以增强行气消痞之力；重用黄连苦寒降泄，清热燥湿而开痞，共为臣药；半夏散结和胃而除痞；干姜温中祛寒而散痞，麦芽消食和胃，人参、白术、茯苓、炙甘草补中健脾，俱为佐药。炙甘草调和药性，兼为使药。

制方特点：消补兼施，消大于补；寒热并调，主以温中；苦辛并用，除胀消痞。

【临床应用】

1. 用方要点 方为治疗脾虚气滞，寒热互结之脘腹痞满证的常用方。临床以心下痞满，食少倦怠，苔腻微黄为使用依据。

2. 临证加减 脾虚甚者，重用人参、白术；偏寒者，减黄连，加重干姜用量；脘腹胀满重者，可加陈皮、木香等。

3. 现代运用 常用于慢性胃炎、慢性支气管炎、胃肠神经症等证属脾虚气滞，寒热互结之证者。

 附 方

1. 枳术丸（《脾胃论》） 枳实麸炒黄色，去瓤，一两（30g） 白术二两（60g） 用法：上同为极细末，荷叶裹烧饭为丸，如梧桐子大，每服五十丸（9g），多用白汤下。功效：健脾消痞。主治：脾虚气滞，饮食停积。胸脘痞满，不思饮食，舌淡苔白，脉弱。

2. 健脾丸（《证治准绳》） 白术炒，二两半（75g） 木香另研 黄连酒炒 甘草各七钱半（各23g） 白茯苓去皮，二两（60g） 人参一两半（45g） 神曲炒 陈皮 砂仁 麦芽炒 山楂取肉 山药 肉豆蔻面裹纸包捶去油，各一两（30g） 用法：共为细末，蒸饼为丸，如绿豆大，每服五十丸，空心服，一日两次，陈米汤下（现代用法：糊丸或水泛为丸，每服6～9g，温开水送下，每日两次）。功效：健脾和胃，消食止泻。主治：脾胃虚弱，症见食积内停证。食少难消，脘腹痞闷，大便溏薄，苔腻微黄，脉虚弱。

按 枳术丸、健脾丸与枳实消痞丸均有健脾和胃、消食化积作用，用于治疗脾胃虚弱，食积内停证。枳术丸中白术量倍于枳实，补大于消，且为丸剂，作用更缓，适用于脾虚气滞停食之证；健脾丸健脾作用较强，适用于脾虚较甚，食积内停不化者；枳实消痞丸消导作用较强，适用于脾虚但寒热气结较甚者。

 现代研究

1. 实验研究 枳实消痞丸低、中、高不同剂量（7.5g/kg、15.0g/kg、30.0g/kg）给予大鼠灌胃，连续4周，放免法测定血清促胃液素及血浆胃动素的含量。结果显示枳实消痞丸中、高剂量均能显著提高大鼠血清促胃液素及血浆胃动素的含量。提示枳实消痞丸对胃肠动力的影响可能与其增加血清促胃液素及血浆胃动素的含量有关。

2. 临床报道 比较枳实消痞丸 3 种剂型（饮片、合煎冲剂、分煎冲剂）对功能性消化不良的疗效。将 157 例患者分为饮片组（66 例）、合煎冲剂组（46 例）、分煎冲剂组（45 例）和西沙必利组（42 例）。各组分别口服相应的药物，4 周为 1 个疗程。结果显示饮片组、合煎冲剂组、分煎冲剂组和西沙必利组的临床总有效率分别为 89.86%、90.12%、86.15%、87.56%；枳实消痞丸三组总有效率与西沙必利组相比及其组间比较均无显著差异（$P > 0.05$）。表明枳实消痞丸及其不同剂型治疗功能性消化不良患者均有较好疗效。

第三节 消疮散痈

消疮散痈剂适用于疮疡初期尚未成脓或脓成未破、邪盛气实之证。痈疡者，有七情郁滞化火，或恣食辛热而化生湿热，或外感六淫邪气侵入腠理经脉，或机体虚寒、痰浊壅阻等因素发病，其主要病机是热毒或阴寒之邪凝滞，营卫失调，气血郁滞，经络阻塞，成痰瘀结肿，或肉腐血败而变生痈疡。疮疡证的治疗重在辨别病证的寒热虚实，总以化痰逐瘀、散结消肿、排脓消痈为基本治法，同时依据病情的不同阶段（初起、成脓、溃后）分别采用消、托、补三法。消法，多用于疮疡初期，脓未成之时，通过散邪解毒、疏利气血的方法，以制止成脓，消散痈肿。托法，多用于疮疡中期，邪盛毒深而正气不足，疮毒内陷，脓成难溃之证，用之扶助正气、托毒外出、软坚透脓。补法，适用于疮疡后期，正气亏虚，疮口经久不敛者，用之补益正气、生肌敛疮。

疮疡不同阶段（初起、成脓、溃后）的基本治法

本类方剂初期常以清热解毒药如金银花、连翘等，中期以排脓逐瘀药如桔梗、穿山甲、皂角刺，后期以补气养血、生肌敛疮药如黄芪、当归、五倍子等为主组方。金银花性味甘寒，归肺、心、胃、肾经，清热解毒，散痈消肿，兼能清营泄热，为治表里上下一身内外之热毒诸症之要药，其善化毒去脓，泻中有补，为痈疽溃后之圣药。连翘性苦微寒，主入心、肺、肝、胆经，清热解毒，散诸经血结气聚，善消肿散结，主治痈疽、乳痈、丹毒，被称为疮家圣药，但疮溃后不宜用。桔梗辛散苦泄，专归肺经，有宣肺开郁、祛痰排脓之效，为治肺痈之专药。穿山甲咸微寒，归肝、胃经，活血散结定痛，消痈溃坚排脓，其性走窜，能"宣通脏腑，贯彻经络，透达关窍，凡血凝血聚为病，皆能开之"（《医学衷中参西录》）。可使脓未成者消散，已成脓者速溃，也为疮疡肿痛之要药。皂角刺，辛温，主入肝、胃、肺经，性善开泄，拔毒祛风，消肿排脓。《本草汇言》谓其"凡痈疽未成者，能引之以消散，将破者，能引之以出头，已溃者能引之以行脓。于疡毒药中为第一要剂。"黄芪性味甘温，健脾补气；当归辛甘温，补血活血，二药皆主"诸恶疮疡"，合用尤能益气补血，消散疮疡，托毒生肌，最适宜于疮疡后期，气血不足之疮疡溃后，久不收口者。

此外，本类方剂还常选配清热解毒消疮药（蒲公英、紫花地丁、蚤休、土贝母）、活血散瘀定痛药（乳香、没药、延胡索、川芎）、化痰祛湿排脓药（制僵蚕、白芥子、薏苡仁、冬瓜仁）、解表散邪药（麻黄、白芷、防风）、攻里泻下败毒药（大黄、芒硝、芦荟）、理气行滞消肿药（陈皮、枳壳、青木香、玫瑰花）、生肌敛疮药（白蔹、白及、地榆、血竭）等。

代表方如仙方活命饮、阳和汤、犀黄丸、透脓散、大黄牡丹汤、苇茎汤等。

仙方活命饮《女科万金方》 Xianfang Huoming Yin
Miraculous Decoction for Saving Life

【组成】 白芷 贝母 防风 赤芍 当归尾 甘草节 皂角刺 炒穿山甲炙 天花粉 乳香 没药各一钱（各6g） 金银花三钱（18g） 陈皮三钱（9g）

【用法】　上用酒一大碗，煎五七沸服（现代用法：水煎服）。

【功效】　清热解毒，消肿溃坚，活血止痛。

【主治】　痈疡肿毒初起。红肿焮痛，或身热凛寒，舌苔薄白或黄，脉数有力。

【制方原理】　本方为治疗疮疡肿毒阳证初起的代表方剂。阳证疮疡多由热毒壅聚，气滞血瘀痰结而成。热毒壅聚，营气郁滞，气滞血瘀，故见局部红肿焮痛；热毒壅郁肌腠，邪正相争，故见发热凛寒；舌苔薄黄，脉数有力，亦为正盛邪实、热毒壅滞之象。此证之病机为热毒壅聚，气血营卫瘀滞；治当以清热解毒为主，辅以通散营卫，理气活血，消肿散结。

方中金银花甘寒清轻，清热解毒之力强，其芳香透散之性而善消痈散结，为治阳证痈疮肿毒之要药，故重用为君。当归尾、赤芍活血通滞和营；乳香、没药散瘀消肿止痛；陈皮理气行滞，有利于消肿止痛。五药合用，使经络气血通畅，邪气无滞留之所，共为臣药。疮疡初起，其邪多羁留于肌肤腠理之间，病位偏表，故用白芷、防风相配，辛温发散，疏散外邪，以助通营卫之滞，正合《黄帝内经》所谓"汗之则疮已"。气机阻滞，每可聚液成痰，热痰瘀阻，则疮痈难消，故配用贝母、天花粉清热化痰，祛瘀散结；穿山甲、皂角刺，走窜行散，活血通络，透脓溃坚，以助肿消痈散，均为佐药。甘草清热解毒，并调和诸药；煎药加酒，借其活血而通行周身，助药力直达病所，也为佐使药。诸药合用，共奏清热解毒，消肿溃坚，活血止痛之功。

制方特点：以清热解毒为主，兼行疏表散邪、化痰散结、理气行滞、活血散瘀、通络透脓等诸法，体现了疮疡早期阳热证治疗组方的基本结构。

【临床应用】

1. 用方要点　本方为治疗热毒痈肿的常用方，所谓"此疡门开手攻毒之第一方也"（《古今名医方论》）。临床凡痈肿初起和中期属于阳证者均可运用，内服与外敷均可，应以局部红肿焮痛，脉数有力为使用依据。

2. 临证加减　疮痈瘀滞不甚而疼痛较轻，去乳香、没药；热毒甚而见局部红肿热痛明显，加蒲公英、紫花地丁、野菊花、连翘。另可根据痈疮所在部位选加引经药，如痈疮在头部加川芎，在颈项加桔梗，在胸部加瓜蒌皮，在胁部加柴胡，在腰脊加秦艽，在上肢加姜黄，在下肢加牛膝。

3. 现代运用　常用于蜂窝织炎、疖肿、深部脓肿、脓疱疮、扁桃体炎、急性乳腺炎、阑尾脓肿等属于热毒壅聚，气血瘀滞者。

4. 注意事项　痈疽已溃者，不宜使用。阴疽者忌用，体虚者慎用。

 附　方

1. 牛蒡解肌汤（《疡科心得集》）　牛蒡子（12g）　薄荷（6g）　荆芥（6g）　连翘（9g）　山栀（9g）　牡丹皮（9g）　石斛（12g）　玄参（9g）　夏枯草（12g）（原书未标注用量）。功效：疏风清热，凉血消肿。主治：风邪热毒上攻之证。颈项痰毒、风热牙痛兼有表热证者；外痈局部红肿热痛，热重寒轻，汗少口渴，小便黄，苔白或黄，脉浮数。

2. 五味消毒饮（《医宗金鉴》）　金银花（30g）　野菊花（15g）　蒲公英（15g）　紫花地丁（15g）　紫背天葵子（15g）　功效：清热解毒，消散疔疮。主治：火毒结聚之疔疮。疔疮初起，发热恶寒，疮形似粟，坚硬根深，状如铁钉，以及痈疡疖肿，局部红肿热痛，舌红苔黄，脉数。

按　牛蒡解肌汤、五味消毒饮与仙方活命饮同为阳证痈疡肿毒初起的常用方。牛蒡解肌汤功效偏于清热养阴，疏风解毒，宜于阴虚内热兼见风邪热毒上攻之头面及颈项痈疡；五味消毒饮集苦寒之品于一方，药力专一，功效偏于清热解毒散结，为治火热疔毒之常用方；仙方活命饮清热解毒之力稍逊，但消肿溃坚，活血止痛之功较强，为阳证痈疡肿毒初起的通用方。

 现代研究

临床报道　参照《中国临床皮肤病学》诊断标准，将59例寻常痤疮患者随机分为治疗组与对照组，治疗组 30 例，对照组 29 例。治疗组予加减仙方活命饮（组成：忍冬藤 30g，连翘 15g，白芷 10g，牡丹皮 15g，赤芍 15g，黄连 10g，蒲公英 20g，天花粉 20g，薏苡仁 30g，丹参 20g，浙贝母 10g，陈皮 10g，皂角刺 10g，甘草 5g，每日 1 剂），对照组内服盐酸多西环素片 100mg/次，2 次/天，维生素 B_6 片 20mg/次，3 次/天，两组均外用阿达帕林凝胶每晚 1 次，疗程均为 6 周。结果显示治疗组总有效率为 86.66%，显著高于对照组的 62.07%（$P<0.05$）；治疗组血清 IL-1α 与 IL-4 较治疗前均显著降低（$P<0.05$）。表明加减仙方活命饮治疗肺胃热毒型中重度寻常痤疮疗效较好。

阳和汤《外科证治全生集》 Yanghe Tang
Warming Decoction for removing furuncles

【组成】 熟地黄一两（30g） 白芥子二钱,炒,研（6g） 鹿角胶三钱（9g） 肉桂一钱,去皮,研粉（3g） 姜炭五分（2g） 麻黄五分（2g） 生甘草一钱（3g）

【用法】 原方未标注用法（现代用法：水煎服）。

【功效】 温阳补血，散寒通滞。

【主治】 阴疽。患处漫肿无头，酸痛无热，皮色不变，口不渴，舌淡苔白，脉沉细或沉迟；或贴骨疽、脱疽、流注、痰核、鹤膝风等。

【制方原理】 本方为治疗阴证痈疽疮疡的代表方剂。阴疽多由素体阳气不足，精血亏虚，邪毒深窜入里，侵附于肌肉、筋骨、血脉之中，以致寒凝痰滞，经脉痹阻而成，故可见局部漫肿无头，酸痛无热，皮色不变及全身阴寒之象。根据病机之阳虚血弱，寒痰凝滞，治法当标本兼顾，温阳补血，散寒通滞。

方中重用熟地黄温补营血，填精益髓；鹿角胶助阳养血，生精补髓，强筋壮骨。两药相配，益精补血助阳以扶其本，共为君药。肉桂、炮姜温肾暖脾，祛寒通脉，且助君药温补元阳，共为臣药。以少量麻黄辛温宣散，发越阳气，开泄腠理，以散肌表腠理之寒凝，所谓阴疽之治"非麻黄不能开其腠理，非肉桂、炮姜不能解其寒凝，此三味虽酷暑不可缺一也。腠理一开，寒凝一解，气血乃行，毒亦随之消矣"（《外科证治全生集》），且兼通君药阴柔腻滞；白芥子辛温，善消皮里膜外之痰，散肿止痛；与麻黄相伍，温化通散之力增，同为佐药。甘草解毒和药，兼为佐使。诸药相合，共奏助阳补血、温经散寒、除痰通滞之效。

制方特点：温阳补血与温脏祛寒、辛散通滞相伍，正邪兼顾、气血兼调、通补兼行，辅反成制。

【临床应用】

1. 用方要点 本方是治疗外科阴疽的常用方。临床以患处漫肿无头，皮色不变，酸痛无热，舌淡，脉沉细为使用依据。

2. 临证加减 方中熟地黄宜重用以加强补血固本之力；麻黄用量宜少，以免辛散太过而耗伤正气；若无鹿角胶可用鹿角片代之。若阳虚寒甚而见畏寒肢冷者，可加附子温阳逐寒；若气血不足者，可加黄芪、当归补气养血。

3. 现代运用 常用于骨或关节结核、淋巴结结核、腹膜结核、慢性骨髓炎、慢性淋巴结炎、类风湿关节炎、血栓闭塞性脉管炎、肌肉深部脓肿，以及慢性支气管炎、支气管哮喘、妇女痛经、腰椎间盘膨突、腰脊椎肥大、坐骨神经痛等证属阳虚血亏、寒凝痰滞者。

4. 使用注意 痈疡阳证，或阴虚有热，或阴疽破溃，本方均不宜使用。

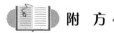 附 方

1. 中和汤（《证治准绳》） 人参 陈皮各二钱（各6g） 黄芪 白术 当归 白芷各一钱半（各5g） 茯苓 川芎 皂角刺 炒乳香 没药 金银花 甘草各一钱（各3g） 用法：水酒各半煎服。功效：

补气透托，和血消散。主治：痈疡元气不足，证属半阴半阳之间，似溃非溃，漫肿微痛，淡红，不热。

2. 小金丹（《外科证治全生集》）　白胶香—两五钱　草乌—两五钱　五灵脂—两五钱　地龙—两五钱　木鳖—两五钱（制末）　没药七钱五分　当归身七钱五分　乳香七钱五分（净末）　麝香三钱　墨炭—钱二分（陈年锭子墨，略烧存性，研用）。功效：辛温通络，散结活血。主治：痰瘀阻络所致流注、痰核、瘰疬、乳岩、横痃、贴骨疽等。

按　阳和汤、中和汤及小金丹均能消肿散结，治疗外科阴证痈疽。阳和汤则以温阳补血为主，兼行温散，适宜于寒痰凝滞，阳虚血弱者；中和汤以补益气血为主，兼行消散，适宜于痰瘀毒聚，气血不足者；小金丹无补益之力，温通散结之力强，适宜于寒痰瘀阻之实证。

 现代研究

1. 实验研究　按照 Hulth 法建立兔膝骨关节炎模型，给予阳和汤灌胃。结果显示模型组缺氧诱导因子-α 和血管内皮生长因子染色的阳性指数明显高于正常组（$P<0.01$），阳和汤上述指标值明显低于模型组（$P<0.05$）。提示骨关节炎中缺氧诱导因子-α 和血管内皮生长因子表达密切相关，阳和汤延缓关节软骨退行性变，可能是通过调控缺氧诱导因子-α 来调节下游血管内皮生长因子，抑制血管增生而起治疗作用。

2. 临床报道　将 206 例类风湿关节炎寒湿痹阻证患者随机分为治疗组 105 例和对照组 101 例，其中治疗组口服阳和汤，对照组口服布洛芬，均连续服药 2 个月。结果显示两组患者的主要症状、体征和生化指标均有改善，阳和汤组的症状、体征改善优于对照组（$P<0.05$）。表明阳和汤对类风湿关节炎寒湿痹阻证有肯定疗效且优于布洛芬。

犀黄丸《外科证治全生集》　Xihuang Wan　Cow-bezoar Pill

【组成】　犀黄三分（15g）　麝香—钱半（75g）　乳香　没药各去油，研极细末各—两（500g）　黄米饭—两（500g）

【用法】　上药用黄米饭捣烂为丸，忌火烘，晒干，陈酒送下三钱。患生上部，临卧服，下部，空心服（现代用法：以上四味，除牛黄、麝香外，另取黄米 350g，蒸熟烘干，与乳香、没药粉碎成细粉；将牛黄、麝香研细，与上述粉末配研，过筛，混匀。用水泛丸，阴干，即得）。

【功效】　解毒消痈，化瘀散结。

【主治】　火郁痰凝，血瘀气滞之乳癌、瘰疬、痰核、流注、横痃、小肠痈等。

【制方原理】　本方所治诸病多由湿痰瘀毒结滞所致。乳癌，为发生在乳房处坚硬如石的肿块，由痰瘀互结而致；瘰疬，即发生于颈部，结核累累如贯珠之状者，多为肝气郁结，痰火凝结，结聚而成；痰核，指体表局限性包块，多因脾弱不运，湿痰流聚而成；流注，是发于肌肉深部的多发性脓肿，为邪毒结滞不散，气血凝滞而致；横痃，各种性病所引起的腹股沟淋巴结肿大，多由湿热痰毒结滞所致。其病虽异而病机类同，皆因气火内郁，痰浊内结，渐致痰火壅滞，气血凝结而成。治当以清热解毒，化痰散结，活血祛瘀为法。

方中犀黄（即牛黄）味苦甘性凉，主入心、肝经，气味芳凉而透散，长于清热解毒，化痰散结，为君药。麝香辛香走窜，活血散结，通经活络，为臣药。牛黄得麝香之辛窜，则消散疮毒之力增，麝香得牛黄之寒凉，则温散而无助热之虑。两药配伍，辅反成制，相得益彰。乳香、没药活血散瘀，消肿止痛；黄米饭为丸，调养胃气以护中，使攻邪而不伤正；陈酒送服，宣通血脉，以助药力，共为佐药。全方配伍，既能清热解毒，化痰散结，又能活血化瘀，消肿止痛。

制方特点：主以清热解毒，辅以化痰散瘀、通络止痛，消散痈毒之力强；佐以和中护胃，制以丸剂，渐消缓散，攻散邪毒而不伤正。

【临床应用】

1. 用方要点 本方常用于体表或体内痈疡肿毒，临床以体质尚实，舌质偏红，脉滑数为使用依据。

2. 现代运用 常用于淋巴结炎、乳腺囊性增生、乳腺癌、多发性脓肿、骨髓炎、淋巴瘤等证属火郁痰凝，血瘀气滞者。

3. 使用注意 本方不宜作汤剂，不宜久服。肿块已溃者应慎用，孕妇或阴虚火旺者禁用。

 附 方

1. 醒消丸（《外科证治全生集》） 乳香 没药末各一两（30g） 麝香一钱五分（4.5g） 雄精五钱（15g）用法：共研和，取黄米饭一两捣烂如末，再捣，为丸如萝卜子大，晒干，忌烘，每服三钱，热陈酒送服，醉盖取汗，酒醒痈消痛息。功效：活血散结，解毒消痈。主治：一切红肿痈毒。

2. 蟾酥丸（《外科正宗》） 蟾酥二钱，酒化（6g） 轻粉五分（1.5g） 枯矾 寒水石 铜绿 乳香 没药 胆矾 麝香各一钱（各3g） 雄黄二钱（6g） 蜗牛二十一个（21只） 朱砂三钱（9g） 用法：以上各为末，称准，于端午日午时在净室中先将蜗牛研烂，再同蟾酥和研稠黏，方入各药，共捣极匀，丸如绿豆大，每服三丸，用葱白五寸（嚼烂），吐于男左女右手心，包药在内，用无灰热酒一茶盅送下，被盖如人行五六里，出汗为效，甚者再进一服。功效：解毒消肿，活血定痛。主治：疔疮、发背、脑疽、乳痈、跗骨、臀腿等疽，以及一切恶疮。

按 犀黄丸、醒消丸和蟾酥丸均有解毒散结、活血消肿的功效，用于疔疮痈疽。犀黄丸清热解毒之力较强，并能化痰散结，散瘀消肿，用治气火内郁，痰瘀内结之乳癌等症；醒消丸以雄精易犀黄，性偏温燥，清热化痰力减，而解毒消痈力胜，用治痈疡肿痛而未破者；蟾酥丸以毒攻毒，化毒祛瘀消散之力较强，痈疽皆可应用，因清热之力稍弱，疮疡阳证热甚者，当配清热解毒剂同用。

 现代研究

1. 实验研究 将不同浓度犀黄丸浸出液直接加到含肿瘤细胞的培养板中，MTT 法分别测定其对多种恶性肿瘤细胞株增殖的影响。结果显示犀黄丸浸出液对人乳腺癌细胞株 MDA-MB-231、人肝癌细胞株 SMMC7721、人膀胱癌细胞株 T24、人早幼粒细胞白血病细胞株 HL-60 和人肺腺癌 A549 细胞的增殖均有明显的抑制作用（$P<0.05$；$P<0.01$），且呈剂量依赖关系，其抑瘤作用以 MDA-MB-231、SMMC7721 最为敏感。表明犀黄丸对多种人肿瘤细胞增殖具有抑制作用，效用因不同瘤种和细胞株而有所差异。该研究为犀黄丸临床用于肿瘤治疗提供了一定的药理学基础。

2. 临床报道 参照《2015 鼻咽癌 NCCN 临床实践指南》的诊断标准，将 60 例鼻咽癌患者随机分为实验组和对照组，每组 30 例。对照组仅接受放射治疗，实验组加用犀黄丸（组成：牛黄 0.9g，乳香 30g，没药 30g，麝香 4.5g，每 20 丸质量为 1g）口服，每次 60 丸，每日 2 次，共 8 周。结果显示两组患者治疗后中医证候积分均显著降低，实验组的积分明显低于对照组，生活质量的改善优于对照组（$P<0.05$）。提示放疗加用口服犀黄丸可进一步改善鼻咽癌患者的临床症状，提高患者生活质量，减少放射治疗的不良反应。

透脓散《外科正宗》 Tounong San Apocenosis Powder

【组成】 生黄芪四钱（12g） 穿山甲一钱，炒末（3g） 川芎三钱（9g） 当归二钱（9g） 皂角刺一钱五分（5g）

【用法】 水二盅，煎一半服，随病前后服，临服入酒一杯亦可（水煎服，临服入酒适量亦可）。

【功效】 益气养血，托毒溃脓。

【主治】 气血不足，痈疮脓成难溃证。疮痈内已成脓，不易外溃，漫肿无头，或酸胀热痛。

【制方原理】 《外科证治全生集》云："脓之来，必由气血。"疮疡痈疽，化脓外溃，为正胜邪却之兆，邪毒可随脓外泄。如果正气不足，气血衰弱，则化脓缓慢，即使内脓已成，也难以速溃，故见漫肿无头，或瘘胀热痛。本方证属气血亏虚，脓成难溃，治宜扶正托毒外出，即补益气血，托毒透脓。

方中黄芪甘而微温，生用可大补元气，托毒排脓，消疮生肌，前人称之为"疮家之圣药"，用以为君。当归、川芎养血畅营，活血止痛，且当归合黄芪，气血双补，扶正托毒，共为臣药。穿山甲、皂角刺善于消散，穿透经络，直达病所，软坚溃脓；加酒少许，宣通血脉，以助药力，均为佐药。诸药合用，共奏益气养血、托毒透脓之功。

制方特点：补益气血配伍活血通络、消散溃坚，为"透托"方配伍的基本思路。

【临床应用】

1. 用方要点　本方适用于气血不足，痈疮脓成难溃证。临床以疮痈脓成而体虚，无力外溃为使用依据。

2. 临证加减　气血虚甚而不易溃脓外出者，宜加党参、白术；阳虚寒甚而脓出清稀者，宜加肉桂心、鹿角片以温阳托毒；热毒未清见局部热痛，口干舌红者，可加金银花、玄参、生甘草以清热益阴解毒。

3. 现代运用　常用于各种化脓性疾病证属气血不足，脓成难溃者。

4. 使用注意　肿疡初起，尚未成脓者忌用。

 附　方

1. 程氏透脓散（《医学心悟》）　黄芪　皂角刺　白芷　川芎　牛蒡子　穿山甲炒研，各一钱（各3g）　金银花　当归各五分（各1.5g）　用法：酒水各半煎服。功效：扶正祛邪，托毒溃脓。主治：痈毒内已成脓，不穿破者。

2. 托里透脓汤（《医宗金鉴》）　人参　白术土炒　穿山甲炒，研　白芷各一钱（各3g）　升麻　甘草节各五分（各1.5g）　当归二钱（6g）　生黄芪三钱（9g）　皂角刺一钱五分（4.5g）　青皮五分，炒（1.5g）　用法：水三盅，煎一盅。病在上部，先饮煮酒一盅，后热服此药；病在下部，先服药后饮酒；疮在中部，药内兑酒半盅，热服。功效：扶正祛邪，托里透脓。主治：痈疽脓成未溃。

按　《外科正宗》透脓散、《医学心悟》透脓散、《医宗金鉴》托里透脓汤三方均有补养气血、托毒溃脓、扶正祛邪之功，同治痈疡脓成难溃之证。透脓散两方均以益气养血与消散通透并用，《医学心悟》透脓散是在《外科正宗》透脓散的基础上加白芷、牛蒡子、金银花而成，故辛散透邪、清热解毒之力较强，宜于热毒较重的痈疮成脓未破者；托里透脓汤多用补气药，且加配升麻、青皮、白芷解毒行滞排脓，故其扶正托毒、消肿溃坚之力更强，适宜气虚血弱，痈疽已成而坚结难溃者。

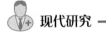 **现代研究**

临床报道　将80例中晚期难愈性深度烧伤患者分为治疗组和对照组，每组40例。其中治疗组用加味透脓散（生黄芪25g，当归10g，穿山甲6g，皂角刺10g，川芎10g，白芷10g，牛蒡子10g，金银花10g，党参10g，茯苓10g，甘草4g，水煎服，每日一剂），对照组按西医常规处理，两组均治疗10～30天。结果显示治疗组总有效率为97.5%，显著高于对照组的70.3%（$P < 0.01$）；治疗组Ⅱ度和Ⅲ度创面修复时间分别为25.7±4.5天和29.3±3.4天，也明显短于对照组的30.5±3.8天和37.1±6.6天（$P < 0.01$），表明加味透脓散治疗中晚期难愈性烧伤有较好疗效，有促进创面修复的作用。

大黄牡丹汤 《金匮要略》　Dahuang Mudan Tang
Rhubarb Root and Moutan Bark Decoction

【组成】　大黄四两（18g）　牡丹皮一两（9g）　桃仁五十个（12g）　冬瓜子半升（30g）　芒硝三合（9g）

【**用法**】 上五味，以水六升，煮取一升，去滓，内芒硝，再煎沸，顿服之（现代用法：水煎服）。

【**功效**】 泻热破瘀，散结消肿。

【**主治**】 肠痈初起，湿热瘀滞证。右下腹疼痛拒按，甚或局部肿痞，或右侧腿足屈而不伸，伸则痛剧，或时时发热、恶寒、自汗出，舌苔薄黄腻，脉滑数。

【**制方原理**】 本方所治肠痈是由湿热内蕴肠中，气血凝滞，瘀热壅郁，血败肉腐而成。湿热瘀结，肠阻肉腐，故见右下腹（多为阑门所居之处）疼痛拒按，甚至局部肿痞，右足屈而不伸；湿热内阻，气血凝滞，营卫失调，故发热、恶寒；湿热交蒸，浊气上泛，则舌苔黄腻，脉滑数有力。《成方便读》载："病既在内，与外痈之治，自有不同，然肠中既结聚不散，为肿为毒，非用下法，不能解散。"治宜泻热破瘀，散结消肿。

方中大黄苦寒攻下，泻热逐瘀，荡涤肠中湿热瘀结之毒；牡丹皮苦辛微寒，能清热凉血，活血散瘀；两药合用，泻热破瘀之力增，共为君药。芒硝咸寒，泻热导滞，软坚散结，助大黄荡涤实热，使之速下；桃仁活血破瘀，合牡丹皮散瘀消肿，共为臣药。冬瓜仁甘寒滑利，清肠利湿，引湿热从小便而去，并能排脓消痈，为治内痈要药，是为佐药。诸药合用，共奏泻热破瘀、利湿排脓、散结消痈之效。

制方特点：泻下通腑为主，辅以清热除湿、活血散结，为治疗肠痈之要法。

【**临床应用**】

1. 用方要点 本方适用于肠痈初起证属湿热郁蒸，血瘀气滞者。临床以右下腹疼痛拒按，舌苔薄黄腻，脉滑数为使用依据。

2. 临证加减 热毒较重，加蒲公英、金银花、败酱草以加强清热解毒之力；血瘀较重，加赤芍、乳香、没药等以活血祛瘀止痛。

3. 现代运用 常用于急性阑尾炎、肠梗阻、急性胆道感染、子宫附件炎、盆腔炎、输精管结扎术后感染等证属湿热郁蒸，血瘀气滞者。

4. 使用注意 痈脓已溃者，不宜使用。老人、孕妇及体质虚弱者，均应慎用。

 附 方

1. 清肠饮（《辨证录》） 金银花三两（90g） 当归二两（60g） 地榆一两（30g） 麦冬一两（30g） 玄参一两（30g） 生甘草三钱（9g） 薏苡仁五钱（15g） 黄芩二钱（6g） 功效：活血解毒，滋阴泻火。主治：大肠痈。

2. 薏苡附子败酱散（《金匮要略》） 薏苡仁十分（30g） 附子二分（6g） 败酱草五分（15g） 功效：排脓消痈，温阳散结。主治：肠痈内脓已成，身无热，肌肤甲错，腹皮急，按之濡，如肿状，脉数。

按 大黄牡丹汤、清肠饮、薏苡附子败酱散均为治疗肠痈的名方。其中大黄牡丹汤和清肠饮同有清热祛瘀消痈之功，主治肠痈属阳属热者。但大黄牡丹汤以泻下破瘀见长，用于湿热瘀滞之肠痈初起，少腹肿痞，伴便秘或大便涩滞不畅者；清肠饮则长于清热解毒，滋阴养血，用于肠痈屡发，热毒较甚，且伴口干、舌红少津等阴伤者；薏苡附子败酱散以祛湿排脓、清热解毒之薏苡仁、败酱草与辛热通散之附子相伍，功擅利湿排脓，散结消痈，适宜于寒湿瘀结，或湿热郁蒸成脓，久结不消之慢性肠痈者。

 现代研究

1. 实验研究 将大鼠随机分为空白组，模型组，大黄牡丹汤高、中、低剂量组[14g/（kg·d）、7g/（kg·d）、3.5g/（kg·d）]，奥曲肽组[10μg/（kg·d）]，采用5%牛磺胆酸钠溶液逆行注射胰胆管复制急性胰腺炎模型，于造模前1小时及造模后12小时、24小时分别给药1次。结果：与模型组比较，各治疗组大鼠生存状态均有改善；镜下胰腺组织水肿、充血、坏死程度明显改善，肝细胞排列紊乱、坏死、脂肪样变、炎症浸润等情况明显减轻；血清淀粉酶、谷丙转氨酶、谷草转氨酶、C反应蛋白含量不同程度降低，胆碱酯酶含量升高；肝组织匀浆液中TNF-α、IL-1β、IL-6含量均下降（P＜0.05）。表明大黄牡丹汤对急性胰腺炎模型大鼠有一定的治疗作用，能减轻模型动物胰腺和肝组织的炎性损伤。

2. 临床报道　参照《中医病证诊断疗效标准》的诊断和疗效标准，将258例急性阑尾炎患儿分为治疗组（112例）和对照组（146例），对照组为腹腔镜常规手术治疗，治疗组在腹腔镜手术治疗后给予大黄牡丹汤保留灌肠（组成：大黄、桃仁各10g，冬瓜仁、薏苡仁、败酱草、蒲公英各30g，芒硝、牡丹皮、枳壳各15g；水煎至250ml，分早、晚两次保留灌肠），连续治疗3天。结果：治疗组总有效率为96.43%，显著高于对照组的89.73%（P＜0.05）。治疗组术后排气时间、排便时间、腹腔引流管拔除时间、住院天数、超敏C反应蛋白均少于或低于对照组（P＜0.05）。表明大黄牡丹汤保留灌肠能减轻小儿急性阑尾炎腹腔镜术后的炎性反应，促进胃肠功能的恢复。

苇茎汤《备急千金要方》
Weijing Tang
Reed Rhizome Decoction

【组成】　苇茎二升，切，加水二斗，煮取五升，去滓（60g）　　薏苡仁半升（30g）　　瓜瓣半升（24g）　　桃仁三十枚（9g）

【用法】　上四味㕮咀，纳苇汁中，煮取二升，服一升，再服，当吐如脓（现代用法：水煎服）。

【功效】　清肺化痰，逐瘀排脓。

【主治】　痰热瘀结之肺痈。身有微热，咳嗽痰多，甚至吐腥臭脓痰，胸中隐隐作痛，咳则痛增，舌质红，苔黄腻，脉滑数。

【制方原理】　肺痈多由感受外邪，邪热聚肺，灼津为痰，或素体痰热内盛，痰热阻肺，伤及血脉，热壅血瘀，血败肉腐，成痈化脓而成。痰热壅肺，肺失清肃，则咳嗽痰多。痈脓溃破，肺络损伤，故咳吐腥臭黄痰脓血；痰热瘀血，互结胸中，故胸中隐痛；舌红苔黄腻，脉滑数，皆为痰热内蕴之象。本证病机为热邪壅肺，痰瘀互结，成痈化脓，治当清热化痰，逐瘀排脓。

方中苇茎甘寒质轻而浮，有宣透之性，主入肺经，既善清泄肺热而疗痈，又能宣肺利窍而利湿排脓，《本经逢原》谓之"中空，专于利窍，善治肺痈，吐脓血臭痰"，故重用为君药。冬瓜仁甘微寒，长于祛痰排脓，清热利湿，为治内痈之要药，与君药相伍，清肺涤痰排脓之力更著，为臣药。桃仁活血行滞，散瘀消痈；薏苡仁清肺排脓，利水渗湿，同为佐药。四药配伍，共奏清热化痰、逐瘀排脓之效。

制方特点：集清热、化痰、逐瘀、排脓于一方，为肺痈内消配伍的基本药法。

方中苇茎，现代临床多用芦根；瓜瓣，《张氏医通》认为"瓜瓣即甜瓜子"，后世常以冬瓜子代替，两者功效相似。

【临床应用】

1. 用方要点　本方为治疗肺痈之热毒壅肺、痰瘀互结证的有效方剂。不论肺痈其脓将成或已成，均可使用。临床以胸痛，咳嗽，吐腥臭痰或吐脓血，舌红苔黄腻，脉数为使用依据。

2. 临证加减　若外邪化热壅肺，痈脓未成，见身热咳喘、气急胸满者，可与麻杏甘石汤合用；偏于热毒壅肺而见胸满作痛、咳吐浊痰呈黄绿色者，宜加鱼腥草、蒲公英、金银花、连翘等；若脓已成，见咯吐大量腥臭脓痰，或时有咯血者，宜加贝母、桔梗、甘草、合欢皮；热病后期，余热未清而见咳嗽痰多者，可加瓜蒌皮、桑白皮、地骨皮等。

3. 现代运用　常用于肺炎、急性支气管、慢性支气管炎继发感染、肺脓肿、百日咳、肺结核等证属痰热瘀血，壅结于肺者。

4. 使用注意　孕妇慎用。

 附　方

桔梗汤（《伤寒论》）　桔梗一两（30g）　甘草二两（60g）　用法：上二味，以水三升，煮取一升，去滓，温分再服。功效：清热解毒，消肿排脓。主治：少阴客热咽痛证，以及肺痈溃脓，症见咳吐脓血，腥臭胸痛，气喘身热，烦渴喜饮，舌红苔黄，脉滑数。

按　桔梗汤和苇茎汤同具清热解毒排脓之功，都可用治肺痈。但桔梗汤仅用桔梗、甘草两味以清热解毒排脓，故药力较薄；苇茎汤既能清热化痰，又可逐瘀排脓，不论肺痈将成或已成，以及善后调理，均可用之。

 现代研究

1. 实验研究　将雄性 SD 大鼠随机分为正常组，模型组，苇茎汤（苇茎 30g，薏苡仁 30g，冬瓜子 24g，桃仁 9g）低、高剂量组（8.37g/kg、16.74g/kg，以生药量计）和地塞米松组（0.09mg/kg），每组 11 只。除正常组外，其余各组大鼠均采用香烟联合脂多糖诱导的方法建立慢性阻塞性肺疾病急性加重期（AECOPD）模型。造模结束后，正常组和模型组大鼠给予洁净水，其余各组大鼠给予相应药物，每天灌胃 2 次，连续 14 天。末次灌胃后，测定大鼠血清中白细胞介素 1β（IL-1β），观察肺组织的病理变化，测定肺组织中基质金属蛋白酶 9（MMP-9）、金属蛋白酶组织抑制物 1（TIMP-1）mRNA 表达水平及 Ras 同源基因家族成员 A（RhoA）、蓬乱蛋白相关形态形成活化因子 1（DAAM1）和细胞增殖抑制基因（HSG）蛋白的表达水平。结果：与正常组比较，模型组大鼠血清中 IL-1β 水平及肺组织中 MMP-9、TIMP-1 mRNA 表达水平和 RhoA、DAAM1 蛋白表达水平均显著升高（$P<0.05$），肺组织中 HSG 蛋白表达水平显著降低（$P<0.05$）；支气管周围见较多慢性炎性细胞浸润，部分气道黏膜上皮脱落；肺泡代偿性扩张，肺间隔毛细血管扩张、充血。与模型组比较，苇茎汤高剂量组大鼠血清中 IL-1β 水平和肺组织中 MMP-9、TIMP-1 mRNA 表达水平均显著降低（$P<0.05$）；苇茎汤低、高剂量组大鼠肺组织中 RhoA、DAAM1 蛋白表达水平均显著降低（$P<0.05$），HSG 蛋白表达水平均显著升高（$P<0.05$）；苇茎汤高剂量组大鼠支气管周围炎症细胞浸润、气道黏膜脱落等病理形态学变化均得到明显改善，肺泡上皮结构较完整、未见明显肺扩张。结论：苇茎汤对 AECOPD 模型大鼠具有一定的改善作用；其机制可能与下调肺组织中 MMP-9、TIMP-1 mRNA 和 RhoA、DAAM1 蛋白的表达，上调肺组织中 HSG 蛋白的表达，抑制气道重建有关。

2. 临床报道　将 60 例晚期肺癌合并肺部感染的患者随机分为对照组和治疗组，对照组予基础治疗，即根据药敏结果给予抗生素，治疗组在对照组基础治疗上加用千金苇茎汤加减方（鲜芦根 30g，薏苡仁 20g，冬瓜子 20g，桃仁 15g），随症加减：咯血加三七、藕节、侧柏叶、白及；咳逆上气加紫苏子、沉香、青皮；痰多加川贝母、紫苏子；发热甚者加生石膏、黄芩。两组均治疗 14 天。以体温、血常规、肺片及症状积分作为疗效标准。结果显示治疗组总有效率为 83.33%，显著高于对照组的 73.34%（$P<0.05$）。表明西药合用千金苇茎汤加减方能提高晚期肺癌合并肺部感染的疗效。

第四节　消癥散结

消癥散结剂适用于癥积、痞块及瘿瘤、瘰疬等病证。癥积痞块多由痞满证发展而来。痞满证多为慢性过程，常反复发作，经久不愈；若久病失治或治疗不当，日久气血运行不畅，痰浊瘀毒内生，终致寒热痰湿毒与气血相搏，聚而不散，结于胸腹而成癥块，临床常见脘腹癥积、两胁痞块，攻撑胀痛，或下腹结块，痛坠不适，或肺部癥块，胸痛咯血等。瘿瘤与瘰疬亦多与气机阻滞、瘀血内停、痰湿壅滞有关，即因气滞血瘀痰凝于颈项四肢皮肉等局部组织所致，常见颈项或腋胯或皮下结块，或肿或痛，触之肿硬。故此类病证的基本病机：气滞痰结血瘀、或寒热互结，或毒蕴或寒凝，日久气血亏虚；治疗立法宜以理气行滞、活血祛瘀、化痰祛湿、软坚散结为主，兼行调和寒热、清热解毒或逐寒散凝、补气养血等。

本类方剂常由行气破血药（青皮、三棱、莪术）、化痰软坚药（贝母、半夏、海藻、昆布）、消癥散结药（鳖甲、牡蛎、连翘）等为主而组成。青皮苦辛，气味峻烈，苦泄力大，辛散温通力强，善破气散结，用治气滞血瘀之癥瘕积聚，久疟痞块。三棱、莪术性味均涉辛苦温，主入肝、脾经，能行血破血、消积止痛，前者偏入血分，长于祛瘀散结，后者偏如气分，长于行气止痛，两味常相须为用，治疗一切气滞血瘀之癥积、痞块及诸般痛证。贝母，多用浙贝母或土贝母，其中浙贝母苦寒，善于清热散结消痈，主治瘰疬、瘿瘤及痈疮；土贝母苦凉，长于解毒散结消肿，多用于疮疡肿毒及肿瘤。半夏辛温，主入脾、胃、肺经，燥湿化痰、消痞散结，善消心腹胸膈之痰气互结。海藻、昆布，性味皆为咸寒，归肝、肾两经，同有消痰软坚、利水消肿的作用，但在消痰软坚和利水消肿方面稍有所偏，常相须为用，治疗瘿瘤、瘰疬、睾丸肿痛。鳖甲和牡蛎，皆味咸微寒，主入肝、肾经，都有益阴清热、软坚散结的作用，但鳖甲兼能滋阴益肾养肝，善治厥阴血闭邪结之疟母和癥积，牡蛎长于化痰软坚散结，善消痰热结滞之瘰疬痰核和癥瘕痞块。连翘苦寒，既能清热解毒，又能消肿散结，用治痰火郁结之瘰疬痰核。

此外，本类方剂还常选配祛血通络药（穿山甲、蜣螂、鼠妇、露蜂房、乳香、没药）、祛瘀散结药（桃仁、赤芍、灵脂、干漆）、化痰散结药（黄药子、山慈菇、白芥子）、清热解毒药（夏枯草、玄参、白英、白花蛇舌草）、通腑泻下药（大黄、赤硝）、逐寒散凝药（肉桂、吴茱萸、麻黄）、疏肝畅脾药（柴胡、川芎、枳壳、砂仁）、益气养血药（黄芪、白术、当归、地黄）等。

代表方如海藻玉壶汤、散结软坚汤、鳖甲煎丸等。

海藻玉壶汤 《外科正宗》　Haizao Yuhu Tang
Precious Seaweed Decoction

【组成】　海藻　贝母　陈皮　昆布　青皮　川芎　当归　半夏制　连翘　甘草节　独活各一钱（各3g）　海带五分（1.5g）

【用法】　水二盅，煎八分，量病上下，食前后服之（现代用法：水煎服）。

【功效】　化痰软坚，消瘿散结。

【主治】　瘿瘤初起，或肿或硬，或赤或不赤，但未破者。

【制方原理】　瘿瘤之病，由气血痰湿凝滞于颈项处的皮肉筋脉而成。肝郁不舒，则气滞血瘀；脾不运湿，则湿阻痰凝，结于颈部，而成此患。瘿瘤随气消长，为气瘿；不痛不溃，皮色不变，为肉瘿；血瘀痰聚，坚硬如石，为石瘿。其中气郁、痰凝、血瘀各有侧重，又难以截然分开。本证病机为肝脾不调，气滞痰凝，由气及血，气血结聚。故治宜化痰软坚，行气活血，消瘿散结。

方中海藻、昆布、海带化痰软坚，消散瘿瘤，合为君药。青皮、陈皮疏肝畅脾；当归、川芎活血调营；四味相合，理气活血，以助消瘿散结，共为臣药。贝母、半夏化痰散结，连翘清热散结，独活宣通经络，俱为佐药。甘草节解毒散结，与海藻配伍，相反相激，增强消瘿效果，又能调和诸药，为佐使药。诸药合用，共收化痰软坚、消瘿散结之功。

制方特点：化痰软坚为主，兼以行气活血，为消散瘿瘤之要方。

方中海藻、甘草同用，属七情中"相反"之例，但历代瘿瘤治方中多见此两味同用，前人谓其有相反相成之效，"盖以坚积之病，非平和之药所能取捷，必令反夺以成其功也"（《本草纲目》）。

【临床应用】

1. 用方要点　本方临床常用于治疗气瘿、肉瘿等颈部瘿瘤初起属痰凝气滞者。临床以颈部瘿瘤，或肿或硬，肤色不变为使用依据。

2. 临证加减　若肿块坚硬，可加赤芍、露蜂房、牡蛎；阴虚内热，咽干苔少，加玄参、天花粉；内蕴热毒，舌红苔黄，加山慈菇、夏枯草、忍冬藤；痰湿内阻，舌苔厚腻，加茯苓、半夏、白芥子；脾虚食少，加白术、党参。

3. 现代运用　常用于甲状腺瘤、单纯性甲状腺肿、甲状腺囊肿及老年性前列腺增生、乳腺增生等初起属痰凝气滞者。

4. 使用注意　服药期间，忌肥甘厚腻，保持清心寡欲。甘草与海藻同用，尚需慎重。

附 方

1. 消瘿五海饮（《古今医鉴》） 海带 海藻 海昆布 海蛤 海螵蛸各三两半（各105g） 木香 三棱 莪术 桔梗 细辛 香附各二两（各60g） 猪靥子 7个（陈壁土炒，去油，焙干） 用法：上药为末，每服七分半，食远米汤送下。功效：软坚散结，行气活血。主治：脂瘤、气瘿。症见颈部肿块，皮色不变，缠绵难消，不易溃破。

2. 消瘰丸（《医学心悟》） 玄参蒸 牡蛎煅，醋研 贝母去心，蒸，各四两（各120g） 用法：共为末，炼蜜为丸，如梧桐子大。每服三钱（9g），一日两次。功效：清热化痰，软坚散结。主治：瘰疬、痰核、瘿瘤。咽干，舌红，脉弦滑略数。

按 海藻玉壶汤、消瘿五海饮、消瘰丸三方均有软坚散结作用，均可治疗瘿瘤。海藻玉壶汤以化痰软坚药配伍行气活血之品，适用于瘿瘤肿块较硬者；消瘿五海饮侧重于温通行散软坚，适用于脂瘤、气瘤肿块柔软者；消瘰丸以贝母配伍牡蛎、玄参，侧重于清热养阴化痰，适用于阴虚痰热结聚之瘰疬、瘿瘤、痰核等症。

 现代研究

1. 实验研究 将84只雄性Wistar大鼠随机分为空白对照组、模型组、优甲乐组（0.02μg/g）、海藻玉壶汤组（10.08g/kg）、海藻玉壶汤减海藻组（9.00g/kg）、海藻玉壶汤减甘草组（9.18g/kg）和海藻玉壶汤减海藻甘草组（8.10g/kg），除空白对照组外，其余各组给予丙硫氧嘧啶复制甲状腺肿大病理模型，以优甲乐作为阳性对照药，其余各中药组给予相应药液。连续给药28天。观测各组大鼠甲状腺系数，甲状腺病理变化，甲状腺组织西罗莫司靶蛋白（mTOR）、核糖体S6蛋白激酶（p70S6K）、真核起始因子4E结合蛋白（4E-BP1）mRNA的表达情况。结果：与空白对照组比较，模型组大鼠甲状腺系数和甲状腺细胞核个数升高，滤泡腔面积降低（$P<0.01$），mTOR、p70S6K、4E-BP1 mRNA表达均升高（$P<0.01$）。与模型组比较，海藻玉壶汤组及各拆方组大鼠甲状腺系数、甲状腺细胞核个数降低，滤泡腔面积升高（$P<0.01$），mTOR、p70S6K、4E-BP1 mRNA表达水平均降低（$P<0.01$），其中海藻玉壶汤组的作用最明显。表明海藻玉壶汤及拆方对甲状腺肿大模型大鼠的甲状腺肿大和病理均有一定的改善作用，其作用机制可能涉及对mTOR-p70S6K/4E-BP1信号通路的抑制。

2. 临床报道 临床中医诊断为肉瘿的病例224例，其中采用加减海藻玉壶汤治疗108例（观察组），加减逍遥散治疗116例（对照组），两组疗程均为30天。以B超显示的肿块三径缩小值总和、手术率和转归，血清FT_3、FrT_4、TSH的变化，转手术后的病理作为疗效评定标准。结果较之于对照组，观察组肿块三径缩小值总和降低，总有效率显著性升高（$P<0.05$），甲亢患者的FT_3、FrT_4、TSH变化水平和甲状腺瘤的3年及10年的转手术率均无明显差异（$P>0.05$）。表明加减海藻玉壶汤有较好的消瘿作用，且近期疗效优于加减逍遥散。

软坚散结汤《中医治法与方剂》
Ruanjian Sanjie Tang
Softening and resolving hard mass

【组成】 柴胡（15g） 枳壳（12g） 青皮（9g） 赤芍（15g） 川芎（6g） 红花（6g） 山甲珠（6g） 通草（6g） 浙贝母（15g） 牡蛎（24g） 夏枯草（30g） 瓜蒌（24g） 天葵子（24g） 蚤休（12g） 连翘（15g） 甘草（6g）

【用法】 水煎服。连服20～30剂。

【功效】 疏肝行气，祛瘀化痰，通络散结。

【主治】 肝郁气滞，瘀阻痰结证。乳中有块，坚硬如石，乳头溢液夹血，或胸胁胀痛，或有心烦易怒，月经不调，舌质暗红，脉弦。

【制方原理】 胸胁、乳房为肝经循行之处，故乳房病变多与肝经有关。《外科正宗》曰："乳中结核，形如丸卵，或坠重作痛，或不痛，皮色不变，其核随喜怒消长，多有思虑伤脾，怒恼伤肝，郁结而成也。"肝气郁结，经络不通，血行不利，津郁痰生，以致气滞血瘀痰凝，结滞乳中，故见乳中有块，坚硬如石；乳房络道受损，可见乳头溢液夹血；肝脉布于胁肋，肝气郁结，故见两胁作痛；肝郁蕴热化火，可见郁怒心烦；肝脉瘀滞，冲任失调，故见月经不调。舌质暗红，脉弦，也为肝郁血瘀之征。治当疏肝解郁，祛瘀化痰，通络散结。

方中柴胡疏肝解郁，治"肝络不舒"之症"奏效甚捷"（《本草正义》）；赤芍活血祛瘀，消肿止痛，两药合用，疏肝通络，活血散瘀，共为君药。青皮、枳壳疏肝破气；瓜蒌、浙贝母涤痰散结；川芎、红花行气活血；共为臣药。牡蛎软坚散结，为瘿瘤瘰疬、痰核肿块、癥瘕积聚之要药；穿山甲性善走窜，长于活血消癥，并可透达经络，直达病所；通草善通乳络，宣通经脉；夏枯草、天葵子、蚤休、连翘消肿散结，清热解毒，此七味共为佐药。甘草调和诸药，为使药。诸药合用，共奏疏肝行气解郁，祛瘀化痰通络，清热软坚散结之功。

制方特点：集行气化痰、祛瘀通络、软坚散结、清热解毒诸法于一方，体现了消癥散结对多法综合运用的思路。

【临床应用】

1. 用方要点 本方主治肝郁气滞、瘀阻痰结之乳中结块，临床以乳中有块，坚硬疼痛，舌质暗红，脉弦为使用依据。

2. 临证加减 结块坚硬痛甚者，可选加鳖甲、昆布、海藻以增软坚散结之力；寒痰瘀滞，舌淡脉迟者，可减去方中清热散结药味，酌加白芥子、清半夏、肉桂、制乳香、制没药以温化寒痰。

3. 现代运用 常用于乳腺小叶增生、乳腺囊肿、乳腺癌等证属肝郁气滞，瘀阻痰结者。

 附 方

1. 橘核丸（《济生方》） 橘核炒 海藻洗 昆布洗 海带洗 川楝子去肉，炒 桃仁麸炒，各一两（各30g） 厚朴去皮，姜汁炒 木通 枳实麸炒 延胡索炒，去皮 桂心不见火 木香不见火，各半两（各15g） 用法：为细末，酒糊为丸，如桐子大，每服七十丸，空心，温酒、盐汤任下。（现代用法：为细末，酒糊为小丸，每日1~2次，每次9g，空腹温酒或淡盐汤送下。亦可按原方比例酌定用量，水煎服）。功效：行气止痛，软坚散结。主治：寒湿疝气。症见睾丸肿胀偏坠，或坚硬如石，或痛引脐腹，甚则阴囊肿大，轻者时出黄水，重者成脓溃烂。

2. 桂枝茯苓丸（《金匮要略》） 桂枝 茯苓 牡丹皮去心 芍药 桃仁去皮尖，熬，各等分（各9g）功效：活血化瘀，缓消癥块。主治：瘀血留阻胞宫证。症见妇人妊娠胎动不安，漏下不止，血色紫暗，腹痛拒按。

按 橘核丸、桂枝茯苓丸和软坚散结汤均可活血祛瘀，软坚散结，用于血瘀痰凝之证。其中橘核丸行气止痛作用较强，主治寒湿阻滞肝经所致的疝气，病位在下；软坚散结汤化痰散结作用较强，主治气滞痰阻所致的乳中结块，病位在上；桂枝茯苓丸作用力较缓，偏于散瘀消癥，主治瘀血留阻胞宫证。

鳖甲煎丸 《金匮要略》 Biejia jian Wan Turtle Shell Pill

【组成】 鳖甲炙，十二分（90g） 乌扇炮，三分（22g） 黄芩三分（22g） 柴胡六分（45g） 鼠妇熬，三分（22g） 干姜三分（22g） 大黄三分（22g） 芍药五分（37g） 桂枝三分（22g） 葶苈熬，一分（7g） 石韦去毛，三分（22g） 厚朴三分（22g） 牡丹去心，五分（37g） 瞿麦二分（15g） 紫葳三分（22g） 半夏一分（7g） 人参一分（7g） 䗪虫熬，五分（37g） 阿胶炙，三分（22g） 蜂窠炙，四分（30g） 赤硝十二分（90g） 蜣螂熬，六分（45g） 桃仁二分（15g）

【用法】 上二十三味为末，取煅灶下灰一斗，清酒一斗五升，浸灰候酒尽一半，着鳖甲于中，煮令泛烂如胶漆，绞取汁，内诸药，煎为丸，如梧桐子大。空心服七丸，日三服（现代用法：制为小丸，每服3g，每日3次）。

【功效】 行气活血，祛湿化痰，软坚消癥。

【主治】 疟母，以及各种癥积。疟疾日久不愈，胁下痞硬成块，结成疟母；癥积结于胁下，推之不移，腹中疼痛，肌肉消瘦，饮食减少，时有寒热；或女子月经闭止等。

【制方原理】 本方原治疟母结于胁下，今常用治腹内癥积。疟母，即今之肝脾大，因疟邪久踞少阳，正气日衰，气血运行不畅，寒热痰湿之邪与气血搏结，聚而成形，结于胁下所致。"癥积、癥瘕"与"疟母"有相似之处。巢元方曰："癥瘕皆由寒热不调，饮食不化，与脏气相搏所生也。"本证为寒热痰湿与气血相搏所致，因病程较长，呈现正虚邪着，寒热夹杂的特点。治当缓消，宜行气活血，祛湿除痰，消癥化积，兼行扶正补虚。

方中鳖甲入肝，软坚消癥，灶下灰消癥祛积，清酒通利血脉，三者混为一体而为鳖甲煎，有活血化瘀、软坚消癥之效，为君药。赤硝、大黄破血逐瘀，推陈致新；䗪虫、蜣螂、鼠妇、蜂房、桃仁、牡丹、紫葳通经活络，破血祛瘀；厚朴、半夏、乌扇（射干）开郁行气，祛痰消癖；共为臣药。柴胡合黄芩和解少阳之邪，桂枝配芍药调和营卫；干姜温中祛寒，与黄芩相配，辛开苦降而调和寒热；瞿麦、石韦、葶苈子利水祛湿，导痰湿从小便而去；人参、阿胶益气养血，以扶助正气；共为佐药。诸药相合，寒热并用，消补兼施，气血同治，共奏行气活血，祛湿化痰，软坚消癥之功。

制方特点：集大队虫蚁之品于一方，搜剔其固结之邪；破血逐瘀与利湿化痰并行，疏解外邪与调和寒热合用，有分消合击之巧；寓扶正于祛邪之中，剂之以丸，祛邪而不伤正。

【临床应用】

1. 用方要点 本方适用于疟母、癥积因寒热痰湿之邪与气血相搏而成者。临床以胁下癖块，触之硬痛，推之不移，舌暗无华，脉弦细为使用依据。

2. 临证加减 疼痛较甚，加三七、延胡索、川芎；气滞甚，加莪术、枳壳、木香；寒湿甚，去黄芩、大黄，加附子、肉桂；湿热甚，去干姜、桂枝，加茵陈、栀子；兼腹水，加半枝莲、泽兰、车前子、大腹皮；正气亏虚，配合八珍汤或十全大补汤。

3. 现代运用 常用于血吸虫病肝脾大、慢性肝炎、迁延性肝炎、肝硬化，以及腹腔肿瘤等证属寒热痰湿与气血相搏，或兼正虚者。

4. 使用注意 癥积而正气亏甚者慎用。孕妇忌服。

 附 方

1. 化癥回生丹（《温病条辨》） 人参六两（180g） 安南桂 两头尖 麝香 片姜黄 川椒炭 虻虫 京三棱 藏红花 苏子霜 五灵脂 降真香 干漆 没药 香附米 吴茱萸 延胡索 水蛭 阿魏 川芎 乳香 高良姜 艾炭各二两（各60g） 公丁香 苏木 桃仁 杏仁 小茴香炭，各三两（各90g） 当归尾 熟地黄 白芍各四两（各120g） 蒲黄炭，一两（30g） 鳖甲胶一斤（480g） 益母草膏 大黄各八两（各240g） 用法：先将大黄用米醋一斤半熬浓，晒干为末，如此三次，晒干后与余药研末，以鳖甲胶、益母草膏和匀，炼蜜为丸，每丸重一钱五分（5g），每服一丸，空腹温开水或黄酒送下。功效：活血祛瘀，化癥消癥。主治：燥气延入下焦，搏于血分而致的癥病，以及疟母癥结不散；妇女痛经闭经，产后瘀血腹痛；跌打损伤，瘀滞疼痛。

2. 宫外孕方（《中医治法与方剂》） 丹参15g 赤芍15g 桃仁9g 此为宫外孕Ⅰ号方，若再加三棱、莪术各1.5～6g，为宫外孕Ⅱ号方水煎服。功效：祛瘀消癥。主治：宫外孕破裂，下腹一侧突然发生剧烈绞痛，阴道出血，开始时量少色紫暗，继则大量出血。

按 鳖甲煎丸、化癥回生丹、宫外孕方均有化瘀消癥作用，均可治疗癥积。其中鳖甲煎丸与化癥回生丹均为活血化瘀、软坚散癥、消补兼施之方，除用于疟母外，亦可用于其他部位的癥积包块。化癥回生丹是从《金匮要略》鳖甲煎丸和《百病回春》回生丹脱化而出，用药偏于温通消散，补益气血之功稍胜于鳖甲煎丸；鳖甲煎丸用药偏于通络搜剔，祛湿化痰。宫外孕方功专祛瘀消癥，用作汤剂，药力较猛，主治宫外孕，是中西医结合的成果。

现代研究

1. 实验研究 以环磷酰胺为阳性对照，观察鳖甲煎丸高、低不同剂量对 H22 荷瘤小鼠瘤块的抑制作用。结果：与对照组比较，鳖甲煎丸两个剂量组的瘤体明显减小（$P<0.01$）；高剂量组抑瘤率明显高于低剂量组（$P<0.05$），与环磷酰胺组的抑瘤率无显著性差异（$P<0.05$）。结果表明，鳖甲煎丸有抑制肿瘤生长的作用。

2. 临床报道 将 125 例早期肝硬化门脉高压症患者随机分为治疗组和对照组，治疗组 63 例，采用鳖甲煎丸口服，每次 3g，每天 3 次；对照组 62 例，采用一般保肝治疗。疗程均为 6 个月。结果显示治疗组患者门脉直径与脾脏厚度均有改善，疗效明显优于对照组（$P<0.05$），表明鳖甲煎丸对早期肝硬化有明确疗效。

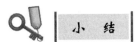

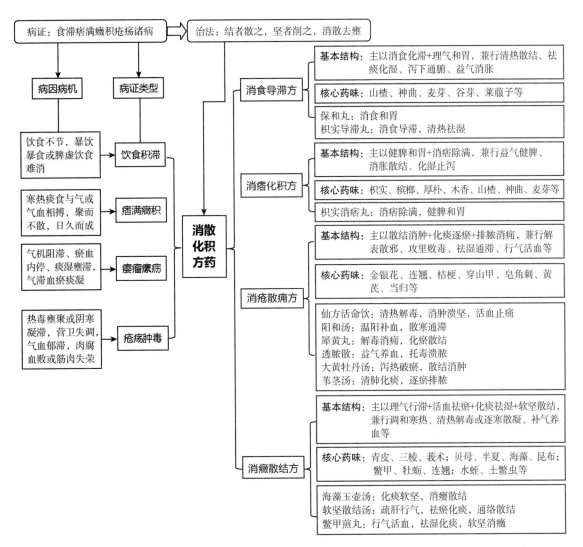

本章方剂概要：消散化积剂为食积、痞满、癥积、疮疡等病证而设，分为消食导滞、消痞化积、消疮散痈、消癥散结四类。

（1）消食导滞：保和丸与枳实导滞丸均可用于食积内停之证，但保和丸作用温和，主治食积内停较轻，见脘腹痞胀，恶食嗳腐等症者。枳实导滞丸攻积导滞之力较强，适用于肠胃湿热食积，见脘腹胀痛，大便秘结或下痢泄泻，苔黄腻，脉沉有力等症者。

（2）消痞化积：积实消痞丸为消补兼施之剂，健脾和胃，行气消痞，消中有补，主治虚实相间，寒热错杂，气壅湿聚之心下痞满，纳呆便滞等症。

（3）消疮散痈：包括治疗外痈和内痈的两类方剂。仙方活命饮清热解毒，消散痈肿，活血止痛，为治疗阳证疮疡的代表方，适用于热毒壅结，气血郁滞所致之痈疮肿毒初起。阳和汤温阳补血，散寒通滞，为治疗阴疽证的代表方。犀黄丸清热解毒，化痰散结，活血散瘀，多用于痈疽、乳癌、流注、瘰疬等证属火郁痰瘀，热毒壅滞者。透脓散益气扶正，托毒透脓，适用于痈疽疮疡，无力托毒排脓者，是外痈托法的代表方。大黄牡丹汤以大黄、芒硝配伍牡丹皮泻热破瘀，适宜于湿热毒郁、血瘀气滞之肠痈；苇茎汤中重用苇茎，配伍薏苡仁清肺化痰，适宜于痰热瘀结之肺痈。

（4）消癥散结：海藻玉壶汤与软坚散结汤均可化痰软坚，但海藻玉壶汤行气活血，化痰软坚，适宜于肝脾不调，气滞痰凝，结于颈部之瘿瘤初起；软坚散结汤行气化痰活血，清热解毒消癥，适宜于肝气郁结，气血痰热结于乳中见乳块坚硬，伴胸胁胀痛，心烦易怒等症。鳖甲煎丸以行气破血，祛湿化痰，软坚消癥为功，主治疟母与癥瘕积聚。

展 望

现代药理研究表明，部分消食导滞及消痞化积方具有提高消化酶活性、调节胃肠功能、促进或抑制胃肠蠕动、抗消化性溃疡、提高机体免疫力等作用；消疮散痈剂多有抗病原微生物、抗炎、改善血液流变性等作用；消癥化积剂多有降血脂、调节免疫功能、改善血液流变性、抗动脉粥样硬化、抗肝纤维化、抗肿瘤等方面的作用。消散化积剂现代临床主要用于消化不良、胃肠炎、胃肠功能紊乱、胃神经症、痢疾、外科疮疡肿毒、急腹症、肝硬化、肿瘤、结缔组织病及某些妇科疾病。新近见有消食导滞剂用于脂肪肝、高脂血症等脂质代谢类疾病有效的临床报道，提示此类方剂对物质代谢系统的影响。有关本类方剂用于溃疡性结肠炎等病的治疗及相关实验研究则提示其作用机制可能涉及维持肠道菌群稳态、免疫调节、抗氧化、抗血小板活性等多个作用环节或靶点。另有研究显示消癥化积剂有改善微循环、增强免疫力、镇痛抗菌、辅助化疗药物增效及减毒作用，为其临床广泛用于肿瘤疾病的防治提供了更多的药理学依据。

实 训 »»

患者赵某，女，47岁，1961年4月3日初诊。患者于四年前发现下腹部有一鸡蛋大肿物，未予介意。以后肿物逐渐增大，四年后腹围增至97公分，较前增加17公分，如怀胎状。两天前突发下腹剧痛，冷汗淋漓。经某医院诊为"子宫肌瘤"，建议立即手术，患者未允。乃请岳老诊治。诊见形体瘦弱，面色萎黄，下腹肿物按之坚硬，压痛明显，舌质暗苔少，脉沉细而涩。经水二至三月一行，量少色暗，夹有血块。处方：桂枝9g，茯苓9g，川芎9g，牡丹皮9g，桃仁9g，白芍21g，当归9g，泽泻20g，白术12g。服药10剂后，腹痛明显减轻，乃将原方改为散剂，每服9g，日服两次。两个月后，下腹肿物日渐变小，症状大见好转。再服药半年，下腹肿物消失，经水正常，诸症悉除。（《岳美中医案》）

分析要点：①本案当辨为何种证治？辨证依据是什么？②岳老首诊时选用何方加减？为什么？③患者服药10剂后症状改善，为什么要改汤为散？④提出你对该案前后治疗的看法？

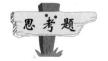

1. 消散化积剂与泻下剂均治有形之邪，两者在临床应用上有何区别？
2. 保和丸为消食和胃之剂，方中为何配伍连翘？简述该方证与枳实导滞丸方证之间的联系。
3. 试比较枳实消痞丸与半夏泻心汤在功效、主治方面的异同点。
4. 试述仙方活命饮、阳和汤、苇茎汤、大黄牡丹汤在主治、功效及组方方面的异同点。
5. 请基于癥块类病证的病机要点和此类代表方的组方用药，归纳消癥散结法的组方规律。

（张 业）

第二十四章 驱 虫 剂

驱虫剂（parasite-expelling formulas）是以驱虫药为主组成，具有驱虫、杀虫或安蛔等作用，主治人体寄生虫病的一类方剂。驱虫属于"八法"中的消法。

人体寄生虫种类很多，如寄生于消化道的有蛔虫、钩虫、蛲虫、绦虫，寄生于皮肤、黏膜的有疥虫、滴虫等。诸虫产生主要因饮食不洁或不当，虫卵从口而入，或不注重个人和环境卫生，通过肌肤接触而受邪（如钩虫病接触"粪毒"，血吸虫病接触"疫水"，疥虫接触患者肌肤或衣物等受染）。诸虫及其虫卵等来自体外，故为外源性病邪。然而许多寄生虫进入人体后并不一定发病，必须在合适的体内环境中发育、生长、繁殖后才能致病。因此，古代把诸虫既归于外感病邪，又视为内生性病邪，常有"湿热生虫"、"脏虚生虫"等说法。诸虫能否为病取决于机体正气的强弱，正如《奇效良方》指出"脏腑不实，脾胃俱虚，杂食生冷甘肥油腻等物，或食果瓜与畜兽内脏，遗留诸虫子类而生"。

不同虫类致病，有其一定的临床特征。肠道寄生虫病多表现为脐腹疼痛，时发时止，痛后能食，面色萎黄，或青或白，或生虫斑，或见赤丝，或夜寐齘齿，或胃脘嘈杂，呕吐清水，舌苔剥落，脉象乍大乍小等。若迁延日久，则出现肌肉消瘦，毛发枯槁，肚腹胀大，青筋暴露，成为疳积之证。此外，因寄生虫的种类不同，其症状也各有特定的表现。如蛔虫病多见耳鼻作痒，唇内有红白点，巩膜上有蓝斑，若蛔虫钻入胆胃，则会出现呕吐蛔虫，右上腹钻顶样疼痛，时发时止，手足厥冷等蛔厥症状；蛲虫病的特点是肛门奇痒，夜间尤甚，睡眠不安等；绦虫病多见便下白色虫体节片；钩虫病则多有善食易饥，嗜食异物，面色萎黄，浮肿乏力等症状；阴道滴虫病多有外阴瘙痒、疼痛，有烧灼感，以及黄绿色、稀泡沫状、脓性带血性而有酸臭味白带等症状；疥虫引起皮肤疥疮则在皮肤柔嫩处有丘疹、水疱、隧道、夜间剧痒等特征。

中医治疗虫病不仅重视所感染的虫类，尤其重视因体内虫引起的病证状态，治疗多选择辨虫与辨证相结合的思路，包括杀虫、驱虫、安蛔等不同治疗方法。其中，"杀虫"是指抑制、麻痹乃至杀死寄生虫，包括针对肠道杀虫的内服方药和针对皮肤黏膜杀虫的外用方药，如阴道滴虫用蛇床子洗剂，疥疮用硫黄软膏，以及蛇床子、苦参、硫黄、轻粉、明矾、白鲜皮、大枫子等药。"驱虫"是指将寄生于消化道的寄生虫驱除于体外，常用驱虫方药有追虫丸、胆蛔汤及苦楝根皮、槟榔、牵牛子、大黄、枳实、玄明粉、芦荟等。"安蛔"主要是针对"蛔厥"证中体内虫体窜扰不宁，采用先安蛔止痛，待虫静后再予驱蛔的一种治疗策略，常与驱虫、杀治等法联用。本章主要介绍肠道寄生虫引起的一类虫证的治方。

肠道寄生虫多喜居肠道，吸吮水谷精微，损伤脾胃虚弱，殃及多脏。脾胃运化不健，易停食积滞，蕴生湿热；或饮食不节，致寒热失调；或虫体窜扰，扰乱气机，堵塞管道，壅滞不通，可见腹痛时作；虫体吸耗精微，加之脾胃生化无力，久致气血亏虚，出现面黄，形体消瘦，神疲乏力等症。基于虫病的上述病机，治疗以祛虫为主，还常与清热燥湿、温里祛寒、消食化积、行气导滞、通腑泻下、益气养血、祛风止痒等法配合运用。消化道虫证一般可以分为虫积邪实、虚实夹杂及蛔厥几种类型，相应治法则有驱虫杀虫、扶正驱虫、安蛔和里等。

肠道驱虫剂常根据寄生虫的种类不同，选择有针对性的驱虫药物为主而组成。若为蛔虫，宜首选使君子、鹤虱、芜荑等。其中，使君子味甘气香，性温，入脾、胃经，既能驱杀蛔虫，又有温和的滑利通肠作用，为驱蛔要药。鹤虱苦辛平，有毒，主入厥阴经，能杀五脏虫，尤能杀蛔虫和蛲虫，兼有消积之效。芜荑苦辛温，主入脾、胃经，消积杀虫去疳，兼能除湿止痢，温散之性较大，宜用于食积虫疳之腹痛、泄泻而偏于寒者。若为绦虫，宜选南瓜子、槟榔、鹤草芽、雷丸等。其中，南瓜子甘平，主入大肠经，能祛杀绦虫及蛔虫，杀虫而不伤正气。槟榔苦辛温，主入脾、胃、大肠经，能杀诸虫，尤能祛杀绦虫，破积下滞而有利于虫体排出体外，可用于包括绦虫、蛲虫、蛔虫、鞭虫、丝虫、钩虫在内的多种虫病，治疗绦虫常与南瓜子合用。鹤草芽苦涩凉，归肝、小肠、大肠经，善驱绦虫，为治绦虫的要药，但不宜入煎剂，宜研粉送服。若为钩虫，宜首选榧子、贯众。其中，榧子味甘性平，入肺、胃、大肠经，杀虫消积，润肠通便，能杀钩虫与绦虫，主小儿虫积之黄瘦、便秘者。贯众苦凉，入肝、胃经，能驱杀钩虫，也能驱杀蛔虫、绦虫、蛲虫等，其苦寒沉降，又能泄热除湿解毒，适宜于虫积腹痛偏热者。蛔厥腹痛，则首选乌梅，本品酸涩温，主入肝、肺、脾、大肠经，功擅安蛔止痛，常伍辛温之川椒，增强其驱蛔之效。

　　此外，还应根据病情的寒热虚实，适当选配清热药（黄连、黄柏、胡黄连）；温里药（干姜、附子、肉豆蔻）；消导药（麦芽、神曲、山楂）、补气养血药（人参、白术、当归）、理气行滞药（陈皮、厚朴、莪术）、通腑泻下药（大黄、芦荟、牵牛子）等。

　　代表方如乌梅丸、化虫丸、肥儿丸等。

　　使用驱虫剂应注意：其一，利用相应的实验室理化检查有助于明确寄生虫病的诊断及寄生虫类型；其二，服药以空腹为宜，应忌食油腻食物；其三，方剂中含有有毒药物时应注意剂量，以免过轻而虫积难去，过重会耗损正气；其四，对于年老体弱、孕妇等，慎用攻伐之药；其五，若虫去而脾胃虚弱者，宜调补脾胃以善其后。

乌梅丸 《伤寒论》　Wumei Wan　Mume Pills

【组成】　乌梅三百枚（30g）　附子炮，去皮，六两（6g）　细辛六两（3g）　干姜十两（9g）　黄连十六两（9g）　当归四两（6g）　蜀椒炒香，四两（5g）　桂枝去皮，六两（6g）　人参六两（6g）　黄柏六两（6g）

【用法】　上十味，异捣筛，合治之，以苦酒（即酸醋）渍乌梅一宿，去核，蒸之五斗米下，饭熟，捣成泥，和药令相得，内臼中，与蜜杵二千下，丸如梧桐子大，先食饮服十丸，日三服，稍加至二十丸。禁生冷滑物臭食等（现代用法：乌梅用50%醋浸一宿，去核打烂，和余药打匀，烘干或晒干，研末，加蜜制丸，每服9g，日一至三次，空腹温开水送下。亦可水煎服）。

【功效】　安蛔止痛。

【主治】　蛔厥证。腹痛阵作，手足厥冷，烦闷呕吐，时发时止，得食即吐，甚则吐蛔。亦治久痢，久泻。

厥证

【制方原理】　本方所治蛔厥证，乃患者体内素有蛔虫，复因肠道虚寒，胆胃蕴热，蛔虫上扰所致。蛔虫喜温而恶寒，故有"遇寒则动，得温则安"之说，其性喜钻窜，寄生于肠中。若因饮食不洁，或驱虫用药不当，致胃肠功能紊乱，肠道虚寒，失于温煦，胆胃蕴热，则蛔虫不安于室而上窜，进入胆胃，扰动不安，故腹痛阵作，烦闷呕吐，甚则吐蛔；蛔闻食臭而上扰，胃气上逆，故得食即吐；蛔虫起伏无时，虫动则发，虫伏则止，故腹痛呕吐时发时止；痛剧时阴阳之气不相顺接，故见手足厥逆。本证病机是肠道虚寒，胆胃蕴热，蛔虫上扰。故治当安蛔止痛，寒热并调，兼补气血。

　　方中重用乌梅，取其味酸以安蛔，使蛔静而痛止；经醋浸一宿，酸味愈浓，安蛔之功愈强，为君药。配细辛、蜀椒之辛温，辛可伏蛔，温能散寒，其中蜀椒尚有杀虫驱蛔之效；再配黄连、黄柏之苦寒，苦能下蛔，寒能清泄胆胃内蕴之热，共为臣药。用附子、干姜、桂枝温阳散寒以治肠寒，人参、当归补气养血以扶正，合为佐药。诸药相伍，使"蛔得酸则静，得辛则伏，得苦则下"（柯琴《古今名医方论》），蛔静不扰而腹痛止，阳复寒散则手足温。

本方所治久痢、久泻，当属脾肾虚寒，气血亏虚，湿热未尽，肠道失固，而以虚寒为主之证。此时正虚邪恋，寒热错杂，治宜寒热并用，补涩兼施。方中乌梅酸收涩肠止泻，可治久痢滑脱；蜀椒、细辛、附子、桂枝、干姜能温肾暖脾，振奋阳气；人参、当归补益气血以扶正；黄连、黄柏清热燥湿，厚肠以止泻痢。诸药合用，温清补涩并用，故临床用治久泻久痢效佳。

制方特点：酸辛苦同用，安蛔配伍之要法；寒热并用，兼行补涩。

【临床应用】

1. 用方要点　本方为治疗寒热错杂，蛔虫上扰之蛔厥证的常用方。临床以腹痛阵作，手足厥冷，烦闷呕吐，时发时止为使用依据。

2. 临证加减　腹痛甚者，可加白芍、甘草以缓急止痛；呕吐严重者，加半夏、生姜降逆止呕；本方重在安蛔，驱虫力弱，可加使君子、苦楝皮、槟榔等以增杀虫驱虫之力；亦可加少量泻下药如大黄、芒硝等以加速排泄虫体虫卵。若用于治疗久痢、久泻，可酌情增加温阳止泻之品。

3. 现代运用　常用于肠道蛔虫病、胆道蛔虫症、蛔虫性肠梗阻、慢性痢疾、慢性肠炎、肠易激综合征等证属寒热错杂，气血虚弱者。

4. 使用注意　服药期间，忌生冷油腻。

 附　方

1. 理中安蛔汤（原名安蛔汤《万病回春》）　人参七分（2g）　白术一钱（3g）　茯苓一钱（3g）　川椒三分（8g）　乌梅三分（9g）　干姜炒黑，五分（1.5g）　用法：水煎服。如合丸，用乌梅浸烂，蒸熟（去核）捣如泥，入前药末，再捣如泥，每服十丸，米汤吞下（现代用法：按调整量放大数倍，碾细筛净，炼蜜和丸，每丸重5g，早、午、晚空腹时各服一丸，开水送下）。功效：温中安蛔。主治：脾胃虚寒之蛔扰腹痛。腹痛阵作，便溏尿清，吐蛔或便蛔，四肢不温，舌苔薄白，脉虚缓。

2. 连梅安蛔汤（《通俗伤寒论》）　胡黄连一钱（3g）　川椒炒，十粒（2g）　白雷丸三钱（9g）　乌梅肉二枚（5g）　生川柏八分（2.5g）　尖槟榔磨汁冲，二枚（或切片随药入罐煎，10g）　用法：水煎，一剂煎三次，早晨空腹时服两次，下午空腹服一次。功效：清热安蛔。主治：肝胃郁热，虫积腹痛证。腹痛阵作，饥不欲食，食则吐蛔，甚则烦躁厥逆，面赤口燥，舌红，脉数。

按　以上三方都有安蛔之功，均治蛔虫病。但乌梅丸酸辛苦并进，寒热并用，攻补兼施，既能安蛔止痛，又能温脏补虚，主治寒热错杂之蛔扰重证，以安蛔止痛为主，有清上温下之功；理中安蛔汤以温中阳、散中寒为主，主治中焦虚寒之蛔扰证，以温中安蛔为主；连梅安蛔汤清泄肝胃加以驱蛔，主治热扰蛔动证，长于清热杀蛔。

 现代研究

1. 实验研究　乌梅丸可使蛔虫麻醉，失去其附着肠壁的能力，同时又能使奥迪括约肌松弛，胆囊收缩增加，促进胆汁分泌，并可减少蛔虫卵留在胆道内形成胆石症，为本方治疗蛔厥证提供了一定的药理学依据。乌梅丸还可通过提高免疫性结肠炎大鼠结肠组织的 Foxp3 表达而下调受损结肠组织 pNF-κB、IL-1β 表达，从而改善结肠的病理损伤，阻止免疫性结肠炎的进展。此外，乌梅丸含药血清可通过抑制 PI3K/Akt 信号通路，下调 PI3K/Akt 通路中的蛋白磷酸化水平，从而明显抑制胰腺癌 SW1990 细胞的恶性生物学行为，诱导细胞凋亡。提示该方具有抗炎及抗癌的作用。

2. 临床报道　将 50 例化疗性肠黏膜炎腹泻门诊患者随机分为治疗组和对照组，每组 25 例。对照组予以口服洛哌丁胺治疗，治疗组予以乌梅丸中药汤剂口服（乌梅24g，细辛 9g，桂枝9g，黄连 6g，黄柏12g，当归9g，人参24g，花椒6g，附子6g，干姜6g），疗程 4 周。观察两组患者的腹泻发生率、总有效率，评估中医证候积分，检测血清炎症因子和肠黏膜屏障相关指标。结果显示，治疗组的总有效率为 88%，明显优于对照组的 60%（$P<0.05$）。表明乌梅丸不仅具有较好的抗炎效果、修复肠黏膜屏障的作用，而且可以调节肠道

菌群的稳态，有利于病情恢复。

化虫丸 《太平惠民和剂局方》 Huachong Wan Parasites-expelling Pills

【组成】 胡粉（即铅粉）炒，五十两（15g） 鹤虱去土，五十两（15g） 槟榔五十两（15g） 苦楝根去浮皮，五十两（15g） 白矾枯，十二两半（3g）

【用法】 为末，以面糊为丸，如麻子大。一岁儿服五丸，温浆水入生麻油一二点，调匀下之；温米饮下亦得，不拘时候，其虫细小者皆化为水，大者自下（现代用法：上方按调整量配齐，碾细筛净，水泛为丸。每丸如麻子大，一岁儿服五丸，空腹时米汤送服）。

【功效】 驱杀肠中诸虫。

【主治】 肠道虫积证。腹中疼痛，时发时止，往来上下，其痛甚剧，呕吐清水，或吐蛔虫，多食而瘦，面色青黄。

【制方原理】 本方主治肠道诸虫如蛔虫、钩虫、蛲虫、绦虫、姜片虫等。肠中诸虫，或因脏腑虚弱，或因寒温失调，或因饮食变化而躁扰不安，攻窜肠中，致腹痛时作，往来上下，其痛难忍；虫躁扰胃，胃失和降，则呕吐清水，或吐蛔。虫积日久，必耗伤脏腑气血，故多食而形瘦，面色青黄。针对虫动不静，躁扰不安之病机，当用驱杀肠道诸虫法，直接消除致病之因。

方中各药均有杀虫、驱虫作用。鹤虱可驱杀诸虫，《新修本草》载其"主蛔、蛲虫"，《日华子本草》谓其"杀五脏之虫"，为君药。胡粉又名铅粉，有大毒，驱杀肠道诸虫之力强；苦楝根皮通杀蛔虫、蛲虫、绦虫，且能止痛，合为臣药。槟榔能杀绦虫、钩虫、姜片虫，又能消积导滞，以促进虫体排出，兼可行气止腹痛；白矾也有杀虫作用，共为佐药。诸药配伍，共奏驱杀肠道诸虫之功。

制方特点：集杀虫药于一方，驱杀诸虫，力峻效强。

【临床应用】

1. 用方要点 本方为治虫专方，尤善驱杀蛔虫。临床以腹痛时作，呕吐或吐蛔为使用依据。

2. 临证加减 体质壮实者，可加用大黄煎水送服，以促使虫体排出；体弱者，可用党参、白术等补益药煎水送服，以扶正驱虫。

3. 现代运用 主要用于肠道寄生虫病属于邪实者。

4. 使用注意 严格控制用量，中病即止；药后宜适当调补脾胃；年老体弱者慎用；孕妇禁用。

 附 方

1. 苦楝杀虫丸（《药物图考》） 苦楝皮 6g 苦参 6g 蛇床子 3g 皂角刺 2g 用法：共为末，炼蜜为丸，如枣大，纳入肛门或阴道。功效：杀灭蛲虫。主治：蛲虫病。

2. 南瓜子粉槟榔煎（《经验方》） 南瓜子（研粉）60～120g 槟榔 30～100g 用法：槟榔煎液，送服南瓜子粉，一次服完，半小时后，继服泻剂。功效：驱杀绦虫。主治：绦虫病（槟榔有毒，方中用量较大，应调整剂量并注意服药期间观察）。

按 化虫丸、苦楝杀虫丸和南瓜子粉槟榔煎均能杀虫，化虫丸适用多种寄生虫，有一定毒性；苦楝杀虫丸主治蛲虫病，南瓜子粉槟榔煎主治绦虫病。

肥儿丸 《太平惠民和剂局方》 Feier Wan Fat Baby Pills

【组成】 神曲炒，十两（10g） 黄连去须，十两（10g） 肉豆蔻面裹煨，五两（15g） 使君子去皮（壳），五两（5g） 麦芽炒，五两（5g） 槟榔不见火，细锉，晒，二十个（10g） 木香二两（2g）

【用法】 上为细末，猪胆为丸，如粟米大。每服三十丸，量岁数加减，熟水下，空心服（现代用法：上药碾细筛净，取鲜猪胆汁和为小丸，每丸约重 3g。开水调化，空腹时服 1 丸。1 岁以下小儿服量酌减）。

【功效】　健脾消积，清热杀虫。

【主治】　虫积脾虚内热证。消化不良，面黄体瘦，肚腹胀满而痛，身热口臭，大便稀溏，以及虫积腹痛等。

【制方原理】　本方证由虫积肠道，积滞化热，脾胃受损，运化失健所致。虫积成疳，脾虚不运，故面黄体瘦；虫积食滞，腑气不畅，故肚腹胀满而痛；积滞内蕴化热，故发热口臭；脾失健运，故大便稀溏。本证病机是虫积成疳，脾虚内热。治宜健脾消积，清热杀虫。

方中使君子杀虫化积，健脾消疳，《开宝本草》谓其"主小儿五疳，小便白浊"，故为君药。槟榔助使君子杀虫消积，并可导滞下行，排出虫体，除肚腹胀满；肉豆蔻助使君子健脾，并可固肠止泻，合为臣药。神曲、麦芽消食导滞，健胃和中；黄连清内蕴之热，兼可燥湿止泻；木香行气消胀，以助槟榔导滞，猪胆汁助黄连清热，共为佐药。诸药合用，使虫积得去，食积得消，内热得清，脾虚得健，正气渐复，诸症可愈。因本方原治小儿虫积腹痛或虫积成疳，药后虫去积消而体壮，故名"肥儿丸"。

制方特点：杀虫消食并举，旨在健脾除疳。

【临床应用】

1. 用方要点　本方为治疗虫积脾虚内热证而设。临床以面黄体瘦，肚腹胀痛，发热口臭为使用依据。

2. 临证加减　脾胃气虚较重而神疲乏力、食少者，加党参、白术、山药；兼胃热津伤，烦躁口干者，加知母、石斛。

3. 现代运用　主要用于小儿蛔虫症、小儿慢性消化不良、小儿角膜软化症等证属虫积食滞、脾虚内热者。

4. 使用注意　中病即止，不宜久服。

 附　方

布袋丸（《补要袖珍小儿方论》）　夜明砂拣净, 二两（60g）　芜荑炒, 去皮, 二两（60g）　使君子二两（60g）　白茯苓去皮, 半两（15g）　白术无油者, 去芦, 半两（15g）　人参去芦, 半两（15g）　甘草半两（15g）　芦荟研细, 半两（15g）　用法：上为细末，汤浸蒸饼和丸，如弹子大（约 10g）。每服一丸，以生绢袋盛之，次用精猪肉二两（60g），同药一处煮，候肉熟烂，提取药于当风处悬挂，将所煮肉并汁，令小儿食之。所悬之药，第二日仍依前法煮食，只待药尽为度（现代用法：全方按调整量比例，碾细筛净，配散剂，每次服 3g，用猪肉汤调化服，每日晨起空腹时服 1 次）。功效：杀虫消疳，补养脾胃。主治：脾虚虫疳。体热面黄，肢细腹大，发焦目黯，舌淡脉弱等。

按　肥儿丸和布袋丸均可杀虫消疳，健脾清热，用治虫积脾虚证。但肥儿丸长于杀虫消积，主治虫积腹痛属积滞内热者；布袋丸补养脾胃之力较强，适用于小儿虫疳属脾胃虚弱者。

 现代研究

1. 实验研究　以人工复制鸡葡萄球菌性关节炎病理模型，将加减肥儿丸（肉豆蔻、木香、麦芽、神曲、黄连、金荞麦、艾叶等）混入常规饲料中，于制模前 1 周开始喂养，共 6 周。结果显示加减肥儿丸组动物受染后未见明显的感染症状和肝脏病变，血清中 Glu、ALP、γ-GT 和 CHE 的水平较模型组明显降低，表明该方有抗金黄色葡萄球菌感染及保肝作用。另有用口服大黄煎液复制小鼠脾虚模型，同时给予 200%肥儿丸煎液（0.4ml/20g），连续处理 10 天，检测各组小鼠血清的微量元素。结果显示模型组小鼠血清锰、锌、铁含量明显降低，铜含量显著性升高；较之于模型组，肥儿丸组血清锰、铁含量明显升高，锌、铜、钙含量无明显差异；该方按上述剂量给予环磷酰胺诱导的免疫损伤小鼠 10 天，结果显示该方组小鼠腹腔巨噬细胞 IL-1 和脾细胞 IL-2 的诱生能力较模型组显著提高。提示该方有微量元素调节和免疫促进作用。

2. 临床报道 儿童多瞬症系眼睑末梢神经兴奋导致眼轮匝肌痉挛所致，与中医脾虚积滞、化热生风病机有关，试用肥儿丸治疗并取效。将130例多瞬症儿童多分为治疗组（80例）和对照组（50例），治疗组以肥儿丸加减方治疗，对照组口服谷维素和维生素 B_1，两组均局部滴用重组牛碱性成纤维生长因子滴眼液，共治疗4周。结果：治疗组治愈率为51.25%，总有效率为100%；对照组治愈率为26%，总有效率为92%；两组疗效差异显著（$P<0.05$）。

小 结

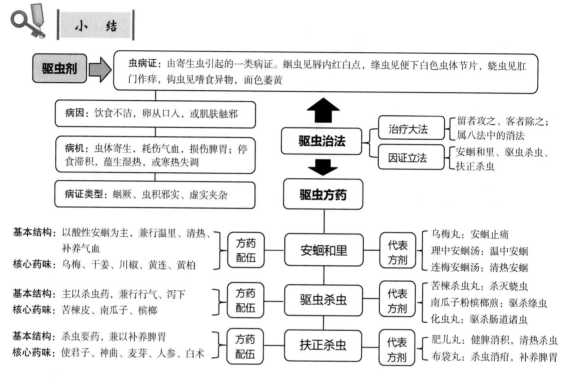

本章方剂概要： 本章方剂主要为人体消化道寄生虫病而设，涉及安蛔、驱杀二类。

乌梅丸、化虫丸和肥儿丸均具驱虫功效，均治消化道寄生虫病。其中乌梅丸重用乌梅，配伍细辛、蜀椒、黄连、黄柏等，酸、辛、苦、甘同用，长于安蛔止痛，清上温下，主治肠道虚寒，胆胃蕴热，蛔虫内扰之蛔厥证，以腹痛时作，手足厥逆，烦闷呕吐为使用依据。化虫丸集鹤虱、铅粉等诸杀虫之品于一方，除枯矾外，余药均等量，其中槟榔一药，具有杀虫与泻下双重作用，使全方在驱虫之中寓以行气攻下，为驱杀诸虫之专方，适用于多种肠道寄生虫病，临床症见腹痛时作，呕吐或吐蛔等。肥儿丸以使君子、槟榔配神曲、麦芽、黄连、肉豆蔻等杀虫消积，健脾清热之品，善治虫积腹痛，消化不良属脾虚内热者，临床以面黄体瘦，肚腹胀痛，身热口臭为使用依据。

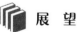 展 望

现代药理研究表明，驱虫剂有驱虫杀虫、抗菌抑菌、镇痛镇静等作用，部分方剂尚能助消化、降血糖、利尿。现代临床上，驱虫剂主要用于胆道蛔虫疾病、蛔虫性肠梗阻、绦虫与钩虫及血吸虫病等多种肠道寄生虫及小儿消化不良、疳积等疾病。安蛔类方中的乌梅丸是研究及运用最多的方剂，临床研究显示本方除用于胆道蛔虫症、溃疡性结肠炎、多发性直肠息肉、过敏性结肠炎、慢性胃炎等消化系统多种疾病外，还被用于包括支气管哮喘、变应性哮喘、慢性支气管炎、冠心病心绞痛、子宫息肉、细菌性阴道炎、更年期综合征、前列腺增生、银屑病、荨麻疹、过敏性鼻炎、过敏性紫癜、2型糖尿病在内的多系统疾病。有关该方的药理还显示其具有镇静、抗惊厥、免疫调节、抗炎、抗过敏、抗脏器纤维化、抗癌、抗氧化应激等多种作用，为该方临床的广泛运用提供了药理学依据。值得关注的是，随着该方抗过敏及免疫调节作用研究的深入，其在相关领域的运用将进一步得到拓展。

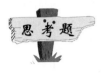 实 训 ▶▶▶

　　患者索某，男，57 岁。初诊日期 1965 年 7 月 16 日，腹泻、腹痛 3 年，三年前患肺炎，经住院治疗，肺炎愈，但遗长期腹痛、腹泻，西医诊断为过敏性结肠炎，用各种药皆无效。曾找数名中医治疗，但经年无效，其方多为香砂六君子、参苓白术散、补中益气汤等加减。近症：体质肥胖，腹痛、腹泻，日 2～3 行，每吃油腻则加重，常有脘痛、痞满、肠鸣，头痛，口苦，咽干思饮，四肢逆冷，舌苔白腻，脉沉弦细，左寸浮。（冯世伦. 2017. 胡希恕经方传真[M]. 北京：中国中医药出版社）

　　分析要点：①该患者一般信息对诊断能够提供哪些提示？②治疗经过蕴含有哪些信息？③根据当前患者的表现应诊为何种病证？④其病机要点和治疗立法？⑤可以考虑的被选方剂有哪些？⑥确定选方后，可以对该方哪些方面进行加减？

思考题

1. 叙述中医治疗虫病的辨治要点。
2. 乌梅丸为何既可治疗脏寒蛔厥证，又可治疗久泻久痢？
3. 比较化虫丸和肥儿丸两方在组成、功效、主治方面的异同。
4. 叙述乌梅在乌梅丸、九仙散、二陈汤、《沈氏尊生方》玉泉丸中的配伍作用。
5. 比较乌梅丸、理中安蛔汤、连梅安蛔汤三方在功效和主治方面的异同。

（刘进娜）

第二十五章　涌吐剂

涌吐剂（emetic formulas）是以涌吐药为主组成，具有涌吐痰涎、宿食、毒物等作用，主治痰厥、食积、误食毒物等停聚于胸咽、胃脘等引起的一类病证的方剂。涌吐属于"八法"中的吐法。

涌吐法历史悠久，早在《黄帝内经》就有关于其立法的叙述："其高者，引而越之"（《素问·阴阳应象大论》），并指出其用药原则"酸苦涌泄为阴，咸味涌泄为阴"（《素问·至真要大论》）。金元时期，刘完素首将涌吐方归于"十剂"中的"宣剂"，并以"涌剂"命之，所谓"涌剂，瓜蒂、栀豉之类是也"（《素问病机气宜保命集》）。

涌吐剂主要是通过升引催吐作用，使停蓄在咽喉、胸膈、胃脘的痰涎、宿食、毒物从速由口吐出，使邪有出路。故本类方剂主要适用于中风痰涎壅盛，喉痹痰阻喉间，宿食停积胃脘，毒物尚留胃中，以及干霍乱吐泻不得，痰厥痰盛气闭等，属于病情急迫而又急需吐出之证，对于痰壅气逆引起的癫、狂、痫、喉痹、哮喘等病证亦可酌情使用。此类病证的基本病机要点在于邪气壅满，气机闭塞，病情危急。因其病位偏上，通过涌吐，宣其壅闭，以获转机。

本类方剂以涌吐药为主组成，如瓜蒂、藜芦等。其中瓜蒂苦寒，功专涌泄，对于痰涎郁结胸中或胃脘之癫狂、喉痹、宿食、毒物等，皆可使用。藜芦苦寒，善于涌吐风痰，适用于风痰壅盛之中风、癫痫、头痛等。此外，本类方剂常配伍轻清宣泄药（淡豆豉、防风）、豁痰药（皂角刺、白矾）、益气药（人参）等。

涌吐类方属于急则治标之剂，抓住时机，用之得当，可有立竿见影之效，但毕竟作用迅猛，药后反应较大，使用时应当注意用药的剂量、用法、禁忌、中毒的解救措施，以及药后调养等。凡年老体弱、妇女胎前产后、幼儿均应慎用，咯血、吐血者忌用。涌吐剂多由苦、酸、咸等刺激性较强的药物，甚至有毒药物组成，易伤胃气，故服用涌吐剂，应从小剂量开始，逐渐增加剂量，中病即止，以防涌吐太过，甚至中毒。对于病情较重，情况紧急者，宜使其快吐为要。若服药后 10～20 分钟仍不吐者，可就地取材，用手指、压舌板或翎毛等探喉以助吐，或多饮开水，以助药力，促其呕吐。若服后呕吐不止者，可饮姜汁少许或服用冷粥、冷开水等以止呕。若仍呕吐不止，则应针对所用药物的不同而进行解救，如服瓜蒂散而吐不止者，可取麝香 0.03～0.1g，用开水冲服解之；服救急稀涎散而吐不止者，可用甘草、贯众煎汤服之。服药得吐后须令患者避风休息，以防感冒风寒，同时要注意不宜马上进食，待肠胃功能恢复，再进流质饮食或易消化的食物，顾护脾胃；切勿骤进油腻及不易消化之品，以免重伤胃气。

代表方有瓜蒂散、救急稀涎散等。

瓜蒂散《伤寒论》
Guadi San
Melon Pedicel Powder

【组成】　瓜蒂一分（1g），熬黄　赤小豆一分（1g）

【用法】　上两味，分别捣筛，为散已，合治之，取一钱匕（3g），以香豉一合（9g），用热汤七合，煮作稀粥，去滓，取汁和散，温，顿服之。不吐者，少少加。得快吐乃止（现代用法：将瓜蒂、赤小豆研细末和匀，每服1～3g，以淡豆豉9g煎汤送服。如急救催吐，药后可用洁净羽毛探喉取吐）。

【功效】 涌吐痰食。

【主治】 痰涎、宿食壅滞胸脘证。胸中痞硬，烦懊不安，欲吐不出，气上冲咽喉不得息，寸脉微浮。

【制方原理】 本方为涌吐剂的代表方。胸中为清虚之府，宗气所居，胃脘为受纳之官，气机升降之枢，若痰涎壅塞胸膈，或宿食停于上脘，气不得通，故胸中痞硬，烦懊不安，甚至气上冲咽喉不得息。寸脉微浮为邪气在上之征。本证病机为有形之邪结于胸脘，气机阻滞。由于发病部位偏上，邪有上逆之势，采用吐法，因势利导，可使病邪随吐而解。

方中瓜蒂味极苦而性寒，具有较强的催吐作用，善于涌吐痰涎宿食，为君药。赤小豆味酸性平，能祛湿除烦满，是为臣药。君臣相伍有酸苦涌泄之性，催吐之力益增。《医宗金鉴·删补名医方论》云："瓜蒂极苦，赤豆味酸，相须相益，能除胸胃中实邪，为吐剂中第一品也。"佐以淡豆豉煎汤调服，取其轻清宣泄，能宣解胸中郁结之邪气，利于涌吐；合赤小豆共取谷气以安中护胃，于催吐之中兼顾护胃气。三药合用，可将胸脘的痰食一涌而出，令上焦通，气机畅，痞硬消，诸症得解。

制方特点：酸苦相配，以收涌泄之用；佐以谷物相配，使吐不伤胃。

【临床应用】

1. 用方要点 本方为涌吐的祖剂，适用于痰涎、宿食停滞胸脘，临床以胸脘痞硬，烦懊不安，气逆欲吐为依据。

2. 临证加减 痰湿重者，可加白矾以助涌吐痰湿；痰涎壅塞者，酌加石菖蒲、郁金、半夏以开窍化痰；风痰盛者，可加防风、藜芦以涌吐风痰。

3. 现代运用 本方现代常用于暴食暴饮导致的急性胃炎、消化不良、精神错乱、神经衰弱症、口服毒（药）物中毒的早期等证属痰涎壅盛或痰食化热于上焦者。

4. 使用注意 非形气俱实者当慎用；瓜蒂用量不宜过大，中病即止；吐后宜服粥自养；若服后呕吐不止，可取麝香0.03～0.1g或丁香末0.3～0.6g，开水冲服解之。

 附 方

1. 三圣散（《儒门事亲》） 防风三两（90g） 藜芦 瓜蒂三两（90g），剥尽碾破，以纸卷定，连纸锉细，去纸，用粗箩子箩过，另放末，将渣炒微黄，次入末，一处同炒黄用 藜芦去苗及心，加减用之，或一两（30g），或半两（15g），或一分（0.3g） 用法：上药为粗末，每服约半两（15g），以齑汁三茶盏，先用二盏，煎三五沸，去齑汁，次入一盏，煎至三沸。却将原两盏同一处，熬二沸，去滓，澄清，放温，徐徐服之，不必尽剂，以吐为度。功效：涌吐风痰。主治：中风闭证。失音闷乱，口眼㖞斜，或不省人事，牙关紧闭，脉浮滑实者。对于癫痫，浊痰壅塞胸中，上逆时发者，以及误食毒物尚停于上脘者，亦可用之。

2. 盐汤探吐方（《金匮要略》） 盐一升（30g） 水三升600ml 用法：上两味，煮令盐消，热饮一升（200ml），刺口，令吐宿食使尽，不吐更服，吐迄复饮，三吐乃止。功效：涌吐宿食。主治：宿食、秽浊、毒物停滞上脘之证。脘腹痛连胸脘，痞闷不通；或干霍乱，脘腹胀痛，欲吐不得吐，欲泻不得泻；或误食毒物，毒物尚停留在胃中者。

3. 参芦饮（《格致余论》） 参芦半两（15g） 用法：逆流水一盏半，煎一大碗饮之。服后以物微探吐之。功效：涌吐痰涎。主治：虚弱之人，痰涎壅盛于胸膈。痰多气急，胸膈满闷，温温欲吐，脉虚弱者。

按 三圣散、盐汤探吐方和参芦饮三方俱为涌吐之剂，三圣散以瓜蒂为君药，配伍升散之品，为涌吐之峻剂，善于涌吐风痰，主治中风痰壅阻于胸中之急症。盐汤探吐方以一味食盐诱发呕吐，催吐之力较弱，性较平和，主治宿食、秽浊、毒物壅塞于上脘者。参芦饮以参芦涌吐，兼能补虚，宜于身体虚弱又有痰涎壅盛之本虚标实证。

现代研究

1. 实验研究 以 80%乙醇回流提取瓜蒂总提取物，用硅胶柱溶剂极性依次递增分离法（石油醚-乙酸乙酯-甲醇连续洗脱）的分段提取物（石油醚Ⅰ、乙酸乙酯Ⅱ、甲醇Ⅲ）为药效研究对象，筛选对犬有致吐作用的活性部位，最后通过特殊颜色反应确定有效部位的化学性质。结果显示瓜蒂中乙酸乙酯部位提取物具有催吐作用，颜色反应表明该部位主要含有葫芦素等物质，提示其可能是瓜蒂催吐作用的有效成分。

2. 临床报道 将 66 例患者随机分为治疗组（35 例）和对照组（31 例）。对照组用思美泰 1.0g 加入 5%葡萄糖 500ml，肝复肽 100mg 加入 5%葡萄糖 500ml 静脉滴注，一日一次，共用 4 周。治疗组在对照组治疗基础上，于第 4 周加用"复方瓜蒂散"治疗（瓜蒂、赤小豆、红谷子等，低温烘干，研细末，将少许粉末轻吸入患者双侧鼻腔，每隔 10 分钟一次，共 5 次），在吸入 30 分钟后，患者出现鼻痒，打喷嚏，开始有少量黄色鼻涕溢出，持续 8～12 小时，鼻腔不断流出黄色鼻涕 200～300ml。结果：加用复方瓜蒂散治疗后，80%以上的患者一周后总胆红素下降至治疗前 50%左右，继续保肝、对症治疗，胆红素继续下降，不反跳，其症状改善、黄疸期缩短时间及肝功能指标改善均优于对照组（$P<0.01$）。表明在西医常规疗法上加用复方瓜蒂散鼻腔吸入可以提高淤胆型高胆红素血症的疗效。

救急稀涎散 《重修政和经史证类备用本草》
Jiuji Xixian San
Saliva-thinning Powder for Emergency Aid

【组成】 皂角四挺，如猪牙肥实不蛀者，削去黑皮（15g）　白矾一两（30g），通莹者

【用法】 两味同捣，为细末，再研极细为散。如有患者，可服半钱（1.5g），重者三钱匕（4.5g），温水调灌下。不大呕吐，只是微微稀涎冷而出，或一升、二升，当时省觉，次缓而调治。不可使大攻之，过则伤人（现代用法：共为细末，每服 1.5～4.5g，温开水送下）。

【功效】 稀涎涌吐，化痰开窍。

【主治】 痰涎壅盛之中风闭证。喉中痰声辘辘，气闭不通，心神瞀闷，四肢不收，或倒仆不省，或口角似斜，脉滑实有力者。亦治喉痹。

【制方原理】 本方所主多为素体痰盛，感触而发，痰涎壅上，阻闭机窍所致。痰涎壅盛，阻塞气道，故喉中痰声辘辘；蒙闭心窍，则心神瞀闷，或倒仆不省人事；流窜经络，筋脉失养，则四肢不收或口角似斜。痰壅咽喉，气闭不通则发为喉痹。本证病机为痰涎壅塞上焦，阻塞窍道。治宜急则治标，涌吐痰涎，疏通窍道。待病情缓解后，再缓则治本，随症调治。

方中白矾酸寒涌泄，能化顽痰，开关催吐，故为君药。皂角辛温而咸，辛能通窍，温能化痰，咸能软坚，善于涤痰通窍，用为臣药。两药合用，有化痰稀涎、催吐利窍、开关通闭的功用。本方重在化痰通窍，催吐之力较弱，因具有稀涎之效，即化解痰涎并引从口中吐出，解救中风闭证及喉痹急症，故名"救急稀涎散"。

喉痹

【临床应用】

1. 用方要点 本方为中风闭证初起痰涎壅盛之急救用方，临床以喉中痰声辘辘，呼吸不畅，脉滑实有力为依据。

2. 临证加减 中风可加藜芦以涌吐风痰；喉痹可加黄连以解毒；为增加化痰散结之力，可加半夏。

3. 现代运用 常用于脑卒中、精神病等证属痰壅气闭者。

4. 使用注意 中风脱证禁用。用量宜轻，以痰出适量为度。

 现代研究

临床报道 救急稀涎散加味救治急性亚硝酸钠中毒 10 例（男 8 例，女 2 例；年龄 20～40 岁；多为餐后5～60 分钟出现症状，中毒后 2～3 小时被发现）。药用猪牙皂角 15g，白矾 30g，石菖蒲 30g，野菊花 20g，紫背天葵 20g。研为极细末，用温水调服，1 日 2 次，每次 10g，2 天为 1 个疗程。其间辅助给予 5%G-S500ml+

维生素 C 3.0　静脉滴注，每日一次，吸氧，留置胃管，必要时洗胃。结果显示痊愈 6 例，显效 1 例，好转 1 例，无效 2 例，总有效率为 80%。

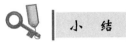 **小结**

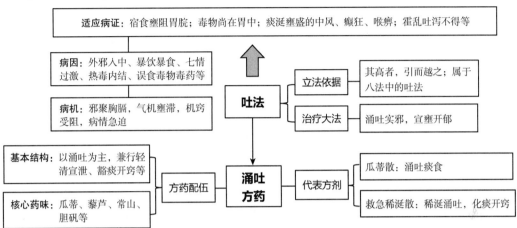

本章方剂概要：涌吐剂具有涌吐痰涎、宿食、毒物等作用，主为痰厥、食积、误食毒物等停蓄在上焦的病证如中风痰涎、喉痹、宿食停积胃脘、毒物尚留胃中，以及干霍乱吐泻不得者。亦可以用于治疗痰壅气逆引起的癫、狂、痫证、喉痹、哮喘等。

瓜蒂散涌吐力峻，专治痰食壅塞胸膈者；救急稀涎散涌吐之功虽不及瓜蒂散，但有开关稀涎作用，适用于中风痰闭或喉痹痰阻气道者。

 展望

涌吐剂现代临床常用于治疗中毒、积食等消化系统、神经系统、呼吸系统等疾病；药理研究表明，涌吐剂有刺激胃黏膜感觉神经和呕吐中枢等作用。值得指出的是，现在涌吐剂应用较少，其原因主要有以下几点：首先，吐法多被洗胃、吸痰等现代疗法所取代，其使用范围日益缩小。其次，吐法本身禁忌证较多，如现代医学将昏迷、惊厥、抽搐、食管静脉曲张、主动脉瘤、支气管扩张、肺结核咯血、胃溃疡出血及腐蚀性毒物中毒等均为催吐禁忌证，使医者难以掌握。另外，涌吐剂会引起患者的不适，患者往往不愿接受。但本类方剂简便易行，如能根据病情对证组方和掌握其使用技法，对某些疾病的治疗仍具有一定的实用价值。

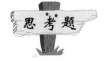 **实训**

信州老兵女，三岁，因食盐虾过多，齁喘之疾，乳食不进，贫无可召医治。一道人过门，见病女喘不止，教使取甜瓜蒂七枚，研为粗末，用冷水半茶盏许，调澄，取清汁呷一小呷，如其言，才饮竟，即吐痰涎，若胶黏状，胸次既宽，齁喘亦定。少日再作，又服之，随手愈。凡三进药，病根如扫。（《名医类案》）

分析要点：①该案治疗经过蕴含有哪些重要信息？②根据当前患者的表现推测患者为何种病证？③总结案中瓜蒂的使用要点；④或可用其他涌吐剂？为什么？若不用吐法，又该如何治疗？

写出你对该患者的辨证立法、选方用药及制服要求。

思考题
1. 运用涌吐剂时应注意哪些问题？
2. 比较瓜蒂散与救急稀涎散在功效及主治上的异同。

（张卫华）

主要参考书目

丹波元坚，1935. 药治通义[M]. 上海：上海中医书局.

李飞，1998. 中医历代方论精选[M]. 南京：江苏科学技术出版社.

李飞，2002. 中国医药学高级丛书·方剂学[M]. 北京：人民卫生出版社.

李飞，柴瑞霁，樊巧玲，2001. 方剂的配伍方法[M]. 北京：人民卫生出版社.

辽宁中医学院，1984. 医方发挥[M]. 沈阳：辽宁科学技术出版社.

罗美，1983. 古今名医方论[M]. 南京：江苏科学技术出版社.

沈丕安，2017. 中华本草[M]. 上海：上海科学普及出版社.

世界中医药联合会，2008. 中医基本名词术语中英对照国际标准[S]. 北京：人民卫生出版社.

汪昂，1991. 医方集解[M]. 上海：上海科学技术出版社.

王绵之，2005. 王绵之方剂学讲稿[M]. 北京：人民卫生出版社.

许济群，王绵之，2010. 高等中医药院校教学参考丛书·方剂学[M]. 2 版. 北京：人民卫生出版社.

谢鸣，2000. 中医方剂现代研究[M]. 北京：学苑出版社.

谢鸣，2010. 新世纪全国高等医药院校规划教材·方剂学[M]. 北京：中国中医药出版社.

谢鸣，2016. 国家卫生和计划生育委员会“十三五”规划教材全国高等中医药教育教材·方剂学[M]. 3 版. 北京：人民卫生出版社.

医学大词典编辑委员会，1990. 汉英医学大词典[M]. 北京：人民卫生出版社.

张永祥，2004. 中药药理学新论[M]. 北京：人民卫生出版社.

朱建平，2008. 中医方剂学发展史[M]. 北京：学苑出版社.

本书 PPT 课件

附　篇

附录1　古今药量参考

由于古代度量衡制度在各个历史时期有所不同，古方用药分量，尤其是唐代以前的方剂药用量与现在相差很大。古秤以黍、铢、两、斤计量，而无分名。到了晋代，则以十黍为一铢，六铢为一分，四分为一两，十六两为一斤（即以铢、分、两、斤计量）。及至宋代，遂立两、分、厘、毫之目，即十毫为一厘，十厘为一分，十分为一钱，十钱为一两，以十累计，计十六两为一斤。元、明以至清代，沿用宋制，很少变易。故宋、明、清之方，凡方中分者，是分厘之分，不同于晋代之分（二钱半为一分）。清代之称量称为库平，后来通用市称。

古方容量，有斛、斗、升、合、勺之名，但其大小，历代亦多变易，考证亦有差异，例如，明代李时珍认为"古之一两，今用一钱，古之一升，即今之二两半"；同时代人张景岳则认为"古之一两，为今之六钱；古之一升，为今之三合三勺"。兹引《药剂学》（南京药学院编，1960 年版）历代衡量与秤的对照表，作为参考。

历代衡量的对照表

时代	古代用量	折合市制 （两）	折合公制 （克）	古代容量	折合市制 （升）	折合公制 （毫升）
秦代	一两	0.5165	15.8	一升	0.34	200
西汉	一两	0.5165	15.5	一升	0.34	200
新莽	一两	0.4455	14.7	一升	0.20	200
东汉	一两	0.4455	15.5/13.8	一升	0.20	200
魏晋	一两	0.4455	13.8	一升	0.21	204.5
北周	一两	0.5011	41.25	一升	0.21	300
隋唐	一两	1.0075	13.8/41.3	一升	0.58	200/600
宋代	一两	1.1936	40	一升	0.66	670
明代	一两	1.1936	36.9	一升	1.07	950
清代	一两	1.194	37.30	一升	1.0355	1000

附注：上表古今衡量和度量的比较，仅系近似值。清代一两（库平），一升（营造）。

古方有云"等份"者，通常非重量之分，是指各药斤两多少皆相等，大都用于丸、散剂，在汤、酒剂中较少应用。古代有刀圭、方寸匕、钱匕、一字等名称，大多用于散药。所谓方寸匕者，作匕正方一寸，抄散取不落为度；钱匕者，是以汉五铢钱抄取药末，亦以不落为度；半钱匕者，则为抄取一半；"一字"者，即以钱币（币上有开元通宝四字）抄取药末，填去一字之量；至于刀圭者，乃十分方寸匕之一。其中一方寸匕药末约合五分，一钱匕药末约合三分，一字药末约合一分（草本药的末要轻些）。另外，也有以类比法作药用量的，如一鸡子黄=一弹丸=40桐子=80粒大豆=160粒小豆=480大麻子=1440小麻子。

历代医家对古代方剂用量，虽曾做了很多考证，至今仍未做出定论。但汉代和晋代的衡量肯定比现在为小，所以汉、晋时代医方的剂量数字都较大。一般书中对古方多录其原来的用量，主要是作为理解古方的配伍意义、结构特点、变化原因，以及临证用药配伍比例的参考。实际临床应用中，应当按近代中药学和参考近代各家医案所用剂量，并随地区、年龄、体质、气候及病情需要来决定。

根据我国国务院的指示，从1979年1月1日起，全国中医处方用药计量单位一律采用以"g"为单位的公制。兹附十六进制与公制计量单位换算率如下：

1斤（16两）=0.5kg=500g

1市两=31.25g

1市钱=3.125g

1市分=0.3125g

1市厘=0.03125g

（注：换算尾数可以舍去）

本教科书中古方药物用量有原用量和现代参考用量（括号内剂量）两种标示，其中现代参考用量大多是根据历代度量衡换算而来，但也有部分是编者根据现代临床该方的运用现状，从中选取较为常用的用量，仅供临证参考。

（谢　鸣）

附录 2　方剂歌诀汇编

解　表　剂

1. 辛温解表

麻黄汤
麻黄汤中用桂枝，杏仁甘草四般施；
恶寒发热头身痛，无汗而喘服之宜。

桂枝汤
桂枝芍药等量伍，姜枣甘草微火煮；
解肌发表调营卫，中风表虚自汗出。

九味羌活汤
九味羌活防风苍，辛芷芎草芩地黄；
发汗祛湿兼清热，分经论治变通良。

香苏散
香苏散内草陈皮，外感风寒气滞宜；
寒热头痛胸脘闷，解表又能疏气机。

小青龙汤
解表蠲饮小青龙，麻桂姜辛夏草从；
芍药五味敛气阴，表寒内饮最有功。

射干麻黄汤
射干麻黄亦治水，不在发表在宣肺；
姜枣细辛款冬花，紫菀半夏加五味。

香薷散
三物香薷豆朴先，散寒化湿功效兼；
若益银翘豆易花，新加香薷祛暑煎。

2. 辛凉解表

桑菊饮
桑菊饮中桔杏翘，芦根甘草薄荷饶；
清疏肺卫轻宣剂，风温咳嗽服之消。

银翘散
银翘散主上焦医，竹叶荆牛薄荷豉；
甘桔芦根凉解法，风温初感此方宜。

麻黄杏仁甘草石膏汤
伤寒麻杏甘石汤，肺热喘咳兼烦满；
辛凉宣泄能清肺，定喘除烦效力彰。

柴葛解肌汤
柴葛解肌芷桔羌，膏芩芍草枣生姜；
恶寒渐轻热增重，解肌清热此方良。

升麻葛根汤
阎氏升麻葛根汤，芍药甘草合成方；
麻疹初期出不透，解肌透疹用此方。

3. 扶正解表

败毒散
人参败毒草苓芎，羌独柴前枳桔同；
薄荷少许姜三片，益气解表有奇功。

再造散
再造散用参芪甘，苓芍桂附与羌防；
细辛煨姜大枣入，阳虚无汗病可安。

麻黄附子细辛汤
麻黄附子细辛汤，温经解表法优良；
少阴脉沉反发热，寒邪外解不伤阳。

加减葳蕤汤
加减葳蕤用白薇，豆豉生葱桔梗随；
草枣薄荷共八味，滋阴发汗此方魁。

泻　下　剂

1. 寒下

大承气汤及类方
大承气汤大黄硝，枳实厚朴先煮好；
峻下热结急存阴，阳明腑实重症疗。
去硝名为小承气，轻下热结用之效；
调胃承气硝黄草，缓下热结此方饶。

2. 温下

温脾汤
温脾附子与干姜，甘草人参及大黄；
去性存用寒热并，温通寒积振脾阳。

大黄附子汤
大黄附子细辛汤，寒积腹痛便秘方；
冷积内结成实证，功专温下妙非常。

3. 润下

麻子仁丸

麻子仁丸治脾约，枳朴大黄麻杏芍；
胃燥津枯便难解，润肠泻热功效高。

济川煎

济川归膝肉苁蓉，泽泻升麻枳壳从；
肾虚精亏肠中燥，温润通便法堪宗。

4. 逐水

十枣汤

十枣逐水效堪夸，大戟甘遂与芫花；
悬饮内停胸胁痛，水肿腹胀用无差。

5. 攻补兼施

黄龙汤

黄龙汤枳朴硝黄，参归甘桔枣生姜；
阳明腑实气血弱，攻补兼施效力强。

和 解 剂

1. 和解少阳

小柴胡汤

小柴胡汤和解功，半夏人参甘草从；
更加黄芩生姜枣，少阳百病此方宗。

蒿芩清胆汤

蒿芩清胆枳竹茹，陈夏赤苓加碧玉；
热重寒轻兼痰湿，胸痞呕恶总能除。

达原饮

达原饮中朴槟芩，芍药知甘草果仁；
开达膜原治温疫，辟秽化浊功用神。

2. 调和肝脾

四逆散

四逆散方用柴胡，芍药枳实甘草须；
证为阳郁成厥逆，疏肝畅脾厥自除。

逍遥散

逍遥散中当归芍，柴苓术草加姜薄；
疏肝养血又健脾，肝郁血虚脾气弱。

痛泻要方（原名白术芍药散）

痛泻要方用陈皮，术芍防风共成剂；

肠鸣泄泻腹急痛，治在泻肝与补脾。

3. 调和肠胃

半夏泻心汤

半夏泻心黄连芩，干姜草枣人参行；
辛开苦降消痞满，法在调阳与和阴。

清 热 剂

1. 清气分热

栀子豉汤

栀子豉汤治懊恼，胸膈郁热此方好；
如兼呕吐增生姜，若是少气加甘草。

白虎汤

白虎膏知甘草粳，气分大热此方清；
热渴汗出脉洪大，气津受损加人参。

竹叶石膏汤

竹叶石膏汤人参，麦冬半夏甘草临；
再加粳米同煎服，清热益气养阴津。

清暑益气汤

王氏清暑益气汤，善治中暑气津伤；
洋参冬斛荷瓜翠，连竹知母甘粳襄。

2. 清营凉血

清营汤

清营汤治热传营，身热烦谵夜不宁；
角地银翘玄连竹，丹麦清热更护阴。

犀角地黄汤

犀角地黄芍药丹，血热妄行吐衄斑；
蓄血发狂舌质绛，凉血散瘀病可痊。

3. 清热解毒

黄连解毒汤

黄连解毒汤四味，黄芩黄柏栀子备；
躁狂大热呕不眠，吐衄发斑均可为。

凉膈散

凉膈硝黄栀子翘，黄芩甘草薄荷饶；
竹叶蜜煎疗膈热，以泻代清功效好。

普济消毒饮

普济消毒蒡芩连，甘桔蓝根勃翘玄；
升柴陈薄僵蚕入，大头瘟毒服之痊。

4. 气血两清

清瘟败毒饮

清瘟败毒地连芩，丹膏栀草竹叶寻；
犀角翘芍知玄桔，气血两燔服之清。

5. 清脏腑热

导赤散

导赤生地与木通，草梢竹叶四般供；
口糜淋痛小肠火，引热同归小便中。

龙胆泻肝汤

龙胆泻肝栀芩柴，生地车前泽泻偕；
木通甘草当归合，肝经湿热力能排。

左金丸

左金黄连与吴萸，胁痛吞酸悉能除；
再加芍药名戊己，专治泻痢与腹痛。

泻白散（又名泻肺散）

泻白桑皮地骨皮，甘草粳米四般宜；
泻肺清热平咳喘，兼行益胃与健脾。

清胃散

清胃散中当归连，生地丹皮升麻全；
或加石膏泻胃火，能消牙痛与牙宣。

玉女煎

玉女煎用熟地黄，膏知牛膝麦冬襄；
胃火阴虚相因病，牙痛齿衄宜煎尝。

芍药汤

芍药汤中用大黄，芩连归桂槟草香；
清热燥湿调气血，下利腹痛自安康。

白头翁

白头翁汤治热痢，黄连黄柏与秦皮；
清热解毒并凉血，坚阴止痢功效奇。

6. 清虚热

青蒿鳖甲汤

青蒿鳖甲知地丹，热伏阴分此方攀；
夜热早凉无汗出，透热养阴服之安。

清骨散

清骨散用银柴胡，胡连秦艽鳖甲辅；
地骨青蒿知母草，骨蒸劳热一并除。

当归六黄汤

当归六黄二地黄，芩连芪柏共煎尝；
滋阴泻火兼固表，阴虚火旺盗汗良。

温 里 剂

1. 温经散寒

当归四逆汤

当归四逆桂枝芍，细辛草枣木通着；
血虚寒厥四末冷，养血温经此方饶。

黄芪桂枝五物汤

黄芪桂枝五物汤，芍药大枣与生姜；
营卫俱虚风寒袭，血痹服之功效良。

2. 温中祛寒

理中丸

理中丸主温中阳，甘草人参术干姜；
吐利腹痛阴寒盛，或加附子更扶阳。

吴茱萸汤

吴茱萸汤参枣姜，肝胃虚寒此法良；
阳明寒呕少阴利，厥阴头痛皆能康。

小建中汤

小建中汤芍药多，桂枝甘草姜枣和；
更加饴糖补中脏，虚劳腹痛服之瘥。

3. 回阳救逆

四逆汤

四逆汤中附草姜，四肢厥逆急煎尝；
脉微吐利阴寒盛，救逆回阳赖此方。

参附汤

参附汤是救脱方，补气回阳效力彰；
元气大亏阳暴脱，脉微肢厥自尔康。

回阳救急汤

回阳救急用六君，附桂干姜五味寻；
加麝三厘或胆汁，三阴寒厥建奇勋。

表里双解剂

1. 解表清里

葛根黄芩黄连汤

葛根黄芩黄连汤，再加甘草共煎尝；
邪陷阳明成热利，清里解表保安康。

石膏汤

石膏汤用芩柏连，麻黄豆豉山栀全；

清热发汗兼解毒，表里三焦热盛宣。

2. 解表温里

五积散

五积散治五般积，麻黄苍芷归芍芎；
枳桔桂苓甘草朴，陈皮半夏两姜葱；
理气解表祛寒湿，除积调经辨证从。

3. 解表攻里

大柴胡汤

大柴胡汤用大黄，枳实芩夏白芍将；
煎加姜枣表兼里，妙法内攻并外攘。

防风通圣散

防风通圣大黄硝，荆芥麻黄栀芍翘；
甘桔芎归膏滑石，薄荷芩术力偏饶。
表里交攻阳热盛，外疡疮毒总能消。

补 益 剂

1. 补气

四君子汤

四君子汤中和义，参术茯苓甘草比；
益以夏陈名六君，祛痰补气中虚饵；
除却半夏名异功，或加香砂胃寒使。

参苓白术散

参苓白术扁豆陈，山药甘莲砂薏仁；
桔梗上浮兼保肺，枣汤调服益脾神。

补中益气汤

补中益气芪术陈，升柴参草当归身；
升阳举陷功独擅，气虚发热亦堪珍。

玉屏风散

玉屏风散药味精，芪术防风鼎足形；
表虚汗多易感冒，益气固表止汗神。

生脉散

生脉麦味与人参，益气养阴效力神；
气少汗多兼口渴，病危脉绝急煎斟。

2. 补血

四物汤

四物地芍与归芎，血家百病此方宗；
妇女经病随加减，临证之时可变通。

当归补血汤

当归补血东垣笺，黄芪一两归二钱；
血虚发热口烦渴，脉大而虚宜此煎。

归脾汤

归脾汤用参术芪，归草茯神远志齐；
酸枣木香龙眼肉，煎加姜枣益心脾；
怔忡健忘俱可却，便血崩漏总能医。

3. 气血双补

八珍汤

双补气血八珍汤，四君四物添枣姜；
更加黄芪与肉桂，十全大补效更强。

炙甘草汤

炙甘草汤参桂姜，麦冬生地麻仁襄；
大枣阿胶加酒服，通阳复脉第一方。

4. 补阴

六味地黄丸

六味地黄益肾肝，山药萸肉苓泽丹；
更加知柏成八味，阴虚火旺煎服安；
养肝明目加杞菊，滋阴都气五味掺；
肺肾两调金水生，麦冬加入长寿丸；
再入磁柴可潜阳，耳鸣耳聋俱可安。

大补阴丸

大补阴丸知柏黄，龟甲脊髓蜜成方；
咳嗽咯血骨蒸热，滋阴降火效力彰。

左归丸

左归丸内山药地，萸肉枸杞与牛膝；
菟丝龟鹿二胶合，壮水之主方第一。

一贯煎

一贯煎中生地黄，沙参归杞麦冬藏；
少佐川楝疏肝气，阴虚胁痛此方良。

5. 补阳

肾气丸

金匮肾气治肾虚，熟地怀药及山萸；
丹皮苓泽加桂附，引火归原热下趋。

右归丸

右归丸中地附桂，山药茱萸菟丝归；
杜仲鹿胶枸杞子，益火之源此方魁。

人参蛤蚧散（蛤蚧散）

人参蛤蚧作散服，杏苓桑皮草二母；

肺肾气虚蕴痰热，咳喘痰血一并除。

6. 阴阳并补

地黄饮子

地黄饮子山萸斛，麦味菖蒲远志茯；
苁蓉桂附巴戟天，少入薄荷姜枣服。

固　涩　剂

1. 固表止汗

牡蛎散

牡蛎散内用黄芪，小麦麻黄根最宜；
自汗盗汗心液损，固表敛汗见效奇。

2. 敛肺止咳

九仙散

九仙散用乌梅参，桔梗桑皮贝母承；
粟壳阿胶冬花味，敛肺止咳气自生。

3. 涩肠固脱

真人养脏汤

真人养脏木香诃，当归肉蔻与粟壳；
术芍参桂甘草共，脱肛久痢服之瘥。

四神丸

四神故纸吴茱萸，肉蔻除油五味具；
大枣生姜同煎合，五更肾泄最相宜。

4. 涩精止遗

金锁固精丸

金锁固精芡实研，莲须龙牡沙苑填；
莲粉糊丸盐汤下，肾虚精滑此方先。

桑螵蛸散

桑螵蛸散用龙龟，参苓菖远及当归；
尿频遗尿精不固，滋肾宁心法勿违。

5. 固崩止带

固冲汤

固冲汤中重黄芪，术芍萸茜龙牡蛎；
倍草海蛸棕榈炭，崩中漏下总能医。

固经丸

固经丸中龟芍君，黄芩黄柏与椿皮；
更加香附酒为丸，滋阴清热能固经。

震灵丹

震灵丹用禹余粮，石脂石英没乳香；
代赭灵脂朱砂合，崩中漏下服之康。

完带汤

完带汤中二术陈，车前甘草和人参；
柴芍怀山黑芥穗，化湿止带此方珍。

易黄汤

易黄白果与芡实，山药黄柏车前子；
能消带下黏稠秽，补肾清热又祛湿。

安　神　剂

1. 重镇安神

朱砂安神丸

朱砂安神东垣方，归连甘草合地黄；
怔忡不寐心烦乱，镇心泻火可复康。

珍珠母丸

珍珠母丸归地参，犀沉龙齿柏枣仁；
朱砂为衣茯神入，镇心潜阳又宁神。

2. 补养安神

天王补心丹

补心丹用柏枣仁，二冬生地当归身；
三参桔梗朱砂味，远志茯苓养心神。

酸枣仁汤

酸枣仁汤治失眠，川芎知草茯苓煎；
养血除烦清内热，安然入睡梦乡甜。

3. 交通心肾

交泰丸

心肾不交交泰丸，一份桂心十份连；
怔忡不寐心阳亢，心肾交通神可安。

开　窍　剂

1. 凉开

安宫牛黄丸

安宫牛黄开窍方，芩连栀郁朱雄黄；
牛角珍珠冰麝箔，热闭心包功效良。

紫雪

紫雪羚牛朱朴硝，硝磁寒水滑石膏；
丁沉木麝升玄草，不用赤金法亦超。

至宝丹

至宝朱砂麝息香，雄黄犀角与牛黄；
金银二箔兼龙脑，琥珀还同玳瑁良。

行军散

诸葛行军瘀胀方，珍珠牛麝冰雄黄；
硼硝金箔共研末，窍闭神昏服之康。

2. 温开

苏合香丸

苏合香丸麝息香，木丁荜茇乳檀芳；
犀冰术沉诃香附，衣用朱砂中恶尝。

紫金锭（又名玉枢丹、太乙玉枢丹）

紫金锭用麝朱雄，慈戟千金五倍同；
太乙玉枢名又别，祛痰逐秽及惊风。

理 气 剂

1. 行气

越鞠丸

越鞠丸治六般郁，气血湿痰食火因；
香附芎苍兼栀曲，气畅郁舒痛闷伸。

柴胡疏肝散

柴胡疏肝芍川芎，香附陈枳草相从；
疏肝行气兼活血，胁肋疼胀皆可除。

瓜蒌薤白白酒汤

瓜蒌薤白白酒汤，胸痹胸闷痛难当；
喘息短气时咳唾，难卧尤加半夏良。

半夏厚朴汤

半夏厚朴痰气阻，茯苓生姜共紫苏；
加枣同煎名四七，行气降痰咽能舒。

厚朴温中汤

厚朴温中陈草苓，干姜草蔻木香停；
煎服加姜治腹痛，虚寒胀满用皆灵。

天台乌药散

天台乌药木茴香，巴豆制楝青槟姜；
行气疏肝且暖下，寒疝腹痛是良方。

加味乌药汤

加味乌药汤砂仁，香附木香姜草伦；
配入玄胡共七味，经前胀痛效堪珍。

暖肝煎

暖肝煎中杞茯归，茴沉乌药合肉桂；
下焦虚寒疝气痛，温补肝肾此方推。

金铃子散

金铃子散止痛方，玄胡酒调效更强；
疏肝清热行气血，心腹胸肋痛能匡。

2. 降气

苏子降气汤（原名紫苏子汤）

苏子降气橘半归，前胡桂朴草姜随；
上实下虚痰嗽喘，或加沉香去肉桂。

定喘汤

定喘白果与麻黄，款冬半夏白皮桑；
苏杏黄芩兼甘草，风寒痰热喘哮尝。

旋覆代赭汤

旋覆代赭重用姜，半夏人参甘枣尝；
化痰降逆兼益胃，中虚痰阻噫痞康。

橘皮竹茹汤

橘皮竹茹治呕逆，人参甘草枣姜益；
胃虚有热失和降，久病之后更相宜。

丁香柿蒂汤

丁香柿蒂人参姜，呃逆因寒中气伤；
温中降逆又益气，胃气虚寒此方尝。

四磨汤

四磨饮子七情因，人参乌药及槟沉；
浓磨煎服调滞气，实者枳实易人参。

理 血 剂

1. 活血祛瘀

桃核承气汤

桃核承气五药施，甘草硝黄并桂枝；
瘀热互结小腹硬，蓄血如狂急服之。

大黄䗪虫丸

大黄䗪虫芩芍桃，地黄杏草漆蛴螬；
水蛭虻虫和丸服，去瘀生新干血疗。

血府逐瘀汤

血府逐瘀归地桃，红花枳壳膝芎绕；
柴胡赤芍甘桔梗，血化下行不作劳。

膈下逐瘀汤

膈下逐瘀桃牡丹，赤芍乌药元胡甘；
归芎灵脂红花壳，香附开郁血亦安。

少腹逐瘀汤

少腹逐瘀芎炮姜，元胡灵脂芍茴香；
蒲黄肉桂当没药，寒凝血瘀此方尝。

通窍逐瘀汤

通窍全凭好麝香，桃红大枣老葱姜；
川芎黄酒赤芍药，表里通经第一方。

身痛逐瘀汤

身痛桃红当归芎，芜羌牛膝没地龙；
黄芪苍柏量加减，香附灵脂通痹痛。

补阳还五汤

补阳还五赤芍芎，桃红归尾佐地龙；
四两黄芪为君药，补气活血经络通。

复元活血汤

复元活血用柴胡，花粉当归山甲俱；
桃红大黄与甘草，跌打损伤瘀痛除。

小活络丹

小活络丹天南星，二乌乳没加地龙；
寒湿瘀血成痹痛，搜风活血络脉通。

温经汤

温经汤用桂萸芎，姜夏丹皮归芍冬；
参草阿胶调气血，暖宫祛瘀在温通。

生化汤

生化汤宜产后尝，归芎桃草酒炮姜；
恶露不行少腹痛，温养活血最见长。

失笑散

失笑灵脂蒲黄同，等量为散醋醋冲；
瘀血停滞心腹痛，祛瘀止痛建奇功。

2. 止血

十灰散

十灰散用大小蓟，荷柏茅茜棕丹皮；
山栀大黄炭存性，上部出血此方宜。

咳血方

咳血方中诃子收，瓜蒌海粉黛栀投；
姜汁蜜丸口嚼化，木火刑金服之瘳。

小蓟饮子

小蓟饮子藕蒲黄，木通滑石生地襄；
归草栀子淡竹叶，热结血淋服之良。

槐花散

槐花散是许氏方，侧柏荆芥枳壳藏；
清肠止血米饮下，肠风脏毒悉能康。

黄土汤

黄土汤用芩地黄，术附阿胶甘草尝；
温阳健脾能摄血，吐血便崩服之康。

治风剂

1. 疏散外风

川芎茶调散

川芎茶调散荆防，辛芷薄荷甘草羌；
目昏鼻塞风攻上，偏正头痛悉能康。

大秦艽汤

大秦艽汤羌独防，芎芷辛芩二地黄；
石膏归芍苓甘术，风中经络可煎尝。

消风散

消风散内用荆防，蝉蜕胡麻苦参苍；
石知蒡通归地草，风疹湿疹服之康。

牵正散

牵正散宜热酒下，白附全蝎与僵蚕；
祛风化痰通经络，口眼㖞斜多能康。

玉真散

玉真散治破伤风，牙关紧急角反弓；
星麻白附羌防芷，外敷内服一方通。

2. 平息内风

羚角钩藤汤

俞氏羚角钩藤汤，桑菊茯神鲜地黄；
竹茹贝草同芍药，肝热生风急煎尝。

天麻钩藤饮

天麻钩藤石决明，杜膝寄生与栀芩；
夜藤茯神益母草，头痛眩晕失眠宁。

镇肝熄风汤

镇肝熄风芍天冬，玄牡茵陈赭膝龙；
龟甲麦芽甘草楝，肝风升动有奇功。

大定风珠

大定风珠鸡子黄，胶芍三甲五味襄；
麦冬生地麻仁草，滋阴息风是妙方。

阿胶鸡子黄汤

阿胶鸡子黄汤好，地芍钩藤牡蛎草；
决明茯神络石藤，阴虚风动此方保。

治燥剂

1. 轻宣外燥

杏苏散

杏苏散内夏陈前，枳桔苓甘姜枣研；

轻宣温润治凉燥，理肺化痰咳自痊。

桑杏汤

桑杏汤中象贝宜，沙参栀豉与梨皮；
身热咽干咳痰少，辛凉甘润燥能医。

清燥救肺汤

清燥救肺参草杷，石膏胶杏麦胡麻；
经霜收下冬桑叶，温燥伤肺喘逆尝。

2. 滋润内燥

养阴清肺汤

养阴清肺麦地黄，玄参芍草贝丹襄；
薄荷共煎利咽膈，阴虚白喉是妙方。

百合固金汤

百合固金二地黄，玄参贝母桔甘藏；
麦冬芍药当归配，喘咳痰血肺家伤。

麦门冬汤

麦门冬汤用人参，枣草粳米半夏存；
肺痿咳逆因虚火，滋养肺胃此方珍。

增液汤

增液汤用玄地冬，无水舟停下不通；
或合硝黄作泻剂，补泄兼施妙不同。

玉液汤

玉液山药芪葛根，花粉知味鸡内金；
消渴口干溲多数，补脾固肾益气阴。

祛 湿 剂

1. 化湿和胃

平胃散

平胃散用苍术朴，陈皮甘草四般药；
燥湿运脾除胀满，调胃诸方从此扩。

藿香正气散

藿香正气大腹苏，甘桔陈苓朴白术；
夏曲白芷加姜枣，风寒暑湿岚瘴驱。

2. 清热祛湿

三仁汤

三仁杏蔻薏苡仁，朴夏通草滑竹伦；
水用甘澜扬百遍，湿温初起法堪遵。

茵陈蒿汤

茵陈蒿汤治阳黄，栀子大黄组成方；
湿热蕴结在肝胆，清热利湿退黄良。

甘露消毒丹

甘露消毒蔻藿香，茵陈滑石木通菖；
苓翘贝母射干薄，湿温时疫是主方。

连朴饮

连朴饮内用香豉，菖蒲半夏焦山栀；
芦根厚朴黄连入，湿热霍乱此方施。

八正散

八正木通与车前，萹蓄大黄滑石研；
草梢瞿麦兼栀子，煎加灯草痛淋蠲。

当归拈痛汤（原名拈痛汤）

当归拈痛羌防升，猪泽黄芩葛茵陈；
二术知苦人参草，湿热疡痹服皆应。

二妙散

二妙散中苍柏兼，若云三妙牛膝添；
四妙苡仁再加入，清热除湿痿痹痊。

3. 利水渗湿

五苓散

五苓散治太阳腑，白术泽泻并猪茯；
桂枝温通助气化，利水解表烦渴除。

猪苓汤

猪苓汤内二苓全，泽泻阿胶滑石添；
利水育阴兼泻热，溺秘心烦呕渴痊。

防己黄芪汤

防己黄芪金匮方，术甘姜枣共煎尝；
此治风水与诸湿，身重汗出服之良。

五皮散

五皮饮用五般皮，陈茯姜桑大腹奇；
皮水苔白心腹满，水停气滞最相宜。

4. 温化水湿

苓桂术甘汤

苓桂术甘是经方，中阳不足痰饮猖；
悸眩咳逆胸胁满，温阳化饮功效彰。

真武汤

真武温阳利水方，茯苓术芍附生姜；
阳虚水饮停为患，悸眩瞤惕保安康。

实脾散

实脾苓术与木瓜，甘草木香大腹加；
草果附姜兼厚朴，虚寒阴水效堪夸。

萆薢分清饮（萆薢分清散）

萆薢分清石菖蒲，草梢乌药益智俱；
或益茯苓盐水服，通心固肾浊精驱。

5. 祛风胜湿

独活寄生汤

独活寄生芁防辛，芎归地芍桂苓均；
杜仲牛膝人参草，风湿顽痹屈能伸。

羌活胜湿汤

羌活胜湿羌独芎，甘蔓藁本与防风；
湿气在表头腰重，发汗升阳有殊功。

祛 痰 剂

1. 燥湿化痰

二陈汤

二陈汤用半夏陈，苓草姜梅一并存；
燥湿化痰兼利气，湿痰为患此方珍。

温胆汤

温胆汤中苓夏草，枳竹陈皮加姜枣；
虚烦不眠舌苔腻，此系胆虚痰热扰。

半夏白术天麻汤

半夏白术天麻汤，苓草橘红枣生姜；
眩晕头痛风痰盛，化痰息风是效方。

2. 清热化痰

清气化痰丸

清气化痰杏瓜蒌，茯苓枳芩胆星投；
陈夏姜汁糊丸服，专治肺热咳痰稠。

小陷胸汤

小陷胸汤连夏蒌，宽胸散结涤痰优；
痰热内结痞满痛，苔黄脉滑服之休。

滚痰丸

滚痰丸是逐痰方，礞石黄芩及大黄；
少佐沉香为引导，实热顽痰一扫光。

3. 润燥化痰

贝母瓜蒌散

贝母瓜蒌花粉研，陈皮桔梗茯苓添；
呛咳咽干痰难咯，润肺化痰病自痊。

4. 温化寒痰

苓甘五味姜辛汤

苓甘五味姜辛汤，咳嗽痰稀喜唾良；
胸满脉迟苔白滑，肺寒留饮可煎尝。

三子养亲汤

三子养亲祛痰方，芥苏莱菔共煎汤；
大便实硬加蜂蜜，冬寒更可加生姜。

5. 治风化痰

止嗽散

止嗽散用桔甘前，紫菀荆陈百部研；
止咳化痰兼透表，姜汤调服不用煎。

定痫丸

定痫二茯贝天麻，丹麦陈远菖蒲夏；
胆星蚕蝎草竹沥，姜汁琥珀与朱砂。

神仙解语丹（又名解语丸）

神仙解语白附菖，天南羌蝎远木香；
面糊为丸薄荷下，化痰通络息风良。

消散化积剂

1. 消食导滞

保和丸

保和山楂莱菔曲，夏陈茯苓连翘取；
炊饼为丸白汤下，消食和胃食积去。

枳实导滞丸

枳实导滞用大黄，芩连曲术茯苓襄；
泽泻蒸饼糊丸服，湿热积滞力能攘。

2. 消痞化积

枳实消痞丸

枳实消痞四君全，麦芽曲夏朴姜连；
蒸饼糊丸消积满，消中有补两相兼。

健脾丸

健脾参术苓草陈，肉蔻香连合砂仁；
楂肉山药曲麦炒，消补兼施此方应。

3. 消疮散痈

仙方活命饮

仙方活命金银花，防芷归陈皂山甲；
贝母花粉及乳没，赤芍甘草酒煎佳。

牛蒡解肌汤

牛蒡解肌丹栀翘，荆薄石斛玄枯草；
疏风清热又散肿，头颈疮疡此方饶。

五味消毒饮

五味消毒治诸疔，银花野菊蒲公英；

紫花地丁天葵子，煎加酒服效力增。

阳和汤

阳和汤法治阴疽，贴骨流注鹤膝风；
熟地鹿胶桂姜炭，麻黄白芥甘草从。

犀黄丸

犀黄丸内用麝香，乳香没药共牛黄；
乳岩流注肠痈等，正气未虚皆可尝。

透脓散

透脓散治毒成脓，芪归山甲皂刺芎；
程氏又加银蒡芷，更能速奏溃破功。

大黄牡丹汤

金匮大黄牡丹汤，桃仁瓜子芒硝襄；
肠痈初起腹按痛，泻热逐瘀散结肿。

苇茎汤

苇茎汤是千金方，桃仁苡仁瓜仁襄；
瘀热结肺成痈毒，清热排脓病自康。

4. 消瘰散结

海藻玉壶汤

海藻玉壶带昆布，青陈二皮翘贝母；
独活甘草归芎夏，消瘿散结效可睹。

软坚散结汤

软坚散结乳癖方，柴枳芎芍蒌红花；
枯草青皮甘贝牡，天葵蚤休翘通甲。

桂枝茯苓丸

金匮桂枝茯苓丸，桃仁芍药与牡丹；
等份为末蜜丸服，缓消癥块胎可安。

鳖甲煎丸

鳖甲煎丸疟母方，䗪虫鼠妇及蜣螂；
蜂巢石韦人参射，桂朴紫葳丹芍姜；

瞿麦柴芩胶半夏，桃仁葶苈和硝黄；
疟缠日久胁下硬，癥消积化保安康。

驱 虫 剂

乌梅丸

乌梅丸用细辛桂，黄连黄柏及当归；
人参椒姜及附子，温中寓清能安蛔。

化虫丸

化虫丸可治诸虫，鹤虱白矾铅粉从；
苦楝皮与槟榔子，每服五丸即见功。

肥儿丸

肥儿丸内用使君，豆蔻香连曲麦槟；
猪胆为丸热水下，虫疳食积一扫清。

涌 吐 剂

瓜蒂散

瓜蒂散中赤小豆，豉汤调服善催吐；
祛邪涌吐功最捷，胸脘痰食服之佑。

盐汤探吐方

盐汤探吐金匮方，干霍乱证宜急尝；
宿食填脘气机阻，投用及时效最良。

参芦饮

参芦饮是丹溪方，竹沥新加效更良；
气虚体弱痰壅盛，服此得吐自然康。

救急稀涎散

稀涎皂角与白矾，痰浊壅阻宜开关；
中风痰闭口不语，涌吐通关证自缓。

附录 3 方名拼音索引